中医类别全科医师岗位培训规划教材

中医康复学

（第2版）

主　编　唐　强（黑龙江中医药大学）

副主编　陈立典（福建中医药大学）　　　张　泓（湖南中医药大学）

　　　　金荣疆（成都中医药大学）　　　冯晓东（河南中医药大学）

编　委　（以姓氏笔画为序）

　　　　马铁明（辽宁中医药大学）　　　王于怀（山西中医药大学）

　　　　王自润（山西大同大学）　　　　朱路文（黑龙江中医药大学）

　　　　刘明军（长春中医药大学）　　　刘俊昌（新疆医科大学）

　　　　孙东云（河北中医学院）　　　　李　丽（山东中医药大学）

　　　　李文迅（北京中医药大学）　　　杨　赫（黑龙江中医药大学）

　　　　余　瑾（广州中医药大学）　　　张　宏（上海中医药大学）

　　　　陆　健（陕西中医药大学）　　　陈　静（浙江中医药大学）

　　　　郭永明（天津中医药大学）　　　陶　静（福建中医药大学）

全国百佳图书出版单位

中国中医药出版社

·北　京·

图书在版编目（CIP）数据

中医康复学 / 唐强主编 . —2 版 . —北京：中国中医药出版社，2023.1

中医类别全科医师岗位培训规划教材

ISBN 978-7-5132-7901-7

Ⅰ . ①中…　Ⅱ . ①唐…　Ⅲ . ①中医学—康复医学—中医学院—教材

Ⅳ . ① R247.9

中国版本图书馆 CIP 数据核字（2022）第 210230 号

中国中医药出版社出版

北京经济技术开发区科创十三街 31 号院二区 8 号楼

邮政编码　100176

传真　010–64405721

三河市同力彩印有限公司印刷

各地新华书店经销

开本 787×1092　1/16　印张 24　字数 453 千字

2023 年 1 月第 2 版　2023 年 1 月第 1 次印刷

书号　ISBN 978 – 7 – 5132 – 7901 – 7

定价　96.00 元

网址　www.cptcm.com

服 务 热 线　010–64405510

购 书 热 线　010–89535836

维 权 打 假　010–64405753

微信服务号　zgzyycbs

微商城网址　https://kdt.im/LIdUGr

官 方 微 博　http://e.weibo.com/cptcm

天猫旗舰店网址　https://zgzyycbs.tmall.com

如有印装质量问题请与本社出版部联系（010–64405510）

前　言

社区卫生服务是城市卫生工作的重要组成部分，大力发展社区卫生服务具有重要的历史意义和现实意义。2006年《国务院关于发展城市社区卫生服务的指导意见》，以及同年人事部、卫生部、教育部、财政部、国家中医药管理局联合下发的《关于加强城市社区卫生人才队伍建设的指导意见》提出了"全国地级以上城市和有条件的县级市要建立比较完善的城市社区卫生服务体系"，并实现"所有社区卫生专业技术人员达到相应的岗位职业要求"的目标。为落实国务院关于发展城市社区卫生服务的要求，国家中医药管理局、卫生部先后颁布了《中医类别全科医师岗位培训管理办法（试行）》和《中医类别全科医师岗位培训大纲（试行）》。

2008年，中国中医药出版社积极落实国家政策，推出了《国家中医药管理局中医类别全科医师岗位培训规划教材》共8种，不仅贯彻了国家政策，而且取得了广泛的社会效益和良好的经济效益。

2019年，中共中央、国务院《关于促进中医药传承创新发展的意见》指出：要"筑牢基层中医药服务阵地……健全全科医生和乡村医生中医药知识与技能培训机制"。2020年，国务院办公厅《关于加快医学教育创新发展的指导意见》又指出："加快培养'小病善治、大病善识、重病善转、慢病善管'的防治结合全科医学人才。系统规划全科医学教学体系……加强面向全体医学生的全科医学教育。"所以实施中医类别全科医师岗位培训，不仅是培养中医类别全科医师的重要环节，也是加强城市社区卫生人才队伍建设的重要举措，更是落实国家"实施健康中国战略"的必要手段。为此，中国医师协会全科医师分会、中国中医药出版社组织人员对原版教材进行了修订。修订后的《中医类别全科医师岗位培训规划教材》共8种，教材与时俱进，最大的特点是对于有需要的教材做了纸媒融合。本次修订得到了相关中医药院校的大力支持和专家学者的积极配合，在此深表谢意！愿本教材修订再版后早日问世，为全科医师的培训发挥更大的作用。

胡鸿毅　宋春生

2021年12月

编写说明

随着我国人民物质生活水平的不断提高，人们对康复、养生等健康服务类产业的需求越来越大。在这个新兴产业中，中医康复发挥着举足轻重的作用。但是由于很多从事中医康复的人员没有经过正规、专业的中医康复教育，因此需要编写专业化的教材，培养大量合格的、高水平的中医康复专业人才。

本教材编写的目的在于使学生掌握中医康复学学科的基础理论、基本知识和基本技能，掌握常见的伤病或残疾后功能障碍的评定、康复治疗方法，掌握相关专科的临床诊疗常规，具备良好的人际沟通能力，熟悉康复团队的合作工作模式，能够具有独立从事中医康复学科临床、教学与科研能力。

本着三基（基本知识、基本理论、基本技能）、五性（思想性、科学性、先进性、启发性、适用性）和三特定（特定的对象、特定的要求、特定的限制）的原则，本教材在上版教材的基础上进行修订，删除陈旧的内容，与时俱进，注重知识的更新，将中医康复学科、行业的新知识、新成果和新技术写入本教材，如中医康复卒中单元的建设等。本教材重点突出，从建立中医特色的康复人才培养模式出发，突破了传统教材以学科为中心的教材体系，以促进学生发展和学习为主旨，形成了学科中心、学生中心、临床中心相融合的教材框架结构，在传授理论知识的同时，传授获取知识和创造知识的新方法。

本教材的第一章第一节、第二节由唐强编写；第一章第三节由杨赫编写；第二章的第一节由金荣疆编写；第二章的第二节和第三节由郭永明编写；第三章的第一节、第二节、第三节、第四节、第五节、第六节由张泓编写；第三章的第七节、第八节、第九节、第十节、第十一节由孙东云编写；第四章第一节的针灸方法部分、药浴疗法部分、穴位埋线疗法部分由马铁明编写；第四章第一节的推拿方法部分、拔罐方法部分、刮痧方法部分、药物熏洗疗法部分、药物外敷疗法部分由刘明军编写；第四章第一节的传统运动疗法部分由余瑾编写；第四章第二节的物理治疗部分由陈立典编写；第四章第二节的作业治疗部分由陶静编写；第四章第二节的言语与吞咽治疗部分、心理治疗部分、矫形器、假肢与助行器部分由李文迅编写；第五章第一节和第二节由冯晓东编写；第五章第三节和第四节由李丽编写；第五章第五节和第十六节由朱路文编写；第五章第六节和第十三节由陈静编写；第五章第七节、第八节和第十二节由张宏编写；第五章第九节、第十节和第十一节由刘俊昌编写；第五章第十四节、第十五节由陆健编写；第五章第十七节、第十八节由王自润编写；第五章第十九节、第二十节由王千怀编写。本教材在编写过程中得到了福建中医药大学、湖南中医药大学、成都中医药大学的大力支持，在此表示感谢。

本书虽然经各位编委的共同努力，使其尽量符合教学和社区工作的需要，但不足之处在所难免，请同道和读者提出宝贵意见，以便修订提高。

《中医康复学》编委会

2022 年 10 月

目　录

第一章　绪　论

第一节　中医康复学概述

一、定义

中医康复学，是指在中医学理论指导下，围绕病、伤、残者身心、社会功能障碍，综合运用各种中医康复方法、现代康复技术，消除或减轻各种功能障碍，达到或保持最佳的功能水平，提高生存质量，并使之重返社会的一门学科。

中医康复学在治疗原则上既不完全同于现代康复学，也不完全同于中医临床学，其具体特点如下：

1. 整体康复　中医学认为人体是由脏腑、经络、肢体等组织器官所构成，任何一种组织器官都不是孤立存在的，脏腑之间、经络之间、脏腑经络与肢体之间都存在着生理功能或结构上的多种联系，这就使人体各部分形成一个完整统一的有机体，以维持正常而协调的生理活动。其特点是以五脏为中心，配合六腑，联系五体、五官九窍等组织器官，肢体、官窍局部的功能障碍常与人体其他部位甚至全身的脏腑功能状态有关，正是由于人体各部分之间在生理、病理上的相互联系，在康复过程中，对局部的功能障碍也应从整体出发，采取全面的康复措施。

2. 辨证康复　中医治疗疾病方法的选择与应用，离不开辨证论治。而辨证康复思想亦贯穿整个中医康复医学中，这种通过临床辨证结果来确定康复治疗原则，选择正确的康复方法，适用于患者功能障碍的改善的康复思想，称为辨证康复观。因此辨证是康复的前提和依据。在中医康复临床过程中，辨证包含对内在生理功能障碍的辨识，而生理功能障碍的改善与外在形体及行为障碍的改善有因果关系。因此，通过辨证论治改善造成各种功能障碍的内在原因，体现了中医学"治病求本"和整体康复的原则。这是中医康复学的特色所在。

3. 功能康复　康复学以功能障碍为作用对象，因此，功能康复是其主要治疗目的。在中医康复"形神合一"是功能康复的基本原则。中医学认为神是生命活动的主宰，形神合一构成了人的生命。功能康复即是训练"神"对"形"的支配作用。如导引、运动训练、气功等方法，即是形与神俱的康复方法。如偏瘫运动功能的丧失，就是神对肢体的主宰作用的丧失，强调主动运动训练的重要性，与现代 ICF（International classification of functioning, disability and health，国际功能、残疾和健康分类）的综合整体观即人体功能与社会参与的指导思想完全相同。

4. 综合康复　中医学在漫长的发展过程中，经过历代医家的发展和完善，由简单到复杂，创造了多种多样的治疗和养生康复的方法。各种方法均具有不同的治疗范围和优势。将这些办法综合起来，发挥各自的优势，以取得好的疗效是中医康复学的灵魂。

随着中医康复学的成熟，康复医疗的对象明显增多，其构成情况也不断发生变化，中医康复学越来越显示其重要性。但在发展的过程中应既要继承中医的传统，又要在应用中求创新，努力跟上时代前进的步伐，保持中医康复学的特色。中西医结合的康复学也是中国康复学的发展方向，在结合的过程中发扬中医康复疗法，建立中医康复的治疗规范；培养复合型康复医学人才；建立中医康复的执业规范，才有可能显著提高康复疗效，服务健康中国战略。

二、内容

中医康复学的内容主要分为中医康复学的基础理论、中医康复学的研究对象以及中医康复学的治疗方法。

1. 基础理论　中医康复学以阴阳五行、气血津液、藏象、经络等为基础，其基本理论仍然是中医整体观念和辨证论治。由于中医康复医疗的对象主要是具有身心功能障碍者，包括病残者、伤残者、各种急慢性病患者以及年老体弱者，所以中医康复学理论基础还应包括伤病致残的机理研究、功能障碍评价和分类研究、功能恢复和代偿研究，以及康复医疗应遵循的基本原则等。

2. 研究对象　中医康复学的适用对象是常见病残诸症，主要包括以下四类人群：

（1）残疾者　这是中医康复学治疗的主要群体。残疾者指生理功能、解剖形态、心理和精神状态异常或丧失，部分或全部丧失以正常方式从事正常范围活动的能力，在社会生活的某些领域中不利于正常作用的人。据世界卫生组织统计数字表明，目前全世界有 5 亿左右残疾者，约占总人口的 10%。在残疾分类调查中，下列系统的残疾占多数：①神经系统和感觉器官残疾；②肌肉骨骼系统残疾；③心肺残疾。

（2）慢性病患者　慢性病主要指以心脑血管疾病（高血压、冠心病、脑卒中等）、糖尿病、恶性肿瘤、慢性阻塞性肺部疾病（慢性气管炎、肺气肿等）、精神异常和精神病等为代表的一组疾病，具有多因素致病、多层次受累、多属性为患的特点。这类患者病程进展缓慢，且大多反复发作，造成脑、心、肾等重要脏器的损害，易造成伤残，影响身心功能健康和生活质量，且医疗费用极其昂贵，增加了社会和家庭的经济负担。对于这类患者，既要控制原发病，又要防止和矫正原发病带来的功能障碍，还要预防原发病的再次发作。

（3）急性伤病患者　急性伤病患者突然发病，症状各异，其中部分可导致人体功能障碍，如脑卒中可导致半身不遂、脊髓损伤可导致截瘫等。对于这类患者如果尽早介入康复治疗，肢体功能恢复较好。人体各部分的功能障碍，可以通过综合协调地应用各种措施得到改善或重建。因此，康复治疗应在生命体征稳定后尽早开始，不应局限在功能障碍出现之后，在此之前，就应采取一定的措施，以防止病残的发生。在急性伤病患者中，不管功能障碍已经发生或尚未发生，只要存在导致功能障碍的可能性，就是康复医学的对象。

（4）年老体弱者　中国人口处于快速老龄化阶段，预计2033年突破4亿，2050年达到峰值4.38亿，与此同时，老年人的机体脏器与器官功能逐渐衰退，严重影响他们的生活质量。中医康复措施顾及老年人的生理病理特点，采取康养结合，以养为主，培补正气，具有延缓衰老，提高年老体弱者各组织器官的活力，改善其功能状态的作用。

3. 治疗方法　在历代医家的努力下，中医康复方法不断得到补充，其中包括运动疗法、传统体育疗法、针灸疗法、推拿疗法、药物治疗、精神疗法、饮食疗法、沐浴疗法、娱乐疗法等。运动疗法是康复治疗的核心治疗手段，主要解决的问题是运动功能障碍，恢复运动功能；传统体育疗法促进肢体运动功能的恢复和改善精神状态；针灸推拿能疏通经络，调整脏腑，扶正祛邪，宣行气血从而治疗疾病，促进身心的康复；药物治疗遵循中医辨证论治的指导原则，做到辨证施药；精神疗法内外兼修，形神同治，主要用于情志病变的康复；饮食疗法利用食物自身的四气、五味、归经及升降浮沉等特性进行辨证施食和辨病施食。中医康复方法主要是调动人体的积极因素，依靠人体自然康复能力。这些方法都是在中医学理论指导下，在数千年临床实践中总结出来的，是中医康复治疗的基本手段，与现代康复方法相比，独具特色而经历实践检验，为临床常见病残诸症选择和确定最佳康复方案提供了保证。

三、中医康复学与养生学的关系

中医康复学与养生学有着许多共同的理论基础，许多养生的方法也是中医康复的常用方法，因此两者常常相提并论。中医康复学与养生学关系密切，在理论与方法上有许多共同之处，所以康复学的基本原则也包括了养生学中的天人相应、形神统一、动静结合及调养脏腑等理论，具体有以下几方面：

1. 扶正与祛邪相结合 中医康复的对象主要是伤残者、慢性病者、急性病瘥后及某些老年病者，大多以正气亏虚为其共同病理特点，也有一部分是属虚中夹实证，因此以扶正固本为主，兼顾祛邪，攻补兼施将扶正与祛邪相结合，总之，要以"扶正不留邪，祛邪不伤正"为原则。

2. 内治与外治相结合 内治主要指饮食、药物内服方法，按照脏腑理论，内外兼治、局部与整体兼顾；外治则包括针灸、推拿、气功、传统体育、药物外用等。由于外治康复法能通过经络的调节作用，疏通体内的阴阳气血而达到内病外治、相辅相成；而内治康复法则可调整、恢复和改善脏腑组织的功能活动，故内治与外治相结合，可以标本兼治以提高疗效。

3. 自然康复与自我调摄法相结合 自然康复是指通过自然因素的影响，促进人体身心逐步康复的方法。其包括自然之物与自然环境，如日光、空气、泉水、花草、高山、岩洞、森林等。因为人依赖自然界而生存，不同的自然因素必然会对人体产生不同的影响，故有选择性和针对性地利用这些因素对人体的不同作用，以达到康复医疗的目的。与此同时，自我调摄法也很重要。康复对象不只是单方面地接受医生的康复服务，还应在医生的指导下，积极主动地进行自我保健调摄，加强自身康复锻炼。只有把自然康复与自我调摄法结合起来，在尽量利用自然界赋予的客观条件之外，充分调动患者自身的主观能动作用，使康复对象形神舒畅，松静自然，心神安合，才能保证康复计划的顺利实施。

但是中医康复与养生毕竟是两个不同的概念，中医康复学与养生学是两个性质不同的学科。

中医养生学以医家养生派的内容为主，同时融合了其他各派的思想和养生方法，早已形成一门独立的学科。而中医康复学在吸收中医养生学中某些方法的同时，如气功、导引等，形成了有别于养生学，并具有独立的学术内涵和体系的理论。即以功能障碍为康复对象，回归社会为最终目的的理论。由此可见，如果把中医康复学类比为西医学中的第三医学（即现代康复医学）的话，那么，中医养生学则当属于第一医学的范畴，即预防保健医学。

总之，中医康复学与中医养生学既有联系又有区别，两者不可混为一谈。

第二节　中医康复学的发展概况

中医康复学，是在中医学理论指导下，按照独特的康复理论与治疗方法进行康复的一门医学科学。它是伴随中医学的医疗活动产生并发展起来的，历代中医学的发展也不断充实和完善了中医康复学的理论与实践。

先秦时代，《吕氏春秋》就有关于导引、运动康复法较早的记载。春秋战国时代是中医康复学发展的最初阶段。《黄帝内经》中的整体观、矛盾观、经络学、藏象学、病因病机学、养生和预防医学以及诊断治疗原则等各方面的论述，不仅指出了人体功能与自然、社会综合考虑全面康复的原则，还奠定了中医康复基本理论体系。书中在论述痿躄、麻木、肌肉痉挛等疾患的治疗时，就重视应用导引术、按跷（推拿）、熨疗（热敷）等传统康复疗法进行功能上的康复，并总结出许多康复医学的理论原则和方法。《素问》中则记载"喜怒不节则伤脏""怒伤肝，悲胜怒""喜伤心，恐胜喜""思伤脾，怒胜思""忧伤肺，喜胜忧""恐伤肾，思胜恐"的情志致病的规律以及治疗情志病的心理康复法。在这一时期还形成了一些专门的康复设施，如齐国宰相管仲就设立了康复机构，专门收容聋哑、偏瘫、肢体运动障碍、精神病、畸形等残疾患者，予以康复调治。可以认为，这是我国最早的康复医疗专门设施。战国初年石刻文中的《行气玉佩铭》就有最早的且完整地描述呼吸锻炼的方法。

汉晋时期，传统康复医学有了较大的发展。马王堆汉墓出土的帛画《导引图》，是我国现存最早的医疗体操图、有氧操图谱。该图描绘了 44 个不同性别、年龄的人在做各种导引动作，动作姿态大致分为三类：呼吸运动，活动四肢及躯干运动，持械运动。《却谷食气》是我国现存最早的气功导引专著，主要记载导引行气的方法和四时食气的宜忌。书中提出要根据月朔望晦和时辰早晚及不同年龄特征来行气，讲究呼吸吐纳，尽量吐故纳新，做好深呼吸，并提出要顺从四时阴阳变化的规律来行气。华佗指出"人体欲得劳动，但不当使极尔。动摇则谷气得消，血脉流通，病不得生，譬犹户枢不朽是也。是以古之仙者为导引之事，熊颈顾，引挽腰体，动诸关节，以求难老"。提出体育康复养生的重要性及注意事项。此外，他结合古代的导引运气吐纳，模仿虎、鹿、猿、熊、鸟的动作神态，创立了"五禽戏"，动作简朴，实用性强，对肢体功能障碍者、慢性病患者和老年病患者，有很好的康复与保健作用。张衡的《温泉赋》中已用温泉治病。

隋代巢元方《诸病源候论》中列举了许多疾病，且于绝大部分证候下都载有导引、吐纳的方法，有260余种，同时提出了许多康复治疗中的方法、原则及注意事项。

唐代孙思邈著《备急千金要方》，专列"食治"一门，应用羊、鹿的甲状腺来治疗甲状腺肿，用动物肝脏治青光眼和夜盲，对食疗康复法具有较大贡献。同时书中还大量收集了针灸、推拿、药熨、熏洗、敷贴等多种外治法，大大丰富了中医康复治疗的手段。此外，孙氏特别强调"气息得理，即百病不生"的呼吸锻炼作用。他还介绍了六字诀的具体运用，以及动功"天竺国按摩婆罗门法"计十八势、"老子按摩法"计四十九个动作。王焘的《外台秘要》是中国古代康复技术的专书，对于消渴病的运动康复加以理论说明，"不欲饱食便卧，亦不宜终日久坐"。

宋元时期危亦林所撰的《世医得效方》，对整骨金镞设有专篇论述，除论述各种骨折和脱臼的治法外，有关麻醉法和悬吊复位法的记载比较突出。元代忽思慧的《饮膳正要》是一本饮食康复专著，书中记载了饮食卫生法、食物烹调法和多种补养食物的服用方法，还记载了195种单味食物的气味性能以及有关食物禁忌和食物中毒等方面的知识。

此外，宋代《太平圣惠方》《圣济总录》等方书中也有食疗食养内容，如用鲤鱼粥或黑豆粥治疗水肿、杏仁粥治疗咳嗽等。齐德之《外科精义》中所载之浴渍、溻渍、温罨诸法，具有温热作用，其机理与现代康复医学中水疗法相似。

明清以来，药物疗法、食疗、药膳等方面发展较快。如：张景岳的《景岳全书》、李时珍的《本草纲目》等记载了不少康复方药。曹庭栋的《老老恒言》以老年人为研究对象，涉及了养生各个方面（饮食、散步、导引、按摩）的内容，并且大量记载了药粥、药膳的制作和食用方法，对于老年病、慢性病的康复治疗具有重要的意义。杨继洲《针灸大成》论述了经络、穴位、针灸手法及适应证等，介绍了应用针灸与药物综合治疗的经验。胡廷光《伤科汇纂》对伤科的复位指标、术后功能锻炼都有详细的记载。而吴尚先的《理瀹骈文》则总结了熏、洗、熨、擦、敷、贴、坐、吹等各种外治法。

中华人民共和国成立以来，伴随着中医药学的不断挖掘整理，以及现代康复医学不断引入，中医在康复医学方面的独特理论和方法得到系统的整理和总结。在康复医疗机构人员的构成方面，既有西医医师、护士和医疗技术人员，又有中医的有关人员，体现了我国中西医结合发展康复医学的重要特色。1983年成立了"中国康复医学研究会"，1986年《中国康复医学杂志》公开发行，1987年国家教育委员会决定在中医院校开设康复专业，1989年在北京召开了第一届国际传统康复医学学术会议。在学术研究方面，出版了《中国传统康复医学》等专著，《中国脑血管康复医学杂志》《中国心血管康复医学杂志》等。中医康复学专门人才的培养被纳入国家高等教育计划，学术活动蓬勃开展，学术水平不断提高。中医康复学作为一门独立学科已经逐步形成。

总之，中医康复学具有悠久的历史和丰富的内容，是整个中医药学中不可分割的重要组成部分。在数千年的历史中，为中华民族的繁荣昌盛做出了卓绝的贡献，同时传播到日本、朝鲜、越南等国家，在世界范围内产生了一定的影响。即便在现代康复医学迅速发展的今天，中医康复医学中自然药物、针灸、推拿等康复疗法，仍为世界康复医学所瞩目。

第三节　中医康复在社区康复中的应用

中医康复医学不仅是中医学重要的组成部分，也在西方医学中占有十分重要的地位。在人类物质文明、精神文明建设中，随着生活水平的提高，人们对生活质量、健康水平的标准也有一定的变化。在过去医疗水平低下的情况下，人们以求生存，治病保命为目标。而今经济、医疗水平飞速发展，人们要求不仅要生存，而且对治愈后人的整体功能有了更高的要求，此时人们以过上有意义、有成效、有质量的生活为目标。

一、中医康复的重要性

随着预防医学和治疗医学的进步，传染性疾病已显著减少，伤病员的存活率明显增加，加上环境卫生的改善和生活水平的提高，人们更关心自身健康的维持。这些因素都使老年人口的比例急剧上升，随之而来的老年病（尤其是心脑血管疾病）也逐步增多。因此将以下简便常用的传统康复法，如导引、太极拳、八段锦等应用于老年人，既可以提高老年病的康复率，也可以丰富老年人的业余生活，减少各种精神心理疾病的发生。

现在交通工具日益发达，车祸、外伤、高处坠落伤很是常见，而且年龄也年轻化。这些人经过临床抢救后，不但要面临生存问题，而且要承担起相应的家庭社会责任。因此这些人的病后康复显得极为重要。将中国传统康复方法与现代康复手段相结合，应用于患者的康复治疗中，可以显著改善患者的功能状态，提高其生存质量。

中医康复中的针灸可以疏通经络、调和气血、扶正祛邪。中医的辨证施治，如滋补肝阴以柔经通络、补肾健脾以强筋壮骨助肌力恢复，通过调整人体气血功能，达到阴阳平衡。经研究发现，针刺人体不同的穴位后，机体可以做出相应的反应，如刺激神经系统，经大量、多次信息刺激传递促通了神经传导通路，既加速了脑细胞的修复又抑制了异常姿势反射，促进正常运动的发育。推拿是刺激体表反射区或穴位，通过经络传导，起到调整脏腑功能、调和气血、行气活血、化瘀消肿、解痉止痛、舒筋活络、理筋整复的作用。中医的推拿手法与康复训练不同，补充了训练的不足，起到了很好的协同作用，在运动平衡功能恢复中发挥了很重要的作用。

中医康复法中的导引、太极拳，不仅对各种疾病后的康复起作用，对于健康人也可以起到保健预防的作用，同时这些方法也是一种娱乐项目。药物康复法中的熏蒸通过温热和药气的共同作用，起到调和气血、散寒通络、祛风止痒的目的，可选用具有康复作用的药物进行。

食疗法是以食物或食物与中药配膳供患者食用，可以为患者提供病情恢复所需的各种营养物质，且具有一定的药理作用，同时饮食疗法取材简单、应用方便、效果确切，无明显毒副作用，集营养与药疗于一体。食疗法在我国有较悠久的历史，已积累了许多宝贵的经验。它不但有治病防病的作用，而且还营养丰富、烹调可口、色泽美观、气味芳香，可使人胃口大开，尤为老年人、小孩和不愿长期服药的患者所乐于接受。

综上所述，随着经济社会、卫生事业的发展，中医康复学发挥的作用会越来越大，有着不可替代的地位。

二、社区康复

康复医学的目标是帮助残疾者重返社会，回归家庭，使他们获得身体的、精神的、社会的、职业的和经济能力的最大限度的恢复，即所谓全面康复。为实现这一目标，不仅需要应用医学的、社会的、教育的、职业的和其他的一切手段，还需要通过各种不同的渠道和多种多样的形式。以医院为基地进行康复工作和以社区为基地进行康复工作是开展康复工作的两种最重要的形式。医院康复有其特定任务和价值，有一部分残疾者必须入院进行治疗。而相当数量的残疾者仅仅依靠社区所提供的康复服务即可满足其治疗需要而无需到高层次的医院住院治疗。另外，许多从康复医院出院的患者也常须在社区中继续进行巩固性治疗。因此，大多数残疾者是生活在社区中。社区康复和医院康复的意义同等重要，只有通过两者的相互配合、互为补充才有可能最大限度地满足整个社会残疾者的广泛康复需求。

社区康复是以社区为基地，依靠社区的力量，应用社区条件下可以充分利用的社区服务设施，为居住在社区范围内的残疾者、老年人和慢性病患者提供必要的医疗、保健、康复服务。我国的社区康复于1986年起步，已经经历了30多年，目前已经进入一个多元化、快速发展时期，包括法律法规保障、政策意见制定、社区康复服务质量标准、基层康复服务示范区等重点工程。从我国的实际情况出发，社区康复以城乡社区为基地、以解决最广大残疾人的康复需求为前提、以政府支持和社会各界为保障、以中医实用康复技术为训练手段，推进中医康复进社区、服务到家庭，帮助千万残疾人得到规范化康复服务。

在社区康复医师指导下进行家庭康复，患者能在家庭的生活环境中，在不改变原来生活习惯，选择贴近实际生活需要的康复项目，在周围熟悉的环境中进行功能训练，可以得到家属的鼓励和心理支持，满足患者的个性化需求。

三、应用

中医康复的对象以慢性病残、老年病为主，康复期较长，疗效缓慢，很难在医院或专门的康复机构完成全部的康复治疗和训练计划，因此特别需要社区及家庭的康复服务加以善后。而且，中医康复的核心技术多为取源自然的疗法，如天然药物、饮食、针灸、推拿、气功疗法以及一些特定的运动锻炼方法等，不需要复杂的设备，不受场地和器材条件限制，便于长期坚持，最适合在社区或家庭内施行。

社区康复是以社区为基础的康复，WHO所强调的定义：启用和开发社区的资源，将残疾人及其家庭和社区视为一个整体，对残疾的康复和预防所采取的一切措施。将中医康复的知识应用于社区中，能最大限度地利用社区的资源，继续实施在专门康复医疗机构没有完成的康复治疗或训练计划。在社区中进行康复训练，可以减轻患者的精神压力，因为周围都是熟悉的环境，患者的身心保持在较放松、较调适的状态，可以提高康复的效果，对于大部分的病残者来说，其康复训练要长期进行，有时甚至要持续终生，而社区康复可以提供这样的场所。社区康复可以节省医疗费用，能缓解保健和康复机构不足的矛盾，有利于功能障碍者早期适应社会，只有提高患者社会适应能力，才能减少对社会的不良影响，提高患者的生活质量。

中医传统康复方法"简、便、验、廉"，真正实现了利用中医药为载体，以优质低耗服务为导向，为居民提供了经济、便捷的卫生服务。针灸、推拿、火罐、敷贴、刮痧、中药等方法多样、效果确切的中医药适宜技术，被广泛应用于社区常见病、多发病、慢性病的防治。

中医药学是中国古代科学的瑰宝，也是打开中华文明宝库的钥匙。在慢性疾病的预防、康复、保健中具有综合、便捷、持续、经济等方面的优势，在社区中具有广泛的群众基础。充分发挥中医药的作用，是构建有中国特色的社区卫生服务体系的必然要求，对于方便社区居民就医、减轻费用负担、提高健康水平具有重要的意义。

第二章 功能恢复相关理论基础

第一节 中医康复基础

一、阴阳五行学说

阴阳学说属唯物辩证对立统一的古代哲学理论，是中华民族在长期的生产生活实践中逐步形成的独特思想。阴阳学说认为，宇宙的万事万物是由于阴阳二气的相互作用产生的，也是由于阴阳二气的相互作用而不断发展、不断变化的。阴阳是中国古代哲学的一对范畴，最初朴素地指日光的向背，向日为阳，背日为阴，后引申为气候的寒暖，方位的上下、左右、内外，以及运动状态的动和静等。古人看到一切现象都有正反两方面，便采用"阴阳"的概念来解释自然界两种对立和相互消长的物质势力，并认为阴阳的对立和消长是事物本身所固有的。阴阳是宇宙的根本规律，《易传·系辞传上》总结性提出"一阴一阳谓之道"。"道"指的是规律的意思。《黄帝内经》中用阴阳学说阐述人体的生命活动特点，并指导临床的疾病预防、诊治及康复，如《素问·阴阳应象大论》指出"阴阳者，天地之道也，万物之纲纪，变化之父母，生杀之本始，神明之府也"。阴阳的对立制约、依存互根、消长平衡与相互转化是阴阳学说运用于中医康复学的理论根基。

《黄帝内经》运用阴阳学说来阐明人体生理、病理、诊断、治疗、康复的规律，创立了许多重要的中医康复学理论、原则和学术观点。如人体的生理病理现象其实体现的是人体阴阳两方面彼此消长的过程，经历"平衡—不平衡—新的平衡"的循环往复的过程。人体在健康的状态下，处于一个阴平阳秘、阴阳相对平衡的状态，但是这种平衡状态并不是一成不变的，阴阳之间相互消长，在一定的条件下相互转换，是一个相对的动态平衡。一旦这种动态平衡被破坏，就表现出病理变化，人就会生病。这是因为阴阳失衡，阴阳失衡是一切疾病发生的根源，故《黄帝内经》中提出治病必求于本的原则，而这里的本就是指阴阳。基于此，我们在中医康复临床实践中，也要遵从"法于阴阳，和于术数"的原则，通过应用多种中医康复手段，以达到"阴平阳秘"的健康状态。

阴阳学说在中医康复学的临床实践主要体现在以下几个方面。首先，调和阴阳，以平为期，是中医康复学基础理论的核心。中医康复学中如针灸、食疗等众多康复疗法中均贯穿了这一指导思想。其次，重视阳气。《素问·生气通天论》中提出"阳气者，精则养神，柔则养筋"，阳气体现着人体功能，在疾病康复中，要重点顾护补益阳气，只有阳气密固，才能实现人体功能的康复。最后，强调阴阳转化。中医康复学在临床中采用不同的康复方法来创造促进阴阳相互转化的条件，但由于康复患者所特有的病程较长等病症特点，其康复过程也比较长。

五行学说属于我国古代唯物论的哲学范畴，且是人们认识事物和现象的重要系统结构观。五行学说认为，宇宙万物是由木、火、土、金、水五种最基本的物质构成的。五行各有各的特性，五行之间存在着生、克、乘、侮的关系。五行的运动变化和相互作用，推动了宇宙万物的发生和发展，运动变化。五脏的生理病理变化也是遵从五行学说，五行之间相互资生、相互制约。根据这个规律，就可以治疗和防治疾病的传变，如"见肝之病，知肝传脾，当先实脾"的治未病的代表思想，则是根据该五行生克关系制定出相应的防治措施，是预防康复观的具体体现。五行理论在中医康复的临床应用广泛，比如针灸、药物、情志疗法、音乐疗法等，都体现了该治则，如常用的"培土生金，抑木扶土"等治法充分体现了五行理论在中医康复治疗中的运用。

二、脏腑经络学说

脏腑是人体内脏的总称，根据脏腑的部位、形态以及生理功能的区别，将人体脏腑系统分为五脏、六腑和奇恒之腑三类。脏腑学说是指人体各脏器组织在运化水谷，运行气血，水液代谢，精神、智力活动等方面生理病理活动的变化规律，以及这些规律和外在环境之间的相互关系的学说。五脏被认为是人体的核心，包括心、肺、脾、肝、肾五脏，五脏之间相互联系、相互制约。而每个脏器系统又与六腑、五官、九窍、五华、五体、五液、五志等有着系统的联系，同时五脏还与自然界的阴阳五行相通，如肝属木，为阴中之少阳，以应春气；心属火，为阳中之太阳，以应夏气等。五脏生理功能的平衡协调，是维持机体内在环境相对恒定的重要环节，故在康复治疗中应注重协调五脏，并且重点顾护先后天之本脾肾二脏。由于中医康复的对象都处于疾病的恢复期、缓解期或是老年慢性疾病，久病难愈者，抑或是意外和术后出现的损伤脏腑亏损，其主要病理变化为气血虚弱，津液亏虚，故康复治疗原则主要以调补虚损为主。

经络是运行全身气血，联系脏腑、肢节、官窍，沟通人体上下内外的通路，"内连脏腑，外络支节"，是人体结构的重要组成部分。经络学说是研究人体经络的循行分布、生理功能、病理变化等内容的学说，该理论贯穿人体生理病理整个过程，在疾病的诊断、防治、预防和康复等方面的中医康复的临床实践中有重要的理论指导意义。故《灵枢·经脉》记载："经脉者，所以能决死生，处百病，调虚实，不可不通。"

脏腑经络理论运用于中医康复临床，重在指导康复诊断、辨证与治疗，抓住脏腑经络病机或补虚或泻实，或利用五行生克关系，结合经络循经与对应脏腑的联系等，采用针灸、中药、传统功法、饮食等多种中医康复手段，调整脏腑经络阴阳平衡，促进疾病的康复和功能的恢复。

三、精气神论

在古代讲究养生的人，都把"精、气、神"称为人身的三宝，如人们常说的："天有三宝日、月、星；地有三宝水、火、风；人有三宝精、气、神。"所以保养精、气、神是健身、抗衰老的主要原则。

精，是构成生命之体的始基，是生命活动的物质基础，故有"人始生，先成精""精者，身之本也"之说。从广义上讲，精、血、津、液皆为精，分布于人体各个部分；但狭义之精，则专指藏于肾中之精。精具有多种功能：①促进生长发育：精是构成形体各组织器官的主要物质基础，并是促进胎儿生长发育的物质。②滋养作用：水谷之精输布到五脏六腑及其他组织器官起着滋养作用，以维持人体的生理活动。③生殖作用：生殖之精是生命的原始物质，具有生殖以繁衍后代的作用。

气，是构成人体的基本物质。人的生命活动，需要从"天地之气"中摄取营养成分，以充养五脏之气，从而维持机体的生理活动。人的五脏、六腑、形体、官窍、血和津液等，皆是有形而静之物，必须在气的推动下才能活动。当气的运动失衡时，就会引发疾病。因此中医治疗的目的就在于恢复气机升、降、出、入的平衡。气，是不断运动着的充养人体的一种无形物质，是维持生命活动的动力和功能，故有"气者，人之根本也""人之生，气之聚也"之说。人的生命活动是由气的运动变化而产生的，气的升降出入就是生命运动的基本形式。《寿亲养老新书》归纳出古人养气的一些经验，曰："一者，少语言，养气血；二者，戒色欲，养精气；三者，薄滋味，养血气；四者，咽津液，养脏气；五者，莫嗔怒，养肝气；六者，美饮食，养胃气；七者，少思虑，养心气。"此七者强调了"慎养"，但由于气是流行于全身、不断运动的，所以人体也要适当地运动，促进脏腑气机的升降出入，才会有利于维持机体的正常生理功能。所以古人提倡"人体欲得劳动，但不可使之极（过度）"。我国流传下来的多种健身运动及气功，就是以动养气的宝贵遗产。

《淮南子·原道训》说："神者，生之制也。"神，是人的精神、意识、知觉、运动等一切生命活动的集中表现和主宰者。它包括魂、魄、意、志、思、虑、智等活动，通过这些活动能够体现人的健康情况。人的神与形体是不能分离的，因此人的身体状况必定会反映在神。从气功学角度，神也有先天、后天之别，先天之神称为"元神"，与生俱来，为人之先天元性；后天之神则于出生后感受外景事物而逐渐形成发展，又称为"识神""欲神"。两者作用不同，元神不受精神意识支配而主宰人的生命活动；识神则主要主宰人的精神意识思维活动。两者对立统一、相互为用，共同维持人的正常生命活动。气功锻炼就是通过收敛识神而解放元神，以发挥元神的潜在作用，故"炼神者，炼元神，非思虑欲念之神"。

精、气、神三者之间是相互滋生、相互助长的，他们之间的关系很密切。从中医学讲，人的生命起源是"精"，维持生命的动力是"气"，而生命的体现就是"神"的活动。所以说精充气就足，气足神就旺；精亏气就虚，气虚神也就少。反过来说，神旺说明气足，气足说明精充。中医评定一个人的健康情况，或是疾病的顺逆，都是从这三方面考虑的。因此，古人称精、气、神为人身"三宝"是有一定道理的。古人有"精脱者死，气脱者死，失神者死"的说法，以此也不难看出"精、气、神"三者是人生命存亡的根本。

四、情志论

中国古代情志法主要是用五行相克理论来表述情绪之间相互制约关系的经典提法，其基本原理是脏腑情志论和五行相克论的结合，将人体归纳为五个体系并按五行配五脏五志，然后利用情志之间相互制约的关系来进行治疗的心理疗法，即运用一种情志纠正相应所胜的另一种失常情志。因此，它在心理治疗方法上独具特性。五行相克理论认为，五行之间存在着一种相互制约的相胜关系，即金胜木，木胜土，土胜水，水胜火，火胜金。《黄帝内经》具体论述了情志相胜心理疗法的基本程序：喜伤心，恐胜喜；怒伤肝，悲胜怒；思伤脾，怒胜思；忧伤肺，喜胜忧；恐伤肾，思胜恐。

1. 喜伤心，恐胜喜　喜为心志，喜甚伤心气，可致嬉笑不止或疯癫之症。治之以"祸起仓卒之言"或其他方法使之产生恐惧心理，抑其过喜而病愈。清代《冷庐医话》中记载一江南书生因金榜题名考中状元，在京城过喜而发狂，大笑不止。名医徐洄溪就诊，佯称其病不可治，告之逾十日将亡。并吩咐他速回家，路过镇江时再找一位姓何的医生，或许能起死回生。书生一吓，果然病愈。但又因此郁郁寡欢地往回走。至镇江，何医生就把徐洄溪早已送来的书信给书生一看，并解释其中的缘由，于是书生经开释，病痊愈。

2. 怒伤肝，悲胜怒 怒为肝的情志表达，但过怒因肝阳上亢，肝失疏泄而表现出肢体拘急、握持失常、高声呼叫等症状。治之以"恻怆苦楚之言"诱使患者产生悲伤的情绪，有效地抑制过怒的病态心理。《景岳全书》中记载燕姬因怒而厥，张景岳诊后便声言其危，假称要用灸法才能治好。燕姬知道灸法不仅会引起疼痛，而且会损毁面容或身体其他部位的皮肤。于是，继而转悲，悲则气消，将胸中的郁怒之气排解。这样就克制了愤怒的情绪，消除了愤怒引起的疾病。

3. 思伤脾，怒胜思 正常的思虑为生理心理现象。但"过思则气结"，可使人神情怠倦、胸膈满闷、食纳不旺等。治之以"污辱斯罔之言"激患者盛怒以冲破郁思，使患者重新改变心理状态而达到治疗的目的。《续名医类案》中记载有一女因思亡母过度，诸病缠身，百药不治。韩世良借此女平时信巫，便离间母女关系，假托母死因女命相克，母在阴司要报克命之仇，生为母女，死为仇敌。女闻后大怒，并骂："我因母病，母反害我，何以思之！"遂不思，病果愈。

4. 忧伤肺，喜胜忧 悲忧皆为肺志，太过则使人肺气耗散而见咳喘短气、意志消沉等症状，还可由肺累及心脾致神呆痴癫、脘腹痞块疼痛、食少而呕等，治之可设法使患者欢快喜悦而病愈。《儒门事亲》中记载有一患者因闻父死于贼，过度悲伤忧郁，心中结块，痛不可忍。张子和便学巫婆的样子又唱又跳又开玩笑，"以谑浪亵押之言娱之"，使患者畅怀大笑，一二日后心下块皆散，不药而愈。由此可见，我国古代情志相胜疗法对有明显器质性病变的症状也有很好的疗效。

5. 恐伤肾，思胜恐 过度或突然的惊恐会使人肾气不固，气陷于下，惶惶不安，提心吊胆，神气涣散，二便失禁，意志不定等。可以用各种方法引导患者对有关事物进行思考，以制约患者过度恐惧，或由恐惧引起的躯体障碍。其实这就是一种认知疗法，通过树立正确的认知来治疗心理疾患。《续名医类案》中卢不远治疗一恐死症就是首先用语言开导，然后带他学习一种"参究法"，即参禅，与患者一起研究生命之源，深究生死，对其进行深入的思考，使患者对生死不再恐惧而病愈。

情志疗法在中国古代治疗心理疾病方面的确显示出了巨大的功效，作为根植于中国固有文化传统和民族心理的这一疗法，我们应超出直观的感性水平来进一步认识它，并发扬它的长处，使之成为真正适合中国人的科学心理康复方法。

五、体质论

体质，又称禀赋、禀质、气禀、形质、气质等，即人体的质量。体质是人体在先天遗传和后天获得的基础上所形成的功能和形态上相对稳定的固有特性。换句话说，体质是禀受于先天，受后天影响，在生长、发育过程中所形成的与自然、社会环境相适应的人体形态结构、生理功能和心理因素的综合的相对稳定的固有特征。体质的特殊性是由脏腑之盛衰、气血之盈亏所决定的，反映了机体阴阳运动形式和特殊性。由于体质的特异性、多样性和可变性，形成了个体对疾病的易感倾向、病变性质、疾病过程及其对治疗的反应等方面的明显差异。因此，中医学强调"因人制宜"，并把体质学说同病因学、病机学、诊断学、治疗学和养生康复学等密切地结合起来，以指导临床实践。

体质与机体感受病因、机体发病以及疾病病机变化等密切相关。①不同体质对某些病因和疾病有特殊易感性。中医病因学对这一现象早有认识，针对某种体质容易感受相应淫邪气的特点，中医理论提出"同气相求"之说。如迟冷者素体阳虚，形寒怕冷，易感寒邪而为寒病；燥红质者素体阴虚，不耐暑热而易感温邪；黏滞者体质湿盛，易感湿邪，常因外湿引动内湿而为泻为肿；肥人多痰湿，善病中风；瘦人多火，易得劳嗽；年老肾衰，多病痰饮咳喘。《黄帝内经》有云"五脏皆柔弱者，善病消瘅""粗理而肉不坚者，善病痹"。凡此种种，均说明了体质的偏颇是造成机体易于感受某病的根本原因。②体质决定发病与否及发病情况：体质的强弱决定是否感受外来的邪气。体质强壮，正气旺盛，则难发病；体质衰弱，正气内虚，则易于发病。如脾阳虚之人，稍进生冷之物，便会发生泄泻，而脾胃强盛者，虽食生冷，却不发病。可见，感受邪气之后，机体发病与否，往往决定于体质。③体质与病机的从化以及传变：在中医学中，病情从体质而变化，称之为从化。人体感受邪气之后，由于体质的特殊性，病理性质往往发生不同的变化。如同为感受风寒之邪，阳热体质者往往从阳化热，而阴寒体质者则易从阴化寒。又同为湿邪，阳热体质得之，则湿易从阳化热，而为湿热之候。在中医学中，传变是言疾病的变化和发展趋势，传变不是一成不变的，一切都因人而异。体质强壮者或其邪气轻微，患病七日以上而自愈者，正是因为太阳行经之期已尽，正气胜邪之故。如果在邪气盛而身体又具有传变条件的情况下，则疾病可以迅速传变，患伤寒病六、七日，身不甚热，但热不退，病人烦躁，即使正不敌邪，病邪从阳经传阴经。总之，疾病传变与否，虽与邪之盛衰、治疗得当与否有关，但主要还是取决于体质因素。

在疾病的康复过程中，按体质论治既是因人制宜的重要内容，也是中医康复学的特色。主要体现在两个方面：①因人论治：体质有强弱之分，偏寒偏热之别。因此，必须结合体质而辨证论治，如阳盛或阴虚之体，慎用温热伤阴之剂；阳虚或阴盛之体，慎用寒凉伤阳之药。在康复过程中，还应重视年龄、性别、生活条件、地理环境等因素造成的体质差异。②注重同病异治、异病同治：由于体质的差异，即使同一疾病也可出现不同的证候，故其治则异。另外，即使病因或者疾病不同，由于患者的体质在某些方面有共同点，往往可出现相似或相同的证候，治则同。

第二节　残疾学基础

残疾问题是全球性普遍存在的社会问题。据 WHO 统计，目前全世界各种残疾者约占总人口的 10%，且每年平均以 1500 万人的速度增加。2006 年，我国进行了第二次全国残疾人抽样调查，调查数据表明，全国各类残疾人总数（主要按七类残疾标准分类）为 8296 万人，残疾人占全国总人口的比例为 6.34%，如果再加上慢性病、职业病、老年退行性病所致的功能障碍者，与 WHO 的统计结果基本一致。

中医康复学的主要对象是残疾，即先天或后天各种因素造成的机体功能衰退或障碍状态。中医康复的根本目的是使残疾人受损或丧失的功能得到最大程度的恢复或代偿，因此，必须明确与残疾有关的基本理论问题。

残疾不同于疾病，但又与疾病密切相关。残疾可独立存在，也可与疾病共同存在，还可以病后存在。既有疾病固定后遗留下的残疾，如小儿麻痹、脑卒中、截肢等，也有与疾病同时存在的残疾，如类风湿关节炎、肌肉营养不良症等。特别在慢性病、老年病越来越多的今天，疾病与残疾的关系更加密切。

残疾对人体身心整体具有重要影响，任何局部器官的功能障碍，均可涉及智力、语言及心理等各个方面。残疾人常常有自卑感，在社会上亦常常受到不平等待遇。因此，必须关注残疾人身心整体的康复。

一、定义

1.残疾　残疾是指因外伤、疾病、发育缺陷或精神因素等导致人体解剖结构、生理功能的异常或丧失，造成明显的身心功能障碍，以致不同程度地丧失正常生活、工作和学习的一种状态。残疾与疾病不同，残疾可造成不能正常生活、工作和学习的身体上、精神上的功能缺陷，包括程度不同的肢体残缺、感知觉障碍、活动障碍、内脏器官功能不全、精神情绪和行为异常、智能缺陷。

2.残疾人　残疾人或残疾者是不同程度的心理、生理、人体结构上某种组织缺失、功能丧失或异常，使得部分或全部失去以正常方式从事个人或生活能力的人。

3.残疾学　残疾学是研究残疾的各种原因、流行表现特点、发展规律、对个人和社会的影响、康复评定，以及预防和治疗的一门学科，是以残疾人及残疾状态为主要研究对象。

二、致残原因

1. 原发性残疾 指由于各类疾病、损伤、先天性异常等直接引起的功能障碍。导致原发性残疾的常见原因：①疾病（包括传染性疾病、先天性发育缺陷、慢性病和老年病）；②营养不良；③意外和交通事故；④精神、心理因素；⑤物理、化学因素。

2. 继发性残疾 指由于原发性残疾后并发症所导致的功能障碍。即器官、系统功能进一步减退，甚至丧失。如常见有肢体活动障碍、肌肉萎缩、关节挛缩、心肺功能失用性改变等继发性残疾。

三、残疾分类

（一）国际分类法

1. ICIDH 分 类〔international classification of impairments, activities and participation, ICIDH, 国际残损、残疾与残障分类〕 1980 年世界卫生组织颁布《国际残损、残疾和残障分类》，根据残疾的性质、程度和影响，将残疾分为病损、残疾和残障三个独立类别。

（1）病损 又称为残损、缺陷，是指因疾病或外伤等各种原因引起的解剖结构、生理、心理功能的丧失或异常，但不一定影响日常生活活动能力。其影响在器官系统水平，为生物器官系统水平的功能障碍。

（2）残疾 又称为失能、活动受限，是指由于疾病或病损导致患者的日常生活活动能力下降或受到限制，在一定程度上使个体行为能力受限或缺乏，患者不能按正常的行为、方式和范围进行活动。残疾影响个体活动能力，是个体或躯体水平上的功能障碍。

（3）残障 又称为社会能力障碍，为参与限制。是由于病损或失能，限制或妨碍了个体（根据年龄、性别、社会和文化等因素）在正常范围应当进行的正常社会活动。残障导致个体在社会上不能独立，是社会水平的功能障碍。

（4）三者之间的关系 我国习惯上把病损、残疾、残障合称为残疾。病损、残疾、残障之间没有绝对的界限，其程度可以相互转化。病损者未经合适的康复治疗，可在原发病损基础上进一步转化为失能甚至残障；而残障或失能者可因适当的康复治疗向较轻程度转化。一般情况下，残疾的发展是按照病损、残疾、残障顺序进行，也可能发生跳跃。一些病损患者，因心理障碍而自我封闭，从而发展到与社会隔绝，达到残障程度，但此类患者经积极康复、心理治疗后，完全有可能重新转化为病损。

2. ICF 分类（international classification of functioning，disability and health） 1997 年 3 月 WHO 公布了新的 ICIDH 分类 "international classification of impairments, activities and participation，ICIDH-2"，1999 年 7 月改为 "international classification of functioning and disability，ICIDH-2"，随着康复医学的发展，ICIDH 经过 20 年的实际应用，对这种分类方法有了进一步理解，2001 年 5 月世界卫生大会正式公布，称为 ICF，中文译为"国际功能、残疾和健康分类标准"。

ICF 将残疾和功能分类作为一种相互作用和演进的过程，提供了一种多角度的分类方法，制定了一种全新的模式图（图 2-2-1）。

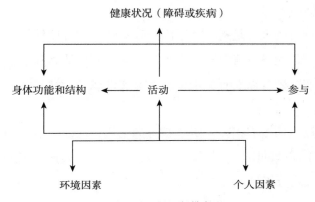

图 2-2-1 ICF 新模式

（二）我国残疾分类

2011 年 5 月 1 日中国首部《残疾人残疾分类和分级》国家标准正式实施，此标准规定了残疾人残疾分类和分级的术语和定义、残疾分类和分级及代码等，适用于残疾人的信息、统计、管理、服务、保障等社会工作，按不同残疾分为视力残疾、听力残疾、言语残疾、肢体残疾、智力残疾、精神残疾和多重残疾。

1. 视力残疾标准

（1）定义 视力残疾，是指各种原因导致双眼视力低下并且不能矫正或双眼视野缩小，以致影响其日常生活和社会参与。视力残疾包括盲及低视力。

（2）分级 按视力和视野状态分级，其中盲为视力残疾一级和二级，低视力为视力残疾三级和四级。视力残疾均指双眼而言，若双眼视力不同，则以视力较好的一眼为准。如仅有单眼为视力残疾，而另一眼的视力达到或优于 0.3，则不属于视力残疾范畴。视野以注视点为中心，视野半径小于 10°者，不论其视力如何均属于盲。视力残疾分级见表 2-2-1。

表 2-2-1 视力残疾分级

类别	级别	视力、视野
盲	一级	无光感 ~ < 0.02;或视野半径 < 5°
	二级	≥ 0.02 ~ < 0.05;或视野半径 < 10°
低视力	三级	≥ 0.05 ~ < 0.1
	四级	≥ 0.1 ~ < 0.3

注:视力以最佳矫正视力为准,最佳矫正视力是以最适当镜片进行屈光矫正后所能达到的最好视力。

2. 听力残疾标准

(1)定义 听力残疾,是指各种原因导致双耳不同程度的永久性听力障碍,听不到或听不清周围环境声及言语声,以致影响其日常生活和社会参与。听力障碍指听觉系统中的感音、传音以及听觉中枢发生器质性或功能性异常,而导致听力出现不同程度的减退。

(2)分级 按平均听力损失及听觉系统的结构、功能,活动和参与,环境和支持等因素分级(不配戴助听放大装置);3 岁以内儿童,残疾程度一、二、三级的定为残疾人。听力残疾分级见表 2-2-2。

表 2-2-2 听力残疾分级

级别	听觉系统的结构、功能、活动和参与、环境和支持
残疾一级	听觉系统的结构和功能极重度损伤,较好耳平均听力损失大于 90dB HL,不能依靠听觉进行言语交流,在理解、交流等活动上极重度受限,在参与社会生活方面存在极严重障碍
残疾二级	听觉系统的结构和功能重度损伤,较好耳平均听力损失在 81 ~ 90dB HL 之间,在理解和交流等活动上重度受限,在参与社会生活方面存在严重障碍
残疾三级	听觉系统的结构和功能中重度损伤,较好耳平均听力损失在 61 ~ 80dB HL 之间,在理解和交流等活动上中度受限,在参与社会生活方面存在中度障碍
残疾四级	听觉系统的结构和功能中度损伤,较好耳平均听力损失在 41 ~ 60dB HL 之间,在理解和交流等活动上轻度受限,在参与社会生活方面存在轻度障碍

注:平均听力损失指 500Hz、1000Hz、2000Hz、4000Hz 四个频率点纯音、气导听力损失分贝数的平均值。

3. 言语残疾标准

(1)定义 言语残疾,是指各种原因导致的不同程度的言语障碍,经治疗一年以上不愈或病程超过两年,而不能或难以进行正常的言语交流活动,以致影响其日常生活和社会参与。包括失语、运动性构音障碍、器质性构音障碍、发声障碍、儿童言语发育迟滞、听力障碍所致的言语障碍、口吃等，但3岁以下不定残。

（2）分类　言语障碍可进一步分为以下几类：

①失语：大脑言语区域以及相关部位损伤导致的获得性言语功能丧失或受损。

②运动性构音障碍：神经肌肉病变导致构音器官的运动障碍，主要表现为不会说话、说话费力、发声和发音不清等。

③器质性构音障碍：构音器官形态结构异常导致的构音障碍。其代表为腭裂以及舌或颌面部术后造成的构音障碍。主要表现为不能说话、鼻音过重、发音不清等。

④发声障碍：呼吸及喉存在器质性病变导致的失声、发声困难、声音嘶哑等。

⑤儿童言语发育迟滞：儿童在生长发育过程中其言语发育落后于实际年龄的状态。主要表现为不会说话、说话晚、发音不清等。

⑥听力障碍所致的言语障碍：听力障碍导致的言语障碍。主要表现为不会说话或者发音不清，不能通过听觉言语进行交流。

⑦口吃：言语的流畅性障碍。主要表现为在说话的过程中拖长音、重复、语塞并伴有面部及其他行为变化等。

⑧语音清晰度：口语中语音、字、词的发音清晰和准确度。

⑨言语表达能力：言语表达过程中，正确使用词汇、语句、语法的能力。

（3）分级　按各种言语残疾不同类型的口语表现和程度，脑和发音器官的结构、功能，活动和参与，环境和支持等因素分级。言语残疾分级见表2-2-3。

表2-2-3　言语残疾分级

级别	语音清晰度、言语表达能力、社会参与
残疾一级	脑和（或）发音器官的结构、功能极重度损伤，无任何言语功能或语音清晰度小于等于10%，言语表达能力等级测试未达到一级测试水平，在参与社会生活方面存在极严重障碍
残疾二级	脑和（或）发音器官的结构、功能重度损伤，具有一定的发声及言语能力。语音清晰度在11%～25%，言语表达能力等级测试未达到二级测试水平，在参与社会生活方面存在严重障碍
残疾三级	脑和（或）发音器官的结构、功能中度损伤，可以进行部分言语交流。语音清晰度在26%～45%，言语表达能力等级测试未达到三级测试水平，在参与社会生活方面存在中度障碍
残疾四级	脑和（或）发音器官的结构、功能轻度损伤，能进行简单会话，但用较长句表达困难。语音清晰度在46%～65%，言语表达能力等级测试未达到四级测试水平，在参与社会生活方面存在轻度障碍

4. 肢体残疾标准

（1）定义　人体运动系统的结构、功能损伤造成的四肢残缺或四肢、躯干麻痹（瘫痪）、畸形等导致人体运动功能不同程度丧失以及活动受限或参与的局限。

（2）分类　肢体残疾主要包括上肢或下肢因伤、病或发育异常所致的缺失、畸形或功能障碍；脊柱因伤、病或发育异常所致的畸形或功能障碍；中枢、周围神经因伤、病或发育异常造成躯干或四肢的功能障碍。

（3）分级　按人体运动功能丧失、活动受限、参与局限的程度（不配戴假肢、矫形器及其他辅助器具）分级。具体分级标准如下：

肢体残疾一级：不能独立实现日常生活活动，并具备下列状况之一。①四肢瘫，指四肢运动功能重度丧失；②截瘫，指双下肢运动功能完全丧失；③偏瘫，指一侧肢体运动功能完全丧失；④单全上肢和双小腿缺失；⑤单全下肢和双前臂缺失；⑥双上臂和单大腿（或单小腿）缺失；⑦双全上肢或双全下肢缺失；⑧四肢在手指掌指关节（含）和足跗跖关节（含）以上不同部位缺失；⑨双上肢功能极重度障碍或三肢功能重度障碍。

肢体残疾二级：基本上不能独立实现日常生活活动，并具备下列状况之一。①偏瘫或截瘫，残肢保留少许功能（不能独立行走）；②双上臂或双前臂缺失；③双大腿缺失；④单全上肢和单大腿缺失；⑤单全下肢和单上臂缺失；⑥三肢在手指掌指关节（含）和足跗跖关节（含）以上不同部位缺失（一级中的情况除外）；⑦二肢功能重度障碍或三肢功能中度障碍。

肢体残疾三级：能部分独立实现日常生活活动，并具备下列状况之一。①双小腿缺失；②单前臂及其以上缺失；③单大腿及其以上缺失；④双手拇指或双手拇指以外其他手指全缺失；⑤二肢在手指掌指关节（含）和足跗跖关节（含）以上不同部位缺失（二级中的情况除外）；⑥一肢功能重度障碍或二肢功能中度障碍。

肢体部肢体残疾四级：基本上能独立实现日常生活活动，并具备下列状况之一。①单小腿缺失；②双下肢不等长，差距大于等于50mm；③脊柱强（僵）直；④脊柱畸形，后凸大于70°或侧凸大于45°；⑤单手拇指以外其他四指全缺失；⑥单手拇指全缺失；⑦单足跗跖关节以上缺失；⑧双足趾完全缺失或失去功能；⑨侏儒症（身高小于等于1300mm的成年人）；⑩一肢功能中度障碍或两肢功能轻度障碍，或类似上述的其他肢体功能障碍。

注：肢体部位说明如下。全上肢包括肩关节、肩胛骨；上臂指肘关节和肩关节之间，不包括肩关节，含肘关节；前臂指肘关节和腕关节之间，不包括肘关节，含腕关节；全下肢包括髋关节、半骨盆；大腿指髋关节和膝关节之间，不包括髋关节，含膝关节；小腿指膝关节和踝关节之间，不包括膝关节，含踝关节；手指全缺

失含掌指关节；足趾全缺失含跖趾关节。

附：肢体残疾者的整体功能评价。在未加康复措施的情况下，以实现日常生活活动的不同能力来评价。日常生活活动分为八项，即端坐、站立、行走、穿衣、洗漱、进餐、大小便、写字。能实现一项算1分；实现有困难的算0.5分；不能实现的算0分。据此划分4个等级，见表2-2-4。

表 2-2-4　肢体残疾者整体功能的分级

级别	程度	计分
一级	完全不能实现日常生活活动	0～2
二级	基本上不能实现日常生活活动	3～4
三级	能够部分实现日常生活活动	5～6
四级	基本上能够实现日常生活活动	7～8

5. 智力残疾标准

（1）定义　智力残疾是指智力显著低于一般人水平，并伴有适应行为的障碍。此类残疾是由于神经系统结构、功能障碍，使个体活动和参与受到限制，需要环境提供全面、广泛、有限和间歇的支持。

（2）分类　智力残疾包括在智力发育期间（18岁之前），由于各种有害因素导致的精神发育不全或智力迟滞；或者智力发育成熟以后，由于各种有害因素导致智力损害或智力明显衰退。

（3）分级　按0～6岁和7岁及以上两个年龄段发育商、智商和适应行为进行分级。0～6岁儿童发育商小于72的直接按发育商分级，发育商在72～75的按适应行为分级。7岁及以上按智商、适应行为分级；当两者的分值不在同一级时，按适应行为分级。WHO-DAS Ⅱ（世界卫生组织残疾评定项目）分值反映的是18岁及以上各级智力残疾的活动与参与情况。智力残疾分级见表2-2-5。

表 2-2-5　智力残疾分级表

级别	智力发育水平		社会适应能力	
	发育商（DQ）0～6岁	智商（IQ）7岁及以上	适应行为（AB）	WHO-DAS Ⅱ分值18岁及以上
一级	≤25	<20	极重度	≥116分
二级	26～39	20～34	重度	106～115分
三级	40～54	35～49	中度	96～105分
四级	55～75	50～69	轻度	52～95分

注：①发育商（DQ）是衡量婴幼儿智能发展水平的指标；智商（IQ）即智力商数，是衡量个体智力发展水平的指标；适应行为（AB）是个体实现人们期待的与其年龄和文化群体相适应的个人独立与社会职责的程度或效果。②适应行为表现分为以下四种程度：极重度——不能与人交流、不能自理、不能参与任何活动、身体移动能力很差；需要环境提供全面的支持，全部生活由他人照料。重度——与人交往能力差、生活方面很难达到自理、运动能力发展较差；需要环境提供广泛的支持，大部分生活由他人照料。中度——能以简单的方式与人交流、生活能部分自理、能做简单的家务劳动、能参与一些简单的社会活动；需要环境提供有限的支持，部分生活由他人照料。轻度——能生活自理、能承担一般的家务劳动或工作、对周围环境有较好的辨别能力、能与人交流和交往、能比较正常地参与社会活动；需要环境提供间歇的支持，一般情况下生活不需要由他人照料。

6. 精神残疾标准

（1）定义　精神残疾，是指各类精神障碍持续一年以上未痊愈，由于存在认知、情感和行为障碍，以致影响其日常生活和社会参与。

（2）分级　18 岁以上的精神障碍患者根据 WHO–DAS 分数和下述的适应行为表现，18 岁以下者依据下述的适应行为的表现，把精神残疾划分为四级。

精神残疾一级：WHO–DAS 值≥ 116 分，适应行为严重障碍；生活完全不能自理，忽视自己的生理、心理的基本要求。不与人交往，无法从事工作，不能学习新事物。需要环境提供全面、广泛的支持，生活长期、全部需他人监护。

精神残疾二级：WHO–DAS 值在 106 ～ 115 分，适应行为重度障碍；生活大部分不能自理，基本不与人交往，只与照顾者简单交往，能理解照顾者的简单指令，有一定学习能力。监护下能从事简单劳动。能表达自己的基本需求，偶尔被动参与社交活动；需要环境提供广泛的支持，大部分生活仍需由他人照料。

精神残疾三级：WHO–DAS 值在 96 ～ 105 分，适应行为中度障碍；生活上不能完全自理，可以与人进行简单交流，能表达自己的情感。能独立从事简单劳动，能学习新事物，但学习能力明显比一般人差。被动参与社交活动，偶尔能主动参与社交活动；需要环境提供部分的支持，即所需要的支持服务是经常性的、短时间的需求，部分生活需由他人照料。

精神残疾四级：WHO–DAS 值在 52 ～ 95 分，适应行为轻度障碍；生活上基本自理，但自理能力比一般人差，有时忽略个人卫生。能与人交往，能表达自己的情感，体会他人情感的能力较差，能从事一般的工作，学习新事物的能力比一般人稍差；偶尔需要环境提供支持，一般情况下生活不需要由他人照料。

注：WHO–DAS 值为应用"世界卫生组织残疾评定量表（WHO–DAS Ⅱ）"的项目对患者进行评定所得出的分值。

7. 多重残疾　多重残疾是指同时存在视力残疾、听力残疾、言语残疾、肢体残疾、智力残疾、精神残疾中的两种或两种以上残疾。多重残疾应指出其残疾的类别，按所属残疾中残疾程度最重类别的分级确定其残疾等级。

第三节　运动学基础

运动学是运用力学的方法和原理来观察和研究人体节段运动和整体运动时所产生的各种功能以及生理、生化和心理的改变，并阐述其变化原理、规律或结果的一门学科，是康复医学的重要组成部分。

一、运动对人体的影响

（一）运动对呼吸系统的影响

运动由于对能量的需求增加，影响着 O_2 摄取和 CO_2 的产生。

1. 运动中摄氧量的变化　在轻或中等强度运动中，只要运动强度不变，摄氧量便能保持在一定水平，称为"稳定状态"。但在运动刚开始的短时间内，因呼吸、循环的调节较为滞后，致使摄氧水平不能立即到位，此时即为"进入工作状态"。"稳定状态"是完全氧化功能，而"进入工作状态"这一阶段的摄氧量与根据稳定状态推断的需氧量相比，其不足部分即无氧供能部分，传统上被称为"氧亏"。当运动结束进入恢复阶段，摄氧量并非从高水平立即下降到安静水平，这一超过安静水平多消耗的氧量，传统上被称为"氧债"，并认为"氧债"与总的"氧亏"等量。

2. 最大摄氧量　运动时消耗的能量随着运动强度的增大而增加，当运动增加到一定强度时，摄氧量不再增加或增加减少，此时人的感觉也已经达到精疲力竭，此时的摄氧量达到最大而不能增加的值称为最大摄氧量（VO_{2max}）。VO_{2max} 的绝对值是以每升每分钟为单位的（VO_{2max}L/min），相对值以每毫升每分钟千克体重为单位[VO_{2max}mL/（kg·min）]。由于相对值消除了体重的影响，在横向比较中更有实际意义。

（二）运动对心血管系统的影响

心血管系统为骨骼肌的运动和维持全身脏器有足够的营养供应及代谢产物的清除提供了强有力的保证。

1. 心率和心排血量　在运动中，心脏每分钟排血量的增加或维持，可以通过加快心率或增加心脏的每搏输出量或两者均增加来达到。在轻至中等强度的运动时，心率的改变与运动强度一致，呈线性关系，因此，在临床上常用心率作为耐力练习的靶心率。

2. 血压、血管阻力和回心血量 运动时，心排血量增多和血管阻力因素可引起相应的血压增高。但在运动中由于骨骼肌血管床的扩张，总外周阻力明显下降，这样有利于增加心排血量，并减少输送 O_2 给做功肌的阻力。另外，交感神经可使容量血管收缩，静脉系统中血流量减少，也是保证回心血量增加的重要因素。

（三）运动对消化系统的影响

大量研究表明，低强度运动对胃酸分泌或胃排空仅有轻微影响。随着运动强度的增加，胃酸分泌明显减少。1982 年，Cammack 等应用非创伤性同位素标记法测定胃排空速度时发现，进行长时间、间歇的蹬脚运动可以加速胃排空。现已证实，运动有利于脂肪代谢及胆汁合成和排出。

（四）运动对泌尿系统的影响

正常安静时，心排血量中的 20% 通过肾脏滤过。在运动中肾血流量减少，尤其在剧烈运动时，肾血流量可下降至安静时的 50%。

（五）运动对骨关节的影响

在正常情况下，骨不断由成骨细胞和破骨细胞维持着钙、磷的平衡。骨代谢既受营养、激素等影响，也受重力和张力的影响，因此运动有助于减轻和预防骨质疏松。

二、正常人体运动学

1. 运动轴与面 用三维坐标系来记录人体运动时体表和体内某些点的空间位置以及这些点的运动轨迹，这个坐标系是按着人体解剖学姿势将人体分为下列面和轴，作为人体的标志。

X 轴（矢状轴）：矢状面与水平面交叉所形成的前后向轴，即在水平面上由前向后贯穿人体的线。

Y 轴（额状轴）：额状面与水平面交叉所形成的左右侧向轴，即在水平面上由右向左贯穿人体的线。

Z 轴（纵轴）：矢状面与额状面交叉所形成的轴，即上下贯穿人体的线中垂直于水平面的线。

矢状面：通过躯干纵轴，前后位的垂直面，将人体分为左右两部分。关节在矢状面的运动为伸、屈运动，围绕冠状轴进行。

冠状面：与矢状面成直角的垂直平面，将人体分为前后两部分。关节在冠状面的运动为内收、外展运动，围绕矢状轴进行。

水平面（横断面）：通过人体与地面平行的任一平面，将人体分为上下两部分。关节在水平面的运动为旋转运动，围绕垂直轴进行。见图 2-3-1。

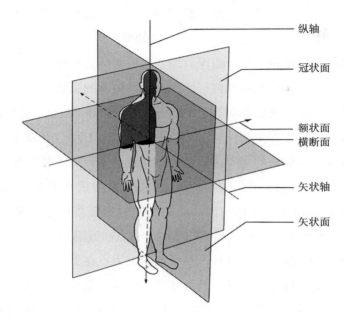

图 2-3-1　人体的面与轴

2. 运动链　运动链是指几个部位通过关节相连而组成的复合链，因组成运动的关节各有其特定的活动度，这样肢体越远端其活动范围越大。肢体系列关节组成运动链，可分为开链和闭链，人体运动链主要是开链运动，各有其特定运动范围。

3. 肌纤维的构造和类型　肌肉是由许多肌纤维组成的，每个细胞是一个独立的功能结构单位，接受神经末梢支配。肌肉几乎不具备再生能力。肌肉大量损伤后，将被结缔组织和脂肪所代替。骨骼肌的肌纤维分为两类，红肌纤维和白肌纤维。红肌纤维对刺激产生较缓慢的收缩反应，也称为慢肌。白肌纤维对刺激产生快速的收缩反应，也称为快肌。红肌纤维较白肌纤维有较丰富的血液供应，因而能承受长时间的连续活动。而白肌纤维能在短时间内爆发巨大的张力，但随后很快陷入疲劳。红肌纤维和白肌纤维由不同的神经支配。

4. 肌肉的收缩形式　分为等张收缩和等长收缩。

（1）等张收缩　等张收缩是肌力大于阻力时产生的加速度运动和小于阻力时产生的减速度运动。运动时肌张力大致恒定，故称等张收缩。等张收缩又分为向心收缩和离心收缩。

①向心收缩：肌肉收缩时，当肌肉的止点和起点互相靠近时，称为向心收缩。
②离心收缩：肌肉收缩时，肌力低于阻力，是原先缩短的肌肉被动延长，则称为离

心收缩或延长收缩。

（2）等长收缩　当肌肉收缩与阻力相等时，肌肉长度不变，也不引起关节运动，称为等长收缩或静力收缩。

在日常生活中，以上几种收缩形式的肌肉收缩时常结合运动，且均可用于肌力训练。

5. 人体运动的杠杆原理　由于肌肉收缩产生的实际力矩输出，受运动节段杠杆效率的影响，因而人的运动均遵循杠杆原理，各种复杂的运动均可以分解为一系列的杠杆运动。运用杠杆原理对运动进行分析是生物力学研究的重要途径之一。

（1）第一类杠杆　又称平衡杠杆，其特征是支点在力点与阻力点中间。在人体中，这一类杠杆较少，如头颅与脊柱的连接，支点位于寰枕关节的额状轴上，力点（如斜方肌、肩胛提肌、头夹肌、头半棘肌、头最长肌等的作用点）在支点的后方，阻力点（头的重心）位于支点的前方。此类杠杆的主要作用是传递动力和保持平衡，支点靠近力点时有增大速度和幅度的作用，支点靠近阻力点时有省力的作用。

（2）第二类杠杆　又称省力杠杆，其特征是阻力点在力点和支点的中间。在人体上，这类杠杆在静态时极为少见，只有在动态时可以观察到，如站立提踵时，以跖趾关节为支点，小腿三头肌以粗大的跟腱附着于跟骨上的支点为力点，人体重力通过距骨体形成阻力点，在跟骨与跖骨。这类杠杆的力臂始终大于阻力臂，可以用较小的力来克服较大的阻力，故称为省力杠杆。

（3）第三类杠杆　又称速度杠杆，其特征是力点在阻力点和支点的中间。此类杠杆在人体中最为普遍，如肱二头肌通过肘关节屈起前臂的动作，此时支点在肘关节中心，力点（肱二头肌在桡骨粗隆上的止点）在支点和阻力点（手及所持重物的重心）的中间。此类杠杆因为力臂始终小于阻力臂，力必须大于阻力才能引起运动，所以不能省力，但可以使阻力点获得较大的运动速度和幅度，故称速度杠杆。

三、肌肉功能分析

（一）肩区的肌

肩区的肌能固定肩带和产生肩带的运动以及控制肩肱的关系，肩部所产生的运动都与各种随意位运用手的能力有关。肩带肌也参与上肢技巧性的运动。

1. 连于躯干、颈和颅与肩带之间的肌　如前锯肌、斜方肌、菱形肌、胸小肌、肩胛提肌。

2. 连于肩带和肱骨的肌　如三角肌、冈上肌、冈下肌和小圆肌、肩胛下肌、大圆肌、喙肱肌、肱二头肌和肱三头肌。

3. 连于躯干和肱骨之间的肌　这些肌可稍与肩胛骨连接或不连。如背阔肌、胸大肌。

（二）肘和前臂的肌

1.屈肘肌 有肱二头肌、肱肌、肱桡肌、旋前圆肌。

（1）肱二头肌 它以两个头附于肩关节的近侧，其中长头以长腱经结节间沟和肩关节囊附于肩胛骨的盂上结节，短头也以长腱附于肩胛骨的喙突，分别形成两个肌腹，在臂中部合成一个肌腹，经肱二头肌腱止于桡骨粗隆。

（2）肱肌 起于肱骨干中部的骨面，其作用仅为屈肘。

（3）肱桡肌 它是前臂桡侧组 3 块肌中最大的一块，起于肱骨的外上髁嵴，止于桡骨茎突附近，作用为屈肘。

（4）旋前圆肌 它起于肱骨内上髁，小部起于尺骨冠突，肌纤维在前臂侧面从内上斜向下，止于桡骨中部的外侧，其作用为前臂旋前和屈肘。

2.伸肘肌 主要的伸肘肌为肱三头肌。肱三头肌位于上臂背部，有 3 个头分别为长头、内侧头和外侧头。长头以阔腱起自肩胛骨的盂下结节，并与肩关节囊紧密相邻，内侧头以肌质起自桡神经沟内下方的骨面上，而外侧头则起自桡神经沟外上方的肱骨面上，3 个头的肌纤维合成一总腱，止于尺骨鹰嘴。

3.旋后的肌 使前臂旋后的肌有肱二头肌、旋后肌、拇长展肌、拇短伸肌和示指伸肌，其中肱二头肌和旋后肌是主要的旋后肌，肱二头肌见前述。旋后肌为前臂背侧深肌层，位于前臂骨间膜的背侧，被肘肌、桡侧腕长伸肌、肱桡肌所覆盖。旋后肌起于外上髁和尺骨的旋后肌嵴，有三角形扁而短的肌腹包绕桡骨近侧 1/3 处，止于桡骨近侧 1/3 的前面，其作用为使前臂旋后。

4.旋前的肌 使前臂旋前的肌有旋前圆肌、旋前方肌、桡侧腕屈肌、掌长肌和桡侧腕长伸肌，后 3 块虽有旋前作用，但作用相当小。旋前方肌横跨在桡尺股的远侧部，在前臂骨间膜的掌侧面，被屈腕和屈指的肌所覆盖，附着于尺骨和桡骨远侧 1/4 的掌侧骨面上，其作用为旋前前臂。

（三）腕和手的肌

手的功能十分复杂，首先手是一个十分紧密的多用途器官，它具有相互依赖的结构，若其中一个结构损伤会影响许多其他结构。其次，手具有很大的运动性和稳定性，并在结构之间可互相移动。另外，几乎所有的肌是多关节肌，所以可作用于跨越的每一个关节。

1.作用于腕和肘的肌 桡侧腕长伸肌、桡侧腕短伸肌、尺侧腕伸肌、桡侧腕屈肌、掌长肌、尺侧腕屈肌。

2.作用于腕外展和内收的肌 掌长肌和桡侧腕短伸肌位于腕的中央位，无收展作用，其他的腕屈肌和腕伸肌则位于其两侧，可产生腕的收展运动。

3. 作用于手指的肌 收的功能取决于许多前臂肌的协同作用。手肌可分为外来肌和固有肌，前者起自前臂或肱骨，后者的起点、止点均在手骨。

（四）髋区和盆区的肌

1. 后群肌 有臀大肌，股二头肌、半腱肌和半膜肌（后三者合称腘绳肌），大收肌的后部。

2. 前群肌 包括股直肌、缝匠肌、阔筋膜张肌、髂腰肌和耻骨肌。阔筋膜张肌位于前外侧，耻骨肌在前内侧。

3. 外侧肌群 包括臀中肌、臀小肌、阔筋膜张肌和梨状肌，它们位于外侧，即髋关节的外展侧。阔筋膜张肌在髋关节的前外侧，梨状肌在其后外侧。

4. 内侧肌群 位于大腿内侧前缘是股内侧肌和缝匠肌，后缘是半腱肌和半膜肌之间的肌群，它们包括大收肌、长收肌、股薄肌、短收肌和耻骨肌。

（五）膝部的肌

1. 伸膝肌 有股四头肌、膝关节肌。

（1）股四头肌 由4块肌组成：股直肌、股内侧肌、股外侧肌和股中间肌。这4块肌形成单一而强厚的腱止于髌骨、膝关节囊和胫骨上端的前面。

（2）膝关节肌 它是小而扁平的肌。它附于股骨干的前下分和膝关节囊或髌骨的上缘。它在股中间肌的深层，有时还与股直肌互相交织。它由一条到股中间肌的神经的分支支配。

2. 屈膝肌 有股二头肌、半腱肌、半膜肌、腓肠肌。

（1）股二头肌 它有两个头。长头与半腱肌形成总腱起自坐骨结节。短头起自股骨干的下部和外侧肌间隔。这两个头合起来止于胫骨的外侧髁、腓骨头和小腿筋膜。

（2）半腱肌 它是一块内侧腘绳肌，其肌部位于股二头肌长头的内侧。它与股二头肌长头形成总腱起自坐骨结节，止于胫骨髁的内侧面股薄肌止点的远侧。

（3）半膜肌 起自坐骨结节，止于胫骨的内侧髁。

（4）腓肠肌 腓肠肌的2个头起自股骨髁上方，并跨过膝关节的屈侧边。在抗阻屈膝时，可看到腓肠肌的肌部收缩。

（六）踝肌和足肌

1. 后群 有腓肠肌、比目鱼肌（合称小腿三头肌），胫骨后肌，趾长屈肌。

（1）腓肠肌 腓肠肌形成小腿肌的主要成分，它以内、外侧头起自骨髁上方，附着处部分与膝关节囊紧贴。内侧头较大，肌腹比外侧头延伸更远。两个头的肌纤维附着于一块宽的腱板上。其作用为跖屈踝关节和屈膝关节。

（2）比目鱼肌 比目鱼肌与腓肠肌合称小腿三头肌。它起自胫骨的比目鱼肌线和腓骨后面的上 1/3 处，肌纤维附着覆盖其表面的腱膜，然后与腓肠肌的腱联合形成跟腱，左右为跖屈踝关节。

小腿三头肌的功能：小腿三头肌主要为跖屈膝关节。比目鱼肌比腓肠肌含有更高比例的慢肌纤维，而腓肠肌则以快肌纤维为主，这提示比目鱼肌在稳定踝关节和控制摇晃上比腓肠肌具有更大作用。

（3）趾长屈肌　位于小腿深层的内侧，被比目鱼肌和腓肠肌覆盖。它起自腘肌止点的下方的胫骨骨面以及腘肌与胫骨后肌之间的骨间膜上。其作用为屈跖趾关节和趾骨间关节，并跖屈踝关节。

小腿深层肌的功能：在背屈或跖屈时，胫骨后肌为距下关节的内翻或旋后肌。胫骨后肌在足弓的动力性支持中起着重要作用。趾长屈肌主要功能是在行走、跑步和足趾站立时的闭链运动中。

2. 外侧群　有腓骨长肌、腓骨短肌。

（1）腓骨长肌　主要起于肱二头肌止点邻近的腓骨头，此外还起于近邻的胫骨、腓骨干、肌间隔等。肌纤维汇聚形成一腱经过在外踝后方的沟进入足底，然后斜向前内侧止于内侧楔骨和第 1 跖骨基底的跖侧面。作用为外翻足和跖屈踝关节，并能压低第 1 跖骨头。

（2）腓骨短肌　起于在腓骨长肌起点稍下方的腓骨和肌间隔。它的腱经外踝后下方，跟骨的外侧面，最后止于第 5 跖骨粗隆的背面，作用为外翻足和背屈踝关节。

3. 前群肌　有胫骨前肌、趾长伸肌。

（1）胫骨前肌　它起于胫骨外侧髁、胫骨干近侧 1/2、骨间膜和小腿筋膜。胫骨前肌在踝关节的上方移行为肌腱，在踝部它经过伸肌上、下支带的深层进入足背，止于内侧楔骨和第 1 跖骨基底部，作用为背屈踝关节。

（2）趾长伸肌　趾长伸肌较为浅表，外邻腓骨肌，内接胫骨前肌。趾长伸肌起自胫骨和腓骨的上部、骨间膜、肌间隔和小腿筋膜。第 3 腓骨肌起自腓骨的远侧部和骨间膜，作用为伸第 2～5 趾的跖趾关节和趾骨间关节以及背屈踝关节和足外翻。

第三章 康复评定

第一节 中医诊法在康复评定中的应用

中医康复评定是建立在中医整体观念和辨证论治的基础上的综合评定。中医康复评定通过中医四诊收集患者的基本病情资料，然后得出中医的辨证结果，从而指导康复治疗。主要诊法包括望诊、闻诊、问诊和切诊。

一、望诊

望诊是通过对患者全身的神色形态和局部的变化，以及舌象、分泌物和排泄物的色质进行观察，从而对疾病的寒热虚实、病情的轻重缓急，以及障碍发生的部位、性质、程度等情况做出初步诊断的一个过程。望诊的基本内容包括：全身望诊（望神、色、形体、姿态），局部望诊（望头面、五官、躯体、四肢、二阴、皮肤），望舌（望舌体、舌苔），望排出物（望痰涎、呕吐物、大便、小便等）。

（一）全身望诊

全身望诊又叫整体望诊，是指医生在诊察患者时，对患者的精神、面色、形体、姿态等整体表现进行观察，以对病情的轻重缓急获得一个总体的印象。医生须在刚接触患者的短暂时间内，通过敏锐观察，对病情有一个大体、初步的估计。全身望诊的主要目的是了解其精神、心理、性格、智力等方面的情况，以及了解局部障碍对全身造成的影响。

（二）局部望诊

根据诊断疾病的需要，对患者的某一局部（如头面、五官、皮肤）进行深入、细致的观察，即为局部望诊。人体为一有机整体，整体的病变可反映于各个局部，局部的病变也可影响全身，故观察局部的异常变化对临床疾病的诊断有着重要意义。望局部情况时，要熟悉各部位的生理特征及其与脏腑经络的内在联系，并结合其他诊法，从整体的角度进行综合分析，以弄清局部病理体征所提示的临床意义。

局部望诊是在全身望诊的基础上，为更深入、细致地掌握病损情况而进行的诊察工作。在康复医学中，局部望诊的内容主要包括望五官、躯体、四肢和皮肤。

（三）望舌

又称舌诊，属于望面部官窍的内容之一。舌诊以望舌体和舌苔为主，通过对舌象的观察，参照患者的症状和体征，可以了解机体的生理功能和病理变化，以辨别患者病情的寒热虚实等变化。在临床上，舌诊一向被中医学家所重视。实践也证明舌诊在诊断上有很大的价值。

（四）望排出物

通过观察患者的分泌物和某些排泄物的形、色、质、量的变化来诊察病情的方法，称为望排出物。分泌物主要是指人体官窍所分泌的液体，具有濡润官窍等作用，如泪、涕、唾、涎等；排泄物是人体排出的代谢产物，如大便、小便、月经等，统称为排出物。当人体处于患病状态时，人体的分泌物和排泄物常可发生相应异常改变，诊察这些改变有助于对病情的诊断和分析。此外，人体患病时所产生的某些病理产物，如痰液、呕吐物等，也属排出物范畴，其同样对临床疾病的诊断有重要参考价值。

二、闻诊

闻诊是通过听声音和嗅气味来诊断疾病的方法。听声音是指诊察了解患者的声音、呼吸、语言、咳嗽、呕吐、呃逆、嗳气、太息、喷嚏、呵欠、肠鸣等各种声响。嗅气味是指嗅病体和排出物及病室的异常气味。声音和气味都是在脏腑生理活动和病理变化中产生的，所以通过声音和气味的异常变化可以诊断病症。

（一）听声音

听声音是指听辨患者言语气息的高低、强弱、清浊、缓急变化，以及脏腑病理变化所发出的如咳嗽、呕吐等异常声响，来判断疾病寒热虚实的诊察方法。

声音，是气的运动通过空腔、管道、器官产生振动而形成的。语言声音是喉、会厌、舌、齿、唇、鼻等器官直接作用发出的，并与肺、心、肾等内脏的虚实盛衰息息相关。其他脏腑病变时，既可出现特异的声响，亦可通过经络影响语言声音。因此，临床根据声音的变化，既可诊察发音器官的病变，也可推断脏腑和整体的变化。

（二）嗅气味

嗅气味，是指嗅辨与疾病有关的异常气味。如病室、病体、分泌物、排出物等的气味。一般而言，气味酸腐臭秽者，多属实热；微有腥臭者，多属虚寒。

三、问诊

问诊是医生通过对患者或其陪诊者进行有目的的询问，以了解疾病的起始、发展、治疗经过、现在症状和其他与疾病有关的情况，从而诊察疾病的方法。

疾病是复杂多变的，影响疾病的因素很多。问诊的目的在于充分收集其他三诊无法取得的病情资料。如疾病发生、发展、变化的过程及治疗经过，患者的自觉症状、既往病史、生活习惯、饮食嗜好等。这些资料是医生正确分析病情和辨证论治的重要依据。此外，通过问诊还可了解患者的心理状态及其他与疾病有关的情况，有助于诊断和指导患者康复。

问诊要根据患者的主诉，进行科学的思维，有目的、有步骤地进行询问。临床问诊要做到及时、恰当、准确，简要而无遗漏，主要是对患者进行病史调查，而病史调查的核心内容是障碍史。

问诊的内容主要包括：一般情况、主诉、现病史、既往史、个人生活史、家族史等。

（一）一般情况

一般情况包括姓名、性别、年龄、婚否、民族、职业、籍贯、工作单位、现住址等。

询问一般情况的意义：一方面便于与患者或家属联系，做好随访观察；另一方面可获得与疾病有关的资料，为康复治疗提供一定依据。

（二）主诉

主诉是患者就诊时最痛苦的症状或体征及其持续的时间。根据主诉可初步估计疾病的范畴与类别、病势的轻重缓急。对主诉的询问，医生一是要善于抓准主诉，二是要将主诉所述症状或体征的部位、性质、程度、时间等询问清楚，不能笼统、含糊，以便做出正确的康复治疗计划。

（三）现病史

在康复评定中，现病史主要是指障碍史。询问障碍史时，要问清伤病的部位以及障碍发生的部位、时间、性质、程度，以及障碍的演变发展情况和治疗经过。障碍的发生时间及演变过程对判断障碍的预后有重要的意义。如果障碍发生的时间短且障碍正向好的方面发展，则患者可以达到较为满意的康复效果；如果障碍发生的时间较长或是障碍程度长时间停滞在同一水平上，则障碍的预后较差，难以达到满意的康复效果。详细了解患者的障碍史，是科学地制订相应的康复治疗计划的基础，因此，详细询问患者的障碍史，对于患者康复治疗和预后都有非常重要的作用。

（四）既往史

既往史又称过去病史，主要包括患者平素身体健康状况，以及过去曾患疾病的情况。

1. 既往健康状况　患者素日健康状况常与其所患疾病有一定关系，故可作为分析判断病情的依据。

2. 既往患病情况　既往患病情况应询问曾患过何种疾病，是否接受过预防接种，有无药物或其他物品过敏史，做过何种手术治疗等。

（五）个人生活史

个人生活史主要包括生活经历与习惯、婚姻生育等。

1. 生活经历　应询问患者的出生地、居住地及经历地，应注意某些地方病或传染病的流行区域。

2. 精神情志　精神情志的变化，对某些疾病发生、发展与变化有重要影响，尤其对于残障患者而言，精神情志变化的影响更为明显。了解患者的精神情志状况，有助于对病情的诊断和对患者进行心理康复治疗。

3. 饮食起居　饮食偏嗜、生活起居失调是某些疾病发生的原因之一。了解患者的饮食嗜好、生活起居情况，对分析判断病情具有一定意义。

4. 婚姻生育　对成年患者，应注意询问是否已婚，结婚年龄，爱人的健康状况等。

（六）家族史

家族史，是指患者直系亲属或者血缘关系较近者的患病情况。包括询问患者的父母、兄弟姐妹、爱人、子女等健康和患病情况，必要时应注意询问直系亲属的死亡原因。

四、切诊

切诊是通过切脉和触按患者身体有关部位，测知脉象变化及有关异常征象，以了解病体的变化情况。切诊包括脉诊和按诊两方面。

（一）脉诊

脉诊是医生用手指切按患者动脉，根据脉动应指的形象，以了解病情，辨别病证的诊察方法。构成各种脉象的主要因素大致归纳为脉象的部位、至数、长度、宽度、力度、流利度、紧张度、均匀度8个方面。正常脉象的主要特征：一息4～5至，相当于70～80次/分；不浮不沉，不大不小，从容和缓，流利有力，寸、关、尺三部均能触及，沉取不绝。正常脉象的这些特征在脉学中称为有胃、有神、有根。脉象的产生与心脏的搏动、心气的盛衰、脉道的通利和气血的盈亏直接有关，所以脉象能反映全身脏腑功能、气血、阴阳的综合信息。

（二）按诊

按诊是切诊的重要组成部分，按诊是医生用手直接触摸或按压患者的某些部位，以了解局部冷热、润燥、软硬、压痛、肿块或其他异常变化，从而推断疾病部位、性质和病情轻重等情况的一种诊察方法。

根据按诊的目的和准备检查的部位不同，应采取不同的体位和手法。诊前首先需选择适当体位，然后充分暴露按诊部位。一般患者应取坐位或仰卧位。患者取坐位时，医生可面对患者而坐或站立进行。用左手稍扶病体，右手触摸按压某一局部。这种体位多用于对皮肤、手足、腧穴的按诊。按胸腔时，患者须采取仰卧位，全身放松，两腿自然伸直，两手臂放在身旁，医生站在患者右侧，用右手或双手对患者胸腹某些部位进行切按。在切按腹内肿块或腹肌紧张度时，可让患者屈起双膝，使腹肌松弛或做深呼吸，以便于切按。

按诊的手法主要是触、摸、按、叩四法。触是以手指或手掌轻轻接触患者局部皮肤，如额部、四肢及胸腹部的皮肤，以了解肌肤的凉热、润燥等情况。摸是以手指稍用力寻抚局部，如胸腹、腧穴、肿胀部位等，来探明局部的感觉情况，有无疼痛及肿物的形态、大小等。按是用重手按压或推寻局部，如胸腹或其他肿胀部位，了解深部有无肿块及肿块的形态、质地、大小、活动程度等。以上三法的区别表现在指力轻重不同，所达部位浅深有别。临床操作时可综合运用。一般是先触摸，后按压，由轻而重，由浅而深，先远后近，先上后下地进行诊察。叩即叩击法，是医生用手叩击患者身体某部，使之震动产生叩击音、波动感或震动感、以确定病变性质和程度的检查方法。叩击法有直接叩击法和间接叩击法两种。

在康复评定中，按诊主要是触摸和按压障碍局部的情况，如皮肤的冷热、肌张力的大小、关节功能活动的范围，以及有无疼痛、肿块、压痛等。

第二节　关节活动度评定

关节活动度（range of motion，ROM）又称关节活动范围，是指关节运动时所通过的运动弧，通常用角度来表示。因关节活动本身有主动和被动之分，故关节活动度也分为主动的关节活动度（active range of motion，AROM）和被动的关节活动度（passive range of motion，PROM）。主动的关节活动度是指作用于关节的肌肉随意收缩使关节产生的运动弧，而被动的关节活动度则指被检者在放松状态下，通过外力作用使关节产生的运动弧。一般情况下，PROM 可大于 AROM。

一、影响关节活动范围的因素

1. 生理因素

（1）关节解剖结构　构成关节的两关节面的面积相差越大，关节活动范围越大。

（2）关节周围肌肉　主动肌的收缩力和拮抗肌的伸展性越大，关节活动范围越大。

（3）关节囊　关节囊薄且松弛，关节活动范围越大。

（4）关节韧带　关节韧带多且强度越大，关节活动范围越大，反之则小。

（5）关节周围软组织　周围软组织的弹性越大，关节活动范围越大。

2. 病理因素
关节周围肌肉无力和痉挛，软组织挛缩、粘连，关节内渗出或有异物，关节病变、疼痛，关节僵硬。任何引起关节自身及周围肌肉、软组织损伤的疾病均可导致关节活动范围改变。

3. 其他因素
被检查者的性别、年龄、职业和锻炼情况对关节活动范围具有一定的影响，通常儿童和青少年的关节活动范围要大，运动员比普通人的关节活动范围要大。

二、测量关节活动范围的目的

1. 确定关节活动范围变化的部位和原因。
2. 确定关节范围变化的性质和程度。
3. 确定治疗目标及预测康复转归。
4. 辅助制订治疗方案。
5. 评估治疗效果。

三、适应证和禁忌证

1. 适应证
关节水肿、疼痛，肌肉痉挛、短缩，关节囊及周围组织的炎症及粘连，皮肤瘢痕等发生时，关节的运动功能受到影响，均需要进行关节活动度的评定。关节活动度的测量是关节的炎症、痛风、骨折、截肢、关节周围软组织损伤以及关节继发性损伤的必要项目。

2. 禁忌证
关节脱位或骨折未愈合，刚刚经历肌腱、韧带、肌肉手术后，骨化性肌炎等。

四、测量工具

1. 关节角度尺 测量关节活动度的常用工具是关节角度尺（亦称为通用量角器）。由一个圆形或半圆形的刻度盘和两条臂构成，其中一臂为移动臂，标有指针；另一臂为固定臂，与圆形或半圆形刻度盘相连；两臂于一端由铆钉连接，这是角度尺的中心，有充足的摩擦力，以便在测量和读取得数时角度尺能够保持稳定。使用角度尺时，将其轴心与关节运动轴心相对应，固定臂与构成关节的固定骨长轴平行，移动臂与构成关节的移动骨长轴平行，角度尺摆放的平面与被测关节的运动平面一致，移动臂移动的弧度就是该关节活动的范围。关节角度尺主要用来测量四肢关节，关节角度尺的长度从 7.5cm 至 40cm 不等，测量时应根据关节大小选择恰当的角度尺。测量膝、髋等大关节时使用 40cm 的角度尺，而腕、指关节则使用 7.5cm 的小角度尺。

2. 直尺 测量手指屈曲时，可用直尺放在测量手指和手掌之间，测量屈曲手指指尖到手掌的垂直距离，以厘米（cm）来表示。测量手指外展时，将直尺横放在相邻手指的远端，测量手指外展的最大距离，以厘米（cm）来表示。

3. 软尺 脊柱活动范围可以使用软尺测量指尖与地面的距离。被测试者双足分开与肩同宽，通过测量直立位向前弯腰、向后伸腰以及向两侧屈曲时中指指尖与地面的垂直距离来评定脊柱的活动范围，以厘米（cm）来表示。

4. 其他 除了使用关节角度尺测量关节活动度外，有时也可使用直尺、软尺测量相关解剖标志之间的距离以判断关节的活动情况，如通过测量第一掌骨头中点至第二掌骨头中点的距离来判断拇指外展范围，此外，临床还可选用方盘量角器、电子量角器等测量关节活动度，必要时也可使用 X 线片、摄像机等设备辅助测量。

五、测量的注意事项

1. 采取正确的体位和固定 熟悉关节的解剖位、中立位和关节的运动方向。测量的起始位记为 0°，起始位一般是解剖位或中立位。测量旋转度时，选取正常旋转范围的中点作为零起始点。为防止出现错误的运动姿势，避免运动时相关肢体固定不充分，测量时患者必须保持正确的体位和运动方向，评定人员协助患者固定相关部位。若患者因关节活动受限或残疾不能摆放正常的关节活动范围体位时，评定人员可以用视觉观察患者关节的主被动活动范围。

2. 正确摆放角度尺 熟练掌握各关节测量时轴心、固定臂、移动臂的具体规定。

3. 暴露检测部位 测量时充分暴露被测量关节，先标记骨性标志，再放置角度尺，避免服装影响关节活动度检查的准确性。对于女性患者应准备专用房间及更衣室，评定人员为异性时必须有第三者在场。

4. 专人测量　同一对象应由专人测量，每次测量应取相同位置，用同一种角度尺，两侧对比，以便于比较。

5. 同时测量主动和被动关节活动度　由于关节的活动范围受到关节本身以及关节外因素的影响，因此必须测量主动关节活动度和被动关节活动度。一般先测量关节主动活动，后测量被动活动，对测量结果分别记录再进行比较，注意分析导致关节活动异常的原因。

6. 避免代偿　注意排除相邻关节的互相影响或互相补偿。如髋关节运动受限时，可由腰部各关节补偿；膝关节屈曲痉挛时，可继发髋关节的屈曲挛缩。此外，也应注意排除疼痛、瘢痕、衣服过紧等其他因素影响。

六、主要关节活动度的测量方法

主要介绍采用关节角度尺测量的方法。

1. 上肢主要关节活动度测量法　上肢主要关节活动度测量法见表3-2-1。

表3-2-1　上肢主要关节活动度测量法

关节	运动	被检者初始体位	关节角度尺放置方法			运动方式	正常活动范围
			轴心	固定臂	移动臂		
肩	屈曲	坐或立位，双上肢置于体侧，肘伸直	肩峰	与腋中线平行	与肱骨纵轴平行	矢状面内绕冠状轴运动	0°～180°
	伸展	同肩关节屈曲	肩峰	与腋中线平行	与肱骨纵轴平行	矢状面内绕冠状轴运动	0°～60°
	外展	坐或立位，双上肢置于体侧，肘伸直	肩峰	与腋后线平行	与肱骨纵轴平行	冠状面内绕矢状轴运动	0°～180°
	外旋	仰卧，肩外展90°，肘屈90°，垂直于床面	尺骨鹰嘴	与地面垂直	与前臂纵轴平行	矢状面内绕冠状轴运动	0°～90°
	内旋	同肩关节外旋	尺骨鹰嘴	与地面垂直	与前臂纵轴平行	矢状面内绕冠状轴运动	0°～90°

关节	运动	被检者初始体位	关节角度尺放置方法			运动方式	正常活动范围
			轴心	固定臂	移动臂		
肘	屈曲	仰卧或坐位或立位，上肢伸直置于体侧，前臂旋后	肱骨外上髁	与肱骨纵轴平行	与桡骨纵轴平行	矢状面内绕冠状轴运动	0°～150°
	伸展	同肘关节屈曲	肱骨外上髁	与肱骨纵轴平行	与桡骨纵轴平行	矢状面内绕冠状轴运动	0°
桡尺	旋前	坐位，上臂置于体侧，肘屈90°，前臂中立位	尺骨茎突背侧	与地面垂直	与桡、尺骨茎突连线平行	冠状面内绕矢状轴运动	0°～90°
	旋后	同前臂旋前	尺骨茎突掌侧	与地面垂直	与桡、尺骨茎突连线平行	冠状面内绕矢状轴运动	0°～90°
腕	掌屈	坐位，前臂中立位置于台面上	桡骨茎突	与桡骨纵轴平行	与第二掌骨纵轴平行	水平面内绕垂直轴运动	0°～90°
	背伸	同腕关节掌屈	桡骨茎突	与桡骨纵轴平行	与第二掌骨纵轴平行	水平面内绕垂直轴运动	0°～70°
	桡偏	坐位，前臂旋前，腕中立位	腕背侧中点	前臂背侧中线	第三掌骨纵轴	水平面内绕垂直轴运动	0°～25°
	尺偏	同腕关节桡偏	腕背侧中点	前臂背侧中线	第三掌骨纵轴	水平面内绕垂直轴运动	0°～30°

2. 下肢主要关节活动度测量法 下肢主要关节活动度测量法见表3-2-2。

表 3-2-2　下肢主要关节活动度测量法

关节	运动	被检者初始体位	关节角度尺放置方法			运动方式	正常活动范围
			轴心	固定臂	移动臂		
髋	屈曲	仰卧位，对侧下肢伸直	股骨大转子	与身体纵轴平行	与股骨纵轴平行	矢状面内绕冠状轴运动	0°～120°
	伸展	俯卧位，对侧下肢伸直	股骨大转子	与身体纵轴平行	与股骨纵轴平行	矢状面内绕冠状轴运动	0°～20°
	内收	仰卧位，双下肢伸展	髂前上棘	左右髂前上棘连线	股骨纵轴	冠状面内绕矢状轴运动	0°～30°
	外展	仰卧位，双下肢伸展	髂前上棘	左右髂前上棘连线	股骨纵轴	冠状面内绕矢状轴运动	0°～45°
	外旋	坐位，髋、膝关节各屈曲90°，双小腿自然下垂于床沿	髌骨下端	与地面垂直	与胫骨纵轴平行	冠状面内绕矢状轴运动	0°～45°
	内旋	坐位，髋、膝关节各屈曲90°，双小腿自然下垂于床沿	髌骨下端	与地面垂直	与胫骨纵轴平行	冠状面内绕矢状轴运动	0°～45°
膝	屈曲	俯卧位	股骨外侧髁	与股骨纵轴平行	与胫骨纵轴平行	矢状面内绕冠状轴运动	0°～150°
	伸展	仰卧位	股骨外侧髁	与股骨纵轴平行	与胫骨纵轴平行	矢状面内绕冠状轴运动	0°
踝	背屈	仰卧位，踝关节中立位	腓骨纵轴线与足外缘交点处	与腓骨纵轴平行	与第五跖骨纵轴平行	矢状面内绕冠状轴运动	0°～20°
	跖屈	仰卧位，踝关节中立位	腓骨纵轴线与足外缘交点处	与腓骨纵轴平行	与第五跖骨纵轴平行	矢状面内绕冠状轴运动	0°～50°

七、结果分析

临床常见以下异常情况：①关节被动活动正常，主动活动不能者，可见于神经麻痹、肌肉或肌腱断裂。②关节主动与被动活动均部分受限者为关节僵硬，多由关节内粘连、肌肉痉挛或挛缩及关节长时间固定所致。③关节主动与被动活动均不能者为关节强直，由构成关节的骨骼间有骨性或牢固的纤维连接所致。④关节活动超过正常范围，多见于周围神经损伤所致的肌肉弛缓性瘫痪、关节支持韧带松弛以及关节骨质破坏等疾病。

第三节　肌力评定

骨骼肌在人类生命活动中起着重要的作用，日常生活活动如生产、学习、娱乐、体育运动等都离不开骨骼肌的功能参与。骨骼肌功能状况在康复医学中是确定损伤性质、部位、严重程度及活动受限情况的重要因素。而肌力作为骨骼肌功能的重要组成部分，肌力的评定是临床康复中基础、重要的评定内容之一。狭义的肌力是指肌肉或肌群主动收缩产生的力量。肌力的评定在肌肉骨骼系统、神经系统，尤其是周围神经系统的病变评价中十分重要。

一、影响肌力的因素

1. 肌肉的横截面积　肌肉的横截面积越大，肌肉收缩产生的力量也越大。

2. 肌纤维类型　肌肉中白肌纤维所占的比例高，则肌肉收缩时产生的力量大。

3. 运动单位募集程度和神经冲动发放频率　运动单位募集得越多，神经冲动发放频率越高，肌肉力量越大。

4. 肌肉的初长度　肌肉在收缩前处于适宜的长度，收缩时产生的肌力较大。

5. 肌肉收缩类型　肌肉的收缩类型不同，产生的力量也不同。肌肉离心收缩过程中产生的肌力最大，其次为等长收缩，最小的为向心性收缩。

6. 年龄与性别　肌力在 20 岁之前是渐增的，之后随着年龄的增长逐渐下降，在 55 岁以后下降速度加快。男性肌力比女性大，女性的肌力约为男性的 2/3。此外，结缔组织和脂肪组织增多也可以影响肌肉的力量。

二、肌力测定的主要目的

1. 判断有无肌力低下及肌力低下的程度与范围。

2. 找出导致肌力低下的原因。

3. 为制订治疗计划和训练计划提供依据。

4. 检验治疗和训练的效果。

三、肌力评定适应证与禁忌证

1. 适应证 下运动神经元损伤、原发性疾病、骨关节疾病。

2. 禁忌证 局部炎症、关节不稳、局部疼痛、严重心脏病、高血压。

四、常用的评定方法

肌力评定的方法可根据其使用器械与否分为徒手肌力检查、应用简单器械的肌力测试。

1. 徒手肌力检查 徒手肌力检查是根据受检肌肉或肌群的功能，让患者处于不同的受检体位，嘱患者在减重、抗重力或抗阻力的不同状态下做一定的动作，并使动作达到最大活动范围，观察其完成动作的能力，按肌力分级标准来评价肌力级别。

（1）分级标准 Lovett 的 6 级分级法将肌力分为 0、1、2、3、4、5 级，其中 3 级是手法检查的中心，以各级能否抵抗所在肢体的重力而达到正常关节全范围活动作为是否达到 3 级肌力的标准。各级肌力的具体标准见表 3-3-1 和表 3-3-2。

目前，国际上普遍应用的肌力分级方法是手法肌力检查的补充 6 级分级法（表 3-3-1）。

表 3-3-1 Lovett 肌力分级标准

级别	名称	标准	相当于正常肌力的百分比 /%
0	零（zero，O）	无可测知的肌肉收缩	0
1	微缩（trace，T）	有轻微收缩，但不能引起关节活动	10
2	差（poor，P）	在减重状态下能做关节全范围的活动	25
3	可（fair，F）	能抗重力做关节全范围运动，但不能抗阻力	50
4	良好（good，G）	能抗重力，抗一定阻力运动	75
5	正常（normal，N）	能抗重力，抗充分阻力运动	100

另外，1983 年，美国医学研究委员会（medical research council，MRC）在 Lovett 分级标准的基础上根据运动幅度和施加阻力的程度等进一步分级，制订了 MRC 分级标准（表 3-3-2）。

表 3-3-2　MRC 分级法评定标准

级别	标准
5	能抗最大阻力，完成全关节活动范围的运动
5$^-$	能对抗与 5 级相同的阻力，但活动范围在 50%～100%
4$^+$	在活动的初、中期能对抗的阻力与 4 级相同，但在末期能对抗 5 级阻力
4	能对抗阻力，且能完成全范围活动，但阻力达不到 5 级水平
4$^-$	对抗的阻力与 4 级相同，但活动范围在 50%～100%
3$^+$	情况与 3 级相仿，但在运动末期能对抗一定的阻力
3	能对抗重力，且能完成全范围活动，但不能抗任何阻力
3$^-$	能对抗重力，但活动范围在 50%～100%
2$^+$	能对抗重力，但活动范围在 50% 以下
2	消除重力的影响，能完成全关节活动范围的运动
2$^-$	消除重力的影响，关节能活动，但活动范围在 50%～100%
1	触诊发现有肌肉收缩，但不引起任何关节活动
0	无任何肌肉收缩

（2）主要肌肉的徒手评定方法　包括上肢、下肢等部分肌肉的手法检查，具体内容如下。

①上肢部分肌肉的手法检查（表 3-3-3）。

表 3-3-3　上肢部分肌肉的手法检查

肌肉	检查与评定			
	0、1 级	2 级	3 级	4、5 级
三角肌前部	体位同 3 级，被检者试图屈肩关节时可触及三角肌前部收缩而无动作产生则为 1 级，否则为 0 级	体位同 3 级，被检者在抗重力完成部分范围的肩前屈动作，则为 2 级	坐位，双上肢置于体侧，前臂旋前，若被检者肩关节可克服重力主动屈曲 90°，则为 3 级	初始体位同 3 级，阻力施加于肱骨远端，若被检者能克服部分阻力完成肩关节前屈 90°则为 4 级，若能克服最大阻力完成肩关节前屈 90°为 5 级

肌肉	检查与评定			
	0、1级	2级	3级	4、5级
三角肌后部、大圆肌、背阔肌	体位同3级，被检者试图后伸肩关节时可触及三角肌后部、大圆肌、背阔肌收缩而无动作产生则为1级，否则为0级	体位同3级，被检者在抗重力完成部分范围的肩关节后伸，则为2级	俯卧位，上肢置于体侧，肩关节内旋。若被检者可做全范围的肩关节后伸动作则为3级	初始体位同3级，阻力施加于肱骨远端，若被检者克服部分阻力完成全范围的肩关节后伸动作则为4级，能克服最大阻力完成全范围活动则为5级
三角肌中部、冈上肌	仰卧位，试图肩关节外展时可触及三角肌收缩而无动作产生则为1级，否则为0级	仰卧位，双上肢置于体侧，若被检者能完成肩关节外展90°，则为2级	坐位，双上肢置于体侧，肘关节轻度屈曲，若被检者肩关节可克服重力外展90°，则为3级	坐位，肘关节屈曲，阻力施加于肱骨远端，若能克服部分阻力完成肩关节外展90°则为4级，能克服最大阻力完成肩关节外展90°则为5级
冈下肌、小圆肌	体位同2级，嘱患者完成肩关节外旋动作，若能触及冈下肌、小圆肌收缩而无动作产生则为1级，否则为0级	坐位，肩关节中立而肘关节屈曲90°，前臂中立位置于台面，若能完成全范围的肩关节外旋则为2级	俯卧位，肩关节外展90°，上臂置于床面而前臂垂于床沿，抗重力情况下完成肩关节外旋90°，则为3级	体位同3级，阻力加于前臂远端，若能克服部分阻力完成肩关节外旋90°则为4级，能克服最大阻力完成肩关节外旋90°则为5级
肩胛下肌、大圆肌、胸大肌、背阔肌	体位同2级，嘱患者完成肩关节内旋动作，若能触及肩胛下肌收缩而无动作产生则为1级，否则为0级	坐位，肩关节中立而肘关节屈曲90°，前臂中立位置于台面，若能完成全范围的肩关节内旋则为2级	俯卧位，肩关节外展80°，上臂置于床面而前臂垂于床沿，抗重力情况下完成肩关节内旋80°，则为3级	体位同3级，阻力加于前臂远端，若能克服部分阻力完成肩关节内旋80°则为4级，能克服最大阻力完成肩关节内旋80°则为5级

肌肉	检查与评定			
	0、1级	2级	3级	4、5级
肱二头肌、肱肌、肱桡肌	体位同2级，被检者试图完成肘关节屈曲时触诊相应的肌肉，若可触及肌肉收缩而无动作产生则为1级，否则为0级	坐位，肩关节外展90°，检查者托起被检者上肢以消除重力影响，若被检者能完成全范围的屈肘动作则为2级	坐位，上肢至于身体两侧，前臂旋后（测肱二头肌）或旋前（测肱肌）或中立位（测肱桡肌），克服重力完成全范围屈肘动作则为3级	体位同3级，阻力施加于前臂远端，若能克服部分阻力完成肘屈曲150°则为4级，能克服最大阻力完成肘屈曲150°则为5级
肱三头肌、肘肌	体位同2级，被检者试图伸肘时触诊肱三头肌，若可触及肌肉收缩而无动作产生则为1级，否则为0级	坐位，肩关节前屈90°置于台面上，肘关节完全屈曲，前臂中立位。若能将肘关节完全伸展则为2级	仰卧位，肩关节前屈90°，肘关节完全屈曲。若能在抗重力情况下伸展肘关节则为3级	体位同3级，将阻力加于桡尺骨远端，若能克服部分阻力完成肘关节完全伸展则为4级，能克服最大阻力完成肘关节伸展则为5级
旋后肌、肱二头肌	体位同3级，嘱患者完成前臂旋后动作时触诊旋后肌，若可触及肌肉收缩而无动作产生则为1级，否则为0级	坐位，肩前屈45°～90°，肘屈曲90°，前臂中立位，检查者托住被检者肘部，若患者能完成全范围的前臂旋后则为2级	坐位，肘屈曲90°，前臂旋前。若被检者能完成全范围的前臂旋后动作则为3级	体位同3级，阻力施加于被检者腕部背侧，若能克服部分阻力完成前臂旋后则为4级，能克服最大阻力完成前臂旋后则为5级
旋前圆肌、旋前方肌	体位同3级，嘱患者完成前臂旋后动作时触诊旋前圆肌，若可触及肌肉收缩而无动作产生则为1级，否则为0级	坐位，肩前屈45°～90°，肘屈曲90°，前臂中立位，检查者托住被检者肘部，若患者能完成全范围的前臂旋前则为2级	坐位，肘屈曲90°，前臂旋后。若被检者能完成全范围的前臂旋前动作则为3级	体位同3级，阻力施加于被检者腕部掌侧，若能克服部分阻力完成全范围的前臂旋前则为4级，能克服最大阻力完成全范围的前臂旋前则为5级

肌肉	检查与评定			
	0、1级	2级	3级	4、5级
桡侧腕屈肌、尺侧腕屈肌	体位同3级，被检者试图屈腕关节时，检查者分别触诊桡侧腕屈肌和尺侧腕屈肌肌腱，若可触及肌肉收缩而无动作产生则为1级，否则为0级	坐位，前臂、腕关节中立位，尺侧置于台面上，检查者托住被检者腕关节近端，若被检者能完成全范围腕关节掌屈活动则为2级	坐位，前臂旋后，腕关节中立位，检查者托住被检者前臂，若被检者能克服重力完成全范围屈腕动作则为3级	体位同3级，阻力加于小鱼际（尺侧腕屈肌）或手掌桡侧（桡侧腕屈肌），若能克服部分阻力完成全范围腕掌屈则为4级，能克服最大阻力完成全范围动作则为5级
尺侧腕伸肌、桡侧腕长伸肌、桡侧腕短伸肌	体位同3级，被检者试图伸腕关节时，检查者分别触诊三块主动肌肌腱，若可触及肌肉收缩而无动作产生则为1级，否则为0级	前臂、腕关节中立位，尺侧置于台面上，检查者托住被检者腕关节近端，若被检者能完成全范围腕关节伸展活动则为2级	坐位，前臂旋前，腕关节中立位，检查者托住被检者前臂，若被检者能抗重力完成全范围的伸腕动作则为3级	体位同3级，阻力施加于手背（三块主动肌同时检查），若能克服部分阻力完成全范围腕背伸动作则为4级，能克服最大阻力完成全范围动作则为5级

②下肢部分肌肉的手法检查（表3-3-4）。

表3-3-4　下肢部分肌肉的手法检查

肌肉	检查与评定			
	0、1级	2级	3级	4、5级
髂腰肌	仰卧位，被检者试图屈髋时于腹股沟韧带缝匠肌内侧触诊，若可触及肌肉收缩而无动作产生为1级，否则为0级	取对侧卧位，下方下肢轻度屈曲，检查者于膝关节下方托起被检侧下肢以抵消重力，若被检者能完成全范围屈髋动作则为2级	坐位，双大腿置于台面，小腿垂于床沿，若被检者能对抗重力完成全范围的屈髋动作则为3级	体位同3级，阻力向下施加于股骨远端，若能克服部分阻力完成全范围屈髋动作则为4级，能克服最大阻力完成全范围动作则为5级

肌肉	检查与评定			
	0、1级	2级	3级	4、5级
臀大肌、腘绳肌	俯卧位，被检者试图伸髋时于臀部及坐骨结节下方，若可触及肌肉收缩而无动作产生则为1级，否则为0级	取对侧卧位，下方下肢轻度屈曲，检查者于膝关节下方托起被检侧下肢以抵消重力，若被检者能完成全范围伸髋动作则为2级	俯卧位，双下肢伸展，骨盆固定，若能抗重力完成全范围的伸髋动作则为3级	体位同3级，阻力施加于踝关节，若被检者能克服部分阻力完成全范围伸髋动作则为4级，能克服最大阻力完成全范围动作则为5级
大腿内收肌群	体位同2级，被检者试图髋内收时于大腿近端内侧可触及肌肉收缩而无动作产生则为1级，否则为0级	仰卧于光滑的台面，对侧下肢外展30°，若被检者能全范围完成髋内收动作则为2级	同侧卧位，检查者外展上方下肢约30°，若被检者能内收下方下肢20°，则为3级	体位同3级，阻力加于股骨远端、膝关节内侧，若被检者能克服部分阻力完成全范围髋内收动作则为4级，能克服最大阻力完成全范围动作则为5级
臀中肌、臀小肌、阔筋膜张肌	仰卧位，被检者试图髋外展时于大转子上方可触及肌肉收缩而无动作产生则为1级，否则为0级	仰卧于光滑的台面，若能全范围完成髋外展动作则为2级	对侧卧位，下方下肢轻度屈曲，若被检者能对抗重力完成全范围的髋关节外展动作则为3级	体位同3级，阻力加于股骨远端、膝关节外侧，若被检者能克服部分阻力完成全范围髋外展动作则为4级，能克服最大阻力完成全范围动作则为5级
股方肌、梨状肌、臀大肌、上孖肌、下孖肌、闭孔内肌、闭孔外肌	体位同2级，患者试图外旋髋关节时可触及臀大肌收缩而无动作产生则为1级，否则为0级	仰卧位，检查者将被检侧下肢置于内旋位，若被检者能做全范围髋关节外旋动作，则肌力为2级	坐位，小腿垂于床沿，外展对侧髋关节，若被检者能克服重力完成全范围髋外旋动作，则为3级	体位同3级，阻力加于小腿下端内侧，若被检者能克服部分阻力完成全范围髋外旋动作则为4级，能克服最大阻力完成全范围动作则为5级

肌肉	检查与评定			
	0、1级	2级	3级	4、5级
臀小肌、阔筋膜张肌	体位同2级，试图髋内旋时于大转子上方可触及肌肉收缩而无动作产生为1级，否则为0级	仰卧位，髋关节处于外旋位，若被检者能做全范围的髋关节内旋动作则为2级	坐位，小腿垂于床沿，若被检者能克服重力完成全范围髋内旋动作，则为3级	体位同3级，阻力加于小腿下端外侧，若被检者能克服部分阻力完成全范围髋内旋动作则为4级，能克服最大阻力完成全范围动作则为5级
腘绳肌	俯卧位，被检者试图屈膝时于腘窝两侧触及肌肉收缩而无动作产生则为1级，否则为0级	取对侧卧位，下方下肢轻度屈曲，检查者一手置于踝关节内侧，另一手置于大腿内侧托起被检侧下肢以抵消重力，若被检者能完成全范围屈膝动作则为2级	俯卧位，双足伸出台面，若被检者能完成全范围屈膝动作，则为3级	体位同3级，阻力加于小腿远端，若被检者能克服部分阻力完成全范围屈膝动作则为4级，能克服最大阻力完成全范围动作则为5级
股四头肌	仰卧位，被检者试图伸膝时触诊膝关节上方的股四头肌可触及肌肉收缩而无动作产生则为1级，否则为0级	取对侧卧位，下方下肢轻度屈曲，被检侧下肢屈膝约90°，检查者托起被检侧下肢以抵消重力，若被检者能完成全范围屈膝动作则为2级	坐位，双小腿垂于床沿，若被检者能对抗重力完成全范围的膝关节伸展则为3级	体位同3级，阻力施加于踝关节，若被检者能克服部分阻力完成全范围伸膝动作则为4级，能克服最大阻力完成全范围动作则为5级
腓肠肌、比目鱼肌	体位同2级，被检者试图跖屈时触诊小腿中段小腿三头肌，若触及肌肉收缩而无动作产生为1级，否则为0级	俯卧位，足伸出床外，若踝关节能部分跖屈，则肌力为2级	站立位，被检侧下肢着地，单腿站立，若被检者能足跟抬离地面至五趾着地1次，则为3级	体位、动作同3级，但该踮脚动作能完成2～3次而无疲劳感则为4级，若能完成该动作4～5次且无疲劳感则为5级

肌肉	检查与评定			
	0、1级	2级	3级	4、5级
胫前肌	体位同前，被检者试图完成踝关节背屈内翻动作时，触诊踝关节内侧、背侧的胫骨前肌肌腱，若可触及肌肉收缩而无动作产生则为1级，否则为0级	体位同3级，仅能完成部分范围的踝背屈内翻动作则为2级	坐位，小腿垂于床沿，若抗重力情况下能完成全范围的踝关节背屈内翻动作则为3级	体位同3级，阻力加于足背内缘，若被检者能克服部分阻力完成全范围踝背屈内翻动作则为4级，能克服最大阻力完成全范围动作则为5级

（3）注意事项

①选择适合的测试时机：锻炼后、疲劳时或饱餐后不宜做肌力测试。

②取得患者充分理解及积极配合：测试前向患者做好说明，并做简单的预试活动。

③采取正确的检查顺序：检查评定时一般应先做3级的检查，能够完成3级的动作再继续4级以及5级的检查；不能达到3级则做2级检查，不能达到再逐级下降检查。不必所有级别均进行检查评定，以减少患者的体力消耗。

④采取正确的姿势和体位：指导患者采取标准的姿势和体位，并固定可能产生代偿动作的部位。

⑤正确施加阻力：在评定过程中，阻力应施加于肌肉附着的远端部位，阻力的方向应与肌肉牵拉力方向相反，阻力施加的大小应持续而平稳，同时密切观察患者有无不适反应，一旦发生不适反应，应立即中止检查。

⑥测试时应注意两侧对比：如单侧肢体病变，应先检查健侧，后检查患侧，在施加阻力大小、完成运动情况方面进行双侧比较。

（4）结果分析　肌力异常表现为肌力低下，导致肌力低下的原因包括周围神经以及中枢神经损伤、肌肉骨骼病变等。不同原因导致的肌力低下表现形式有所不同，如长期制动、卧床、格林－巴利综合征导致全身肌力普遍下降，脊髓损伤表现为损伤平面及其以下所支配的肌肉肌力低下，周围神经损伤则表现为该神经支配肌肌力低下。

对徒手肌力评定的检查结果进行分析时应注意检查结果受到来自患者和评定人员因素的影响，其结果的准确性是相对的，存在一定的局限性。

2. 应用简单器械的肌力测试　应用简单器械的肌力测试适用于 3 级以上肌力的检查，可以获得较准确的定量资料，包括等长肌力测试、等张肌力测试以及等速肌力测试。

（1）等长肌力测试

①握力测试：将把手调至适当宽度，使用握力计测定 2～3 次，取其最大值。测试姿势为上肢体侧下垂，肘伸直。用握力指数来评定，握力测定反映屈指指力。握力指数＝握力（kg）/ 体重（kg）×100，正常值应大于 50。

②捏力测试：可用捏力计测试拇指与其他手指的捏力大小。反映拇对掌肌肌力及屈指肌肌力，正常值约为握力的 30%。

③背肌力测试：一般使用拉力计测背部肌肉的力量。测试时受试者双膝伸直，将把手调节到膝关节高度，双手握住拉力计把手，然后用力伸直躯干上拉把手。用拉力指数来评定：拉力指数＝拉力（kg）/ 体重（kg）×100。正常值男性为 150～200，女性为 100～150。

④四肢各组肌群肌力测试：在拟测定肌肉的标准姿势下，通过钢丝绳及滑轮拉动固定的测力计，可测定四肢各组肌群的等长肌力。

（2）等速肌力测试　等速肌力检查是借助于特定的等速测试仪，对肌肉运动功能进行动态评定，并记录分析其各种力学参数。等速运动是在整个运动过程中运动速度（角速度）保持不变的一种肌肉收缩方式，预先可在等速测定系统上设置使运动的角速度保持恒定。被测者的用力程度只能改变阻力和力矩输出，不能改变角速度。但由于该方法需特殊的测试仪器，且仪器价格昂贵，在我国目前尚无广泛应用。

第四节　肌张力评定

肌张力是指肌肉在静息状态下的一种不随意的、持续的、细小的收缩。肌张力是维持身体各种姿势以及正常活动的基础。

一、肌张力的分类

1. 静止性肌张力　静止性肌张力是肢体在静息状态下，表现出来的肌张力特征，可通过触摸肌肉的硬度、观察肌肉外观、感觉被动牵伸运动时肢体活动受限的程度及其阻力来判断。

2. 姿势性肌张力 姿势性肌张力是在变换各种姿势的过程中，表现出来的肌张力特征，可通过观察肌肉的阻力和肌肉的调整状态来判断。

3. 运动性肌张力 运动性肌张力是在完成某一动作的过程中，所感觉出来的一定弹性和轻度的抵抗感等肌张力特征，可通过检查相应关节在被动运动中的阻力来判断。

二、正常肌张力的特征

1. 关节周围主动肌与拮抗肌可以进行有效的同时收缩使关节固定。

2. 具有完全抵抗肢体重力和外来阻力的运动能力。

3. 将肢体被动地置于空间某一位置时，具有保持该姿势不变的能力。

4. 能够维持主动肌和拮抗肌之间的平衡。

5. 具有随意使肢体由固定到运动和在运动过程中转换为固定姿势的能力。

6. 需要时，具有选择性地完成某一肌群协调运动或某一肌肉单独运动的能力。

7. 被动运动时，具有一定的弹性和轻度的抵抗感。

三、肌张力异常的类型

神经系统或肌肉本身的损害常使患者肌张力出现异常，根据肌张力异常的表现特点，可将异常肌张力分为肌张力增高、肌张力低下和肌张力障碍三种类型。

1. 肌张力增高 肌张力增高指肌张力高于正常静息水平，被动运动相关肢体时抵抗明显增强。根据状态不同又可分为痉挛和僵硬。

（1）痉挛 痉挛是肌张力增高的一种形式，是一种由牵张反射高兴奋性所致的、以速度依赖的紧张性牵张反射增强伴腱反射异常为特征的运动障碍。痉挛的速度依赖是指伴随肌肉牵伸速度的增加，痉挛肌的阻力（痉挛的程度）亦增加。导致痉挛的原因主要是上运动神经元损伤所致。常见于脑卒中、脑外伤等。

痉挛的特征主要表现为牵张反射异常；紧张性牵张反射的速度依赖性增加；腱反射异常；具有选择性，并由此导致肌群间的失衡，进一步引发协调运动功能障碍。临床上可表现为肌张力增高、腱反射活跃或亢进、阵挛、被动运动阻力增加、运动协调性降低。

（2）僵硬 僵硬是主动肌和拮抗肌肌张力同时增加，各个方向的关节被动活动阻力均增加的现象。僵硬常为锥体外系的损害所致，僵硬是帕金森病最常见的症状。

僵硬的特征主要表现为任何方向的关节被动运动、整个关节活动范围阻力都增加。相对持续，且不依赖牵张刺激的速度。齿轮样僵硬的特征是在僵硬的基础上存在震颤，从而导致在整个关节活动范围中抵抗、放松交替出现。铅管样僵硬的特征是在关节活动范围内存在持续的僵硬，无抵抗、放松交替现象出现。僵硬和痉挛可在某一肌群同时存在。

2. 肌张力低下　肌张力表现为降低或缺乏、被动运动时的阻力降低或消失、牵张反射减弱、肢体处于关节频繁地过度伸展而易于移位等现象，又称为肌张力弛缓。肌张力低下时，运动的整体功能受损，且伴有肢体肌力减弱、麻痹或瘫痪。肌张力低下的原因：①小脑或锥体束的上运动神经元损害：可为暂时性状态，如脊髓损伤的脊髓休克阶段或颅脑外伤、脑卒中早期，其发生由中枢神经系统损伤的部位所决定。②外周神经系统的下运动神经元损害：此时除了低张力表现外，还可伴有肌力弱、瘫痪、低反射性和肌肉萎缩等表现。③原发性肌病：如重症肌无力。

肌张力低下的特征主要表现为肌肉柔软、弛缓和松弛，加之邻近关节周围肌肉共同收缩能力的减弱，导致被动关节活动范围扩大，腱反射消失或缺乏。

3. 肌张力障碍　肌张力障碍是一种以张力损害持续，同时伴有扭曲的不自主运动为特征的肌肉运动功能亢进性障碍。

肌张力障碍的原因：①中枢神经系统病变：如脑血管疾病。②遗传因素：如原发性、特发性肌张力障碍。③其他神经退行性疾患：如肝豆状核变性。④代谢性疾患：如氨基酸或脂质代谢障碍。⑤其他：如张力性肌肉变形或痉挛性斜颈。

肌张力障碍的特征：①肌肉收缩可快或慢，且表现为重复、扭曲。②肌张力以不可预料的形式由低到高变动，其中张力障碍性姿态为持续扭曲畸形，可持续数分钟或更久。

四、肌张力评定方法

临床常用的肌张力评定方法包括手法检查和器械检查，手法检查可进行定性、半定量评定，器械检查可进行定量评定，临床上手法检查应用较广泛。肌张力异常的评定要从临床病史、视诊、触诊、反射检查、被动运动检查、功能等方面全面地了解肌张力异常的情况。

1. 采集病史　通过采集患者的发病史，了解肌张力异常发生的频率与程度；受累的肌肉与数目；现在发作的程度与以往的比较情况；引发的原因；等等。肌张力异常频度的增加可能是尿路结石、便秘、膀胱感染及急腹症或其他疾病导致的早期表现，患者的病史在一定程度上可以帮助判断肌张力异常的原因、发展规律。

2. 视诊检查　视诊检查是最初的临床检查项目，是评定人员通过观察患者肢体或躯体异常的姿态而得出的初步诊断。如刻板样运动，常表明患者有肌张力异常；

不自主的波动运动，表明患者有肌张力紊乱；而主动运动的减弱或完全丧失则表明患者有肌张力低下。

3. 触诊检查 在患者完全静止、放松相关肢体的情况下触摸受检肌群，有助于判断肌张力情况。肌张力增高时肌腹丰满，弹性增高，触之较硬或坚硬；肌张力低下时肌肉松弛，肌腹塌陷，弹性减弱，触之软弱。

4. 反射检查 反射检查应特别注意检查患者腱反射是否正常，有无亢进或减弱现象，如肱二头肌反射、肱三头肌反射等。肌张力增高常伴见腱反射亢进；肌张力低下常伴见腱反射减弱或消失。

5. 被动运动检查 被动运动检查是肌张力手法检查的主要内容，是通过评定人员的手感觉肌肉的抵抗，从而发现肌肉对牵张刺激的反应。检查中评定人员通过体会患者肢体被动运动过程中的运动范围和对运动的抵抗判断肌张力情况。

被动运动检查要求患者尽量放松，由评定人员支持和移动肢体。通常情况下，肢体容易被移动，评定人员可很好地改变运动方向和速度而不感到异常阻力，运动范围正常，同时肢体的反应和感觉较轻，这是肌张力正常的表现；运动时有明显抵抗，评定人员感觉僵硬，运动范围减小，可判断为肌张力增高；评定人员感到肢体沉重，且运动时没有抵抗，运动范围增大，可判断为肌张力低下。

6. 摆动检查 摆动检查是以关节为中心，做快速摆动运动，使主动肌和拮抗肌交互快速收缩，观察其摆动振幅的大小，从而评定肌张力。肌张力低下时，摆动振幅增大；肌张力增高时，摆动振幅减小。

7. 肌肉僵硬检查 头的下落试验：患者无枕仰卧，评定人员一手支撑患者头部，另一手放置在支撑手的下方。支撑头部的手突然撤走，患者头部落下。正常情况下，落下速度快，检查者下方手有冲击的感觉；僵硬时，落下缓慢，手的冲击感轻；重度僵硬时，头不能落下。

8. 伸展性检查 伸展性是指肌肉缓慢伸展而达到的最大伸展度。评定时需双侧进行对比，如果一侧肢体伸展与另一侧相同部位伸展程度相比出现过伸展，提示肌张力低下。

9. 姿势性肌张力检查 令患者变换姿势或体位，根据抵抗情况判断肌张力状况。

（1）正常姿势肌张力 反应迅速，姿势调整立即完成。

（2）痉挛或僵硬 过度抵抗，姿势调整迟缓。

（3）肌张力低下 关节过伸展。

（4）肌张力紊乱 过度抵抗和抵抗消失交替出现。

五、肌张力异常的评定标准

1. 肌张力的临床分级 肌张力临床分级是一种定量评定方法。将其分为 0 ～ 4 级（表 3-4-1）。

表 3-4-1 肌张力临床分级

等级	肌张力	标准
0	软瘫	被动活动肢体无反应
1	低张力	被动活动肢体反应减弱
2	正常	被动活动肢体反应正常
3	轻度、中度增高	被动活动肢体有阻力反应
4	重度增高	被动活动肢体有持续性阻力反应

2. 痉挛的评定标准 大多采用手法快速检查被动活动范围评定法或改良 Ashworth 痉挛评定量表。手法检查时，一般由检查者给患者进行有关关节的被动活动范围检查，用所感受的阻力来做出判断。检查者做手法快速关节的被动活动范围检查时，最好从被检者肌肉处于最短位置开始。

（1）手法快速检查被动活动范围评定法（表 3-4-2）

表 3-4-2 痉挛的手法快速 PROM 评定

等级	标准
轻度	在肌肉最短的位置上开始做 PROM 活动，在 ROM 的后 1/4，即肌肉位置接近最长时，才出现抵抗和阻力
中度	同上，但在 ROM 的中 1/2 处即出现抵抗和阻力
重度	同上，但在 ROM 开始的 1/4 处内已出现明显的阻力

（2）改良 Ashworth 痉挛评定量表（表 3-4-3） 改良的 Ashworth 分级法评定时需要考虑阻力出现的角度，并要求将被动运动的速度控制在 1 秒内通过全关节活动范围。

表 3-4-3 改良 Ashworth 痉挛评定量表

等级	标准
0 级	无肌张力增加，被动活动患侧肢体无阻力
1 级	肌张力稍增加，被动活动患侧肢体时，在 ROM 终末端有轻微的阻力
1⁺级	肌张力稍增加，被动活动患侧肢体时，在前 1/2 ROM 中出现轻微卡住，后 1/2 ROM 中始终有轻微的阻力

等级	标准
2级	肌张力轻度增加，被动活动患侧肢体时，在大部分 ROM 内均有阻力，但仍可以活动
3级	肌张力中度增加，被动活动患侧肢体时，在整个 ROM 内均有阻力，活动较困难
4级	肌张力高度增加，患侧肢体僵硬，阻力很大，被动活动很困难

3.肌张力低下的评定标准 根据严重程度，肌张力低下分为轻度、中度到重度两级，可通过被动运动检查以及徒手肌力检查进行评定，评定标准见表3-4-4。对于上肢肌张力低下，还可采用上肢下落试验评定。评定人员通过上肢突然下落时"卡住"感来评定患者自主本体感觉反应的强度。肌张力正常的上肢可表现为瞬间的下落，然后"卡住"并保持姿势；而肌张力低下的上肢则表现为下落迅速；肌张力增高的上肢表现为下落迟缓和抵抗。

表 3-4-4 肌张力低下评定标准

肌张力低下级别	评定标准
轻度	肌张力降低，肌力下降，肢体放在可下垂的位置并放下，肢体只有短暂抗重力的能力，随即落下。能完成一定的功能性动作
中度到重度	肌张力明显下降或消失，手法肌力检查为 0 级或 1 级，将肢体放在抗重力肢位，肢体迅速落下，不能维持规定肢位。不能完成功能性动作

第五节 平衡与协调功能评定

一、平衡

平衡是指身体所处在的一种姿势状态，以及不论处于何种位置，当运动或受到外力作用时，能自动地调整并维持姿势的能力。它是人体保持姿位、完成动作和步行等日常生活动作的基本保证。

1.平衡功能的分类

（1）静态平衡 指的是人体或人体某一部位处于某种特定的姿势，通常需要肌肉的等长收缩，如坐、站等姿势保持稳定状态的能力。

（2）自动态平衡 指的是人体在进行各种自主运动姿势转换时，例如由坐到站或由站到坐等各种姿势间的转换运动时，能重新获得稳定状态的能力。通常需要肌肉的等张收缩。

（3）他动态平衡　指的是人体对推拉等外界干扰时，所产生反应、调整姿势并恢复稳定状态的能力，需要肌肉的等张收缩。

2. 平衡的维持机制　为了保持平衡，人体重心必须垂直地落在支撑面的范围内。支撑面是指人体在各种体位下（卧、坐、站立、行走）所依靠的面，即接触面。支撑面的大小和质地影响身体平衡。当身体的重心落在支撑面内，人体就保持平衡，反之，重心落在支撑面之外时就失去平衡。人体平衡的维持需要取决于以下几个方面。

（1）感觉输入　人体是通过躯体感觉、视觉、前庭感觉等感觉输入来掌握身体与周围环境的空间关系并维持平衡的。感觉输入在平衡的维持与调节的前馈与反馈中，都发挥着作用。

①躯体感觉：与平衡有关的躯体感觉包括皮肤触压觉和本体感觉。前者通过与支撑面相接触的皮肤触压觉感受器，向中枢传递有关身体重量分布情况和中心位置的信息。后者通过分布于肌肉、关节和肌腱等处的本体感受器，经脊髓后索上行通路，向中枢传递身体与支撑面的变化信息。通常在人体平衡的维持中，对来自足底皮肤的触压觉和踝关节周围的本体感觉传入的依赖，多于视觉的传入。

②视觉：通过视觉输入，平衡反应中所需的身体与环境的时空信息得以向中枢传入。尤其在躯体感觉受到干扰时，人体会更依赖视觉传入引起的颈部肌肉收缩等一系列反应，帮助身体维持或恢复平衡。相反，如果去除或阻断视觉传入，如闭目或在昏暗的环境下，人体的平衡功能将受到显著影响。

③前庭感觉：前庭中存在 5 个感受器，包括作为头部空间位置（角度）感受器的 3 个半规管和能感受头部在三维空间中的重力与线性加速度变化的椭圆囊和球囊。通过这 5 个传感器的前庭感觉输入，大脑可以随时感知头部的位置及其运动，使身体各部随头部做适当的调整，从而保持身体的平衡。通常在躯体感觉和视觉系统正常的情况下，前庭感觉输入控制人体平衡的作用较小。只有当前两者输入异常时，前庭感觉输入才在维持平衡中变得重要。

（2）中枢整合　中枢整合是将上述 3 种感觉信息在脊髓、前庭核、内侧纵束、脑干网状结构、小脑及大脑皮质等多级平衡觉神经中枢经过整合加工后，形成运动方案的过程。

（3）运动控制　运动控制是中枢神经系统在对多种感觉信息进行分析整合后，下达运动指令，运动系统通过不同的协同运动模式，调整、恢复或建立新平衡的过程。人体通常采用 3 种策略和姿势性协同运动控制模式来调整身体重心，应对外界干扰。这3种策略是踝关节策略、髋关节策略和跨步策略。

①踝关节策略：当正常人站立在一个比较坚固和较大的支撑面上，受到较小的外界干扰时，身体重心以踝关节为轴心进行前后转动或摆动，以调节重心、保持平衡的机制。

②髋关节策略：当正常人站立在一个较小的支撑面，受到一个较大的外界干扰时，身体的摆动幅度增大，人体通过髋关节的屈伸活动来调整身体、保持平衡的机制。

③跨步策略：当外力使身体晃动进一步增加，使重心超出支撑面时，人体会采用跨步动作，自动向合适方向快速跨步，重新建立身体平衡的机制。

3. 平衡功能的评定方法

（1）三级平衡评定法　三级平衡评定法是临床广为应用的平衡功能评定法，其应用简便，可以对具有平衡障碍的患者进行粗略的筛选，具有一定的敏感性和判断价值。

①一级平衡：即具备静态平衡的能力。静止状态下，检查受试者在不同体位时能否保持平衡；在睁、闭眼时能否维持姿势稳定；在一定时间内能否对外界变化做出必要的姿势调整反应。

②二级平衡：即具备自我动态平衡的能力。检查受试者在不同体位时，通过重心的移动，观察其能否精确地完成运动，运动后能否回到初始位置或保持新的体位平衡，如在不同体位下伸手取物完成各种日常生活活动；观察其能否完成不同速度的运动（包括加速和减速），当支撑面发生移动时能否保持平衡，如在行驶的汽车或火车中行走。

③三级平衡：即具备他人动态平衡的能力。检查受试者在不同体位时，检查者从不同方向给予外力推拉受试者，观察受试者是否出现平衡反应，如保护性伸展反应或跨步反应，以及观察建立新平衡的反应时间和运动时间。

（2）Berg 平衡量表　由 Katherine Berg 于 1989 年首先发表，最初用来评估老年人跌倒风险。测试包括从坐到站、独立站立、独立走、从站到坐等14项，一般可在 20 分钟内完成。检查时要求受试者在完成每项任务时，必须努力保持平衡。多数项目要求受试者在所需位置上保持一定时间，如不能达到所要求的时间和标准，或需要提供保护、支持与帮助，则按评分标准给分。另外，测试双侧或测试一次不成功需要再次测试的项目，记录此项目的较低得分。测试需要一块秒表、一把直尺、一把高度适中的椅子、一个台阶或高度相当的小凳子。

1）评定内容

①由坐到站

受试者体位：受试者坐于治疗床上。

测试指示：请站起来。

评分标准：4分：不用手帮助即能够站起且能够保持稳定。3分：用手帮助能够自己站起来。2分：用手帮助经过几次努力后能够站起来或保持稳定。1分：需要较小的帮助能够站起来或保持稳定。0分：需要中度或较大的帮助才能够站起来。

②独立站立

受试者体位：站立位。

测试指示：请尽量站稳。

评分标准：4分：能够安全站立2分钟。3分：能够在监护下站立2分钟。2分：能够独立站立30秒。1分：经过几次努力能够独立站立。0分：没有帮助不能站立30秒。

说明：如果受试者能够独立站立2分钟，则第3项独立坐得满分，继续进行第4项评定。

③独立坐

受试者体位：坐在椅子上，双足平放在地上，背部要离开椅背。

测试指示：请将上肢交叉抱在胸前并尽量坐稳。

评分标准：4分：能够安全坐2分钟。3分：能够在监护下坐3分钟。2分：能够坐30秒。1分：能够坐10秒。0分：没有支撑则不能坐10秒。

④由站到坐

受试者体位：站立位。

测试指示：请坐下。

评分标准：4分：用手稍微帮助即能够安全地坐下。3分：需要用手帮助来控制身体重心下移。2分：需要用双腿后侧抵住椅子来控制身体重心下移。1分：能够独立坐在椅子上但不能控制身体重心下移。0分：需要帮助才能坐下。

⑤床—椅转移

受试者体位：受试者坐于治疗床上，双足平放于地面。

测试指示：请坐到有扶手的椅子上，再坐回床上。

请坐到无扶手的椅子上，再坐回床上。

评分标准：4分：用手稍微帮助即能够安全转移。3分：必须用手帮助才能够安全转移。2分：需要监护或言语提示才能安全转移。1分：需要一个人帮助才能完成转移。0分：需要两个人帮助或监护才能完成转移。

说明：先在受试者面前摆放带扶手椅子和无扶手椅子各 1 把。

⑥闭眼站立

受试者体位：站立位。

测试指示：请闭上眼睛，尽量站稳。

评分标准：4 分：能够安全站立 10 秒。3 分：能够在监护下站立 10 秒。2 分：能够站立 3 秒。1 分：闭眼时不能站立 3 秒，但睁眼站立时能保持稳定。0 分：需要帮助以避免跌倒。

⑦双足并拢站立

受试者体位：站立位。

测试指示：请将双脚并拢并且尽量站稳。

评分标准：4 分：能够独立地将双脚并拢并独立站立 1 分钟。3 分：能够独立地将双脚并拢并在监护下站立 1 分钟。2 分：能够独立地将双脚并拢，但不能站立 30 秒。1 分：需要帮助才能将双脚并拢，但双脚并拢后能够站立 15 秒。0 分：需要帮助才能将双脚并拢且双脚并拢后不能站立 15 秒。

⑧站立位上肢前伸

受试者体位：站立位。

测试指示：将手臂抬高 90°，伸直手指并尽力向前伸，请注意双脚不要移动。

评分标准：4 分：能够前伸大于 25cm 的距离。3 分：能够前伸大于 12cm 的距离。2 分：能够前伸大于 5cm 的距离。1 分：能够前伸但需要监护。0 分：当试图前伸时失去平衡或需要外界支撑。

说明：进行此项测试时，要先将一根皮尺横向固定在墙壁上。受试者上肢前伸时，测量手指起始位和终末位对应于皮尺上的刻度，两者之差为受试者上肢前伸的距离。如果可能的话，为了避免躯干旋转，受试者要两臂同时前伸。

⑨站立位从地上拾物

受试者体位：站立位。

测试指示：请把你双脚前面的拖鞋捡起来。

评分标准：4 分：能够安全而轻易地捡起拖鞋。3 分：能够在监护下捡起拖鞋。2 分：不能捡起拖鞋，但能够到达距离拖鞋 2～5cm 的位置且独立保持平衡。1 分：不能捡起并且当试图努力时需要监护。0 分：不能尝试此项活动或需要帮助以避免失去平衡和跌倒。

⑩转身向后看

受试者体位：站立位。

测试指示：双脚不要动，先向左侧转身向后看。然后，再向右侧转身向后看。

评分标准：4分：能够从两侧向后看且重心转移良好。3分：只能从一侧向后看，另一侧重心转移较差。2分：只能向侧方转身但能够保持平衡。1分：当转身时需要监护。0分：需要帮助以避免失去平衡或跌倒。

⑪转身一周

受试者体位：站立位。

测试指示：请你转一圈，暂停；然后向另一个方向转一圈。

评分标准：4分：能在两个方向用4秒或更短的时间安全地转一圈。3分：只能在一个方向用4秒或更短的时间安全地转一圈。2分：能够安全地转一圈但用时超过4秒。1分：转身时需要密切监护和言语提示。0分：转身时需要帮助。

⑫双足交替踏台阶

受试者体位：站立位。

测试指示：请将左、右脚交替放到台阶／凳子上，直到每只脚都踏过4次台阶或凳子。

评分标准：4分：能够独立而安全地站且在20秒内完成8个动作。3分：能够独立站立，但完成8个动作的时间超过20秒。2分：在监护下不需要帮助能够完成4个动作。1分：需要较小帮助能够完成2个或2个以上的动作。0分：需要帮助以避免跌倒或不能尝试此项活动。

说明：先在受试者前面放一个台阶或一只高度与台阶相当的小凳子。

⑬双足前后站立

受试者体位：站立位。

测试指示：（示范给受试者）将一只脚放在另一只脚的正前方并尽量站稳。如果不行，就将一只脚放在另一只脚前面尽量远的地方，这样，前脚后跟就在后脚足趾之前。

评分标准：4分：能够独立地将一只脚放在另一只脚的正前方且保持30秒。3分：能够独立地将一只脚放在另一只脚的前方且保持30秒。2分：能够独立地将一只脚向前迈一小步且能够保持30秒。1分：需要帮助才能向前迈步但能保持15秒。0分：当迈步或站立时失去平衡。

说明：要得到分，步长要超过另一只脚的长度且双脚支撑的宽度接近受试者正常的宽度。

⑭单足站立

受试者体位：站立位。

测试指示：请单足站立尽可能长时间。

评分标准：4分：能够独立抬起一条腿且保持10秒以上。3分：能够独立抬起一条腿且保持 5 ～ 10 秒。2 分：能够独立抬起一条腿且保持 3 ～ 5 秒。1 分：经过努力能够抬起一条腿，保持时间不足 3 秒但能够保持站立平衡。0 分：不能够尝试此项活动或需要帮助以避免跌倒。

2）评分结果　共 14 个项目，每个项目最低分为 0 分，最高分为 4 分，总分 56 分。根据所代表的活动状态，将评分结果分为三组并记于记录表。

0 ～ 20 分：平衡能力差，只能坐轮椅。

21 ～ 40 分：平衡能力可，能辅助步行。

41 ～ 56 分：平衡能力好，能独立步行。

＜ 40 分：预示有跌倒的危险。

（3）平衡测试仪　平衡测试仪能精确地测量人体重心位置、移动的面积和形态，评定平衡功能障碍或病变的部位和程度，其结果可以保存，不仅可以定量评定平衡功能，还可以明确平衡功能损害的程度和类型，有助于制订治疗和康复措施，评价治疗和康复效果，同时，平衡测试仪本身还用作平衡训练，临床应用范围广泛。

二、协调

协调运动是指在中枢神经系统的控制下，与特定运动或动作相关的肌群以一定的时空关系共同作用，从而产生平滑、准确和有控制的运动。其特点是以适当的速度、距离、方向、节奏和力量进行运动。

1. 协调运动障碍的类型及其表现　根据导致协调障碍的不同原因，可将其分为小脑功能不全所致的协调运动障碍、基底节功能不全所致的协调运动障碍、脊髓后索功能不全所致的协调运动障碍等。

（1）小脑功能不全所致的协调运动障碍　小脑的主要功能是调节肌张力、维持身体的平衡和调节随意运动。小脑通过传入、传出纤维接受大脑皮质运动区、前庭器官以及本体感觉传来的冲动，并发出冲动到达大脑皮质运动区、脑干网状结构，经网状脊髓束到达脊髓，构成锥体外系的大脑 – 小脑途径，从而在调节肌紧张和随意运动中发挥重要作用。

小脑不同部位发生损伤导致小脑功能不全时，可出现协调运动障碍，表现为小脑性共济失调，此类患者以四肢与躯干协调运动失调为主。四肢和躯干不能灵活、顺利而准确地完成动作。缺乏精细协调及对距离的判断力而影响步态、姿势和运动方式。患者对运动速度、力量和距离的控制障碍而产生辨距不良和意向震颤，行走时两脚分开较宽、步态不规则、稳定性差。

（2）基底节功能不全所致的协调运动障碍　基底神经节是位于大脑皮质深部的一组核团，在复杂的运动和姿势控制方面起重要的作用，具体作用包括控制初始的有规律的粗大随意运动。基底节也是维持正常肌张力的重要部位,其对皮质运动中枢与皮质下中枢的抑制作用是正常肌张力的重要保证。

基底神经节功能不全患者主要表现为肌张力发生改变和随意运动功能障碍。此类患者表现为震颤,肌张力过高或低下,随意运动减少或不自主运动增多。

(3)脊髓后索功能不全所致的协调运动障碍 脊髓后索对运动的协调性和姿势的保持起重要作用,脊髓后索收集肌肉、关节等的神经末梢传入的本体感觉信息并输入大脑,本体感觉信息主要包括姿势的感觉以及运动觉。

脊髓后索功能不全造成同侧精细触觉和意识性深感觉障碍,发生感觉性共济失调。此类患者不能辨别肢体的位置和运动方向,闭目或在暗处步行时易跌倒。

2. 评定方法 协调运动的评定包括非平衡性协调运动试验和平衡性协调运动试验。

(1)临床常用的非平衡性协调运动试验

1)指鼻试验 肩外展90°同时肘关节在伸展位置时,用食指指尖指向鼻尖。检查时以不同的方向、速度、睁眼、闭眼重复进行,并双侧比较。

2)指指试验 双侧肩关节外展90°,肘关节伸展后,双食指在中线互相接触,分别在睁眼、闭眼时进行。

3)交替指鼻和对指 患者用食指交替指自己的鼻尖和评定人员的食指。评定人员可变换位置来测试患者对变换距离、方向的应变能力。

4)对指试验 用拇指指尖连续逐一触及该手的其他指尖,可逐渐加快速度。

5)粗大抓握 手指从完全屈曲到完全伸展进行变换,可逐渐加快速度。

6)轮替试验 上肢紧贴于体侧,屈肘90°,做快速反复的前臂旋前旋后的交替动作,或以一侧手掌快速拍打对侧手背,或足跟着地以前脚掌快速反复敲击地面。

7)反弹试验 上肢外展、屈肘,评定人员握住患者前臂用力向伸肘方向牵拉,患者屈曲前臂进行对抗,评定人员突然松手。正常情况下,屈肘的拮抗肌群(肱三头肌)将收缩对运动进行校准并制止肢体的过度运动。

8)交替足跟至膝、足跟至足趾 患者取仰卧位,用一侧的足跟交替接触对侧的膝和足大趾。

9)跟膝胫试验 患者取仰卧位,用一侧的足跟沿对侧胫骨近端向远端滑动。

10)足趾触评定人员手指 患者取仰卧位,用足大趾触及评定人员手指。评定人员通过变换手指的位置以评定患者变换方向、距离的情况和运动的力量。

11)画线试验 在纸上画出相距10cm的两条纵行的平行线。患者从左至右画一条横线使之与两纵线相交成直角。

12)振子试验 令患者双上肢向前伸,手掌向下,然后闭上眼睛,嘱其在手部受到冲击时,尽量保持稳定。检查者突然用力叩击患者的腕部,使其上肢上下移动。正常人上肢迅速恢复至初始位。

评分标准：5 分，正常；4 分，轻度障碍：能完成指定的活动，但速度和熟练程度比正常稍差；3 分，中度障碍：能完成指定的活动，但协调缺陷极明显，动作慢、笨拙和不稳定；2 分，重度障碍：只能发起运动而不能完成；1 分，不能活动。

（2）临床常用的平衡性协调运动试验

1）立位保持与立位平衡

①静态立位保持：患者头部直立，面向前方，双足并拢，双上肢向前平伸，分别在睁眼和闭眼两种情况下，保持站立姿势 30 秒。评定人员注意观察其身体晃动的程度和有无跌倒的倾向。闭眼时身体晃动明显为闭眼难立征阳性（Romberg 征阳性）。

②静态立位平衡检查：患者双足分开站立（两足间距 20cm）和双足并拢站立，分别检测睁眼与闭眼时身体重心晃动的情况以及站立所持续的时间。

③立位平衡反应：患者站立位，上肢向前方、侧方、后方上举时，观察躯干的运动情况。评定人员用手推拉患者，检查调整反应与平衡反应。评定反应出现的时间、反应运动的正确性。反应时间延迟、运动的方向与运动的幅度异常，说明平衡与协调运动功能障碍。

④立位时身体侧方移动：受试者双足分离 20cm 保持静止站立时，评定人员从侧方对其肩部或骨盆施加外力，使其身体重心向侧方移动达 10cm 处，并以此姿势保持数秒。观察运动的速度及达到目标点运动的正确性和运动开始后身体摇摆的情况。身体侧方移动对行走迈步时重心向支撑腿转移是十分重要的。

⑤立位躯干屈伸时的协同运动：正常的模式是躯干屈曲时，伴骨盆向后方移动（髋关节屈曲），膝伸展位，下肢稍向后方倾斜（足踝关节背屈）；躯干伸展时，骨盆向前方移动（髋关节伸展），膝关节屈曲，下肢向前方移动（足踝关节背屈），这是躯干运动伴身体重心移动的最低限度的必要条件。

2）步行平衡协调的检查　对于能够保持立位平衡协调的患者可进行步行平衡协调的检查。检查时要求患者直线行走 2m，观察其身体摇摆或有无倾倒的现象。必要时可在平行杠内行走，注意膝屈曲的发生或辅助下膝屈曲步行的情况，以及步行的中间位保持的稳定性等。也可以进行特殊要求的行走，如一侧足跟直接置于对侧足趾之前行走，沿着地板上所画的直线行走或按地板上已有的标记行走，侧向走和倒退走，原地踏步，变换步行运动的速度行走，步行时突然停下或起步，用足趾或足跟行走等各项协调性检查。

3）步行轨迹测试　将患者两眼蒙住，头部正直，前后往返行走 5 次。正常人往返 5 次后不见显著偏斜，偏斜度不超过 15°。

评分标准：1分，不能活动；2分，能完成活动，但为保持平衡需要大量的身体接触加以防护；3分，能完成活动，但为保持平衡需要较少的身体接触加以防护；4分，能完成活动。

第六节　步态分析

步态是人体在行走时的姿态。正常步行是通过髋、膝、踝、足趾的一系列连续的活动使身体沿着一定方向移动的过程。步行的控制机制十分复杂，它包括中枢命令、身体平衡和协调控制，涉及下肢各关节和肌肉的协同运动，并与上肢和躯干的姿态有关。

一、正常步态

正常人行走时有一定的规律、步态模式和特征，具有稳定性、周期性、方向性、协调性以及个体差异性等特点，当疾病发生时步态特征可有明显的改变。

1. 步行参数

（1）步长　行走时一侧足跟着地到对侧足跟着地时所通过的纵向直线距离称为步长，又称单步长，单位为cm。步长的个体差异主要与腿长有关，即腿长愈长，步长愈大。正常人平地行走时，步长为50～80cm，左右侧步长及时间基本相等，若左右步长明显不一致则是异常步态的表现。

（2）步幅　行走时一侧足跟着地到该侧足跟再次着地时所通过的纵向直线距离称为步幅，又称复步长或跨步长，相当于左右两个步长之和，单位为cm。

（3）步宽　在行走中左、右两足间的横向距离称为步宽，通常以足跟中点为测量参考点，单位为cm，健全人为（8±3.5）cm，步宽愈窄，行走的稳定性愈差。

（4）足偏角　在行走中人体前进的方向与足的长轴所形成的夹角称为足偏角，通常用°（度）表示，健全人约为6.75°。

（5）步频　单位时间内行走的步数称为步频，又称步调，单位为steps/min。正常人步频是95～125steps/min，东方男性平均为（112.2±8.9）steps/min，女性平均为（123.4±8.0）steps/min。双人并肩行走时，短腿者步频一般大于长腿者。

（6）步速　单位时间内在行进的方向上整体移动的直线距离称为步速，即行走速度，通常用m/min表示。一般正常人通常行走的速度为65～95m/min。

2. 步行周期 步行周期指行走时一侧足跟着地到该侧足跟再次着地的时间，单位为秒（s），一般成人的步行周期为 1～1.32 秒。每一侧下肢有其各自的步行周期，每一个步行周期分为支撑相和摆动相两个阶段。

（1）支撑相与摆动相

1）支撑相 又称站立相，是指在步行中足与地面始终有接触的阶段，包括单支撑相和双支撑相。单支撑相通常指一侧下肢足跟着地到同侧足尖离地的过程，单位为秒，一般占一个步行周期的 40%。双支撑相是指在一个步行周期中，当一侧下肢完成足跟抬起到足尖向下蹬踏离开地面的时期内，另一侧下肢同时进行足跟着地和全足底着地动作，产生了双足同时着地的阶段，一般占一个步行周期的 20%。双支撑相的长短与步行速度有关，速度越快，双支撑相就越短，当由走变为跑时，双支撑相变为零。双支撑相的消失是走和跑的转折点，故成为竞走比赛时判断是否犯规的标准。

2）摆动相 又称迈步相，是指在步行中一侧足始终与地面无接触的阶段，通常指从一侧下肢的足尖离地，到同侧足跟着地的阶段，单位为秒，一般占一个步行周期的 40%。

（2）步行周期分期

1）支撑前期 指足跟或足底的其他部位第一次与地面接触的瞬间，即足跟着地，是步行周期的起点。足跟与地面接触的瞬间使下肢前向运动减速，骨盆旋前 5°，髋关节屈曲约 30°，膝关节完全伸直，踝关节处于中立位；地面反应力位于髋的前面，为维持平衡和髋稳定，臀大肌和腘绳肌收缩，踝关节因受地面反应力的影响而增加伸肌运动，此时因为腘绳肌的拮抗而使踝关节呈现中立位。支撑前期异常是造成支撑相异常的最常见原因之一，如偏瘫患者在首次着地时习惯性地以足前部着地，使得患者患侧下肢负重异常。

2）支撑初期 指足跟着地逐渐过渡到全足着地，是重心由足跟转移至足底的过程。此时地面反应力在髋关节前方，髋关节必须进行向心性收缩以克服屈髋；随着膝关节的地面反应力由前方转变为后方，产生了一个外在的屈膝力矩，诱发股四头肌进行离心性收缩，出现屈膝 20°；踝关节由于地面反应力在其后方，外在的屈力矩诱发踝背屈的离心性收缩，使踝关节呈现跖屈约 10°。

3）支撑中期 指髋关节逐渐由屈曲过渡到伸直。此期支撑足全部着地，对侧足处于摆动相，是单足支撑全部身体重量的时期。此时地面反应力通过髋关节以消除髋伸肌的收缩；膝关节由屈曲逐渐伸展，其地面反应力由后方转移至前方，股四头肌由被动的离心性收缩变为主动的向心性收缩；踝关节的地面反应力在其前方，踝跖屈肌离心性收缩以对抗外在的踝背屈力矩。

4）支撑末期　指从支撑侧足跟离地至对侧足跟着地的一段时间。此期躯干由中立位变为前倾位，髋关节的地面反应力在其后方，被动地产生伸髋，约10°；膝关节的地面反应力稍微后移，被动地产生屈膝；当足跟离地时，踝前方的地面反应力产生的踝背屈力矩诱发踝跖屈，此时踝跖肌肉的活动已从离心性收缩转为向心性收缩（表3-6-1）。

5）摆动前期　指从对侧下肢足跟着地至支撑侧足趾离地之前的一段时间。此时为向前摆动下肢做准备，地面反应力在髋关节和膝关节后方，髂腰肌、臀中肌和股直肌（髋部）呈向心性收缩，股直肌在膝关节处呈离心性收缩；踝的地面反应力在其前方，使踝跖屈肌肉持续向心性收缩，约20°。

6）摆动初期　指从支撑侧离地至该侧膝关节达到最大屈曲时。此期肢体向前摆动，此时地面反应力位于髋、膝后方，屈髋肌的持续向心性收缩使屈髋角度加大，腘绳肌收缩使膝屈曲约65°；踝的地面反应力位于其前方，踝背屈肌向心性收缩使踝背屈。

7）摆动中期　指从支撑侧膝关节最大屈曲位摆动至小腿与地面垂直时。此期下肢因惯性力的推动得以继续向前摆动，使髋被动地屈曲，肢体的重力诱发膝关节被动地伸展，踝背屈肌持续地运动使踝关节保持于中立位。

8）摆动末期　指从支撑侧小腿与地面垂直摆动至该侧足跟再次着地之前的一段时间。此期下肢由摆动转向足跟着地，此时要求屈髋速度下降，伸膝以及踝由跖屈过渡到中立位，因此，股四头肌强力地离心性收缩以控制屈髋速度并伸膝，踝背屈肌收缩以保证踝关节处于中立位（表3-6-2）。

表3-6-1　支撑相下肢各关节的变化

部位	支撑前期	支撑初期	支撑中期	支撑末期
骨盆旋转	向前4°～5°	向前4°～5°	中立位	向后4°～5°
髋关节	屈30°	屈30°	屈30°～0°	过伸10°
膝关节	完全伸直	屈15°	屈15°～0°	完全伸直
踝关节	中立位	跖屈15°	背屈10°	中立位

表3-6-2　摆动相下肢各关节的变化

部位	摆动前期	摆动初期	摆动中期	摆动末期
骨盆旋转	向后4°～5°	向后4°～5°	中立位	向前4°～5°
髋关节	中立位	屈20°	屈20°～30°	屈30°
膝关节	屈35°	屈60°	屈60°～30°	屈30°～0°
踝关节	跖屈20°	跖屈10°	中立位	中立位

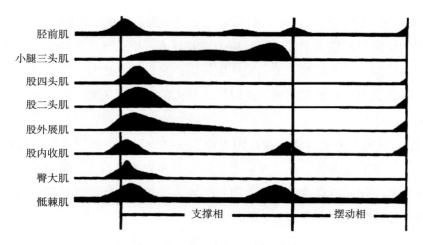

图 3-6-1　步行周期中主要下肢肌群活动

二、常用的步态分析的方法

1. 目测分析法　运用目测法进行检查时，首先嘱患者以自然和习惯姿势和速度步行来回数次，检查者从前方、后方和侧方反复观察患者的步行，要注意运动对称性、协调性、步幅大小、速度、重心的转换和上下肢的摆动等，同时观察患者头、肩的位置，骨盆的运动，髋、膝、踝关节的稳定等。其次嘱患者做快速和慢速步行，快速步行可使肌痉挛引起的异常步态表现得更明显；慢速步行可使关节不稳、平衡失调及因疼痛而引起的异常步态更为明显。再进行上下坡或上下楼梯、上下台阶、绕过障碍物的行走、拐弯、转身、立停、坐下、站起及缓慢踏步等动作。然后根据所得印象或逐项评定结果，做出步态分析的结论。

RLA 八分法是由美国加州 Rancho Los Amigos 医学中心设计提出的步态目测观察分析方法，评定者可按照表 3-6-3 中所提示的内容，依次对每一个关节或部位在步行周期的各个分期中的表现进行观察、分析。

（1）观察方法　使用 RLA 步态观察分析表对患者步态进行分析时，表中画斜线的格子表示与该步行分期相对应的关节运动情况无需观察，空白格和灰色网格则表示要对这一时相里是否存在某种异常运动进行观察和记录，其中空白格的内容需要重点观察，存在有异常时在相应的格子中打"0"，如为双侧运动则用"左"或"右"表示。与传统的步态分析方法相比，RLA 八分法具有以下特点：①观察顺序：由远端至近端，即按照足、踝关节、膝关节、髋关节、骨盆及躯干的顺序进行观察。在观察一个具体关节或部位时，应将首次着地作为评定的起点，按照步行周期发生的顺序仔细观察，先观察矢状面，再从冠状面观察患者的行走特征。②观察内容：包括 47 种常见的异常步态的临床表现，检查者可以根据每一个关节或部位在步行周期中的表现对照表中提示的内容逐一分析，发现患者在步行中存在何种表现以及出现异常的时相。

表 3-6-3　RLA 步态观察分析表

观察项目		负重		单腿支撑		摆动腿向前迈进			
		首次着地	承重反应	支撑中期	支撑末期	摆动前期	摆动初期	摆动中期	摆动末期
躯干	前屈								
	后伸								
	侧弯（左右）								
	旋后								
	旋前								
骨盆	一侧抬高								
	后倾								
	前倾								
	旋前不足								
	旋后不足								
	过度旋前								
	过度旋后								
	同侧下降								
	对侧下降								
髋关节	屈曲　受限								
	消失								
	过度								
	伸展不充分								
	后撤								
	外旋								
	内旋								
	内收								
	外展								

观察项目			负重		单腿支撑		摆动腿向前迈进			
			首次着地	承重反应	支撑中期	支撑末期	摆动前期	摆动初期	摆动中期	摆动末期
膝关节	屈曲	受限	■	■	■	■			■	■
		消失	■	■	■	■			■	■
		过度	■		■	■	■	■		■
	伸展不充分		■							■
	不稳定		■			■				
	过伸展		■							■
	膝反张		■			■	■			
	内翻			■						
	外翻			■			■			
	对侧膝过度屈曲		■		■	■		■	■	■
踝关节	前脚掌着地		■		■	■		■	■	■
	全足底着地		■		■	■		■	■	■
	足拍击地面			■	■	■		■	■	■
	过度跖屈			■	■	■		■	■	■
	过度背屈			■	■			■	■	
	内翻			■	■			■	■	
	外翻			■	■			■	■	
	足跟离地					■	■			
	无足跟离地				■	■				
	足趾或前脚掌拖地						■	■		
	对侧前脚掌踮起					■				
足趾	过度伸展		■	■	■	■			■	■
	伸展不充分								■	■
	过度屈曲		■	■	■	■			■	■

（2）结果分析　通过对 RLA 步态观察结果的分析，可帮助评定人员发现患者在步行中存在何种异常以及在何时出现该异常，并对导致异常表现的可能原因以及需要进一步检查的项目进行归纳总结。踝、膝、髋以及躯干在步行周期中常见的异

常表现及原因分别见表 3-6-4、表 3-6-5、表 3-6-6、表 3-6-7。

表 3-6-4 踝关节在步行周期中常见的异常表现及原因

步行周期		异常表现及原因
首次着地	足拍击地面	在足跟着地时足前部拍击地面，可能因为踝背屈肌弛缓无力、背屈肌交互抑制、背屈肌萎缩。需进一步检查踝关节背屈肌的肌力及是否存在跨栏步态
	足尖着地	首次着地方式为足趾着地，站立相维持足尖站立姿势。可能的原因：双下肢不等长；跟腱挛缩或踝关节跖屈挛缩、跖屈肌痉挛；背屈肌瘫痪；足跟痛。需进一步检查双下肢长度、肌张力和跖屈肌活动时相；并检查是否存在髋或膝关节屈曲挛缩及有无足跟痛
	足平放着地	首次着地方式为全足底同时着地。可能的原因：踝关节过度背屈固定；背屈肌瘫痪或肌力下降；本体感觉性行走。需进一步检查踝关节活动度、膝关节是否存在过伸展以及是否存在未成熟步态模式
支撑中期	过度跖屈	踝关节未能从 10° 跖屈位回到中立位。可能因为跖屈肌瘫痪、力弱，或跟腱松解过度、断裂、挛缩而致跖屈肌无离心性收缩。需进一步检查股四头肌是否存在痉挛或无力；是否有膝关节过伸展、髋关节过伸展；躯干是否前倾、后倾；有无跖屈肌力弱或跟腱断裂
	足跟抬起	足跟上提，不能接触地面。可能因跖屈肌痉挛所致。需进一步检查有无跖屈肌、股四头肌、髋关节屈肌及内收肌痉挛
	过度背屈	踝关节从 10° 跖屈位回到中立位速度过快而产生大于正常的背屈。可能的原因：跖屈肌肌力减弱不能控制胫骨向前；膝或髋关节屈曲挛缩。需进一步检查踝关节周围肌，膝、髋关节屈肌；关节活动度；躯干的位置
	爪形趾	足趾屈曲抓住地面。可能的原因：足底抓握反射整合不全；阳性支持反射；趾屈肌痉挛。需进一步检查足底抓握反射、阳性支持反射；趾关节活动度
支撑末期	无足跟离地	体重转移（自足跟外侧至足前部内侧）不充分。可能的原因：踝足机械固定；跖屈肌、内翻肌、趾屈肌瘫痪或被抑制；跖屈肌和背屈肌共同收缩或僵直；足前部疼痛。需进一步检查踝足关节活动度；踝关节周围肌功能和肌张力；足前部疼痛
迈步相	足趾拖地	背屈不充分（并趾伸展）以至于足前部和足趾不能完成足廓清动作。可能的原因：背屈肌和趾伸肌肌力下降；跖屈肌痉挛；膝或髋关节屈曲不充分。需进一步检查髋、膝、踝关节活动度；髋、膝、踝关节周围肌的肌力与肌张力
	内翻	可能的原因：内翻肌痉挛、背屈肌和外翻肌肌力下降、伸肌模式。需进一步检查内翻肌和趾屈肌肌张力；背屈肌和外翻肌肌力；下肢有无伸肌模式

表 3-6-5　膝关节在步行周期中常见的异常表现及原因

步行周期		异常表现及原因
首次着地	过度屈曲	足跟着地时膝关节过度屈曲。可能的原因：膝关节疼痛、膝屈肌痉挛或股四头肌瘫痪乏力、对侧下肢短。需进一步检查膝屈肌肌张力、膝伸肌肌力；测量下肢长度；检查是否有骨盆前倾、是否有膝关节疼痛
承重反应及支撑中期	膝反张	足放平时出现膝过伸展，单腿支撑时，体重移至足上方，但胫骨仍位于踝关节榫头之后。可能的原因：股四头肌和比目鱼肌瘫痪或力弱而致臀大肌收缩被动率拉膝关节向后；股四头肌痉挛；踝关节跖屈畸形。需进一步检查踝、膝关节屈肌肌力和肌张力以及踝关节活动度
支撑末期	过度屈曲	膝屈曲大于40°，重心远远超过骨盆前方。可能的原因：躯干僵硬，膝、髋关节屈曲挛缩；屈肌退缩反射；脑血管意外患者屈肌协同运动模式占优势。需进一步检查躯干姿势；膝、髋关节活动度；屈肌协同运动模式
	屈曲受限	膝屈曲小于65°。可能的原因：膝关节疼痛、膝关节活动度减小以及伸肌痉挛。需进一步检查膝关节活动度，髋、膝关节肌张力以及是否有膝关节疼痛
摆动初期至中期	过度屈曲	膝屈曲大于65°。可能的原因：迈步前期膝关节屈曲消失；屈肌退缩反射；辨距不良。需进一步检查髋、膝、踝关节周围肌肌张力，屈肌退缩反射以及是否存在辨距不良
	屈曲受限	膝屈曲小于65°。可能的原因：膝关节疼痛、膝关节活动度减小以及伸肌痉挛。需进一步检查膝关节活动度，髋、膝关节肌张力以及是否有膝关节疼痛

表 3-6-6　髋关节在步行周期中常见的异常表现及原因

步行周期		异常表现及原因
首次着地至承重反应	过度屈曲	髋屈曲超过30°。可能的原因：髋或膝屈曲挛缩、比目鱼肌和股四头肌肌力减弱、髋屈肌肌张力过高。需进一步检查髋、膝关节活动度，比目鱼肌和股四头肌肌力及髋屈肌肌张力
	屈曲受限	髋屈曲小于30°。可能的原因：髋屈肌肌力减弱、髋关节活动度受限、臀大肌肌力减弱。需进一步检查髋关节屈伸肌肌力和髋关节活动度
承重反应至支撑中期	伸展受限伴内旋	髋关节伸展受限未达到中立位，下肢处于内旋位。可能的原因：髋屈肌痉挛、旋内肌痉挛、外旋肌力弱、对侧骨盆过度旋前。需进一步检查髋关节活动度和屈肌肌张力、内旋肌肌张力和外旋肌肌力
	外旋	髋关节外旋，下肢处于外旋位。可能由于对侧骨盆过度旋后所致。需进一步检查双侧髋关节活动度

步行周期		异常表现及原因
	外展	髋关节外展，下肢处于外展位。可能是由于臀中肌挛缩或躯干向同侧髋关节外侧倾斜所致。需进一步检查臀肌、躯干肌和髋关节活动度
	内收	髋关节内收，下肢处于内收位。可能是由于髋屈肌和股内收肌痉挛或对侧骨盆下降所致。需进一步检查髋屈肌、股内收肌肌张力以及内收肌肌力
摆动相	环行运动	下肢外侧环行运动，呈画圈步。可能因代偿髋屈肌肌力弱或代偿因"腿长"而不能完成足廓清动作所致。需进一步检查髋、膝、踝屈肌肌力；髋、膝、踝关节屈曲活动度；进行伸肌模式的检查
	髋关节抬高	通过腰方肌收缩使下肢缩短。可能因代偿膝关节屈曲或踝背屈不充分、代偿迈步相下肢伸肌痉挛所致。需进一步检查髋、膝、踝关节活动度和肌力以及膝、踝伸屈肌肌张力
	过度屈曲	髋屈曲大于20°～30°。可能因足下垂时为了缩短肢体而做出的补偿。需进一步检查踝足伸屈肌肌力和关节活动度并进行屈肌模式的检查

表3-6-7 躯干在步行周期中常见的异常表现及原因

异常表现	原因
躯干侧弯	躯干向站立相下肢侧（患侧）倾斜（臀中肌步态）。可能因代偿站立相下肢臀中肌瘫痪或力弱以阻止迈步相下肢侧骨盆下降所致；或因代偿髋关节疼痛以减少作用于髋关节的力而致。需进一步检查臀中肌肌力以及检查是否存在髋关节疼痛
躯干后倾	躯干后倾导致髋关节过伸展（臀大肌步态）。可能由于站立侧的臀大肌无力、瘫痪或骨盆旋前所致。需进一步检查髋伸肌肌力及骨盆位置
躯干前倾	躯干前倾导致髋关节屈曲。可能因代偿股四头肌肌力弱，前倾去除了膝关节屈曲力矩所致，或是由于髋、膝屈曲挛缩，骨盆旋后所致。需进一步检查股四头肌肌力及骨盆的位置

2. 定量分析法 本类方法借助器械或专用设备来观察步态，得出可记录并能计量的资料。器械和设备可用卷尺、秒表、量角器等简单的测量工具以及能留下足印的相应物品；也可用一些如肌电图、录像、高速摄影、电子量角器及测力台等复杂的设备。

三、常见的异常步态

根据造成步态异常的原因不同，异常步态可分为以下几个方面。

1. 中枢神经受损所致的异常步态

（1）偏瘫步态　偏瘫步态是指脑卒中后所导致的偏瘫患者由于受下肢伸肌痉挛模式的影响，骨盆后缩、髋关节伸展内旋、膝关节伸展、足内翻、跖屈，行走时因患侧膝关节不能充分屈曲，患者为将偏瘫侧向前迈步而出现提髋、下肢外旋外展，使患侧下肢经外侧画一个半圆弧而将患侧下肢回旋向前迈出，故又称为"画圈步态"。

（2）脑瘫步态

1）马蹄内翻足　常见于脑瘫患者，其足部畸形特点：①马蹄样足下垂；②足内翻；③足前部内收、跖屈；④学龄期后患者多伴有胫骨内旋；⑤通常足下垂合并有跟腱挛缩，而足前部跖屈，且常合并有跖筋膜挛缩和高弓足畸形。

2）蹲位步态　最常见于脑瘫患者。由于腘绳肌痉挛，或髋屈肌痉挛、跖屈肌无力、跟腱痉挛等原因，使得患者支撑相髋内收和内旋，膝关节过度屈曲，同时足呈马蹄形，足趾外展；在摆动相中期屈膝减少、末期缺乏伸膝。

3）剪刀步态　脑瘫患者由于髋内收肌肌张力过高，双膝内侧常呈并拢状，行走时，双足尖（相对或分开）点地，交叉前行，呈剪刀状。

4）舞蹈步态　为双下肢大关节的快速、无目的、不对称的运动，多见于四肢肌张力均增高的脑瘫患者，支撑相足内翻，踝缺乏背屈，足尖着地，身体不能保持平衡。

（3）共济失调步态　多见于小脑或其传导路受损的患者，行走时两上肢外展以保持身体平衡，两足间距加宽，高抬腿，足落地沉重；不能走直线，而呈曲线或呈"z"形前进；因重心不易控制，故步行摇晃不稳，状如醉汉，故又称"酩酊步态"或"醉汉步态"。

（4）慌张步态　又称帕金森步态，主要见于帕金森病或其他基底节病变患者。患者步态表现为步行启动困难、双支撑期时间延长、行走时躯干前倾、髋膝关节轻度屈曲、关节活动范围减小，踝关节于迈步相时无跖屈，双下肢交替迈步动作消失呈足擦地而行，步长、跨步长缩短表现为步伐细小。由于躯干前倾，致使身体重心前移，为了保持平衡，患者以小步幅快速向前行走，患者虽启动行走困难，而一旦启动却又难以止步，不能随意骤停或转向，呈前冲或慌张步态，

2. 周围神经受损所致的异常步态

（1）臀大肌步态　臀下神经损伤时，导致臀大肌无力，髋关节伸展和外旋受限。行走时，由于臀大肌无力，表现为挺胸、凸腹、躯干后仰，过度伸髋、膝绷直或微屈，重力线落在髋后，又称孕妇步态。

（2）臀中肌步态　臀上神经损伤或髋关节骨性关节炎时，髋关节外展、内旋

（前部肌束）和外旋（后部肌束）均受限，又称为 Trendelenburg 步态。行走时，由于臀中肌无力，使骨盆控制能力下降，支撑相受累侧的躯干和骨盆过度倾斜，摆动相身体向两侧摇摆。

（3）股四头肌步态　股神经损伤时，屈髋关节、伸膝关节受限。患者足跟着地时可代偿性使髋关节伸展并将膝关节锁定在过伸展位，同时伴有髋关节伸肌无力时，患者常常在站立相时俯身用手按压大腿以使膝关节伸展。

（4）胫前肌步态　腓深神经损伤时，足背屈、内翻受限，患者首次着地时以全脚掌或足前部接触地面，足跟着地后由于踝背屈肌不能进行有效的离心性收缩控制踝跖屈的速率，而出现"拍地"，患者以过度屈髋、屈膝提起患腿，形同跨门槛，故又称为"跨阈步态"。

（5）腓肠肌步态　行走时，由于腓肠肌无力，支撑相足跟着地后，身体稍向患侧倾斜，患侧髋关节下垂，蹬地无力。

3. 骨关节疾患所致的异常步态

（1）疼痛步态　因各种原因引起腰部和下肢疼痛时均可出现疼痛步态，患者通过改变步态减少疼痛下肢的负重，未受累的下肢快速向前摆动以缩短患肢的支撑相。疼痛的部位不同，表现可有差异。

（2）关节挛缩或强直步态

1）髋关节　髋关节屈曲挛缩者行走时，骨盆前倾，腰椎过伸，足尖点地，步幅短小；髋关节伸直挛缩者行走时，骨盆上提，过度屈膝，躯干旋转，完成摆动。整个行走过程重心左右、上下移位均明显增加。

2）膝关节　膝关节屈曲挛缩20°以上者，可出现斜肩步态；膝关节伸直挛缩者行走时，摆动相躯干向健侧倾斜，患侧骨盆上提，髋外展，以提起患腿，完成摆动。整个行走过程重心左右、上下移位均明显增加。

3）踝关节　踝跖屈曲挛缩15°以上者行走时，支撑相足跟不能着地；摆动相过度屈髋、屈膝、足尖点地，呈跨栏步态。踝背屈曲挛缩15°以上者行走时，足尖不能着地，患侧支撑相缩短，健侧摆动加快，亦呈踮脚步态。整个行走过程重心左右、上下移位均明显增加。

（3）短腿步态　患肢缩短达2.5cm以上者，该腿着地时同侧骨盆下降，导致同侧肩倾斜下沉，对侧摆动腿的髋、膝过度屈曲，踝背屈加大，出现斜肩步。如缩短超过4cm，则步态特点可改变为患肢用足尖着地以代偿。整个行走过程重心上下、左右移位均加大，能量消耗增加。

（4）老年步态　老年人因运动功能、感觉功能、平衡功能等随年龄的增长逐渐退化，步行能力也逐渐降低，主要表现为步行速度减慢、关节活动范围减少、步幅缩短。

4. 其他异常步态

（1）奇异步态　不能用已知步态解释者应考虑是否为病症性步态，其特点是动作表现不一，有时用更慢、更费力的方式完成步行动作，与肌力检查不一致。

（2）癔症步态　癔症步态常表现为步态蹒跚、奇异、各种各样，无固定形式，下肢肌力虽佳，但不能支撑体重，向各个方向摇摆而似欲跌倒，但罕有跌倒致伤者，各种检查方式均无神经系统器质性病变体征。多由于身心疾病引起。

第七节　认知功能评定

认知是认识和知晓事物过程的总称，属于大脑所特有的高级功能，包括注意、知觉、思维、记忆及执行等。成人的认知功能发育完善后，当大脑皮层损伤时会出现各种认知障碍。

认知是指人在对客观事物的认识过程中，对感觉输入信息的接收、编码、加工、提取和使用，是输入和输出之间发生的内部心理过程。当信息通过人体的感觉系统最初传入时，它就被记录在感觉记忆中。这些感觉记忆包括与视觉信息有关的映象记忆和与听觉信息有关的同声记忆等。感觉记忆能储存大量的信息，但只能保留短暂的时间。各种信息被接收后，经过加工、分析、提取、利用等认知过程，完成人脑对客观事物的现象和本质的反映。因此认知包含了注意、思维、记忆、推理、理解等过程。

当病变损伤大脑皮质时，会出现大脑摄取、存储、整合和处理信息方面的异常表现，导致认知功能障碍，可表现为意识改变、记忆障碍、听力理解异常、空间辨别障碍、失用症、忽略症、失认症、体像障碍、皮质盲、智能减退、执行功能障碍及交流困难等。病变部位不同，可有不同表现，如额叶病变时可引起记忆、注意和智能方面的障碍；顶叶病变时可引起空间辨别障碍、失用症、躯体失认、忽略症和体像障碍等；范围广泛的大脑皮质损伤可出现全面的智能减退或痴呆。

认知功能评定是通过对患者的病史询问、动作或行为的观察及标准化认知功能评定量表的应用，从而做出相应的脑功能诊断的系统方法。认知功能障碍评定有助于脑损伤性疾病的诊断，并对明确大脑功能缺失的类型和程度，进而制订认知功能训练计划具有重要意义。下面简要介绍几种认知功能的评定方法。

一、简易精神状态评定

近年来，神经科和康复医学科普遍采用简易精神状态测定量表（mini-mental status examination，MMSE）进行痴呆的筛选，并将其应用于神经系统疾病患者简易认知功能状态的初步评定。应用 MMSE 进行评定，操作简单，用时较短，可避免因长时间检查而造成患者的身体疲劳和注意力分散。量表共 30 项，正确完成或回答正确得 10 分，回答错误或不能完成得 0 分（表 3-7-1）。

表 3-7-1　简易精神状态测定量表（MMSE）

项目	分数	项目	分数
1. 今年是哪个年份	10	16. 复述：四十四只石狮子	10
2. 现在是什么季节	10	17. 闭眼睛*（按卡片的指令动作）	10
3. 今天是几号	10	18. 用右手拿纸	10
4. 今天是星期几	10	19. 将纸对折	10
5. 现在是几月份	10	20. 手放在大腿上	10
6. 你现在在哪一省（市）	10	21. 说一句完整句子	10
7. 你现在在哪一县（区）	10	22. 计算：93-7	10
8. 你现在在哪一乡（镇、街道）	10	23. 计算：86-7	10
9. 你现在在哪一层楼上	10	24. 计算：79-7	10
10. 这里是什么地方	10	25. 计算：72-7	10
11. 复述：皮球	10	26. 回忆：皮球	10
12. 复述：国旗	10	27. 回忆：国旗	10
13. 复述：树木	10	28. 回忆：树木	10
14. 计算：100-7	10	29. 辨认：手表**	10
15. 辨认：铅笔**	10	30. 按样作图	10

*按卡片上书写的指令动作（闭眼睛）。

**辨认：出示手表问是不是刚才让他看过的物品。

通过简易精神状态评定，可对患者一般认知功能有大概了解。评定痴呆的标准：根据文化程度而不同，文盲 < 17 分，小学程度 < 20 分，中学以上程度 < 24 分。单凭该检查不能诊断痴呆或其他认知障碍，一些痴呆患者评分可能较高，而一些无痴呆患者可能评分偏低。某些具体分数的变化可能比总分更有意义。

二、LOTCA 认知功能评定

进一步的认知评定应采用 Loewenstein 认知障碍成套测验评定法（Loewenstein occupational therapy cognitive assessment，LOTCA）。LOTCA 是由以色列耶路撒冷希伯来大学 Katz. N 博士和 Loewenstein 康复医院的心理学博士 Rahmani. L 于 1974 年提出的，并历经 10 余年的研究，最先应用于脑损伤后患者认知功能的评定。由于其操作简便，使用方便，具有良好的效度和信度，现广泛应用于脑血管病、脑外伤及中枢神经系统发育障碍等原因引起的认知功能障碍的评定。整个测验需时 30～40 分钟，可分 2～3 次完成，适宜在康复临床中使用。主要评测内容包括以下几方面。

1. 定向　通过询问受试者有关地点和时间的相关问题测试受试者是否有地点和（或）时间定向力障碍。

2. 视知觉　通过图像背景分辨、物体识别、形状识别、图形重叠识别及物体一致性识别等测试评定受试者是否有视知觉障碍。

3. 空间知觉　通过观察受试者对身体方向、与周围物体的空间关系及图片中空间关系的辨别情况评定受试者是否有空间知觉障碍。

4. 动作运用　通过动作模仿、物品使用及象征性动作测试受试者是否有动作运用障碍。

5. 视运动组织　通过复绘几何图形、插孔拼图、方块拼图、碎图复原及画钟面等方式测试受试者是否有视运动组织障碍。

6. 思维操作　通过物品分类、图形分类、图片排序及回答逻辑问题测试受试者是否有思维操作障碍。

7. 注意力及专注力　根据受试者测试时的表现打分。

三、神经心理成套测验

常用的 HRB 成套神经心理测验是通过心理测验，研究和观察人类大脑与行为之间的相互关系，帮助医师和治疗师了解脑损伤患者的神经心理状态，从而做出准确的诊断与评定。HRB 成套测验所测试的行为功能范围很广，可评测受试者的主要认知功能。测试内容包括范畴测验、触摸操作测验、侧式优势检查、失语检查、握力测验、手指敲击测验、语音知觉测验、连线测验、音乐节律测试及感知觉障碍检查 10 项。测试通过评分来判断各单项测验结果是否正常，并根据划入异常的测验数计算出损伤指数，再根据损伤指数判断有无脑损伤及损伤程度。损伤指数 = 划入异常的测验数 / 测验总数。根据损伤指数判断脑损伤程度的标准如下：0.00～0.14

为正常；0.15 ～ 0.29 为边缘状态；0.30 ～ 0.43 为轻度脑损伤；0.44 ～ 0.57 为中度脑损伤；0.58 以上为重度脑损伤。

四、注意功能的评定

注意是记忆的基础，也是一切认知活动的基础。注意是指在一定时间内心理活动指向一个符合当前活动需要的特定刺激、同时忽略或抑制无关刺激的能力，是对事物的一种选择性反应。注意的特征包括注意的紧张度、广度、持久性、转移性及分配性。脑损伤或脑功能退化可导致注意障碍，可表现为觉醒状态低下、注意范围缩小、保持注意障碍、选择注意障碍等。常用的注意功能的评定方法有以下几种。

1. 视跟踪　要求受试者的目光跟随光源做上下左右移动。

2. 形状辨认　要求受试者临摹画出垂线、圆形、正方形和 A 字形。

3. 划销测验　要求受试者在专用的划销表中将指定的数字（字母、符号）划去。注意力持久性指数＝总查阅数／划销时间×[（正确划销数－错误划销数）／应划销数]。

4. 听认字母　在 60 秒内，以每秒 1 个字的速度念出没有规则的字母排列，其中有 10 个为指定的同一字母，要求受试者在听到该字母时举手示意，举 10 次为正常。

5. 听跟踪　受试者在闭目的情况下，在其左右前后及头上方摇铃，要求受试者指出摇铃位置。

6. 声识认　给受试者播放各种声音的录音，要求受试者在听到号角声时举手示意。

7. 连线测验　要求受试者按顺序交替连接阿拉伯数字和英文字母。

8. 注意广度的检查　要求受试者按正向或逆向复述逐渐延长的数字串。

9. 注意分配的检查　声光两种刺激同时出现，要求受试者对刺激做出判断和反应。

10. 行为观察　与患者交流互动时注意患者的谈话和行为。

在注意功能的评定过程中有许多因素影响评定的结果，如周围环境、受试者的记忆功能等。为了确定患者注意功能的真实水平，除神经心理学评定、行为观察外，家属和陪护者的报告也应考虑，力求通过综合分析，做出正确评价。

五、记忆功能评定

记忆是以往曾经发生和经历过的事物在头脑中的反映以及留下的痕迹。记忆包括三个基本过程：①识记是记忆的第一个环节，即人通过感知在头脑中留下的痕迹，是识别并记住事物的过程。②保存是记忆的第二个环节，即识记的事物在头脑中储存和巩固的过程，是实现回忆的必要前提。③回忆是记忆的最后一个环节，即对头脑中所保存事物的痕迹的提取过程，包括再现和再认。

根据编码方式及保持时间不同，记忆可分为：①瞬时记忆：当感觉刺激停止后头脑中仍能保持瞬间印象的记忆。信息保留的时间以毫秒计，最长 1 ~ 2 秒，又称感觉记忆。②短时记忆：信息保留的时间在 1 分钟以内，又称工作记忆。一般情况下，信息在短时记忆中仅能保存 30 秒左右。如翻译时的口译过程、学生听课做笔记、查号台的服务等。③长时记忆：信息保留的时间在 1 分钟以上，可持续数日、数年直至终生。与短时记忆相比，长时记忆的功能主要是备用性的，存储在长时记忆中的信息不用时处于一种潜伏状态，只在需要时才被提取到短时记忆中。

记忆功能障碍也相应地分为三个类型：①瞬时记忆障碍：即刻记忆缺陷，如让患者复述 4 个不相关的词，患者表现为不能复述或只能复述 1 个。②短时记忆障碍：保存过程异常和信息的存储时间缩短。如对刚刚发生的事情一会儿就忘记了，反而对较长时间以前发生的事情记忆犹新，颅脑损伤或脑血管意外者多为此类型。③长期记忆障碍：由于存储的信息在提取时受阻而产生回忆过程障碍，先是短时记忆受累，随后长时记忆亦可受影响，痴呆者多属于这一类型。

临床常用标准化测试量表进行记忆功能评定。常用的评定量表：①韦氏记忆评分修订版量表。② Rivermead 行为记忆能力测试量表。③成人记忆和信息处理量表。④ Luria- Nebraska 记忆评分量表。⑤记忆检查量表。⑥ William's 记忆量表。⑦专病性量表。在临床实践中，如何选择一个恰当的量表顺利完成这些测试，则需要专门的知识与培训。

六、知觉功能评定

知觉功能是脑的高级功能，主要包括脑部对各种外界事物识别和处理的过程。当大脑受损后，患者在无感觉功能缺陷、智力衰退、意识障碍及言语困难的情况下，对以往熟悉的事物不能以相应感官感受而加以识别，这种现象称为失认症。失认症中发病率最高的为单侧忽略、疾病失认和 Gerstmann 综合征（包括左右手失认、手指失认、失写、失算）。在运动、感觉、反射均无障碍的情况下，不能按指令完成熟悉的动作称为失用症，其中以结构性失用、运动失用和穿衣失用发病率最高。

不同的知觉功能障碍需应用特定的评定方法。如脑血管意外后最常发生的单侧忽略，可采用二等分线段、划销测验、画图测验、双侧同时刺激检查等方法进行评定。

第八节　疼痛的评定

疼痛是由伤害性刺激引起的一种复杂的主观感觉，常伴有自主神经反应、躯体防御运动、心理反应、情感和行为反应等。疼痛的定义包括痛觉和痛反应两方面内容，痛觉是躯体某一部分厌恶和不愉快的感觉，主要发生在大脑皮层；痛反应可能发生在中枢神经系统的各级水平，主要表现为心率增快、血压升高、呼吸运动改变、瞳孔扩大、出汗、恐惧、痛苦表情等。1980年国际疼痛研究会给疼痛下的定义：疼痛是一种与组织损伤或潜在损伤相关的不愉快的主观感觉和情感体验。

疼痛是一种复杂的感觉、知觉和情感上的体验，是一种极其常见的症状，每个人的一生中都会有疼痛的体验。疼痛的发生具有两重性，一方面，它是机体的保护性反应，以一种症状形式出现，警告机体及时采取行动来避免伤害；另一方面，它可能形成病理性的慢性疼痛综合征，给患者带来巨大的痛苦，严重影响其日常生活，造成焦虑、抑郁等异常情绪。由于多种伤病会出现慢性疼痛，影响患者的康复进程，因此，慢性疼痛的治疗已成为康复医疗的重要工作。客观、准确、全面的疼痛评定是有效治疗的前提，对疼痛治疗效果的评定是调整治疗方案的依据，因此，疼痛的评定在康复医疗过程中具有重要的作用。

一、分类

对疼痛进行分类，有助于认识和研究疼痛，便于诊断和治疗。临床可根据疼痛的性质与持续时间进行分类。

（一）按性质分类

1. 刺痛　又称第一痛（锐痛或快痛）。刺痛引起的冲动是由外周神经 Aδ 纤维向中枢传入，人体的主观感受是痛觉迅速产生，迅速消失，常伴有受刺激肢体的保护性反射，并无明显的不良情绪体验。

2. 灼痛　又称第二痛（弥散痛或钝痛）。灼痛引起的冲动是由外周神经 C 类纤维向中枢传入，人体的主观体验是定位不明确，痛觉缓慢产生，缓慢消失，往往难以忍受。此种疼痛可以反射性引起同一脊髓节段所支配的骨骼肌紧张性强直，多伴有自主神经症状及强烈的情绪色彩。

3. 酸痛　又称第三痛。外周神经中 A 和 C 类纤维均可以传入酸痛的信号。此类痛觉是由内脏和躯体深部组织受到伤害性刺激引起的。人体的主观体验为定位差，无法指出疼痛的具体部位，痛觉难以描述，常伴有内脏与躯体反应和较强的情绪体验。

4. 放射痛 放射痛是指患者除感觉患病部位的局部疼痛外，尚可出现远离病变部位的体表或深部组织的疼痛，多是由于周围神经根的病变所引起的，表现为疼痛沿着受累神经向其远端支配的区域传导。在临床上有很多疾病都是以放射痛为首发症状或主要症状，如腰椎间盘突出症。

5. 牵涉痛 牵涉痛是指某些内脏疼痛往往会引起远隔的体表部位的疼痛感觉或痛觉过敏的现象，是由于不同来源的伤害感受器传入神经汇聚到相同的投射神经元或中枢而引起的。如阑尾炎时，可引起脐周围或上腹部疼痛；心肌缺血或心肌梗死时，可出现心前区、左肩和左上臂尺侧的疼痛；胆囊病变时，可在右肩区出现疼痛。

（二）按持续时间分类

1. 短暂性疼痛 一过性疼痛。

2. 急性疼痛 发病急，持续时间短，在短时间内或经过处理就会消失。

3. 亚急性疼痛 疼痛介于急性疼痛与慢性疼痛之间，这一过程也被视为疼痛可以完全治愈的最后机会。

4. 慢性疼痛 疼痛持续时间长或间断发作。可一发病即为慢性疼痛，亦可由于急性疼痛未治愈延续而来。国际疼痛研究会认为疼痛持续 3 个月即可诊断为慢性疼痛，由于病因不同，临床上宏观地分为癌性疼痛和非癌性疼痛两大类。

5. 再发性疼痛 为一种间隔较长一段时间后再发作的"孤立"的疼痛模式，常常是在慢性病理基础上的急性发作。再发性疼痛与慢性疼痛和亚急性疼痛不同，是不连续的急性重复发作。

二、常用的评定方法

疼痛是一种主观感受，受患者病理生理、心理、文化修养、生活环境等诸多因素的影响，因此疼痛的定性定量有一定的难度，但设法对疼痛客观、准确、全面的评定是有效治疗疼痛的前提。常用的评定方法包括以下几种。

1. 45 区体表面积评定法 45 区体表面积评定法是用疼痛示意图来表示疼痛的部位，量化疼痛区域的大小，同时也可以评定疼痛的性质和程度。临床中适用于范围较广的疼痛，如：颈、肩、腰部的疼痛以及肌肉筋膜痛等。

45 区体表面积图将人体表面分为 45 区，其中前 22 区，后 23 区，每一区有一个特定的号码，检查时令患者用不同颜色或符号在图中标出疼痛部位（图 3-8-1）。

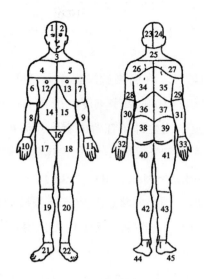

图 3-8-1 45 区体表面积图

评分标准：涂盖一区为 1 分（每区无论涂盖大小，即便是涂盖了一个区的一小部分也评为 1 分），未涂处为 0 分，总评分表示疼痛的区域。不同颜色或不同符号表示疼痛的不同强度，其中：无色或"—"表示无痛；黄色或"○"表示轻度疼痛；红色或"□"表示中度疼痛；黑色或"△"表示重度疼痛。最后计算疼痛区域占整个体表面积的百分比。

2. 压力测痛法 主要用于痛阈及耐痛阈的评定，特别适用于骨骼肌肉系统疼痛的评定。

将压力测痛计放在患者手指关节等处逐渐施加压力，同时观察患者反应，然后记录诱发疼痛所需要的压力强度（单位：N 或 kg/cm^2），此值为痛阈。继续施加压力至不可耐受时，记录最高疼痛耐受限度的压力强度（单位：N 或 kg/cm^2），此值为耐痛阈。

3. 视觉模拟评分法（visual analogue scale，VAS） VAS 量表是一种简单有效的测量疼痛强度的方法，已广泛应用于临床和研究中。应用 VAS 量表，患者可以恰当地表达对疼痛程度的感受，灵敏度高。VAS 方法一般用于 8 岁以上、能正确表达自己感受和身体状况的患者。

具体方法：在一张白纸上画一条 10cm 的粗直线，两端分别是"无痛"（0）和"极痛"（10）。患者根据自己对疼痛程度的感受，在直线的某一点标记出来。测试者用直尺测量从"无痛"起点到患者确定点的直线距离，以测得的数值表达疼痛的强度（图 3-8-2）。一般重复两次，取平均值。

$$\overline{}$$

0   10
无痛   极痛

图 3-8-2　VAS 法

VAS 法也可用于疼痛测量尺。疼痛测量尺正面无刻度，左端有"无痛"，右端有"极痛"的标志，背面有 0 ～ 10 的数字刻度。患者可以从正面移动标尺上的游标标记自己感受到的疼痛程度，医生即可在背面看到具体数字。若在线上的两端分别标上"疼痛无缓解"和"疼痛完全缓解"，即称为疼痛缓解的视觉模拟评分法。

4. 口述分级评分法（verbal rating scale，VRS）　VRS 量表又称言语评定量表。选取一系列描述疼痛的形容词，并将这些形容词按最轻到最重的顺序排列，令患者根据自己的感受进行选择。一般为 5 级评分法，用"无痛""轻度痛""中度痛""重度痛""极重度痛"来表示。

5. 数字分级评分法（numerical rating scale，NRS）　NRS 是以 0 ～ 10 共 11 个点来描述疼痛的强度，其中，0 表示无痛，10 表示剧痛。被测者根据个人疼痛的感受在其中的一个数字上做记号。NRS 比 VAS 更为直观，但患者容易受到数字和描述词的干扰，降低了灵敏性和准确性（图 3-8-3）。

0　1　2　3　4　5　6　7　8　9　10
无痛　　　　　　　中痛　　　　　　最痛

图 3-8-3　NRS 法

6. 疼痛简明记录量表（brief pain inventory，BPI）　BPI 由威斯康星大学神经科疼痛小组研制，是将感觉、情感和评价三个因素分别量化的疼痛评定量表。此表包括了有关疼痛原因、疼痛性质、对生活的影响、疼痛部位等描述词，并采用 NRS（0 ～ 10 级）描述疼痛程度，从多方面对疼痛进行评价。BPI 是一种快速多维的测痛与评价方法（表 3-8-1）。

表 3-8-1　疼痛简明记录量表

一、在一生中，我们大多数人都曾体验过轻微头痛或扭伤和牙痛，今天您是否有疼痛？

　　1. 是　　　2. 否

二、请您用阴影在下图中标出您的疼痛部位，并在最疼痛的部位打 X 。

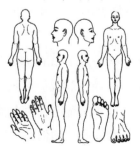

三、请您圈出一个数字，以表示您在 24 小时内疼痛最重的程度。

0 1 2 3 4 5 6 7 8 9 10

不痛　　　　　　　　　　　　　您能想象的最痛

四、请您圈出一个数字，以表示您在 24 小时内疼痛最轻的程度。

0 1 2 3 4 5 6 7 8 9 10

不痛　　　　　　　　　　　　　您能想象的最痛

五、请您圈出一个数字，以表示您在 24 小时内疼痛的平均程度。

0 1 2 3 4 5 6 7 8 9 10

不痛　　　　　　　　　　　　　您能想象的最痛

六、请您圈出一个数字，以表示您现在疼痛的程度。

0 1 2 3 4 5 6 7 8 9 10

不痛　　　　　　　　　　　　　您能想象的最痛

七、目前您正在接受什么药物和疗法治疗疼痛？

八、请圈出一个百分数，以表示 24 小时内镇痛治疗后疼痛缓解了多少？

0% 10% 20% 30% 40% 50% 60% 70% 80% 90% 100%

无缓解　　　　　　　　　　　　　　　　　　　完全缓解

九、请圈出一个数字，表示您上周受疼痛影响的程度。

A. 日常活动

0 1 2 3 4 5 6 7 8 9 10

无影响　　　　　　　　　　　　完全影响

B. 情绪

0 1 2 3 4 5 6 7 8 9 10

无影响　　　　　　　　　　　　完全影响

C. 行走能力

0 1 2 3 4 5 6 7 8 9 10

无影响　　　　　　　　　　　　完全影响

D. 日常工作

0 1 2 3 4 5 6 7 8 9 10

无影响　　　　　　　　　　　　完全影响

E. 与他人的关系

0 1 2 3 4 5 6 7 8 9 10

无影响　　　　　　　　　　　　完全影响

F. 睡眠

0 1 2 3 4 5 6 7 8 9 10

无影响　　　　　　　　　　　　完全影响

G. 生活乐趣

0 1 2 3 4 5 6 7 8 9 10

无影响　　　　　　　　　　　　完全影响

7. 简式 McGill 疼痛问卷　Melzack 提出了内容简捷、费时较少的简式 McGill 疼痛问卷（short-form of McGill pain questionnaire, SF-MPQ）。SF-MPQ（表 3-8-2）

由 11 个感觉类和 4 个情感类描述词以及现时疼痛强度（present pain intensity，PPI）和 VAS 组成，每个描述词以 0 ～ 3 分进行强度分级。SF-MPQ 对各种疼痛治疗产生的临床变化较敏感，对癌痛引起的慢性疼痛也同样有效。根据患者的自我感受，SF-MPQ 可得出疼痛的感觉类分、情感类分、疼痛总分、选词数、VAS 分以及 PPI 分，从而对疼痛进行量化评定，其评定结果与 MPQ 具有很高的相关性。

表 3-8-2　简式 McGill 疼痛问卷

疼痛分级指数、疼痛描述词	无疼痛	轻度痛	中度痛	重度痛
跳动的	0）＿＿＿	1）＿＿＿	2）＿＿＿	3）＿＿＿
射穿的	0）＿＿＿	1）＿＿＿	2）＿＿＿	3）＿＿＿
刺穿的	0）＿＿＿	1）＿＿＿	2）＿＿＿	3）＿＿＿
锐利的	0）＿＿＿	1）＿＿＿	2）＿＿＿	3）＿＿＿
痉挛的	0）＿＿＿	1）＿＿＿	2）＿＿＿	3）＿＿＿
剧痛的	0）＿＿＿	1）＿＿＿	2）＿＿＿	3）＿＿＿
烧灼的	0）＿＿＿	1）＿＿＿	2）＿＿＿	3）＿＿＿
隐痛的	0）＿＿＿	1）＿＿＿	2）＿＿＿	3）＿＿＿
沉痛的	0）＿＿＿	1）＿＿＿	2）＿＿＿	3）＿＿＿
触痛的	0）＿＿＿	1）＿＿＿	2）＿＿＿	3）＿＿＿
分裂痛的	0）＿＿＿	1）＿＿＿	2）＿＿＿	3）＿＿＿
疲劳力尽感	0）＿＿＿	1）＿＿＿	2）＿＿＿	3）＿＿＿
不适感	0）＿＿＿	1）＿＿＿	2）＿＿＿	3）＿＿＿
恐惧感	0）＿＿＿	1）＿＿＿	2）＿＿＿	3）＿＿＿
受折磨感	0）＿＿＿	1）＿＿＿	2）＿＿＿	3）＿＿＿
VAS	无痛　　　　　　　　　　　　　　　　　　最痛			
PPI	0 无痛，1 轻微的，2 不适的，3 痛苦的，4 可怕的，5 剧痛			

第九节　言语与吞咽功能评定

　　语言是伴随人类劳动而产生的重要交际工具，吞咽更是人类必不可少的生理活动。由于言语与吞咽功能在生理、病理上有一定联系，且这两种功能障碍在康复临床工作中常一同归属为言语治疗师的工作范围，故在此将两者一并讲述。

一、言语功能评定

语言（language）是人们进行沟通交流的约定俗成的符号系统，是指将抽象的词语按一定的逻辑排列以表达思想、行动和需求的方式。语言的表现形式包括口语、书面语和姿势语（如手势、表情及肢体语等）。语言能力包括对符号的理解（接受）和表达（运用）能力。形成语言能力的关键部位是大脑的语言中枢。95%的右利者和70%的左利者的语言中枢位于大脑左侧半球。代表性的语言障碍有失语症（aphasia）和语言发育迟缓（delayed language development）。

言语（speech）是表达语言的一种方式，是有声语言（口语）形成的机械过程。人类声音是由肺部呼出的气流震动声带，并经声道的共鸣而形成的。言语的产生有赖于相关神经和肌肉的正常活动，当这些神经和（或）肌肉发生病变时，就会产生言语障碍，表现为说话费力或发音不清。代表性的言语障碍有构音障碍（dysarthria）和口吃（stutter）。

言语－语言功能障碍（以下简称言语障碍）是指通过口语或书面语言或手势语进行交流时出现的障碍，主要包括听、说、读、写等方面。言语障碍可有嗓音异常、构音障碍、失语症、口吃、儿童语言发育迟缓及精神或智力异常引起的言语功能异常等表现，康复临床中常见的是由脑损伤引起的失语症与构音障碍，本节主要介绍这两种言语障碍的评定。

（一）失语症评定

失语症是最常见的言语障碍之一，多见于脑损伤患者，是影响患者康复进程的常见不利因素之一。

1. 定义　失语症是一种获得性语言障碍，指由于脑损伤所导致的原已习得的语言功能丧失或受损的言语障碍综合征。临床可出现对语言符号的感知、理解、组织运用或表达等某一方面或几个方面的功能障碍，表现为听、说、读、写等功能障碍（表3-9-1）。

表 3-9-1　失语症常见症状

分类	症状
听觉理解障碍	语音辨认障碍、语意理解障碍
口语表达障碍	发音障碍、说话费力、错语（语音错语、语意错语、新语）、杂乱语、找词困难（包括迂回现象）、刻板语言、言语持续现象、模仿语言、语法障碍（失语法、语法错乱）、言语流畅性异常、复述异常
阅读障碍	形音义失读、形音阅读障碍、形义失读
书写障碍	书写不能、构字障碍、镜像书写、书写过多、惰性书写、象形书写、错误语法

2. 分类及表现（表 3-9-2）

表 3-9-2　常见失语症类型、病灶及表现特征

失语症类型	病灶部位	流畅度	复述	语言、文字理解	朗读	书写	命名
Broca 失语（BA）	左额下回后部	×	×	△	×	×	×
Wernicke 失语（WA）	左颞上回后部	○（错语、赘语）	×	×	×	×	×
传导性失语（CA）	左弓状束及缘上回	○（找词困难、错语）	×	△	×	×	×
完全性失语（GA）	左额顶颞叶大灶	×（刻板语言）	×	×	×	×	×
经皮质运动性失语（TCMA）	左 Broca 区上部	×	○	○	△	×	△
经皮质感觉性失语（TCSA）	左颞顶分水岭区	○（错语）	○	×	△	△	△
经皮质混合性失语（MTCA）	左分水岭大灶	×（模仿语言）	△	×	×	×	×
命名性失语（AA）	左颞顶枕结合区	○（空话）	○	○	△	△	△

注：正常○，部分障碍△，障碍 ×。

3. 评定的意义

（1）判定患者是否有失语症，并进一步进行失语症分类。

（2）评价言语障碍的严重程度和具体情况，了解各种影响患者交流能力的因素，精确评价患者残留的交流能力。

（3）确定可行的治疗目标，设计合理的治疗方案，以促进患者最大限度恢复交流能力，并可对患者康复结局进行预测。

4. 常用评定方法

（1）国际常用方法　西方失语成套测验（western aphasia battery，WAB），因其内容受语言和文化背景影响较小，是目前广泛用于失语症检查的方法之一。WAB 共有以下几个评定项目。

1）自发言语　包括 2 个亚项。①信息量的检查：提出七个问题，其中前六个问题就患者本人姓名、住址等简单提问，第七个问题则要求描述所示图画内容。根

据回答结果评 0～10 分。②流畅度、语法能力和错语检查：根据上述七个问题对这些功能进行评估，0～10 分。

2）听觉理解　包括 3 个亚项。①是非题：包括姓名、性别、住址等简单问答 20 题，每题 3 分，共 60 分。②听词辨认：包含实物、绘出的物体、形状、身体左右部等 10 个内容，最高 60 分。③相继指令：在患者面前按一定顺序摆放几件物品（如笔、梳子和书），然后要求患者完成依次发出的指令，共 80 分。

3）复述检查　让患者复述各项内容，每项可重复一次。满分为 100 分。

4）命名检查　包括 4 个亚项。①物体命名：向患者出示 20 件物品令其命名，最高 60 分。②自发命名：让患者在 1 分钟内尽可能多地说出动物名称，最高为 20 分。③完成句子：令患者完成检查者说出的不完整的分段句子，满分为 10 分。④应答性命名：要求患者用物品名回答问题，满分为 10 分。

（2）北京医科大学汉语失语成套测验　北京医科大学汉语失语成套测验（aphasia battery of Chinese，ABC）主要参考 WAB 的检测方法，并结合中国汉语文化背景经修改后拟定，自 1988 年开始应用于临床。评定时需准备梳子、铅笔、钥匙、火柴等实物以及图卡、积木等物品。评定内容分以下几项。

①口语表达：包括谈话、复述和命名等。

②听理解：包括"是／否"题、听辨认和执行口头指令等。

③阅读：包括视读、听词辨认、朗读词并配画、朗读指令并执行和选词填空等。

④书写：包括写姓名地址、抄写、系列写数、听写、看图写和写病史等。

⑤其他神经心理学检查：包括意识、注意力、定向力、记忆力、视空间功能、运用、计算、额叶运动功能及利手测定等。

（二）构音障碍评定

构音障碍是常见的言语功能障碍之一，主要临床特点为发音困难，可由脑损伤所导致，亦可由颅神经病变所引起。

1. 定义　构音障碍（dysarthria）是指因神经肌肉病变所导致的发音器官的肌肉无力瘫痪、肌张力异常和运动不协调等而出现的发声、发音、共鸣、韵律等异常。临床可表现为发声困难、发音不准、咬字不清，声响、音调及速度、节律等异常和鼻音过重等言语听觉特征的改变。构音障碍是口语的语音障碍，词义表达和语法正常，听觉理解也无障碍。

2. 分类及表现（表 3-9-3）

表 3-9-3　构音障碍的类型和言语特征

类型	常见原因	神经肌肉病变	言语特征
迟缓型	球麻痹、低位脑干卒中，脑干型小儿麻痹症，延髓空洞症，重症肌无力，面神经麻痹	松弛型瘫痪无力，肌张力低下，肌肉萎缩，舌肌震颤	伴有呼吸音，鼻音过重，辅音不准确，单音调，音量降低，空气由鼻孔逸出而语句短促
痉挛型	脑性瘫痪，脑卒中，假性球麻痹（脑炎、外伤、肿瘤）	痉挛性瘫痪无力，活动范围受限，运动缓慢	辅音不准确，单音调，刺耳音，紧张窒息样声音，鼻音过重，偶尔音词中断，言语缓慢无力，音调低，语句短
共济失调型	脑卒中，肿瘤或外伤性共济失调，脑性瘫痪，感染中毒致Friedreich 共济失调	不协调运动，运动缓慢，肌张力低下	不规则的言语中断和音调、响度与辅音不规则，发元音不准确，刺耳音，所有音节发同样的重音，音节与字之间的间隔延长
运动减少型	帕金森病	运动缓慢，活动受限，活动贫乏，肌强直，丧失自主运动	单音调，重音减弱，辅音不准确、不恰当的沉默，刺耳音，呼吸音，语音短促，速度缓慢
运动过多型	舞蹈症，手足徐动症	迅速的不自主运动，肌张力异常，扭转或扭曲运动，运动缓慢，不自主运动	语音不准确，异常拖长，说话时快时慢，刺耳音；辅音不准确，元音延长，变调，刺耳音，语音不规则中断，音量变化过度或声音中止
混合型（痉挛、迟缓、共济失调）	肌萎缩性侧索硬化，脑外伤，多发性硬化	无力、运动缓慢、活动范围受限，多样化（肌无力、张力高），反射亢进，假性球麻痹	速率缓慢低音调，紧张窒息音，鼻音过重，鼻漏（空气从鼻孔逸出），音量控制障碍，刺耳音，不适当的音调和呼吸音重音改变

3. 评定意义

（1）对各发音器官的运动功能进行评价，明确受损功能及受损程度。

（2）辨别不同类型构音障碍言语特征变化，指导治疗。

（3）分析功能障碍的主要影响因素，如呼吸、肌张力、运动协调性等，便于制订治疗计划，观察疗效。

4. 评定方法　目前临床多采用改良 Frenchay 构音障碍评定法。此方法由河北省人民医院康复中心依据汉语的特点，对 Frenchay 构音障碍评定方法进行了增补和修订。改良 Frenchay 包括以下 8 个大项，29 个分项目。

①反射：包括咳嗽、吞咽、流涎。

②呼吸：包括静止状态、言语时状态。

③唇的运动：包括静止状态、唇角外展、闭唇鼓腮、交替动作、言语时状态。

④颌的位置：包括静止状态、言语时状态。

⑤软腭运动：包括反流、抬高、言语时状态。

⑥喉的运动：包括发音时间、音高、音量、言语。

⑦舌的运动：包括静止状态、伸舌、上下运动、两侧运动、交替发音、言语时状态。

⑧言语：包括读字、读句子、会话、速度。

改良 Frenchay 构音障碍评定法有详细的评定标准。每个分项目均根据障碍严重程度由轻到重分为 a 至 e 五级，a 级为正常，b 级为轻度异常，c 级为中度异常，d 级为明显异常，e 级为严重异常。将每一个分项目的评定结果标示在一总表上，即可清晰判断患者构音活动中哪些因素异常及其受损程度。另外，可根据 29 个分项目中评定为 a 级的项目数与总项目数的比值（a 项 / 总项数）来评定构音障碍的程度。

二、吞咽功能评定

吞咽是人类最复杂的行为之一，需要口腔、咽和食管功能的正常协调。食物和饮料由口腔传送到胃的过程大致可以分为四期，即制备期、口腔期、咽期和食管期。由多种原因导致的食物不能经口腔进入到胃内称为吞咽障碍，表现为液体或固体食物进入口腔、吞下过程发生障碍或吞下时发生误吸、呛咳，甚至窒息致死。

（一）吞咽功能评定适应证与禁忌证

1. 适应证　各种中枢神经系统、周围神经系统损伤或病变等引起的吞咽功能障碍的筛查。

2. 禁忌证　昏迷或低反应状态。

（二）常用吞咽功能障碍评定方法

1. 反复唾液吞咽试验　受检者采取放松体位。检查者将手指放在受检者的喉结和舌骨位置，让受检者尽量快速反复吞咽。观察喉结及舌骨随着吞咽运动越过手指向前上方移动再复位的次数。当受检者口腔过于干燥无法吞咽时，可在舌面上注入约 1mL 水后再令其吞咽。计算 30 秒内完成的次数。健康成人至少能完成 5 ～ 8 次。

如果少于 3 次 /30 秒，由需要进一步检查评定。

2. 洼田饮水试验　首先令患者用茶匙饮水（每茶匙 5 ～ 10mL），如患者在此阶段即发生明显呛咳，可直接判断为饮水吞咽测试异常。如无明显呛咳，则让患者采取坐位姿势，将 30mL 温水一口咽下，记录饮水情况。Ⅰ级：可一口喝完，无噎呛，5 秒内喝完为正常，超过 5 秒为可疑吞咽障碍；Ⅱ级：分两次以上喝完，无噎呛，可疑吞咽障碍；Ⅲ级：能一次喝完，但有噎呛，确定有吞咽障碍；Ⅳ级：分两次以上喝完，且有噎呛，确定有吞咽障碍；Ⅴ级：常常呛住，难以全部喝完，确定有吞咽障碍。

3. 简易吞咽激发试验　将 0.4mL 蒸馏水滴注到患者咽上部，观察患者的吞咽反射和从滴注后到发生反射的时间差。如 3 秒内能够诱发吞咽反射，则判定为吞咽正常。如果超过 3 秒，则为不正常。由于该试验无需患者任何主动配合和主观努力，故尤其适用于卧床患者。

4. 咳嗽反射试验　将 20% 生理盐水酒石酸溶液 2mL 置于鼻喷器中，令患者吸入喷雾，刺激喉部咳嗽感受器，引发咳嗽反射。如引出咳嗽反射，表示患者能够通过该反射防止食物进入气管深处；如咳嗽反射减弱或消失，则误吸或误咽的可能性大大增加。

第十节　心肺功能评定

心肺功能是人体新陈代谢和运动耐力的基础，指肺呼吸和心脏活动推动血液循环向机体输送氧气和营养物质，从而满足人体生命活动的物质与能量代谢需要。心肺功能与人的体质健康和竞技运动能力有极为密切的关系，心肺功能评定也是康复功能评定中的重要组成部分。

一、心功能评定

常用的心功能评定方法包括对体力活动的主观感觉分级（如心脏功能分级、自觉用力程度分级）、超声心动图、心脏负荷试验（如心电运动试验、超声心动图运动试验、核素运动试验、6 分钟步行试验）等。心脏负荷试验中最常用的是心电运动试验。

（一）心功能分级

通常采用美国心脏协会的分级方法（表 3-10-1）。

表 3-10-1　心脏功能分级及治疗分级（美国心脏协会）

		临床情况	持续 - 间歇活动的能量消耗（千卡 / 分）	最大代谢当量（METs）
功能分级	Ⅰ	患有心脏疾病，其体力活动不受限制。一般体力活动不引起疲劳、心悸、呼吸困难或心绞痛	4.0～6.0	6.5
	Ⅱ	患有心脏疾病，其体力活动稍受限制，休息时感到舒适。一般体力活动时，引起疲劳、心悸、呼吸困难或心绞痛	3.0～4.0	4.5
	Ⅲ	患有心脏疾病，其体力活动大受限制，休息时感到舒适，较一般体力活动为轻时，即可引起疲劳、心悸、呼吸困难或心绞痛	2.0～3.0	3.0
	Ⅳ	患有心脏疾病，不能从事任何体力活动，在休息时也有心功能不全或心绞痛症状，任何体力活动均可使症状加重	1.0～2.0	1.5
治疗分级	A	患有心脏疾病，其体力活动不应受任何限制		
	B	患有心脏疾病，其一般体力活动不应受限，但应避免重度或竞赛性用力		
	C	患有心脏疾病，其一般体力活动应中度受限，较为费力的活动应予中止		
	D	患有心脏疾病，其一般体力活动应严格受到限制		
	E	患有心脏疾病，必须完全休息，限于卧床或坐椅子		

（二）心电运动试验

1. 心电运动试验的目的　心电运动试验可评定心功能、体力活动能力，确定患者进行运动的危险性，为制订运动处方提供依据，并能评定运动锻炼和康复治疗的效果；用于冠心病的早期诊断及判定冠状动脉病变的严重程度及预后；发现潜在的心律失常和鉴别良性及器质性心律失常等。

2. 心电运动试验的种类　心电运动试验可依据所用设备及终止试验的运动强度进行分类。

（1）按所用设备分类　①活动平板试验；②踏车试验；③便携式运动负荷仪；④台阶试验。

（2）按终止试验的运动强度分类　①极量运动试验：运动强度逐级递增直至受试者感到筋疲力尽，或继续运动时心率与摄氧量不再增加为止，即达到生理极限。

适用于运动员及健康的青年人。极量运动试验可按性别和年龄推算的预计最大心率（220- 年龄）作为终止试验的标准。②亚（次）极量运动试验：运动至心率达到亚极量心率，即按年龄预计最大心率（220- 年龄）的 85% 或达到（195- 年龄）时结束试验。用于测定非心脏病患者的心功能和体力活动能力。③症状限制运动试验：运动进行至出现必须停止运动的指征（症状、体征、心率、血压或心电图改变等）为止。停止运动的指征：出现呼吸急促或困难、胸闷、胸痛、心绞痛、极度疲劳、下肢痉挛、严重跛行、身体摇晃、步态不稳、头晕、耳鸣、恶心、意识不清、面部有痛苦表情、面色苍白、发绀、出冷汗等症状和体征；运动负荷增加时收缩压不升高反而下降，低于安静时收缩压的 1.33kPa 以上（> 10mmHg）；运动负荷增加时收缩压上升，超过 29.33 ～ 33.33kPa（> 220 ～ 250mmHg）；运动负荷增加时舒张压上升，超过 14.7 ～ 16.0kPa（> 110 ～ 120mmHg）；或舒张压上升，超过安静时舒张压的 2.00 ～ 2.67kPa（> 15 ～ 20mmHg）；运动负荷不变或增加时，心率不增加，甚至下降超过 10 次 / 分；心电图显示 ST 段下降或上升 ≥ 1mm；出现严重心律失常；患者要求停止运动。症状限制运动试验是临床上最常用的方法，用于冠心病诊断，评定正常人和病情稳定的心脏病患者的心功能和体力活动能力，为制订运动处方提供依据。④低水平运动试验：运动至特定的、低水平的靶心率、血压和运动强度为止。即运动中最高心率达到 130 ～ 140 次 / 分，或比安静时增加 20 次 / 分；最高血压达 160mmHg，或比安静时增加 20 ～ 40mmHg；运动强度达 3 ～ 4METs，作为终止试验的标准。低水平运动试验是临床上较常用的方法，适用于急性心肌梗死后或心脏手术后早期康复病例，以及其他病情较重者，可作为出院评价、开具运动处方、预告危险及指导用药的参考。

3. 心电运动试验的禁忌证　绝对禁忌证：急性心肌梗死（2 天内）；药物未控制的不稳定型心绞痛；引起症状和血流动力学障碍的未控制心律失常；严重主动脉狭窄；未控制的症状明显的心力衰竭；急性肺动脉栓塞和肺梗死；急性心肌炎或心包炎；急性主动脉夹层等。相对禁忌证：左右冠状动脉主干狭窄和同等病变；中度瓣膜狭窄性心脏病；明显的心动过速或过缓；肥厚型心肌病或其他原因所致的流出道梗阻性病变；电解质紊乱；高度房室传导阻滞及高度窦房传导阻滞；严重动脉压升高；精神障碍或肢体活动障碍，不能配合进行运动。

4. 心电运动试验方案　根据受试者的个体情况及实验目的不同，选择不同的方案。运动试验的起始负荷必须低于受试者的最大承受能力，方案难易适度，每级运动负荷最好持续 2 ～ 3 分钟，运动试验总时间在 8 ～ 12 分钟为宜。国内最常用的是 Bruce 方案（平板运动试验方案）和 WHO 推荐方案（踏车运动试验方案）。

5. 心电运动试验操作的具体要求　心电运动试验前、试验中、试验后的具体要求如下。

（1）试验前　尽可能在试验前停用可能影响试验结果的药物。前12小时内需避免剧烈体力活动，3小时内应禁食和禁烟。试验开始前，测基础心率和血压，并检查12导联心电图和3通道监测导联心电图。应配备除颤器和必要的抢救药品，以便出现严重问题时能给予及时的处理。

（2）试验过程中　密切观察和详细记录心率、血压、心电图及受试者各种症状及体征。如果没有终止试验的指征，在被试者同意继续增加运动强度的前提下，将负荷加大至下一级，直至到达运动终点。如出现终止运动的指征，应及时终止试验，并密切观察和处置。

（3）试验终止后　达到预定的运动终点或出现终止试验的指征时，应逐渐降低运动强度。异常情况常常会发生在运动终止后的恢复过程中，因此，终止运动后，要即刻令受试者采取卧位，描记即刻（30秒以内）、2分钟、4分钟、6分钟的心电图并同时测量血压。以后每5分钟测定一次，直至各项指标接近试验前的水平或患者的症状或其他严重异常表现消失为止。

6. 心电运动试验的终点　极量运动试验的终点为达到生理极限或预计最大心率；亚极量运动试验的终点为达到亚极量心率；症状限制运动试验的终点为出现必须停止运动的指征；低水平运动试验的终点为达到特定的靶心率、血压和运动强度。

7. 运动试验的结果及其意义　心电运动试验中出现的症状、体征及特定指标的改变均有重要意义。

（1）运动中发作典型心绞痛　这是运动试验阳性的标准之一。

（2）运动诱发心律失常　运动试验中出现频发、多源、连发性期前收缩或阵发性室速伴缺血型ST段改变者，提示有多支冠脉病变。

（3）运动试验中血压未能相应升高　运动负荷逐渐加大的过程中收缩压不升高（收缩压峰值＜120mmHg或收缩压上升＜20mmHg），或较运动前或前一级运动时持续降低≥10mmHg，或低于静息水平，提示冠状动脉多支病变。

（4）心电图ST段改变　ST段下移出现在胸前导联最有意义，尤其V5导联是诊断冠心病的可靠导联。ST段改变阳性诊断标准：下斜型、水平型和上斜型ST段阳性标准分别为J点后60mm处下移≥1mm、≥1.5mm及≥2mm。

（5）心率收缩压乘积　这是反映心肌耗氧量和运动强度的重要指标。心绞痛发病就是因为心肌耗氧量超过了冠状动脉的供血、供氧量，故可以用心肌耗氧量的大小来评价心脏功能。

（6）自觉用力程度分级　自觉用力程度分级（RPE）是利用运动中的自我感觉

来判断运动强度。RPE 与心率和耗氧量具有高度相关性。

二、肺功能评定

（一）呼吸困难分级

这可用于评价呼吸系统疾病患者的肺功能，并指导患者的日常生活活动和康复治疗（表 3-10-2）。

表 3-10-2 呼吸困难分级

	分级	表现
1	正常	
2-	轻度	能上楼梯从第 1 层到第 5 层
2		能上楼梯从第 1 层到第 4 层
2+		能上楼梯从第 1 层到第 3 层
3-	中度	如按自己的速度不休息能走 1km
3		如按自己的速度不休息能走 500m
3+		如按自己的速度不休息能走 200m
4-	重度	如走走歇歇能走 200m
4		如走走歇歇能走 100m
4+		如走走歇歇能走 50m
5-	极重度	起床、做身边的事就感到呼吸困难
5		卧床、做身边的事就感到呼吸困难
5+		卧床、说话也感呼吸困难

（二）肺容积

肺容积是指安静状态下，测定一次呼吸所出现的容积变化，包括以下项目。

1. 潮气量（TC） 为 1 次平静呼吸进出肺内的气量。正常成人约 500mL。

2. 深吸气量（IC） 为平静呼气末尽力吸气所吸入的最大气量，即潮气容积加补吸气容积。正常男性约 2600mL，女性约 1900mL。

3. 补呼气量（ERV） 为平静呼气末再用力呼气所呼出的气量。正常男性约 910mL，女性约 560mL。

4. 肺活量（VC） 肺活量为潮气量、补吸气量和补呼气量之和。正常男性约 3470mL，女性约 2440mL。

5. 功能残气量（FRC）及残气量（RV） 功能残气量及残气量分别是平静呼气

后和最大深呼气后残留在肺内的气量。正常 FRC 在男性（2270±809）mL，女性（1858±552）mL，RV 在男性（1380±631）mL，女性（1301±486）mL。

（三）通气功能

通气功能是指在单位时间内随呼吸运动进出肺的气量和流速，又称动态肺容积。凡能影响呼吸频率和呼吸幅度的生理、病理因素，均可影响通气量。

1.每分通气量（VE） 它是指每分钟出入肺的气量，等于潮气容积 × 呼吸频率 / 分。正常男性每分钟静息通气量（6663±200）mL，女性（4217±160）mL。

2.最大通气量（MVV） 它是以最快呼吸频率和最大呼吸幅度呼吸 1 分钟的通气量。正常男性（104±2.71）L，女性（82.5±2.17）L，实测值占预计值的百分比低于 70% 为异常。

3.用力肺活量（FVC） 它是指深吸气后以最大用力、最快速度所能呼出的气量。

4.肺泡通气量（VA） 它是指每分钟内进入呼吸性细支气管及肺泡的气量，只有这部分气量才能参与气体交换。正常人潮气量约为 500mL，其中在呼吸性细支气管以上气管中的气量不参与气体交换，称解剖无效腔即死腔气，约 150mL。

（四）运动气体代谢测定

运动气体代谢测定是指通过呼吸气分析推算体内气体代谢情况的一种检测方法，常用指标如下。

1.摄氧量 摄氧量（VO_2）又称耗氧量、吸氧量，是指机体所摄取或消耗的氧量，是反映机体能量消耗和运动强度的指标，也反映机体摄取、利用氧的能力。

2.最大摄氧量 最大摄氧量（VO_{2max}）又称最大耗氧量、最大吸氧量或最大有氧能力，是指运动强度达到最大时机体所摄取并供组织细胞消耗的最大氧量，是综合反映心肺功能状况和最大有氧运动能力的最好生理指标。正常人最大摄氧量取决于心排出量和动静脉氧分压差，即 $VO_2=$ 心排出量 ×（动脉氧分压－静脉氧分压）。最大摄氧量受心肺功能、血管功能、血液携氧能力和肌肉细胞有氧代谢能力的影响。

3.代谢当量 代谢当量（MET）是一种表示相对能量代谢水平和运动强度的重要指标。健康成年人坐位安静状态下耗氧量为 3.5mL/（kg·min），将此定为 1MET，根据其他活动时的耗氧量可推算出其相应的 METs 值。不同的人在从事相同的活动时其 METs 值基本相等。METs 值可用于表示运动强度、制订个体化运动处方、指导日常生活和职业活动、判定最大运动能力和心功能水平等。

4.无氧阈 无氧阈（AT）是指人体在逐级递增负荷运动中，有氧代谢已不能满足运动肌肉的能量需求，开始大量动用无氧代谢供能的临界点。无氧阈是测定有氧代谢能力的重要指标，无氧阈值越高，机体的有氧供能能力越强。无氧阈测定通常采用有创的乳酸无氧阈（乳酸阈）和无创的通气无氧阈（通气阈）测定法。

第十一节　日常生活活动能力与生存质量评定

一、日常生活活动能力评定

日常生活活动（activities of daily living，ADL）是指人们为了独立生活而每天必须反复进行的、最基本的、最具有共性的一系列活动。它包括衣、食、住、行，个人卫生、独立的社区活动等多方面内容。更广泛意义的日常生活活动能力则是指个体在家庭、工作机构及社区中管理自己的能力，除了包括最基本的生活能力之外，还包括与他人交往的能力以及在经济上、社会上和职业上合理安排自己生活的能力。

日常生活活动能力是在个体发育中逐步形成并通过反复实践而习得的。日常生活活动能力是人独立生活的基础条件，对残疾患者来说具有十分重要的现实意义，其评定也是康复医学综合评定中不可缺少的一个重要方面。

（一）分类

1. 基础性或躯体性日常生活活动（basic or physical ADL，BADL or PADL） 基础性或躯体性 ADL 是指人们为了维持基本的生存、生活需要而每天必须反复进行的基本活动，包括进食、更衣、个人卫生等自理活动和转移、行走、上下楼梯等身体活动。

2. 工具性日常生活活动（instrumental ADL，IADL） 工具性 ADL 是指人们为了维持独立的社会生活所需的较高级的活动，包括购物、炊事、洗衣、交通工具的使用、处理个人事务、休闲活动等，大多需借助工具进行。

BADL 评定可反映个体较基础的运动功能，适用于较重的残疾，常用于医疗机构内的患者；IADL 评定可反映个体较为复杂的功能和能力，适用于较轻的残疾，常用于社区残疾患者及老年人。

（二）评定

1. 主要评定内容 主要包括以下几部分内容。

（1）自理方面　包括进食、穿衣、洗漱、修饰、如厕等。

（2）运动方面　包括床上运动、转移、室内外行走、上下楼梯、操纵轮椅等。

（3）家务方面　包括购物、炊事、洗衣、打扫卫生、使用家具及家用电器等。

（4）交流与认知方面　包括理解、表达、阅读、书写、打电话、使用计算机、识别环境标志、语言交流等。

（5）娱乐方面　包括打扑克、下棋、摄影、旅游、社交活动等。

2. 评定目的　依据 ICF 的理论，ADL 评定是在个体水平对患者进行能力障碍的评定，即评定患者是否有活动受限。

（1）明确患者日常生活能否独立及独立程度，分析不能独立的原因。

（2）根据评定结果拟定适合的治疗目标，制订符合患者实际情况的有针对性的 ADL 训练计划。

（3）在训练过程中进行动态评估，不断调整与修订训练方案。

（4）评价治疗效果，对预后做出初步判断。

（5）根据评定结果安排患者返家或就业。

（6）对不同治疗方案进行效果比较。

3. 评定方法

（1）直接观察　检查者通过直接观察患者 ADL 各项活动的实际完成情况来进行评定。评定地点可在患者实际生活环境中，也可在 ADL 评定训练室内。直接观察法得到的结果较为可靠、准确，并且有利于评定者针对患者的活动缺陷进行康复训练。评定应注意选择在合适的时间进行，例如在患者早上起床时观察其穿衣、洗漱、修饰等活动，在进餐时间观察其进食能力等。这种方法所需评定时间较长，对于年老体弱者，为避免其过度疲劳可分次进行观察评定。

（2）间接评定　通过询问的方式来收集资料并进行评定。应尽量对患者本人进行咨询调查，如患者不能回答问题（如身体虚弱、有言语或认知功能障碍等），可请患者家属或陪护人员回答。间接评定的方法适用于不便直接观察的较私密的活动（如穿脱内衣、如厕、洗澡等），可以在较短时间内得到评定结果，方法较为简便。间接评定法的准确性不如直接观察法，可两者结合使用。

4. 评定量表　临床常用的评定量表包括 Barthel 指数、PULSES 评定、Katz 指数、功能独立性评定、功能活动问卷及快速残疾评定量表等。

（1）Barthel 指数（Barthel index，BI）　BI 是康复医疗机构应用最广、研究最多的 BADL 评估方法，简便易行，可信度、灵敏度高。BI 包括日常生活活动的十项内容，根据被评定者能否独立及需要帮助的程度分为自理、较小依赖、较大依赖、完全依赖四个功能等级，总分为 100 分（表 3-11-1）。

表 3-11-1　Barthel 指数评定量表

ADL 项目	自理	较小依赖	较大依赖	完全依赖
进食	10	5	0	0
洗澡	5	0	0	0
修饰（洗脸、刷牙、梳头、刮脸）	5	0	0	0
穿衣（包括系鞋带）	10	5	0	0
控制大便	10	5（偶尔失控）	0	0
控制小便	10	5（偶尔失控）	0	0
上厕所（包括擦拭、整理衣裤、冲洗）	10	5	0	0
床椅转移	15	10	5	0
平地行走45m	15	10	5（用轮椅）	0
上下楼梯	10	5	0	0

　　每项的具体评定标准如下：①进食。10分：能在合适的时间内独立进食各种正常食物，可使用必要的辅助器具，不包括取饭、做饭；5分：需要部分帮助（如夹菜、切割、搅拌食物等）或需要较长时间；0分：较大或完全依赖他人。②洗澡。5分：无需指导能独立完成洗澡全过程（可为浴池、盆浴或淋浴）；0分：不能独立完成，需依赖他人。③修饰。5分：独立完成刷牙（包括固定假牙）、洗脸、梳头、剃须（如使用电动剃须刀者应会插插头）等；0分：不能独立完成，需依赖他人。④穿衣。10分：能独立穿脱全部衣服，包括系扣、开关拉链、穿脱鞋、系鞋带、穿脱支具等；5分：需要部分帮助，但在正常时间内至少能独自完成一半；0分：较大或完全依赖他人。⑤控制大便。10分：能控制，没有失禁，如需要能使用栓剂或灌肠剂；5分：偶尔失禁（每周少于1次），或需要在帮助下用栓剂或灌肠剂；0分：失禁或昏迷。⑥控制小便。10分：能控制，没有失禁，如需要使用器具，能无需帮助自行处理；5分：偶尔失禁（每24小时少于1次）；0分：失禁或昏迷。⑦上厕所。10分：能独立进出厕所或使用便盆，无助手能解、穿衣裤和进行便后擦拭、冲洗或清洁便盆；5分：在保持平衡、解穿衣裤或处理卫生等方面需要帮助；0分：依赖他人。⑧床椅转移。15分：能独立完成床到轮椅、轮椅到床的转移全过程，包括从床上坐起，锁住车闸，移开脚踏板；10分：需较小帮助（1人帮助）或语言的指导、监督；5分：可以从床上坐起，但在进行转移时需较大帮助（2人帮助）；

0 分：不能坐起，完全依赖他人完成转移过程。⑨平地行走 45m。15 分：能独立平地行走 45m，可以使用矫形器、假肢、拐杖、助行器，但不包括带轮的助行器；10分：在 1 人帮助（体力帮助或语言指导）下能平地行走 45m；5 分：如果不能走，能独立使用轮椅行进 45m；0 分：不能完成。⑩上下楼梯。10 分：能独立完成，可以使用辅助器械；5 分：活动中需要帮助或监护；0 分：不能完成。

Barthel 指数评定满分为 100 分。如评定分数为满分，表示患者各项基本日常生活活动能力良好，不需依赖他人；>60 分评定为良，表示患者虽有轻度功能障碍，但日常生活基本能够自理；60 ～ 41 分，表示患者有中度功能障碍，日常生活需要一定帮助；40 ～ 21 分，表示患者有重度功能障碍，日常生活明显依赖他人；< 20分为完全残疾，日常生活完全依赖他人。Barthel 指数 >40 分的患者康复治疗效益最大。

（2）PULSES 评定　PULSES 评定是一种总体功能评定方法，具有言语、视听、心理等方面的内容，可信度较高，可评定患者的康复潜能、治疗效果等。

评定内容包括六大方面：①躯体状况（physical condition，P）：指内脏器官如心血管、呼吸、胃肠道、泌尿、内分泌、神经系统的状况；②上肢功能及日常生活自理情况（upper limb function，U）：指进食、穿衣、穿戴假肢或矫形器、梳洗等；③下肢功能及行动（lower limb function，L）：指步行、上楼梯、使用轮椅、床椅转移、如厕的情况；④感觉与语言交流功能（sensory component，S）：指与语言交流（听、说）和视力有关的功能；⑤排泄功能（excretory function，E）：指大小便自理和控制程度；⑥精神和情感状况（mental and emotional status，S）：指智力和情绪对家庭和社会环境的适应能力。每一项分为 4 个功能等级，1 级为无功能障碍，计为1 分；2 级为轻度功能障碍，计为 2 分；3 级为中度功能障碍，计为 3 分；4 级为重度功能障碍，计为 4 分。总分 6 分为功能最佳，各项功能均基本正常；>12 分提示独立自理能力严重受限；>16 分提示有严重残疾。

（3）Katz 指数　Katz 指数（Katz index）又称 ADL 指数（the index of ADL），是将 ADL 由难到易依次分为洗澡、穿着、如厕、转移、大小便控制、进食六项，并将功能状况分为 A ～ G 七个功能等级。从 A 级到 G 级独立程度依次下降，A 级为完全自理，G 级为完全依赖。

A 级：全部六项活动均能独立完成。

B 级：能独立完成六项活动中的任意五项，只有一项不能独立完成。

C 级：只有洗澡和其他任意一项不能独立完成，其余四项活动均能独立完成。

D 级：洗澡、穿着和其他任意一项不能独立完成，其余三项活动均能独立完成。

E级：洗澡、穿着、如厕和其他任意一项不能独立完成，其余两项活动均能独立完成。

F级：洗澡、穿着、如厕、转移和其他任意一项不能独立完成，其余一项可独立完成。

G级：所有六项活动均不能独立完成。

根据患者各项能力所评定的等级，确定患者的生活状态为"完全独立""需要帮助""依赖"。

（4）功能独立性评定 1983年美国物理医学与康复学会制订了医学康复统一数据系统（uniform data system for medical rehabilitation，UDSMR），功能独立性评定量表（functional independent measurement，FIM）是其中的主要组成部分，它包括供成人使用的FIM和供儿童使用的WeeFIM。目前FIM量表已获得国际普遍认可，其信度、效度已被大量研究所证实，具有相当的可靠性。FIM量表可用于记录入院、出院、随访时的功能评分，并可观察患者情况的动态变化，综合反映患者各方面功能及独立生活能力，评估各阶段治疗效果，比较不同治疗方案的优劣。

FIM量表的评定内容包括躯体功能和认知功能两大部分，涉及日常生活功能的6个方面，分别是自我照料、括约肌控制、转移、行走、交流和社会认知。每个方面又分为2～6项，总共18个评定项目（表3-11-2）。

表3-11-2　功能独立性评定量表

评定项目	入院	出院
一、自我照料		
1.进食		
2.梳洗		
3.洗澡		
4.穿脱上衣		
5.穿脱下衣		
6.上厕所		
二、括约肌控制		
7.小便控制		
8.大便控制		
三、转移		
9.床、椅、轮椅		

评定项目	入院	出院
10. 厕所		
11. 浴盆、淋浴		
四、行走		
12. 步行、轮椅		
13. 上下楼梯		
运动类总分		
五、交流		
14. 理解		
15. 表达		
六、社会认知		
16. 社会交往		
17. 问题解决		
18. 记忆		
认知类总分		
总分		

每个评定项目分为7个功能等级，分别评为1～7分，具体标准：7分，完全独立，能在合理的时间内规范、安全地完成活动，无需修改或使用辅助器具；6分，有条件的独立，活动无需他人帮助，但需要使用辅助器具（假肢、矫形器、辅助用具等），或活动超过合理时间，或有安全方面的顾虑；5分，监护、准备或示范，活动无需身体接触性的帮助，但需要他人的监护、提示或引导，或帮助准备必需用品，或帮助穿戴矫形器；4分，最小量帮助，活动需要身体接触性的帮助，但只限于扶助，在活动中患者主动用力程度＞75%；3分，中等帮助，活动需要更多的身体接触性帮助，活动中患者主动用力程度为50%～75%；2分，最大帮助，活动需要大量身体接触性帮助才能完成，活动中患者主动用力程度仅为25%～50%；1分，完全依赖，活动基本依赖他人身体接触性帮助完成，活动中患者主动用力程度＜25%或完全由他人帮助完成活动。

总分的评价标准如下：126分，完全独立；108～125分，基本独立；90～107分，极轻度依赖；72～89分，轻度依赖；54～71分，中度依赖；36～53分，重度依赖；19～35分，极重度依赖；18分，完全依赖。也可归纳为三个大的等级：

108～126 分为独立，54～107 分为有条件的依赖，18～53 分为完全依赖。

（5）功能活动问卷（the functional activities questionnaire，FAQ） FAQ 属于 IADL 评定量表，1982 年由 Pfeffer 提出，1984 年重新修订。该量表包括与日常生活密切相关的 10 项内容，如理财、工作、娱乐等活动。根据患者完成各项活动的难易程度评分，所得总分越高，表示障碍越重，＜5 分为正常，≥5 分为异常。FAQ 评定项目较全面，且效度是目前 IADL 量表中最高的，提倡在 IADL 评定时首先使用。修订后的内容见表 3-11-3。

表 3-11-3　功能活动问卷（FAQ）

项目	正常或从未做过但能做（0分）	困难，但可单独完成或从未做过（1分）	需要帮助（2分）	完全依赖他人（3分）
每月平衡收支能力，算账的能力				
患者的工作能力				
能否到商店买衣服、杂货和家庭用品				
有无爱好，会不会下棋和打扑克				
会不会做简单的事，如点炉子、泡茶等				
会不会准备饭菜				
能否了解最近发生的事件（事实）				
能否参加讨论和了解电视、书和杂志的内容				
能否记住约会时间、家庭节日和吃药				
能否拜访邻居，自己乘公共汽车				

（6）快速残疾评定量表（a rapid disability rating scale，RDRS） RDRS1967 年由 Linn 提出，1982 经过修订，可用于住院和在社区中生活的患者，对老年患者尤为适合。评定内容包括日常生活需要帮助的程度、残疾的程度、特殊问题的严重程度三大方面，每个方面含若干小项，共 18 小项。每项最高 3 分，最低 0 分，分数

越高表示残疾越重。

（三）评定注意事项

1. 进行 ADL 评定前应了解患者的一般病情和肌力、肌张力、关节活动范围、平衡能力、感觉、知觉及认知状况等整体情况。

2. 进行 ADL 评定时评定的是患者现有的实际能力，而不是潜在能力或可能到达的程度，故评定时应注重观察患者的实际活动，而不是仅依赖其口述或主观推断。患者对动作不理解时可由检查者进行示范。

3. 分析评定结果时应考虑相关影响因素，如患者的生活习惯、文化素质、工作性质、所处的社会和家庭环境、所承担的社会角色以及患者残疾前的功能状况、评定时的心理状态和合作程度等，这些都可能对评定结果产生影响。

4. 评定中注意加强对患者的保护，避免发生意外。

5. 重复评定时应尽量在同一环境下进行。

6. 按照时间顺序记录每次评定的时间和详细结果。

二、生存质量评定

生存质量（quality of life，QOL）也称为生活质量、生命质量。世界卫生组织生存质量研究组对 QOL 的定义：在不同的文化背景及价值体系中生活的个体对与他们的目标、愿望、标准以及所关心的事情有关的生存状况的体验。在康复医学领域，生存质量是指个体生存的水平和体验，这种水平和体验反映了病伤残患者在不同程度的伤残情况下，维持自身躯体、精神以及社会活动处于一种良好状态的能力和素质。生存质量是一个广泛而抽象的概念，对其内涵的理解还存在一定争议，目前主要达成的共识有：①生存质量是一个多维的概念，由人的躯体、心理和社会功能等多方面的状态所决定。②生存质量是评定对象的主观体验，主要依靠评定对象的主观判断。③生存质量具有文化依赖性，必须建立在一定的文化价值体系之上。

生存质量最初是作为社会学指标被提出，起源于 20 世纪 30 年代的美国，直到 20 世纪 70 年代后期，生存质量的研究广泛进入到医学领域，并形成了研究热潮。临床研究与医疗工作中所涉及的生存质量称为与健康相关的生存质量（health-related quality of life，HRQOL）。目前生存质量的研究已越来越受到人们的关注，生存质量评定已广泛应用于人群的健康状况评价、预防保健和临床治疗的效果评价、资源分配和决策的制定，在康复医学领域较多应用于脊髓损伤、脑卒中、颅脑损伤、糖尿病、高血压、慢性阻塞性肺疾病、肿瘤、截肢等疾病。常用的评定量表有以下几种。

（一）世界卫生组织生存质量评定量表（WHOQOL）

此量表由世界卫生组织制定，共15个国家参与研制，评定内容包括六大方面：躯体功能、心理状况、独立能力、社会关系、环境、宗教信仰与精神。量表包括WHOQOL-100和WHOQOL-BREF，后者是前者的简化版，WHOQOL-100共计100个项目，WHOQOL-BREF有26个项目，每个问题的备选答案分为1～5个等级，得分越高，生存质量越好（表3-11-4）。

表3-11-4　世界卫生组织生存质量评定量表（WHOQOL-BREF）

请阅读每一个问题，根据您的感觉，选择最适合您情况的答案。

1.（G1）您怎样评价您的生存质量？

（1）很差　（2）差　（3）不好也不差　（4）好　（5）很好

2.（G2）您对自己的健康情况满意吗？

（1）很不满意　（2）不满意　（3）既非满意也非不满意　（4）满意　（5）很满意

下面的问题是关于两周来您经历某些事情的感觉。

3.（F1.4）您觉得疼痛妨碍您去做自己需要做的事情吗？

（1）根本不妨碍　（2）很少妨碍　（3）有妨碍（一般）（4）比较妨碍　（5）极妨碍

4.（F11.3）您需要依靠医疗的帮助进行日常生活吗？

（1）根本不需要　（2）很少需要　（3）需要（一般）（4）比较需要　（5）极需要

5.（F4.1）您觉得生活有乐趣吗？

（1）根本没有乐趣　（2）很少有　（3）有乐趣（一般）（4）比较有乐趣　（5）极有乐趣

6.（F24.2）您觉得自己的生活有意义吗？

（1）根本没意义　（2）很少有意义　（3）有意义（一般）（4）比较有意义　（5）极有意义

7.（F5.3）您能集中注意力吗？

（1）根本不能　（2）很少能　（3）能（一般）（4）比较能　（5）极能

8.（F16.1）日常生活中您感觉安全吗？

（1）根本不安全　（2）很少安全　（3）安全（一般）（4）比较安全　（5）极安全

9.（F22.1）您的生活环境对健康好吗？

（1）根本不好　（2）很少好　（3）好（一般）（4）比较好　（5）极好

下面的问题是关于两周来您做某些事的能力。

10.（F2.1）您有充沛的精力去应付日常生活吗？

（1）根本没精力　（2）很少有精力　（3）有精力（一般）（4）多数有精力　（5）完全有精力

11.（F7.1）您认为自己的外形过得去吗？

（1）根本过得去　（2）很少过得去　（3）过得去（一般）（4）多数过得去　（5）完全过得去

12.（F18.1）您的钱够用吗？

（1）根本不够用　（2）很少够用　（3）够用（一般）（4）多数够用　（5）完全够用

13.（F20.1）在日常生活中您需要的信息都齐备吗？

（1）根本不齐备 （2）很少齐备 （3）齐备（一般）（4）多数齐备 （5）完全齐备

14.（F21.1）您有机会进行休闲活动吗？

（1）根本没机会 （2）很少有机会 （3）有机会（一般）（4）多数有机会 （5）完全有机会

下面的问题是关于两周来您对自己日常生活各个方面的满意程度

15.（F9.1）您行动的能力如何？

（1）很差 （2）差 （3）不好也不差 （4）好 （5）很好

16.（F3.3）您对自己的睡眠情况满意吗？

（1）很不满意 （2）不满意 （3）既非满意也非不满意 （4）满意 （5）很满意

17.（F10.3）您对自己做日常生活事情的能力满意吗？

（1）很不满意 （2）不满意 （3）既非满意也非不满意 （4）满意 （5）很满意

18.（F12.4）您对自己的工作能力满意吗？

（1）很不满意 （2）不满意 （3）既非满意也非不满意 （4）满意 （5）很满意

19.（F6.3）您对自己满意吗？

（1）很不满意 （2）不满意 （3）既非满意也非不满意 （4）满意 （5）很满意

20.（F13.3）您对自己的人际关系满意吗？

（1）很不满意 （2）不满意 （3）既非满意也非不满意 （4）满意 （5）很满意

21.（F15.3）您对自己的性生活满意吗？

（1）很不满意 （2）不满意 （3）既非满意也非不满意 （4）满意 （5）很满意

22.（F14.4）您对自己从朋友那里得到的支持满意吗？

（1）很不满意 （2）不满意 （3）既非满意也非不满意 （4）满意 （5）很满意

23.（F17.3）您对自己居住地的条件满意吗？

（1）很不满意 （2）不满意 （3）既非满意也非不满意 （4）满意 （5）很满意

24.（F19.3）您对得到卫生保健服务的方便程度满意吗？

（1）很不满意 （2）不满意 （3）既非满意也非不满意 （4）满意 （5）很满意

25.（F23.3）您对自己的交通情况满意吗？

（1）很不满意 （2）不满意 （3）既非满意也非不满意 （4）满意 （5）很满意

下面的问题是关于两周来您经历某些事情的频繁程度。

26.（F8.1）您有消极感受吗？ （如情绪低落、绝望、焦虑、忧郁）

（1）没有消极感受 （2）偶尔有消极感受 （3）时有时无 （4）经常有消极感受
（5）总是有消极感受

此外，还有三个问题：

1.家庭摩擦影响您的生活吗？

（1）根本不影响 （2）很少影响 （3）影响（一般）（4）有比较大影响 （5）有极大影响

2.您的食欲怎么样？

（1）很差 （2）差 （3）不好也不差 （4）好 （5）很好

3.如果让您综合以上各方面（生理健康、心理健康、社会关系和周围环境等方面）给自己的生存质量打一个总分，您打多少分？（满分为100分）　　分

（二）简表 SF-36（36-item short-form）

此表由美国波士顿健康研究所研制开发，是以健康作为重点的普适性评定量表。评定内容包括 8 个维度，36 个项目（表 3-11-5）。其评分方法是逐条回答 36 个问题，其中躯体－角色功能和情绪－角色功能的问题回答为"是"或"否"，其余问题的回答分 4 个或 5 个等级，给予相应的分数，将各维度得分转换成百分制。8 个维度评分之和为综合分数，得分越高所代表的功能损害越轻，QOL 越好。

表 3-11-5　SF-36 的 8 个领域及各项问题内容

项目名称	问题的内容
躯体功能（10）	进行激烈的活动
	进行适度的活动
	手提日用品
	上几级楼梯
	上一级楼梯
	弯腰、屈膝、下蹲
	走 1500m 以上
	走 1000m
	走 100m
	自己洗澡、穿衣
心理健康（5）	精神紧张
	垂头丧气，什么事都不能振作
	心情平静
	情绪低落
	心情好
躯体－角色功能（4）	减少了工作或其他活动的时间
	只能完成一部分事情
	工作或活动种类受限
	工作或活动困难增多
情绪－角色功能（3）	工作或活动时间减少
	只能完成一部分事情
	做事不如平时仔细

项目名称	问题的内容
躯体疼痛（2）	身体疼痛的程度
	疼痛对工作和家务的影响
总体健康观念（6）	对现在健康状态的评定
	与一年前相比现在的健康状态
	易生病
	与别人一样健康
	健康状况正在变坏
	健康状况非常好
活力（4）	生活充实
	精力充沛
	筋疲力尽
	感觉疲劳
社会活动功能（2）	身体或心理的原因妨碍社会活动的程度
	身体或心理的原因妨碍社会活动的时间

（三）健康生存质量量表（quality of well–being，QWB）

由 Kaplan 等在 1967 年设计，其指标定义清晰明确，权重较合理，评定内容包括日常生活活动、走动或行动、躯体功能活动、社会功能活动等方面。

（四）生活满意指数 A（life satisfaction index A，LSIA）

生活满意指数 A 量表是一种常用的主观的生存质量评定方法。共计 20 个项目，每个项目的备选答案分为"同意""不同意""其他"，满分 20 分，评分越高者生存质量越佳。

第四章　康复治疗技术

第一节　中医康复方法

一、针灸方法

针灸方法起源于新石器时代，是我国传统医学的重要组成部分，是中华文化的瑰宝，早在两千多年前就形成了完整的理论体系和独特的治疗方法，后经历代医家不断补充、完善，流传至今。针灸方法简便廉验，适合长期应用，在康复领域应用有着独特的优势，特别在各种感觉障碍、运动障碍、语言功能障碍、认知功能障碍、吞咽功能障碍、二便功能障碍，以及慢性病、老年病及各种疾病后遗症的康复治疗中更是应用广泛。针灸技术已成为现代临床康复疗法中最主要、最常用的一种治疗手段，常用的针灸技术包括针刺和艾灸两种。

（一）针刺方法

针刺方法就是采用不同的针刺工具，应用一定手法，作用于人体特定部位，激发经络气血，调节人体脏腑虚实，阴阳平衡，从而达到治疗疾病目的的方式方法。简而言之，针刺具有疏通经络、调和阴阳、扶正祛邪等作用，其操作技术主要有以下几个方面。

1.选择体位　为了使患者在治疗中较为舒适而又便于留针，针刺时应选择适当的体位。临床常用的有仰靠坐位、俯伏坐位、仰卧位、俯卧位、侧卧位等。

2.消毒　包括针具消毒、腧穴部位的消毒和医者手指的消毒。针具消毒可用高压蒸汽消毒或75%酒精浸泡30分钟。腧穴部位可用75%酒精棉球擦拭消毒，或选用碘伏消毒。医者的双手消毒可以采用肥皂水清洗法消毒，再用75%酒精棉球擦拭即可。

3.持针法　持针的主要手势是执持毛笔式，故称为执笔式持针法。根据用指的多少，一般又分为二指持针法和多指持针法。

（1）二指持针法　即用右手拇、食两指指腹夹持针柄，针身与拇指成 90°角。此为一般用于针刺浅层腧穴的短毫针常用持针法。

（2）多指持针法　即用右手拇、食、中、无名指指腹执持针柄，小指指尖抵于针旁皮肤，支持针身垂直。此为一般用于长针深刺的持针法。

4.进针法　在针刺时，一般用右手持针操作，称"刺手"，左手爪切按压所刺部位或辅助针身，称"押手"。具体方法有以下几种。

（1）指切针法　又称爪切进针法，用左手拇指或食指端切按在腧穴位置的旁边，右手持针，紧靠左手指甲面将针刺入腧穴。此法适用于短针的进针。

（2）夹持进针法　又称骈指进针法，即用左手拇、食两指持消毒干棉球，夹住针身下端，将针尖固定在所刺腧穴的皮肤表面，右手捻动针柄，将针刺入腧穴。此法适用于长针的进针。

（3）舒张进针法　用左手拇、食两指将所刺腧穴部位的皮肤向两侧撑开，使皮肤绷紧，右手持针，使针从左手拇、食两指的中间刺入。此法主要用于皮肤松弛部位的腧穴进针。

（4）提捏进针法　用左手拇、食两指将针刺腧穴部位的皮肤捏起，右手持针，从捏起的上端将针刺入。此法主要用于皮肉浅薄部位的腧穴进针，如印堂穴等。

5.针刺的角度、方向和深度　在针刺过程中，掌握正确的针刺角度、方向和深度，是增强针感，提高疗效，防止意外事故发生的重要环节。

（1）角度　针刺角度是指进针时的针身与皮肤表面所形成的夹角。它是根据腧穴所在位置和医者针刺时所要达到的目的结合而定，一般有直刺、斜刺和平刺三种。

（2）方向　针刺方向是指进针时和进针后针尖所朝的方向，简称针向。针刺方向，一般根据经脉循行方向、腧穴分布部位和所要求达到的组织结构等情况而定。

（3）深度　针刺深度是指针身刺入人体内的深浅程度。腧穴的针刺深度，与体质、年龄、病情和部位等因素有关。

6.行针法　行针亦名运针，是指将针刺入腧穴后，为了使之得气，调节针感以及进行补泻而实施的各种针刺手法。

（1）提插法　这是将针刺入腧穴的一定深度后，使针在穴内进行上、下进退的操作方法。使针从浅层向下刺入深层为插，由深层向上退到浅层为提。提插幅度的大小、频率的快慢以及操作时间的长短等，应根据患者的体质、病情和腧穴的部位以及医者所要达到的目的而灵活掌握。

（2）捻转法　这是将针刺入腧穴的一定深度后，以右手拇指和中、食两指持住针柄，进行一前一后的来回旋转捻动的操作方法。捻转角度的大小、频率的快慢、操作时间的长短等，应根据患者的体质、病情和腧穴的特征以及医者所要达到的目的而灵活运用。

7. 针刺手法　针刺手法是提高疗效的主要手段。临床常用的针刺补泻手法主要有以下几种。

（1）捻转补泻　针下得气后，捻转角度小、用力轻、频率慢、操作时间短者为补法。捻转角度大、用力重、频率快、操作时间长者为泻法。

（2）提插补泻　针下得气后，先浅后深，重插轻提，提插幅度小、频率慢、操作时间短者为补法。先深后浅，轻插重提，提插幅度大、频率快、操作时间长者为泻法。

（3）疾徐补泻　进针时徐徐刺入，少捻转，疾速出针者为补法。进针时疾速刺入，多捻转，徐徐出针者为泻法。

（4）迎随补泻　进针时针尖随着经脉循行去的方向刺入为补法。针尖迎着经脉循行来的方向刺入为泻法。

（5）呼吸补泻　患者呼气时进针，吸气时出针为补法。吸气时进针，呼气时出针为泻法。

（6）开阖补泻　出针后迅速揉按针孔为补法，出针时摇大针孔而不立即揉按为泻法。

（7）平补平泻　得气后均匀地提插、捻转后即可出针。

（8）烧山火　将针刺入腧穴应刺深度的上1/3（天部），得气后行紧按慢提（或用捻转）法九数；再将针刺入中1/3（人部），同上法操作；再将针刺入下1/3（地部），仍同上法操作，然后将针慢慢提至上1/3，继续行针，反复3次，即将针按至地部留针。在操作过程中可使患者产生温热感。

（9）透天凉　将针刺入腧穴深度的下1/3（地部），得气后行紧提慢按（或捻转）法六数；再将针紧提至中1/3（人部），同上法操作；再将针紧提至上1/3（天部），仍同上法操作，然后将针缓慢地按至下1/3，如此反复操作3次，将针紧提至上1/3，即可留针。在操作过程中可使患者产生凉感。

以上各种手法，临床上可以相互配合应用。

8. 留针与出针

（1）留针法　将针刺入穴位后，使针留置穴内，加强针刺的作用和便于继续行针施术。

（2）出针法　以左手拇、食两指持消毒干棉球轻轻按压于针刺部位，右手持针做轻微小幅度捻转，并随势将针缓慢提至皮下，静留片刻，然后出针。

9. 异常情况的处理　在熟悉人体解剖结构的基础上，针刺治疗是比较安全的治疗方法，但临床操作不慎，疏忽大意，或手法不当等，也会出现一些异常情况需要处理。

（1）晕针　针刺过程中患者发生晕厥现象，应立即停止针刺，将针全部起出。患者平卧，注意保暖，轻者仰卧片刻，给饮温开水或糖水后即可恢复正常。重者视情况可刺水沟、素髎、内关等穴或采用其他急救措施以帮助恢复。

（2）滞针　行针时或留针后医者感觉针下涩滞，提插捻转、出针均感困难而患者感觉剧痛。若患者精神紧张，局部肌肉过度收缩时，可延长留针时间，或于滞针穴位附近进行循按或叩弹针柄，或在附近再刺一针，以宣散气血，缓解肌肉紧张。

（3）弯针　进针时或将针刺入腧穴后，针身在体内形成弯曲，不得再行提插、捻转等手法，如针柄轻微弯曲，应慢慢将针起出，若弯曲角度过大时，应顺着弯曲方向将针起出。若由患者移动体位所致，应使患者慢慢恢复原来体位，局部肌肉放松后，再将针缓缓起出，切忌强行拔针，以免将针体断入体内。

（4）断针　行针时或出针后发现针身折断，其断端部分针身尚露于皮肤外，或断端全部没入皮肤之下。若残端部分针身显露于体外时，可用手指或镊子将针起出。若断端与皮肤相平或稍凹陷于体内者，可用左手拇、食两指垂直向下挤压针孔两旁，使断针暴露体外，右手持镊子将针取出。若断针完全深入皮下或肌肉深层时，应在 X 线下定位，手术取出。

（5）血肿　针刺部位出现皮下出血而引起肿痛。若微量皮下出血而局部小块青紫时，一般不必处理，可以自行消退。若局部肿胀疼痛较剧，青紫面积大而且影响活动功能时，可先做冷敷止血，再做热敷，或在局部轻轻揉按，以促使局部瘀血消散吸收。

（二）艾灸方法

艾灸方法是采用艾叶等制成的艾灸器械，利用点燃后产生的艾热，刺激体表穴位或特定部位，激发经气，调整人体紊乱的脏腑功能、阴阳状态，从而达到防病治病目的的一种治疗方法。近年来，艾灸方法在针灸康复中的应用越来越丰富多彩。

1. 艾炷灸　艾炷灸是将艾绒制成的大小不同的圆锥形艾炷置于施灸部位并点燃烧灼以治疗疾病的一种方法，又可分为直接灸与间接灸。

（1）直接灸　将大小适宜的艾炷，直接放在皮肤上施灸。若施灸时达到将皮肤烫伤并逐步化脓的状态，愈后留有瘢痕者，称为瘢痕灸。若烫伤后经处理不留瘢痕者，称为无瘢痕灸。

（2）间接灸　间接灸是用药物将艾炷与施灸腧穴部位的皮肤隔开，进行施灸的方法。如隔姜灸、隔蒜灸、隔盐灸、隔附子饼灸等。隔姜灸：取生姜一块，切成直径 2～3cm、厚 0.2～0.3cm 厚的姜片，中间用三棱针穿刺数孔。施灸时，将其放在穴区，将艾炷放在其上点燃。待患者有局部灼痛感时，略略提起姜片，或更换艾炷再灸。一般每次灸5～10壮，以局部潮红为度。隔蒜灸：取新鲜大蒜，切成厚0.2～0.3cm的蒜片，用针在蒜片中间刺数孔，放于穴区，上置艾炷施灸，每灸3～4壮后换去蒜片，继续灸治。隔盐灸：令患者仰卧，暴露脐部。取纯净干燥之细白盐适量，可炒至温热，纳入脐中，使与脐平。然后上置艾炷施灸，至患者稍感烫热，即更换艾炷。为避免食盐受火爆裂烫伤，可预先在盐上放一薄姜片再施灸。隔附子饼灸：将附子研成粉末，用酒调和，做成直径约3cm、厚约0.8cm的附子饼，中间以针刺数孔，放在应灸腧穴或患处，上面再放艾炷施灸，直到灸完所规定壮数为止。

2. 艾条灸　将艾绒制作成艾条施灸，可分为悬起灸和实按灸。

（1）悬起灸　将艾条悬放在距离穴位一定高度上进行熏烤，不使艾条点燃端直接接触皮肤。包括温和灸、雀啄灸、回旋灸。温和灸：施灸时将艾条的一端点燃，对准应灸的腧穴部位或患处，距皮肤1.5～3cm，进行熏烤。熏烤使患者局部有温热感而无灼痛为宜，一般每处灸5～7分钟，至皮肤红晕为度。雀啄灸：施灸时，将艾条点燃的一端与施灸部位的皮肤并不固定在一定距离，而是像鸟雀啄食一样，一上一下活动地施灸。另外也可均匀地上、下或向左、右方向移动或做反复地旋转施灸。回旋灸：距皮肤1.5～3cm，艾条在皮肤上做顺时针或逆时针转动。

（2）实按灸　将点燃的艾条隔布或者隔棉质数层实按在穴位上，使热气透入皮肉深处，火灭热减后重新点火按灸，常用的有太乙针灸和雷火针灸。太乙针灸：将太乙针点燃，用7层面纸包裹，紧按选定施灸穴位。如患者感觉太烫，可将艾条略提起，等热减再灸，如此反复施行。雷火针灸：将药包垫放在选好的局部病灶和穴位上，点燃乙醇灯具，把艾条烧红，直接实按在药包垫上，艾条多烧几次反复温灸，使药气随艾火热气透入穴位。

3. 温针灸　温针灸的主要刺激区为体穴、阿是穴。先取长度在1.5寸以上的毫针，刺入穴位得气后，在留针过程中，于针柄上或裹以纯艾绒的艾团，或取约2cm长之艾条一段，套在针柄之上，无论艾团、艾条段，均应距皮肤2～3cm点燃施灸。

4. 温针器灸　温针器是用金属特制的一种圆筒灸具，故又称温灸筒。其筒底有尖有平，筒内套有小筒，小筒四周有孔。施灸时，将艾绒或加掺药物，装入温灸器的小筒，点燃后，将温灸器之盖扣好，即可置于腧穴或应灸部位，进行熨灸，直到所灸部位的皮肤红润为度。

5. 其他灸法

（1）灯火灸　灯火灸是用灯草蘸植物油点火后在穴位上直接点灼的灸法。又称灯草灸、打灯火、焠法。操作时应蘸油适量，动作迅速，以防燃油下滴引起烫伤。当灯火灼及穴位皮肤时可听见轻微"啪"声，灯火即灭，称为一燋。每穴一般只灸一燋。灸后局部稍起红晕，应注意清洁，避免感染。

（2）天灸　采用对皮肤有刺激性的药物敷贴于穴位或患处，使局部皮肤自然充血、潮红或起疱的治疗方法，临床常用的有白芥子灸、蒜泥灸、斑蝥灸等。白芥子灸：将白芥子研末，醋调为糊膏状，取 5～10g 敷贴穴位上，用油纸覆盖，胶布固定；或将白芥子末 1g，放置于 5cm 直径的圆形胶布中央，直接敷贴在穴位上，敷灸时间为 1～3 小时，以局部皮肤灼热疼痛为度。蒜泥灸：将大蒜（以紫皮蒜为优）捣烂如泥，取 3～5g 涂敷于穴位上，敷灸时间为 1～3 小时，以局部皮肤灼热疼痛为度。斑蝥灸：取斑蝥适量研为细末。使用时先取胶布一块，中间剪一小孔如黄豆大，贴在施灸穴位上，以暴露穴位并保护周围皮肤，将斑蝥粉少许置于孔中，上面再贴胶布固定，以局部皮肤灼热疼痛为度，然后去除胶布与药粉；也可用适量斑蝥粉，以甘油调和外敷；或将斑蝥浸于醋或95%酒精中，10 天后擦涂患处。

6. 灸法禁忌　凡实热证或阴虚发热、邪热内炽等证，如高热、高血压危象、肺结核晚期、大量咯血、呕吐、严重贫血、急性传染性疾病、皮肤痈疽疮疖并有发热者，均不宜使用艾灸疗法。器质性心脏病伴心功能不全，精神分裂症，孕妇的腹部、腰骶部，均不宜施灸。颜面部、颈部及大血管走行的体表区域、黏膜附近，均不得施灸。空腹、过饱、极度疲劳者应谨慎施灸。

7. 灸后处理　施灸后皮肤出现微红灼热，属正常现象，无需处理。局部出现小水疱者，注意不擦破，可自然吸收。水疱较大者，可用消毒的毫针刺破水疱，放出水液，再涂以烫伤油等，并以纱布包敷。

二、推拿方法

推拿技术属于中医外治法范畴，是用手或肢体的其他部位，或借助一定的器具，在患者体表做规范化的操作，用以防治疾病的一种方法。不但能治疗多种疾病，更是康复医疗、养生保健的常用方法。中医推拿特别强调推拿手法在防治疾病和养生康复中的作用。系统掌握手法必须符合特定的技术要求，遵循严格的动作规范，应做到持久、有力、均匀、柔和，从而达到深透的目的。常用的推拿技术包括三类手法。

（一）松动类手法

治疗关节活动障碍，如僵硬、可逆的关节活动度受限及关节疼痛的一类手法。松动类手法通常包括抖法、摇法、揉法、擦法、拿法、搓法。

1. 抖法　抖法是用单手或双手握住患肢的远端，做小幅度连续上下或左右方向连续抖动的手法。通常可分为抖上肢、抖下肢两种操作方法。

（1）抖上肢法 受术者取坐位或站立位，肩臂部放松。术者站在其前外侧，身体略为前俯。用双手握住其腕部，慢慢将被抖动的上肢向前外方抬起至60°左右，然后两前臂微用力做连续的小幅度上下抖动，使抖动所产生的抖动波似波浪般地传递到肩部。

（2）抖下肢法 受术者仰卧位，下肢放松。术者站其足端，用双手分别握住受术者两足踝部，将两下肢抬起，离开床面约30cm，然后上、前臂部同时施力，做连续的上下抖动，使其下肢及髋部有舒松感。

2. 摇法 使关节做被动的环转运动，称摇法。包括颈项部、肩部、腰部摇法。

（1）颈项部摇法 受术者坐位，颈项部放松。术者立于其背后或侧后方。以一手扶按其头顶后部，另一手托扶于下颌部，两手臂协调运动，反方向施力，使头颈部按顺时针或逆时针方向进行环形摇转，可反复摇转数次。

（2）肩部摇法 受术者坐位，两肩部放松。术者立于其侧方，以一手扶按被施术侧肩部，另一手握住其手部，稍用力将其手臂牵伸，待拉直后手臂部协同施力，做肩关节顺时针或逆时针方向的小幅度环转摇动。

（3）腰部摇法 受术者仰卧位，两下肢并拢，屈髋屈膝。术者双手分按其两膝部，或一手按膝，另一手按于足踝部，协调用力，做顺时针或逆时针方向的摇转运动。

3. 揉法 以手掌大鱼际、全掌或手指螺纹面着力，吸定于体表施术部位上，做轻柔和缓的上下、左右或环旋动作，称为揉法。

（1）大鱼际揉法 沉肩、垂肘，腕关节放松。用大鱼际附着于施术部位上，以肘关节为支点，前臂做主动运动，使大鱼际在治疗部位上做轻缓柔和的上下、左右或轻度的环旋揉动。

（2）掌揉法 肘关节微屈，腕关节放松，手指自然弯曲，以掌部附着于施术部位。前臂做主动运动，带动腕及手掌连同前臂做小幅度回旋揉动，并带动该处的皮下组织一起运动。

（3）指揉法 以手指螺纹面着力于施术部位，腕关节微悬。前臂部主动施力，使手指螺纹面在施术部位上做轻柔的环旋揉动。

4. 擦法 用指或掌贴附于体表一定部位，做较快速的直线往返运动，使之摩擦生热，称为擦法。以食、中、无名和小指指面或掌面，手掌的大鱼际、小鱼际置于体表施术部位。腕关节伸直，使前臂与手掌相平。以肘或肩关节为支点，前臂或上臂做主动运动，使手的着力部分在体表做均匀的上下或左右直线往返摩擦移动，使施术部位产生一定的热量。用食、中、无名和小指指面着力称指擦法，用全掌面着力称掌擦法，用手掌的大鱼际着力称大鱼际擦法，用小鱼际着力称小鱼际擦法。

5. 拿法 用拇指和其余手指相对用力，提捏或揉捏肌肤，称为拿法。以拇指和其余手指的指面相对用力，捏住施术部位肌肤并逐渐收紧、提起，腕关节放松。以拇指同其他手指的对合力进行轻重交替、连续不断的提捏并施以揉动。

6. 搓法 用双手掌面夹住肢体或以单手、双手掌面着力于施术部位，做交替搓动或往返搓动，称为搓法。包括夹搓法和推搓法两种。

（1）**夹搓法** 以双手掌面夹住施术部位，令受术者肢体放松。以肘关节和肩关节为支点，前臂与上臂部主动施力，做相反方向的较快速搓动，并同时做上下往返移动。

（2）**推搓法** 以单手或双手掌面着力于施术部位。以肘关节为支点，前臂部主动施力，做较快速的推去拉回的搓动。

（二）兴奋类手法

施加于关节、肌腱、肌群，以促进虚弱的神经、肌肉功能恢复的一类手法。兴奋类手法通常包括拍法、捏法、拨法、推法。

1. 拍法 用虚掌拍打体表，称拍法。拍法可单手操作，亦可双手同时操作。五指并拢，掌指关节微屈，使掌心空虚。腕关节放松，前臂主动运动，上下挥臂，平稳而有节奏地用指腹或虚掌拍击施术部位。用双掌拍打时，宜双掌交替操作。

2. 捏法 用拇指和其他手指在施术部位对称性地挤压，称为捏法。用拇指和食、中指指面，或用拇指和其余四指指面夹住肢体或肌肤，相对用力挤压，随即放松，再用力挤压、放松，重复以上挤压、放松动作，并循序移动。

3. 拨法 用拇指深按治疗部位，进行单向或往返的拨动，称为拨法。拇指伸直，以指端着力于施术部位，余四指置于相应位置以助力。拇指适当用力下压至一定深度，待有酸胀感时，再做与肌纤维或肌腱、韧带、经络成垂直方向的单向或来回拨动。若单手指力不足时，亦可以双拇指重叠进行操作。

4. 推法 以指、掌、拳或肘部着力于体表一定部位或穴位上，做单方向的直线或弧形推动，称为推法。可分为指推法、掌推法、拳推法和肘推法。

（1）**指推法** 以拇指螺纹面着力于施术部位或穴位上，做单向直线推动。

（2）**掌推法** 以掌根部着力于施术部位，腕关节略背伸，肘关节伸直。以肩关节为支点，上臂部主动施力，通过肘、前臂、腕，使掌根部向前方做单方向直线推动。

（3）**拳推法** 手握实拳，以食、中、无名及小指四指的近侧指间关节的突起部着力于施术部位，腕关节挺劲伸直，肘关节略屈。以肘关节为支点，前臂主动施力，向前呈单方向直线推动。

（4）肘推法　屈肘，以肘关节尺骨鹰嘴突起部着力于施术部位，另一侧手臂抬起，以掌部扶握屈肘侧拳顶以固定助力。以肩关节为支点，上臂部主动施力，做较缓慢的单方向直线推动。

（三）镇静类手法

施加于关节、肌腱、肌群，以抑制亢进的神经、肌肉，促进功能恢复的一类手法。镇静类手法通常包括摩法、理法、按法、点法、抹法。

1. 摩法　用指或掌在体表做环形或直线往返摩动，称为摩法。分为指摩法和掌摩法两种。

（1）指摩法　指掌部自然伸直，食、中、无名和小指并拢，腕关节略屈。以食、中、无名和小指指面附着于施术部位，以肘关节为支点，前臂主动运动，使指面随同腕关节做环形或直线往返摩动。

（2）掌摩法　手掌自然伸直，腕关节略背伸，将手掌平放于体表施术部位上。以肘关节为支点，前臂主动运动，使手掌随同腕关节连同前臂做环旋或直线往返摩动。

2. 理法　用手对肢体进行节律性握捏，称为理法。理法多做为结束推拿手法使用。可分为单手理法和双手理法两种。以一手持受术者肢体远端，另一手以拇指与余指及手掌部握住其近端，指掌部主动施力，行一松一紧的节律性握捏，并循序由肢体的近端移向远端。两手交替操作，可反复多次。理法也有双手同时操作者，即用双手同时对握住受术者肢体近端，向远端进行节律性握捏。

3. 按法　以指或掌垂直按压体表的方法称按法。分为指按法和掌按法两种。

（1）指按法　以拇指螺纹面着力于施术部位，余四指张开，置于相应位置以支撑助力，腕关节屈曲 40°～60°。拇指主动用力，垂直向下按压。

（2）掌按法　以单手或双手掌面置于施术部位。以肩关节为支点，利用身体上半部的重量，通过上、前臂传至手掌部，垂直向下按压，用力原则同指按法。

4. 点法　用指端或屈曲的指间关节部着力于施术部位，持续地进行点压，称为点法。点法主要包括拇指端点法、屈拇指点法和屈食指点法等。临床以拇指端点法常用。

（1）拇指端点法　手握空拳，拇指伸直并紧靠于食指中节，以拇指端着力于施术部位或穴位上。前臂与拇指主动发力，进行持续点压。

（2）屈拇指点法　屈拇指，以拇指指间关节桡侧着力于施术部位或穴位，拇指端抵于食指中节桡侧缘以助力。前臂与拇指主动施力，进行持续点压。

（3）屈食指点法　屈食指，其他手指相握，以食指第 1 指间关节突起部着力于施术部位或穴位上，拇指末节尺侧缘紧压食指指甲部以助力。前臂与食指主动施力，进行持续点压。

5. 抹法 用单手或双手拇指螺纹面紧贴皮肤，做上下、左右或弧形曲线往返移动的一种推拿手法。主要包括指抹法和掌抹法。

（1）指抹法 拇指指面着力紧贴于皮肤，前臂发力，带动手指往返运动。

（2）掌抹法 用手掌部着力，紧贴于皮肤，前臂主动发力，带动手掌抹动。

（四）推拿技术疗法的适应证与禁忌证

1. 适应证

（1）内科病症 头痛、失眠、胃脘痛、呃逆、便秘、高血压病、胆绞痛、心绞痛、糖尿病、中风后遗症、风湿性关节炎、肥胖症等。

（2）外科病症 胆囊炎、乳痈初期、乳腺增生症、手术后肠粘连、褥疮等。

（3）妇科病症 痛经、闭经、月经不调、盆腔炎与产后耻骨联合分离症等。

（4）儿科病症 发热、咳嗽、腹泻、呕吐、疳积、痢疾、便秘、尿闭、夜啼、遗尿、惊风、百日咳、肌性斜颈与小儿麻痹症等。

（5）骨伤科病症 颈椎病、落枕、寰枢椎半脱位、漏肩风、肱二头肌长腱滑脱与腱炎、肱二头肌短头肌腱损伤、冈上肌肌腱炎、冈上肌肌腱钙化、肩峰下滑囊炎、网球肘、软骨炎、背肌筋膜炎、急性腰扭伤、梨状肌损伤综合征、骶髂关节损伤（或半脱位）、尾骶骨挫伤、腰椎间盘突出症、慢性腰肌劳损、胸胁岔气以及骨折后期与脱位等。

（6）五官科病症 颞颌关节功能紊乱、声门闭合不全、近视、视力疲劳、耳聋耳鸣、慢性咽喉炎与慢性鼻炎等。

2. 禁忌证

（1）病程已久，患者体弱，禁不起最轻微的推拿、按压，如不注意这些情况，太过大意地进行操作，就会出现眩晕、休克的症状。

（2）烫火伤患部不宜推拿；患部周围忌重推拿。

（3）传染性或溃疡性的皮肤病如疥疮、无脓性疮疡和开放性创伤，不宜推拿，但轻症或局限性的皮肤病，可不受这种限制。

（4）怀孕5个月以下或有怀孕征兆者，经期、产后恶露未净时（子宫尚未复原），小腹部不可推拿，以免发生流产或大出血。

（5）急性传染病（如伤寒、白喉等），各种肿瘤以及其他病情严重的患者，都不宜推拿。

（6）极度疲劳和酒醉的患者，不宜推拿。

三、拔罐疗法

拔罐疗法是指用加热、抽气等方法使杯、筒、罐等器具内气压低于普通大气压，使其吸附于体表疼痛部位或穴位以治疗疾病的方法。由于拔罐可以改变皮肤温度，形成局部充血或瘀血，故又将拔罐疗法称为瘀血疗法。

1. 术前准备

（1）选择宽敞明亮、空气流通、室温适宜的房间作为治疗室，注意患者保暖，防止发生晕罐。

（2）仔细检查患者病情，确定临床诊断和施术方法。根据临床诊断确定拔罐的穴位与部位，帮助患者采取合适的体位，充分暴露施术穴位或部位；根据施术方法选择应用的拔罐器具与相关器材。如应用火罐法则需准备燃料和点火工具，应用针罐法则需准备针具等。

（3）做好罐具等施术器材的消毒工作，同时清洁患者施术穴位或部位，有汗液的应擦干，有粗长毛发的部位应剃刮干净，防止发生感染和漏气。

2. 施术方法　拔罐疗法吸拔力的产生主要是通过各种方法排出或抽出罐内的空气，从而使罐内出现负压所致。根据不同罐具吸拔力产生方法的不同，常用拔罐疗法为火罐法和抽气法两种。

（1）火罐法　火罐法是指施术时利用燃烧时火焰的热力，排去空气，使罐内形成负压，将罐吸附于皮肤表面。具体操作方法有以下几种。

1）投火法　将95%酒精棉球或小纸片点燃后，投入罐内，趁火旺时迅速将罐扣于应拔的穴位或部位上。操作时应注意将落有未燃物的一端向下，避免烫伤皮肤。此法一般多用于患者身体侧面横向拔罐，火罐纵轴与患者体表垂直。此法操作简单方便，一般应用于单罐、留罐、排罐等。

2）闪火法　用镊子夹着点燃的酒精棉球、小纸片或火柴，或将蘸有少许酒精的纱布缠绕于粗铁丝上点燃，一手握罐，将燃烧物伸入罐内一闪即出，迅速将罐扣于应拔的穴位或部位上。操作时应注意棉球或纱布少蘸酒精，且不能沾于罐口，以免烫伤皮肤。此法适用于全身各部位，可用于留罐、闪罐、走罐等。

（2）抽气法　抽气法是指施术时利用注射器或其他抽气装置抽走罐内空气，使罐内形成负压，将罐吸附于皮肤表面。具体的操作方法：将带有锌皮橡胶封口的玻璃瓶，如青、链霉素的药物空瓶等，去掉瓶底，将边缘打磨光滑圆平制成罐具。将罐口扣于应拔穴位或部位后压紧，用注射器针头经橡皮塞刺入罐内，抽空罐内空气产生负压，使之吸拔于体表。此法适用于全身各个部位，可用于留罐、排罐等，但不宜进行走罐操作。塑胶罐等软质罐体的操作方法也属于抽气法范畴。

3. 常用罐法　根据患者不同的疾病性质和病变部位，临床上也采用不同的拔罐方式，以期达到不同的治疗作用。常用的拔罐方式主要有以下几种。

（1）单罐法　单罐法是指仅使用一个罐具的操作方式。此法适用于病变部位明确、病变范围局限的病症。一般在操作时多选取穴位或固定痛点，如治疗牙痛选拔颊车穴，治疗冈上肌腱炎选拔肩髃穴，治疗软组织扭挫伤选拔疼痛点，疮疖脓成时，破溃或切开后选拔病变局部以吸引排脓等。

（2）多罐法　多罐法是指多个罐具一起使用的操作方式。此法适用于病变范围广泛、选拔穴位或部位较多的病症。一般又可分为以下两种操作方式。

1）排罐法　即沿着经脉、神经的循行部位或肌肉的解剖位置排列施罐。如治疗坐骨神经痛，可在坐骨神经循行路线上选拔环跳、承扶、殷门、委中、承山等多个穴位；治疗某一肌束劳损时，选拔肌束解剖位置上的多个部位。排罐法多应用于气血瘀滞、神经肌肉疼痛、陈旧性软组织损伤、骨科慢性疾病等。排罐法在操作时应注意排罐间距适中。

2）散罐法　即零散选择拔罐部位。适用于患者同时患有多种疾病，或虽患同一种疾病但选拔多个穴位或部位。如治疗肩关节周围炎，选拔肩关节周围的肩中俞、肩井、肩髃、天宗、肩前等多个穴位。

（3）留罐法　留罐法又称坐罐法，是指在治疗部位上将罐留置一定时间，是最常用的拔罐方式。留罐法一般留置 10 ～ 20 分钟，使局部皮肤和浅层肌肉及其他软组织被吸拔入罐内，呈现潮红或皮下出现紫黑色瘀血。留罐时间过长（半个小时以上）则容易出现水疱。此法适用于深部软组织损伤、颈肩腰腿痛、关节病及临床各科多种疾病。

（4）闪罐法　用闪火法使罐具吸附于应拔部位，随即提拉火罐使其脱落，再次吸拔，再次取下，如此反复吸拔、提拉，使局部皮肤发红发热为度。操作时要求动作迅速准确。此法兴奋作用明显，多用于治疗外感风寒病证、风湿痹痛、肌肤麻木萎缩、中风后遗症及体弱久病等。

（5）走罐法　走罐法又称行罐法，是指在操作中采取前后或左右移动罐具的拔罐方式。本法所采用的罐具要求大口径，罐口边宽而平滑。走罐法的具体操作方法：在施术部位或罐口边缘涂抹一些润滑剂，用闪火法将罐具吸附于应拔部位，然后以手握住罐底，稍倾斜，即以罐口后半边着力，前半边不着力，慢慢向前推动，或后半边不着力，前半边着力向后拉动。这样使罐具在皮肤上沿着肌肉、骨骼或经络循行路线来回推拉移动，至局部皮肤呈潮红、紫红或起丹痧点为止。操作时应注意罐具吸附后要立即走罐，否则吸牢后难以走罐；走罐动作宜轻揉和缓，用力均匀、平稳。应根据患者的病情与体质情况调节罐内负压及走罐的快慢与轻重。罐内负压大小以推拉顺利为宜，若负压过大或用力过重、速度太快，易拉伤患者皮肤，产生疼痛感；若负压太小、吸拔力不足，罐具又容易脱落，影响治疗效果。本法适用于病变范围广泛、肌肉丰厚的部位，如背腰部、下肢部、腹部、肩关节等部位，多用于治疗急性热病、气血痹阻疼痛、麻木、肌肉萎缩等病症。

（6）**针罐法** 针罐法是指将拔罐与针刺相结合的一种拔罐方式。常用的针罐法一般分为以下几种。

1）留针罐法 在应拔的穴位或部位上进行针刺得气后，不需持续捻针，即可拔罐，用罐口罩住针柄，起罐后再出针。操作时应注意针柄不宜过长，以防罐底挤压针柄，造成针刺过深，伤及有关组织器官。对于胸腹部、胁肋部、背部、肾区以及有较大血管、神经分布的四肢部穴位，要用浅于正常直刺深度的手法进针，以免拔罐后由于吸力作用，针尖逆式深入，造成针刺事故，如气胸等。

针罐结合，增强了对经络穴位的刺激量，常用于比较顽固的病症，如顽固性风湿痛、陈旧性筋骨损伤、坐骨神经痛、腰椎间盘突出症等。

2）出针罐法 在应拔的穴位或部位上进行针刺得气，再持续快速行针后，出针，不按压针孔，立即在针孔处拔罐，可吸出少许血液或组织液后起罐。此法适用于感冒、发热、风湿痹痛、跌打损伤、瘀血肿痛等。小儿针刺不易配合留针，适宜用此法治疗。

3）刺络罐法 在应拔穴位或部位进行常规消毒后，用三棱针、粗毫针、皮肤针、小刀片等点刺穴位、病灶、表皮显露的小血管，使之出血或出脓，或挑刺皮下血络及肌纤维数根，然后拔罐，可吸出适量的血液、组织液、脓液或腐败组织后起罐。此法在操作时也可以先行拔罐，待局部出现瘀血或丹痧后，再选择瘀血或丹痧最明显的部位进行点刺，使其出血。此法适用于热证、实证、血瘀证及某些皮肤病，如各种急慢性软组织损伤、哮喘、坐骨神经痛，以及神经性皮炎、皮肤瘙痒症、疮痈、丹毒等。

（7）**药罐法** 药罐法是指将拔罐与药物外治相结合的一种拔罐方式。药罐法最常用的拔罐方式是煮药罐法。具体操作：将配制成的药物装入布袋中，扎紧袋口，放入清水煮至适当浓度，再把罐具投入药汁内煮15分钟。取出罐具，按水罐法吸拔在应拔穴位或部位上。此法多用于全身各部的风湿痹痛、肌肤麻木等病症。此外，药罐法在操作时还有将备用的药液、药膏、药油等摊涂于应拔部位或罐具内壁而再行拔罐。

4. 起罐方法 起罐又称脱罐，是将吸拔牢稳的罐具取下的方法。具体操作方法：对于一般的罐具，医者一手持罐，稍用力使之向同侧倾斜，另一手的食指或拇指轻轻按压对侧罐口边缘的软组织，使空气缓慢进入罐内，罐具即可自行脱落。对于抽气罐，可用注射器或其他抽气装置将空气注入罐内，罐具即可自行脱落。操作时需注意起罐过程一定要缓慢，千万不能暴力硬拔，或者快速倾斜火罐，造成被拔部位皮肤与肌肉的损伤与疼痛。

5. 罐后反应及处理

（1）罐后反应　患者在拔罐时局部可能产生多种感觉，如有牵拉、紧缩、发胀、温暖、酸楚、舒适、透凉气等感觉，均属正常。起罐后在吸拔部位上都会留下罐斑或罐印，一般为点片状紫红色瘀点或瘀块，或兼有微热痛感，这是正常的反应，1～2天后即可自行消失。但是如果患者本身或吸拔部位存在病邪，则会在吸拔部位出现一些异常的反应，在临床上应结合患者的其他症状综合分析。如罐斑显现水疱、水肿与水气状，提示湿盛或寒湿。若水气色黄为湿热；水疱呈现红色或黑色，提示久病湿盛血瘀。罐斑颜色深紫，提示瘀血为患。罐斑色深紫黑，触之疼痛，伴有身热，提示热毒瘀结。罐斑无皮色变化，触之不温，提示为虚寒证。罐斑微痒或出现皮纹，提示风邪为患。罐斑或水疱颜色浅淡，提示为虚证。针罐后，若出血颜色深红提示有热，颜色青色提示为寒凝血瘀等。

在拔罐过程中，也有极少数患者发生休克和晕厥现象。患者一般感到头晕眼花，心烦欲呕，面色苍白，四肢厥冷，冷汗淋漓，呼吸急促，脉搏频数而细小等现象。此时应立即将罐取下，使患者平卧床上，喝些温开水，稍事休息。稍重者可针刺十宣、水沟，即可帮助患者恢复常态。如无毫针，可用手指按压水沟。患者恢复常态后，应继续卧床休息一段时间才能离开治疗室。

（2）罐后处理　起罐后，应用消毒棉球轻轻擦拭拔罐部位罐斑或罐印上的小水珠，若罐斑微觉痒痛，不可搔抓，数日内可自行消退。如果在拔罐部位上出现小水疱，可不做处理，任其自行吸收；对于水疱较大者，可用消毒毫针刺破水疱，放出泡中水液，涂上甲紫。若出血可用消毒棉球擦拭干净。若局部皮肤出现破损，可常规消毒，并用无菌敷料覆盖其上。如果应用拔罐疗法治疗疮痈，在起罐后可擦拭干净脓血，并常规处理疮口。

一般在处置妥当后，应让患者休息片刻再离开治疗室，并嘱咐患者隔1～2天后再做治疗，同时还要参考患者的具体病情和反应。

四、刮痧方法

刮痧疗法是指应用光滑的硬物器具或手指、金属针具、瓷匙、古钱、玉石片等，蘸上食油、凡士林、白酒或清水，在人体表面特定部位，反复进行刮拭等物理刺激，造成皮肤表面瘀血点、瘀血斑或点状出血，通过刺激体表皮肤及经络，改善人体气血流通状态，从而达到扶正祛邪、调节阴阳、活血化瘀、清热消肿、软坚散结等功效。

1. 刮痧工具及操作方法 刮痧使用的工具很多，比较常用的为刮痧板和润滑剂。刮痧板可用水牛角或木鱼石制作而成，要求板面洁净，棱角光滑。润滑剂多选用红花油、液状石蜡、麻油或刮痧专用的活血剂。

操作时手持刮痧板，蘸上润滑剂，然后在患者体表的一定部位按一定方向进行刮拭，至皮下呈现痧痕为止。刮痧时要求用力要均匀，一般采用腕力，同时要根据患者的病情及反应调整刮动的力量。刮痧疗法的操作手法有平刮、竖刮、斜刮、角刮。

平刮就是用刮板的平边，着力于施术部位，按一定方向进行较大面积的平行刮拭。

竖刮就是用刮板的平边，着力于施刮部位，方向为竖直上下而进行的大面积刮拭。

斜刮就是用刮板的平边，着力于施术部位，进行斜向刮拭。适用于人体某些部位不能进行平、竖刮的情况下所采用的操作手法。

角刮用刮板的棱角和边角，着力于施术部位，进行较小面积或沟、窝、凹陷地方的刮拭，如鼻沟、耳屏、神阙、听宫、听会、肘窝、关节等处。

2. 刮痧的补泻手法 刮痧疗法同针治疗法一样，分为补法、泻法和平补平泻法。

刮痧疗法的补泻作用取决于操作力量的轻重、速度的急缓、时间的长短、刮拭的长短、刮拭的方向等诸多因素。

（1）刮拭按压力小，刮拭速度慢，刺激时间较长为补法。适用于年老、体弱、久病、重病或体形瘦弱之虚证患者。刮拭按压力大，刮拭速度快，刺激时间较短为泻法。适用于年轻体壮、新病、急病、形体壮实的患者。平补平泻法介于补法和泻法之间，有三种刮拭方法。第一种为按压力大，刮拭速度慢；第二种为按压力小，刮拭速度快；第三种为按力中等，速度适中。常用于正常人保健或虚实兼见证的治疗。

（2）选择痧痕点数量少者为补法，选择痧痕点数量多者为泻法。

（3）操作的方向顺经脉运行方向者为补法；操作的方向逆经脉运行方向者为泻法。

（4）刮痧后加温灸者为补法；刮痧后加拔罐者为泻法。

3. 人体各部位的刮痧方法

（1）头部的刮法 头部有头发覆盖，须在头发上面用刮板刮拭，不必涂刮痧润滑剂。为增强刮拭效果可使用刮板边缘或刮板角部刮拭。每个部位刮30次左右，刮至发皮发热为宜。手法采用平补平泻法，医者一手扶患者头部，以保持头部稳定。

刮拭路线：

1）刮拭头部两侧，从头部两侧太阳穴开始至风池穴，经过穴位为头维穴、颔厌穴等。

2）刮拭前头部，从百会穴经囟会穴、前顶穴、通天穴、上星穴至头临泣穴。

3）刮拭后头部，从百会穴经后顶穴、脑户穴、风府穴至哑门穴。

4）刮拭全头部，以百会穴为中心，呈放射状向全头发际处刮拭。经过全头穴位和运动区、语言区、感觉区等。

适应证：有改善头部血液循环，疏通全身阳气之作用。可预防和治疗中风及中风后遗症、头痛、脱发、失眠、感冒等病证。

（2）**面部的刮法**　因为面部出痧影响美观，因此手法要轻柔，以不出痧为度，且面部不需涂抹活血剂，通常用补法，忌用重力大面积刮拭。方向由内向外，按肌肉走向刮拭。可每天一次。

刮拭路线：

1）刮拭前额部，从前额正中线分开，经鱼腰穴、丝竹空穴朝两侧刮拭。

2）刮拭两颧部，由内侧经承泣穴、四白穴、下关穴、听宫穴、耳门穴等。

3）刮拭下颌部，以承浆穴为中心，经地仓穴、大迎穴、颊车穴等。

适应证：有养颜祛斑美容的功效。主治颜面五官的病证，如眼病、鼻病、耳病、面瘫、雀斑、痤疮等。

（3）**颈部的刮法**　颈后高骨为大椎穴，用力要轻柔，用补法，不可用力过重，可用刮板棱角刮拭，以出痧为度。肩部肌肉丰富，用力宜重些，从风池穴一直到肩髃穴，应一次到位，中间不要停顿，一般用平补平泻手法。

刮拭路线：

1）刮督脉颈项部分，从哑门穴刮到大椎穴。

2）刮拭颈部两侧到肩，从风池穴开始经肩井穴、巨骨穴至肩髃穴。

适应证：人体颈部有六条阳经通过，其中精髓直接通过督脉灌输于脑，颈部是必经之路，所以经常刮拭颈部，具有育阴潜阳、补益人体正气、防治疾病的作用，可主治颈、项病变，如颈椎病、感冒、头痛、近视、咽炎等。

（4）**背部的刮法**　背部由上向下刮拭。一般先刮后背正中线的督脉，再刮两侧的膀胱经和夹脊穴。背部正中线刮拭时手法应轻柔，用补法，不可用力过大，以免伤及脊椎。可用刮板棱角点按棘突之间，背部两侧可视患者体质、病情选用补泻手法，用力要均匀，中间不要停顿。

刮拭路线：

刮督脉和足太阳膀胱经及夹脊穴，从大椎刮至长强。足太阳膀胱经位于后正中线旁开 1.5 寸和 3 寸处。夹脊穴位于后正中线旁开 0.5 寸。

适应证：刮拭背部可以治疗全身五脏六腑的病证。如刮拭胆俞可治疗黄疸、胆囊炎、胆道蛔虫、急慢性肝炎等，刮拭大肠俞可治疗肠鸣、泄泻、便秘、脱肛、痢疾、肠痈等。背部刮痧还有助于诊断疾病。如刮拭心俞部位出现压痛或明显出痧斑时，即表示心脏有病变或预示心脏即将出现问题，其他穴位类推。

（5）胸部的刮法　刮拭胸部正中线用力要轻柔，不可用力过大，宜用平补平泻法。用刮板棱角沿肋间隙刮拭。乳头处禁刮。

刮拭路线：

1）刮拭胸部正中线，从天突穴经膻中穴向下刮至鸠尾穴。用刮板角部自上而下刮拭。

2）刮拭胸部两侧，从正中线由内向外刮，先左后右，用刮板整个边缘由内向外沿肋骨走向刮拭。中府穴处宜用刮板角部从上向下刮拭。

适应证：胸部主要有心肺二脏，故刮拭胸部，主治心、肺疾患。如冠心病、慢性支气管炎、支气管哮喘、肺气肿等。另外可预防和治疗妇女乳腺炎、乳腺癌等。

（6）腹部刮痧　空腹或饱餐后禁刮，急腹症忌刮，神阙穴禁刮。

刮拭路线：

1）刮拭腹部正中线，从鸠尾穴经中脘穴、关元穴刮至曲骨穴。

2）刮拭腹部两侧，从幽门穴刮至日月穴。

适应证：腹部有肝胆、脾胃、膀胱、肾、大肠、小肠等脏腑，故刮拭腹部可治疗以上脏腑病变。如胆囊炎、慢性肝炎、胃及十二指肠溃疡、呕吐、胃痛、慢性肾炎、前列腺炎、便秘、泄泻、月经不调、不孕症等。

（7）四肢的刮法　刮拭四肢时，遇关节部位不可强力重刮。对下肢静脉曲张、水肿应从下向上刮拭。皮肤如有感染、破溃、痣瘤等，刮拭时应避开。如急性骨关节创伤、挫伤之处不宜刮痧，但在康复阶段做保健刮痧可提前康复。

刮拭路线：

1）刮拭上肢内侧部，由上向下刮，尺泽穴可重刮。

2）刮拭上肢外侧部，由上向下刮，在肘关节处可停顿，或分段刮至外关穴。

3）刮拭下肢内侧，从上向下刮，经承扶穴至委中穴，由委中穴至跗阳穴，委中穴可重刮。

4）刮拭下肢外侧部，从上向下刮，从环跳穴至膝阳关穴，由阳陵泉穴至悬钟穴。

适应证：四肢刮痧可主治全身病症。如手少阴心经主治心脏疾病。足阳明胃经主治消化系统症状。四肢肘膝以下五输穴可主治全身疾病。

（8）膝关节的刮法　膝关节结构复杂，刮痧时宜用刮板棱角刮拭，以便掌握刮痧正确的部位、方向，而不致损伤关节。刮拭关节动作应轻柔。膝关节内积水者，局部不宜刮，可取远端穴位刮拭。膝关节后方及下端刮痧时易起痧疱，疱起时宜轻刮或遇曲张静脉可改变方向，由下向上刮。

刮拭路线：

1）刮拭膝眼，刮拭前先用刮板的棱角点按膝眼。

2）刮拭膝关节前部，膝关节以上部分从伏兔穴刮至梁丘穴，膝关节以下部分从犊鼻穴刮至足三里穴。

3）刮拭膝关节内侧部，从血海穴刮至阴陵泉穴。

4）刮拭膝关节外侧部，从膝阳关穴刮至阳陵泉穴。

5）刮拭膝关节后部，委中穴可重刮。

适应证：主治膝关节的病变，如风湿性关节炎、膝关节韧带损伤、肌腱劳损等。另外对腰背部疾病、胃肠疾病有一定的治疗作用。

4. 刮痧的整体顺序　整体刮拭的顺序是自上而下，先头部、颈、背、腰部或腹部，后四肢、背腰部及胸腹部，可根据病情决定刮拭的先后顺序。每个部位一般先刮阳经，再刮阴经，先刮拭身体左侧，再刮拭身体右侧。

5. 刮痧的体位及步骤

（1）刮痧的体位　刮痧时对体位的选择，应以医者能够正确取穴，施术方便，患者感到舒适自然，并能持久配合为原则。常用的体位有以下几种。

1）仰卧位　适用于胸腹部、头部、面部、颈部、四肢前侧的刮痧。

2）俯卧位　适用于头、颈、肩、背、腰、四肢的后侧刮痧。

3）侧卧位　适用于侧头部、面颊一侧、颈项、侧腹、侧胸以及上下肢该侧的刮痧。

4）仰靠坐位　适用于前头、颜面、颈前和上胸部的刮痧。

5）俯伏坐位　适用于头顶、后头、项背部的刮痧。

6）侧伏坐位　适用于侧头、面颊、颈侧、耳部的刮痧。

（2）刮痧的操作步骤

1）选择工具　准备齐全刮痧器具与用品，应仔细检查刮痧板边缘是否光滑，边角钝圆，厚薄适中，有无裂纹及粗糙，以免伤及皮肤。

2）消除患者紧张心理　应向患者介绍刮痧的一般常识，以消除其紧张恐惧心理，以便取得患者的信任、合作与配合。

3）选择体位　根据患者的病情，确定治疗部位，选择合适的体位。

4）涂刮痧润滑剂　在刮拭部位上均匀涂布刮痧润滑剂，用量宜薄不宜厚。因为刮痧润滑剂过多，不利于刮拭，还会顺皮肤流下，弄脏衣服。保健刮痧和头部刮痧可不用介质，亦可隔物刮拭。

5）刮拭　右手持刮痧工具，灵活运用腕力、臂力，忌用蛮力，刮具一般与皮肤之间角度以 45°为宜。用力要均匀、适中，由轻渐重，不可忽轻忽重，以患者能耐受为度。刮拭的按压力要深透深层组织。刮拭面要尽量拉长。刮痧时要顺一个方向刮，不要来回刮，以皮下出现轻微紫红或紫黑色痧点、斑块即可。

6）刮拭后　刮完后，擦干皮肤，让患者穿好衣服，适当饮用一些姜汁、糖水或白开水，促进新陈代谢。

7）刮拭后的反应　一般刮拭后半小时左右，皮肤表面的痧点会逐渐融合成片，刮痧后 24 ～ 48 小时出痧表面的皮肤触摸时有痛感或自觉局部皮肤有微微发热，这些都属于正常反应，几天后即可恢复正常。

8）刮痧时限与疗程　一般每个部位刮 20 次左右，以使患者能耐受或出痧为度，每次刮拭时间以 10 ～ 15 分钟为宜。初诊时间不宜过长，手法不宜过重，不可一味片面求出痧。第二次应间隔 5 ～ 7 天后或患处无痛感时再实施，直到患处清平无斑块，病症自然痊愈。通常连续治疗 7 ～ 10 次为 1 个疗程，间隔 10 天再进行下 1 个疗程。

五、药物熏洗疗法

药物熏洗疗法是以中医药基本理论为指导，将中药煎煮后，先利用蒸气熏蒸，待药液降温后，再用药液淋洗、浸浴全身或局部患处的一种治疗疾病的方法，是中医外治法的重要组成部分。熏洗疗法有广义和狭义之分，广义的熏洗疗法包括烟熏、蒸气熏和药物熏洗三种方法，狭义的熏洗疗法仅指药物熏洗的治疗方法。熏洗疗法根据治疗的形式和使用的部位不同，可以分为溻渍法、淋洗法、熏洗法和热罨法四种类型。医学著作中对熏洗疗法记载最早的是《五十二病方》，现存最早的中医经典著作《黄帝内经》从邪气入侵途经是由外入内和"善治者治皮毛，其次治肌肤，其次治筋脉……""除其邪则乱气不生""治病必先治其病所从生者也"等立论，认为"其有邪者，渍形以为汗""寒者热之，热者寒之……摩之浴之"（此"渍形""浴之"即熏洗法），首次将熏洗法列为重要和常用的治则、治法，与温、补、泻、汗等治法，甚至与寒者热之、热者寒之等治则相提并论，为熏洗疗法初步奠定了理论基础。以后历代医家应用范围不断扩大。本法是借助热力和药力的综合作用，具有促进腠理疏通、气血运畅，改善局部营养和全身功能的作用，达到解毒消肿、活血通络、行气止痛、祛风燥湿、杀虫止痒等目的。熏洗疗法具有应用广泛、疗效独特、奏效迅捷、安全稳妥、操作简便、易学易用、经济实惠等特点。

中药熏洗疗法主要是利用物理热量与中草药结合产生大量的药物蒸气，将药物施于皮肤或患部，借温度、机械和药物的作用对机体发挥直接、间接的治疗作用。最主要的还是药物直接对机体病变局部发挥治疗作用，疏通经络，调和气血，促进血液循环，改善局部营养状况和全身功能，从而达到治愈疾病的目的。

（一）药物熏洗疗法的器具与操作规程

1. 药物熏洗疗法的器具

（1）浴盆　洗浴、熏洗用。

（2）坐浴盆　肛门及会阴部疾病坐浴、洗浴、熏洗用。

（3）面盆　通常选用搪瓷脸盆，用于头面部、四肢熏洗，亦可作坐浴盆用。

（4）木桶　大木桶用于全身熏洗，小木桶用于四肢、手足浸洗或熏洗。

（5）冲洗器　淋洗患处用。

（6）小喷壶　冲洗用。

（7）火炉或电炉　煎煮药物用。

（8）沙锅或沙罐　煎煮药物用，也可用大搪瓷锅或脸盆代替。

（9）小木凳、带孔木架、坐浴椅　熏洗时放置患肢或臀部用。

（10）布单、毯子或浴罩　用于熏洗时围盖盆、桶。

（11）毛巾或浴巾　用于熏洗后擦干身体或患部。

（12）浴帽　熏洗时用于包裹头发。

（13）换药器械及药物　熏洗后患处预备使用。

2. 熏洗的操作规程

（1）熏洗前准备阶段

1）室温的调节　室内备温度计，以便随时测试室内温度变化并加以调节。冬季室温保持在20℃以上，室内备取暖设备；夏季注意室内通风、换气，使空气流通。

2）熏洗的时机　宜在饭后1～2小时进行。饱餐后不应立即熏洗。空腹时由于肠胃空虚，体能下降，熏洗时大量汗出，易造成虚脱；而饭后立即熏洗，可造成胃肠或内脏血液减少，不利于消化，甚至可引起胃肠不适而恶心呕吐。

（2）熏洗阶段

1）熏洗时间　严格掌握好熏洗时间，熏洗时间不可过长，一般15～30分钟。

2）补充液体和能量　由于大量出汗，体液丢失很多，熏洗时可备糖盐水适量，吸管频饮，以补充体液和能量。

3）防止晕厥　熏洗时皮肤血管充分扩张，体表血液量增多，造成头部缺血，易发生晕厥。熏洗过程中，护理人员要守候在旁边，注意观察患者反应。如患者出现头晕、心慌，立即停止熏洗，平卧休息。可给患者喝糖盐水，以补充水分及能量，必要时静脉推注 50% 葡萄糖 40～60mL。

4）控制温度　熏洗过程中严格控制好药温，一般为 50～60℃，以局部皮肤红润，患者自感舒适为宜。药温切不可过高，以免烫伤皮肤；也不可过低，以免影响疗效。

5）防止直立性低血压　患者熏洗完成后，慢慢起身，防止猛然站起，引起直立性低血压而致眼前发黑眩晕。

6）注意保暖　熏洗完毕后，立即用浴巾擦干身体的水分，协助患者穿好衣服，休息 10～20 分钟，回病房卧床休息。

（3）全身熏洗法

1）将配选的药物先煎汤去渣取汁，趁热倒入浴盆中，盆内放一小木凳，高出药水面约 10cm，患者坐在小木凳上，用浴罩或布单、毛毯等在上面盖住（仅头部暴露在外）勿使热气外泄，待温度适宜，取出小木凳，再进行洗浴，以出汗为宜。

2）熏洗完毕后用浴巾擦干全身，卧床被覆浴巾休息，如能小憩片刻更好，待汗后再换穿衣服。

（4）局部熏洗法

1）手部熏洗　将所选药物煎汤取汁，趁热倒入盆中，将患手放于盆上进行熏洗，用布将手和盆口盖严，不使热气外泄，待温度适宜，把手或腕部与前臂放药液中浸洗。

2）足部熏洗　将所选药物煎汤取汁，趁热倒入瓷盆或小木桶内，将患足放在带孔小木架上，外以布单将口盖严，待水温适宜，取出小木架，把患足及小腿浸入药液中浸洗。

3）头部熏洗　将所选药物煎汤趁热倒入盆内，患者取端坐姿势，向前微倾，面向汤盆闭眼，进行熏蒸，或以布单将头和面与盆相对盖严，待温，揭去布单，再频频洗头面部。

4）二阴熏洗　将所选药物煎汤趁热倒入盆内，盆上放置带孔横木架，患者暴露臀部坐在木架上进行熏蒸，外周盖以布单，勿使热气外泄，待药汤温度适宜，拿掉木架，将臀部浸入盆中坐浴。

（二）药物熏洗疗法的适应证与禁忌证

1. 适应证　全身熏洗法主要用于皮损广泛的全身性皮肤病。局限性皮肤病是局部熏洗法的主要适应证。如脓疱疮、毛囊炎、手足癣、神经性皮炎、银屑病、皮肤瘙痒症、湿疹、脂溢性皮炎、冻疮、外阴阴道炎、丹毒等。

2. 禁忌证

（1）冬季熏洗时应注意保暖，夏季要避风。全身熏洗后皮肤血管扩张，血液循环旺盛，全身温热出汗，必须待汗干，穿好衣服后再外出，以免感受风寒，发生感冒等疾病。

（2）药汤温度要适宜，不可太热，以免烫伤皮肤，也不可太凉，以免产生不良刺激。如果熏洗时间较久药汤稍凉时，须再加热，这样持续温热熏洗，才能收到良好的治疗效果。

（3）夏季要当日煎汤当日使用，药汤不要过夜，以免变质，影响治疗效果，发生不良反应。

（4）在全身熏洗过程中患者感到头晕、不适等应停止熏洗，平卧通风处休息。同时监测血压、呼吸、脉搏等生命体征。

（5）如熏洗无效或病情反而加重者，则应停止熏洗，改用其他治疗方法。

（6）急性传染病、重症心脏病、高血压病等忌用熏洗法。

（7）妇女妊娠期及月经期，不宜进行阴部熏洗。

（8）饥饿以及过度疲劳时不宜熏洗。

六、药物外敷疗法

药物外敷疗法是中医外治法中应用最为广泛的治疗方法，是将药物制成膏、丹、丸、散、糊、饼等剂型，将之外敷于腧穴或患处，通过皮肤、黏膜及腧穴等部位吸收，以达到治疗目的的治疗方法。临床应用的外敷疗法种类较多，这里重点介绍薄贴法、油膏法、箍围法、贴敷法、敷脐法、掺药法等。

1. 薄贴法

（1）适应证　适用于一切外科疾病的初起、成脓和溃后。如疖肿、疔疮、痈疽、溃疡、肿疡及化脓性骨髓炎、骨结核伴寒性脓肿等。

膏药的功用是由其药理作用和物理作用相合而成的，根据其配方及选药的不同而有不同的功效。所有的膏药因其富有黏性，敷贴于患处，能固定患部位置，使之得到充分的休息，并可保护溃疡疮面，避免外来刺激，能使患处得到较长时间的热疗，改善局部的血液循环，增强抵抗力。

（2）操作方法　由于组成膏药的方剂不同，药物性味有别，各类膏药的适应证也不同，因此临床应用薄贴法时，根据具体病证，选择相应的膏药敷贴于选定的经穴、患处或相应的解剖部位。在贴药以前，应先剃净汗毛或尽可能避开汗毛较多的地方，用热毛巾或生姜片将患处或穴位处的皮肤擦净，拭干后再贴。使用黑膏药类膏药，应先将膏药用微火加温软化后再贴。

（3）禁忌证及注意事项

1）对已溃的疮口，宜用薄型膏药，每日更换一次；未溃之肿疡，宜用厚型膏药，2～3日一换；阴证骨痨或乳癖等，可5～7日一换。

2）外证使用膏药后，有时可引起皮肤焮红，或起丘疹，或发生小疱，瘙痒异常，甚至溃烂等皮肤过敏的反应，即俗称的膏药风（接触性皮炎）；或溃疡脓水过多，腌渍疮口，浸淫皮肤，从而引起皮肤湿疮，此时亦改用油膏或其他药物。

3）在使用膏药时，不可去之过早，否则易使疮面受伤，造成再次感染，而致溃腐，或使疮面形成红色瘢痕，不易消退，有损美观。

4）凡含有麝香、乳香、红花、没药、桃仁等活血化瘀成分的膏药，孕妇均应禁用。孕妇的脐部、腹部、腰部都不宜贴膏药，以免引起流产。

2. 油膏法

（1）适应证　油膏法一般适用于肿疡、溃疡、肛门病、皮肤糜烂结痂渗液不多以及损伤、骨折等疾病。

由于油膏的组成不同，应用时当视疾病的不同阶段和性质辨证选方。如金黄膏、玉露膏运用于阳证肿疡、肛门周围痈疽等；冲和膏用于半阴半阳证；回阳玉龙膏用于阴证；生肌玉红膏活血祛腐，解毒止痛，润肤生肌收口，适用于一切溃疡或烧伤腐肉未脱，新肉未生之时，或日久不能收口者；红油膏祛腐生肌，适用于一切溃疡；生肌白玉膏润肤生肌收敛，适用于溃疡腐肉已净，疮口不敛者，以及乳头皲裂、肛裂等病；疯油膏润燥杀虫止痒，适用于牛皮癣、慢性湿疮等皮肤干燥肥厚作痒；青黛散油膏收湿止痒，清解湿毒，适用于蛇串疮、急慢性湿疮等皮肤焮肿痒痛出水不多之症。

（2）操作方法　按照患病部位，将油膏摊在大小适宜、折叠为4～6层的桑皮纸或纱布上。无创口者在油膏上加盖一张极薄的棉纸覆于患部，既可使药力渗透，又可减少对皮肤的刺激。敷上药膏后应加以包扎，以免脱落。一般未溃者使用软膏应较厚，并不宜勤换；已溃后使用软膏宜薄，并要勤换。

（3）禁忌证及注意事项

1）敷贴油膏后局部皮肤出现瘙痒、潮红、出疹等过敏反应者，不宜使用本疗法。

2）孕妇、产妇忌用或慎用本疗法。

3）油膏易发酵发霉，一次不宜调配过多，若出现硬化现象，可酌加少量饴糖调匀。

4）敷药时要注意摊得平整，切勿留有空隙，以免固定时挤压成疮。

5）有开放性疮口者，敷药时可在中间预留小孔，便于伤口换药。

3. 箍围法

（1）适应证　箍围法适用于外疡初起或成脓及溃后，凡肿势散漫不聚，无集中硬块者。

箍围药又称围药、敷药、围敷药，在制作箍围药时，由于疾病的性质和阶段不同，选用的赋形剂也不同。如取其散瘀毒用酒调制；取其助行药力则用酒调制；取其辛香散邪则选葱、姜、韭、蒜汁调制；取其清凉解毒，则选菊花汁、丝瓜汁、金银花露等调制；取其和缓刺激，则选鸡子清调制；取其润泽肌肤，利于药物吸收，则选油类调制。《外科精义》指出："夫疮肿之生于外者，由热毒之气蕴结于内也。盖肿于外，有生头者，有漫肿者，有皮厚者，有皮薄者，有毒气深者，有毒气浅者，有宜用温药贴熁燠者，有宜用凉药贴熁者，有可以干换其药者，有可以湿换其药者，深浅不同，用药亦异，是以不可不辨也。"一般来说，痈疡疮肿表现为红、肿、热、痛的阳证者，宜选取金黄散、玉露散等寒凉诸方，以清热解毒，消肿散瘀；表现为散漫不高，不红不热，或迁延不愈，反复发作的阴证者，可选取回阳玉龙膏等药性偏温诸方以温经散寒，祛瘀化痰；表现为疮形肿而不高，痛而不甚，微红微热等半阴半阳证者，可选取药性平和的冲和膏等方以疏风行气，活血定痛，散瘀消肿。

（2）操作方法　使用箍围药时，外围必须大于肿热范围，宜厚敷。如用于肿疡初起，宜满摊；用于毒势已聚或溃疡，余未消者，皆宜空出中央，四周摊药敷，以箍毒消肿。

临证之时，一般来说，阳证多用菊花汁、金银花露或冷茶汁作基质；半阴半阳证多用葱、姜、韭捣汁或用蜂蜜作基质；阴证多以醋、酒作基质调敷。

（3）禁忌证及注意事项

1）外疡初起、肿势局限者一般用消散之品厚敷，阳证不可用热性药，阴证不可用寒凉药，以免助邪碍邪。

2）使用前可先将药物制作粉末备用，随用随调，尤其如姜汁、葱汁、醋、酒、金银花露等辛香易挥发的基质，不可久贮，以免药力散失或减弱。

3）敷药后药物易干燥则药力减弱，宜用同种基质时时淋洒其上，使其湿润，可保持药力持久，又可避免药物剥脱或干板不舒。

4）换药时，应记住"肿皮存者宜干换"，待药物干燥剥落；"肿皮薄者宜湿换"，先将药物淋湿后再除去，以避免不必要的疼痛和损伤。

4. 贴敷法

（1）适应证　贴敷法应用范围非常广泛，其特点是不经消化道吸收，无胃肠道反应，药物直接接触病灶，或通过经络气血传导以治疗疾病。临证之时须仔细辨证，恰当选用药物。常用于治疗头痛、胃痛、痹证、急性乳腺炎、癣、湿疹、丹毒、扭挫伤等各科疾病。

（2）操作方法　外疡初起时宜敷满整个病变部位；当毒已结聚，或溃后余肿未消，宜敷于患处四周，不要完全敷满。敷贴时需注意敷药部位要超过肿势范围。

（3）禁忌证及注意事项

1）在应用过程中，如出现皮肤过敏现象，即应停用。

2）外敷时注意调节干湿度，若药物变干，须随时更换，或加基质湿润后再敷上。

5. 敷脐法

（1）适应证　敷脐法临床应用范围较广，用于消化系统、泌尿系统疾病疗效较为明显，对儿科、外科的某些疾病也有较好的效果。常用于治疗心绞痛、高血压、盗汗、肝脾肿大、水肿、鼓胀（肝硬化腹水）、便秘、痢疾、急性黄疸、淋证、遗精、阳痿、子宫脱垂、痛经等疾病。

（2）操作方法　先洗净患者的脐部，然后将配制好的药物置入脐眼或敷于脐部，再用胶布或纱布等敷料垫敷盖固定，根据病情可采用闭式敷料，并适当加温，以利吸收。换药之时要根据病情而定，可1～2日一换，也可2～5日一换。如天气炎热，属芳香易挥发的药物，也可一日两换。

（3）禁忌证及注意事项

1）药前应注意清洁脐部，如脐部有感染者禁用。

2）敷药后注意脐部的反应，如出现红肿痒痛或其他不适，应立即将药物清洗干净，并停止治疗。

3）应用本疗法加用热敷或灸法时，要注意湿度，防止烫伤。如见脐部有感染者，应立即停用，先控制感染。

4）小儿应用本疗法时，宜用绷带、纱布等固定，以免脱落。

5）孕妇慎用脐疗。凡具有堕胎或可能对胎儿有毒副作用的药物一律不得用于脐疗。

6. 掺药法

（1）消散药

1）适应证　适用于肿疡初起，肿势局限者。

2）操作方法　阳毒内消散、红灵丹适用于一切阳证；阴毒内消散、桂麝散、黑退消散适用于一切阴证。

3）禁忌证及注意事项　若病变范围不局限，应配合箍围药使用。

（2）提脓祛腐药

1）适应证　凡溃疡初起，脓栓未脱，或脓水未净，新肉未生之际，均可使用。

2）操作方法　提脓祛腐常用的升丹，系由水银、火硝和明矾制成，常与石膏配合，根据脓腐多少，制成九一丹、八二丹、七三丹、五五丹等应用。

3）禁忌证及注意事项　升丹有一定毒性，面部及暴露部位慎用；面积较大的疮疡慎用。对升丹过敏者禁用。如在使用过程中出现不明原因的高热、乏力、口有金属味等汞中毒症状时，应立即停药。

（3）腐蚀药与平胬药

1）适应证　凡肿疡在脓成未溃之时，或痔疮、瘰疬、息肉等，或疮疡破溃后，疮口过小、僵硬，或胬肉突出，或胬肉不收等妨碍收口时，均可使用。

2）操作方法　由于腐蚀平胬药组成不同，药效强弱也不同，临床需辨明其适应证分别使用，可做成裹药插入疮口，使疮口开大，脓腐分出；亦可点放疮顶，代刀破头等。

3）禁忌证及注意事项　腐蚀平胬药含有汞、砒等有毒成分，应用时必须谨慎。在头、指、趾等肉薄的骨处不宜使用过烈的腐蚀药物，必要时需加适当基质以缓和其药力，避免损伤筋骨，使用时应注意中病即止，以免伤及周围健康组织。对汞、砒过敏者禁用。

（4）生肌收口药

1）适应证　通用于疮疡阴证、阳证。在溃疡腐肉已脱、脓水将净时均可使用。如生肌散、八宝丹能促进肉芽生长，用于溃疡脓腐已尽、肉芽生长缓慢者；生肌定痛药用于溃疡脓腐将尽，局部微见红肿疼痛者；珍珠散用于疮面脓水已净，久不收口者。

2）禁忌证及注意事项　使用生肌收口药时，疮口在者以腐脱脓清为度，疮口深者以药线制出时带黏丝者为度。脓腐未尽，腐肉不去者，不可早用。

（5）清热收涩药

1）适应证　用于阳证疮疡初起，局部红肿热痛者，亦可用于急性、亚急性皮炎渗液不多而痒甚者。如青黛散用于大片潮红丘疹而无渗液的皮损；三石散用于皮肤糜烂，稍有渗液而无红热者。

2）操作方法　可直接干扑于皮损处，亦可先涂一层薄油剂后再扑。毛发较多的部位宜剃去毛发后再扑药粉。

3）禁忌证及注意事项　一般不用于糜烂、渗液较多的皮损，以免渗液不能流出，导致自身敏感性皮炎。

七、药浴疗法

药浴，在中国已有几千年的历史。据记载自周代开始，就流行香汤浴。所谓香汤，就是用中药佩兰煎的药水，其气味芬芳馥郁，有解暑祛湿、醒神爽脑的功效。中药药浴疗法是中医学独特的外治疗法，是一种独特的给药途径。对亚健康的调理、康复具有良好的效果。药浴亦称"水疗"，系中草药加水煎煮，取药液洗浴局部或全身。药浴液中的药物离子通过皮肤黏膜的吸收、扩散、辐射等途径进入体内，避免了肝脏首过效应，减少了毒副作用。同时药浴液的温热效应能够提高组织的温度，舒张毛细血管，改善循环，使血液加速，且通过皮肤组织吸收后，调节局部免疫状态，抑制和减少生物活性物质的释放，从而达到防治疾病的目的。中药浴操作简单，廉价无痛苦，只要在医生指导下选对药、按正确的方法使用，相对而言安全可靠，能避免其他给药途径所引起的毒副作用，便于患者实施自我药疗。

1. 药浴液的制备　药浴疗法是根据各种具体病证，在中医辨证或辨病的基础上选取适当的药物，组成药浴方剂。通常制备药浴液的方法有以下四种。

（1）将药物加水适量，煎煮为液。

（2）将药物放入溶液中浸泡数日制成浴液。

（3）将药物研细过筛，制成散剂或丸剂保存，用时加热水溶解而成浴液。

（4）将药液进行有效成分提取，加入皮肤吸收促进剂，调成药浴液。

2. 药浴的用法　药浴的用法可分为全身沐浴和局部洗浴两大类型。

（1）**全身沐浴**　本法是借浴水的温热之力及药物本身的功效，使周身腠理疏通、毛窍开放，起到发汗退热、祛风除湿、温经散寒、疏通经络、调和气血、消肿止痛、祛瘀生新等作用。使用方法：将中药浴液倒入清洁消毒后的浴盆或浴缸里，加入热水，然后把水调到适当的温度，即可洗浴。

（2）**局部洗浴**　本法是借助热力和药物的综合作用，直透局部皮肤腠理，而发挥清热解毒、消肿除湿、祛风杀虫、止痒、活血行气、软化角质、祛腐生肌等功效，从而达到治疗的目的。

①头面浴：该疗法主要是将中药浴液倒入清洁消毒的脸盆中，待浴液温度适宜，进行沐发、洗头、洗面。该浴法在面部皮肤美容及护发美发方面具有显著的疗效，同时对头、面部疾病也有治疗作用。注意事项：沐发洗面时要注意避风受寒，同时也注意防止浴后受风，对于面部急性炎症性渗出明显的皮肤病应该慎用。

②目浴：该疗法主要是将煎剂滤清后淋洗患眼，洗眼时可用消毒纱布或棉球渍水，不断淋洗眼部，亦可用消毒眼杯盛药液半杯，先俯首，使眼杯与眼窝缘紧紧靠贴，然后仰首，并频频瞬目，进行眼浴，每日2～3次，每次20分钟。临床往往

是先熏后洗，这种方法除药物直接作用于眼部，达到疏通经络、退红消肿、收泪止痒等效果外，尚借助药液的温热作用，使眼部气血流畅。使用该法时要注意药液温度不宜过高，以免烫伤，洗剂必须过滤，以免药渣进入眼内，同时，一切器皿、纱布、棉球及手指必须消毒，尤其是黑睛有陷翳者，用洗法时更须慎重；眼部有新鲜出血或患有恶疮者，忌用本法。

③手足浴：该疗法是临床经常使用的治病护肤的方法。手部洗浴除了治疗皮肤病、软组织损伤等外，还具有护肤保健的作用。手的美感表现为洁净、细嫩和滋润，适度地洗浴手部，不仅清洁皮肤，而且有防止皮肤老化的作用。洗浴足部要用温水，而不能使用冷水，洗完或泡好后要擦干，不要受凉。四肢洗浴要根据患病部位的不同，来决定药液量的多少，洗浴的方法可分别使用浸泡、淋洗或半身沐浴。若治疗癣类皮肤病，可将药物浸泡在醋液中，或煎汤后加醋，制成药溶液进行洗浴。治疗股癣，浸洗液浓度不能过高。

④坐浴：该疗法是用药物煮汤置盆中，让患者坐浴，使药液直接浸入肛门或阴部，以治疗某些疾病的方法。它可使药液较长时间直接作用于病变部位，并借助热力，促使皮肤黏膜吸收，从而发挥清热除湿、杀虫止痒、活血化瘀、收涩固脱等作用。药汤温度要适宜，坐浴时不可太热，以免烫伤皮肤或黏膜，也不可太冷，以免产生不良刺激，一般以 40 ～ 50℃为宜。对肛周脓肿已化脓者，则应先经手术切开引流后，再用坐浴疗法。

⑤瑶浴：有排毒养颜、养心安神、治疗妇科炎症、月子调理、舒筋活络、十二级通脉、减肥降脂、活血化瘀、驱寒祛湿等作用，长期使用效果显著。

⑥苗浴：调节血脂、血糖、血压，舒缓疲劳，护肝养肾，养神醒智，治疗骨质增生，缓解疼痛，治疗静脉曲张，排毒散寒，健脾养心，强筋健骨，增强免疫，活血通络。

⑦藏浴：护肝利胆，三高调理，治疗风湿类关节炎，腰腿疼痛，健脾养胃，排毒养颜，滋养卵巢，失眠多梦，治疗腰背酸痛、骨质疏松，调理心脑血管。

3. 药浴作用过程　人体躺入泡浴桶后，药力通过泡浴者皮肤的毛囊孔、皮脂腺孔、汗腺孔、角质细胞及其间隙进入体内，这是药力渗入体内强力做功的过程。在这个过程中皮肤发挥吸收的功能，泡浴者要放松自己，最大可能地让皮肤吸收药力，使药力渗入体内发挥药效。药力渗入体内后，以气推血，以血带气，血气加速全身循环。药力进入血液循环和经络系统，通过血液循环和经络的作用开始在全身散开，内达五脏六腑，外通肢体百骸，无所不到。在此过程中，人会感觉心跳加速、胸闷气短、恶心、四肢麻木、身体局部疼痛等，这属于正常反应，感觉越强烈说明泡浴者身体整体存在的不健康问题越多，经过规定次数的泡浴调理之后会感觉越来越正常而没有太大反应，身体也逐步回到本真的健康状态。药力散开的过程同时也是检测泡浴者身体真实健康状况的过程。药力开始在全身散开的过程中，血液循环会加速，心跳速度一般会达到正常情况的1.5～2倍。在此过程中，通过药力的作用会强力打通全身的血脉和经络。在持续打通的过程中，泡浴者会有四肢麻木无力、身体局部疼痛、头晕、头痛等正常反应。在药力完成攻、散、通之后，高速血液循环所洗涤出的血管、体内的污浊毒素开始通过发汗、排便排出体外。若感觉口渴，应喝1000mL左右的温水，及时补充水分。

4. 药浴注意事项

（1）中药浴必须请中医师针对病情对症下药，并按照医嘱制作药汤，切勿盲目自行择药。

（2）泡浴前必须先淋浴洁身，以保持药池的卫生。浴后应立即用温清水冲洗干净，拭干皮肤，及时穿衣服。一般而言，热水药浴（39～45℃）适用于风湿性关节炎、风湿性肌痛、类风湿关节炎、各种骨伤后遗症、肥胖及银屑病等；对于神经过度兴奋、失眠、一般疼痛、消化不良等，药浴温度以相当于或稍低于体温为宜；25～33℃适用于急性扭挫伤。药浴时，室温不应低于20℃，局部药浴时，应注意全身保暖，夏季应避风，预防感冒。

（3）初浴时，水位宜在心脏以下，3～5分钟身体适应后，再慢慢泡至肩位；洗浴时间不可太长，尤其是全身热水浴。由于汗出过多，体液丢失量大；皮肤血管充分扩张，体表血液量增多，造成头部缺血而发生眩晕或晕厥。如一旦发生晕厥，应及时将患者扶出浴盆，平卧在休息室床上，同时给患者喝些白开水或糖水，补充体液与能量。或用冷水洗脚，使下肢血管收缩，头部供血充足。

（4）严重心衰、严重肺功能不全、心肌梗死、冠心病、主动脉瘤、动脉硬化、高血压患者、有出血倾向者以及老年人、儿童慎用水温39℃以上的药浴，而应以接近体温之药液沐浴，并有家人或医护人员陪护，且沐浴时间不宜过长。妊娠或经期不宜泡药浴，尤其不宜盆浴及坐浴。

（5）全身泡热药浴易发生晕厥，故浴后要慢慢地从浴盆中起身；泡药浴时如出现轻度胸闷、口干等不适，可适当饮水或饮料；若有严重不适，应立即停止药浴。

（6）饭前、饭后半小时内不宜进行全身药浴。饭前药浴，由于肠胃空虚，洗浴时出汗过多，易造成虚脱。饭后立即药浴，可造成胃肠或内脏血液减少，血液趋向体表，不利消化，引起胃肠不适，甚至恶心呕吐。临睡前不宜进行全身热水药浴，以免兴奋后影响睡眠。

八、穴位埋线疗法

穴位埋线疗法，指的是根据针灸学理论，将特制羊肠线埋入穴位，利用羊肠线对腧穴的持久刺激作用，激发经气、平衡阴阳、调和气血、调整脏腑，达到治疗疾病、促进康复的目的。其适应证非常广泛，尤其是对药物久治不愈的许多慢性病、疑难病症，其中对某些慢性病、疑难病具有速效、长效、特效的优势。

穴位埋线疗法是针灸的一种延伸和发展，是用特制的一次性医疗器具将人体可吸收的载体羊肠线（15 天左右可自行吸收）植入相应的穴位，长久刺激穴位，起到"健脾益气、疏通经络、调和阴阳气血"的作用。穴位埋线后，肠线在体内软化、分解、液化和吸收时，对穴位产生的生理、物理及化学刺激长达 20 天或更长时间，从而对穴位产生一种缓慢、柔和、持久、良性的"长效针感效应"，长期发挥疏通经络作用，达到"深纳而久留之，以治顽疾"的效果。从而调整了患者的自主神经和内分泌功能，达到祛病强身、保健美容目的。埋线一次相当于针刺十次或数十次，疗效持久巩固，省时方便。

1. 埋线用具　皮肤消毒用品，注射器，止血钳，镊子，埋线针，羊肠线，利多卡因，剪刀，消毒纱布，等等。

2. 操作方法

（1）穿刺针埋线法　常规消毒局部皮肤，用镊子取 1 段 1～2cm 长已消毒的羊肠线，放置在腰椎穿刺针针管的前端，后接针芯，左手拇、食指绷紧或捏起进针部位皮肤，右手持针，刺入所需的深度；当出现针感后，边推针芯，边退针管，将羊肠线埋植在穴位的皮下组织或肌层内，针孔处覆盖消毒纱布。用特制的埋线针埋线时，局部皮肤消毒后，以利多卡因做浸润麻醉，剪取羊肠线 1 段（一般 1cm 长），套在埋线针尖缺口上，两端用血管钳夹住。右手持针，左手持钳，针尖缺口向下以 15°～40°方向刺入，当针头缺口进入皮内后，左手即将血管钳松开，右手持续进针直至肠线头完全埋入皮下，再进针 0.5cm，随后把针退出，用棉球或纱布压迫针孔片刻，再用纱布覆盖保护伤口。

（2）三角针埋线法　在距离穴位两侧 1～2cm 处，做进出针点的标记。皮肤消毒后，在标记处用 0.5%～1% 盐酸普鲁卡因做皮内麻醉，用持针器夹住带羊肠线的皮肤缝合针，从一侧局麻点刺入，穿过穴位下方的皮下组织和肌层，从对侧局麻点穿出，捏起两针孔之间的皮肤，紧贴皮肤剪断两端线头，放松皮肤，轻轻揉按局部，使肠线完全埋入皮下组织内。覆盖纱布 3～5 天，每次可用 1～3 个穴位，一般 20～30 天埋线 1 次。

（3）切开埋线法　在选定的穴位上用 0.5% 盐酸普鲁卡因做局部浸润麻醉，用刀尖刺开皮肤（0.5～1cm），先将血管钳探到穴位深处，经过浅筋膜达肌层，探找敏感点，按摩数秒钟，休息1～2分钟。然后用0.5～1cm长的羊肠线4～5根埋于肌层内。羊肠线不能埋在脂肪层或埋得过浅，以防止不易吸收或感染。切口处用丝线缝合，盖上消毒纱布，5～7天拆去丝线。

（4）简易埋线法　用8号注射针头作套管，28号2寸长的毫针作针芯，将0号羊肠线1～1.5cm放入针头内埋入穴位，当出现针感后，边推针芯，边退针管，将羊肠线埋置在穴位的皮下组织或肌层内，针孔处覆盖纱布。此法临床上最为常用。

（5）切开结扎埋线法　用手术刀尖在局麻皮丘处切开皮肤0.2～0.5cm，用弯止血钳插入穴位深处按摩，弹拨数秒，使产生酸、麻、胀感。然后用挂针钳夹住穿有羊肠线的缝合针从切口刺入，经过穴位深层从另一处穿出皮肤，再从穿处进入，经穴位浅层至原切口处穿出，将两线头适当打结拉紧，并将结头埋入切口深处，包扎伤口5～7天。此方法穴位刺激最强。

3. 注意事项

（1）埋线疗法所采用的针具及线体均为一次性的医疗产品，保证一人一针，用后按规定销毁，避免了医源性交叉感染，保证安全卫生。埋线后6～8小时局部禁沾水，不影响正常的活动。

（2）埋线后局部出现酸、麻、胀、痛的感觉是正常的，是刺激穴位后针感得气的反应。体质较柔弱或局部经脉不通者更明显，一般持续时间为2～7天。局部出现微肿、胀痛或青紫现象是个体差异的正常反应，是由于局部血液循环较慢，对线体的吸收过程相对延长所致，一般7～10天即能缓解。

（3）体形偏瘦者或局部脂肪较薄的部位，因其穴位浅，埋线后可能出现小硬节，不影响疗效，但吸收较慢，一般1～3个月可吸收完全。女性在月经期、孕期等特殊生理时期尽量不埋线，对于月经量少或处于月经后期患者可由医生视情况辨证论治埋线。皮肤局部有感染或有溃疡时不宜埋线。肺结核活动期、骨结核、严重心脏病、瘢痕体质及有出血倾向者均不宜使用此法。

（4）埋线期间主要忌食：油、糖。禁食：羊肉、猪肉、面食、核桃、瓜子、花生、咸菜、泡菜、动物内脏、咸鸡蛋、松花蛋等。

（5）埋线后宜避风寒、调情志，以清淡饮食为主，忌烟、酒、海鲜及辛辣刺激性食物。

4. 术后反应

（1）正常反应　由于刺激损伤及羊肠线（异性蛋白）刺激，在1～5天内，局部可出现红、肿、痛、热等无菌性炎症反应。少数病例反应较重，切口处有少量渗出液，亦属正常现象，一般不需处理。若渗液较多凸出于皮肤表面时，可将乳白色渗液挤出，用 70% 酒精棉球擦去，覆盖消毒纱布。施术后患肢局部温度也会升高，可持续 3～7 天。少数患者可有全身反应，即埋线后 1～3 天体温上升，一般约在 38℃，局部无感染现象，持续 2～4 天体温恢复正常。埋线后还可有白细胞计数及中性多形核细胞计数增高的现象，应注意观察。有极个别患者，针眼处化出液体，甚至把线冲出，可用火罐连续拔出液体。

（2）异常反应　少数患者因治疗中无菌操作不严或伤口保护不好，造成感染。一般在治疗后 3～4 天出现局部红肿、疼痛加剧，并可能伴有发热。应予局部热敷及抗感染处理。个别患者对羊肠线过敏，治疗后出现局部红肿、瘙痒、发热等反应，甚至切口处脂肪液化，羊肠线溢出，应适当做抗过敏处理。感觉神经损伤，会出现神经分布区皮肤感觉障碍，会出现所支配的肌肉群瘫痪，如损伤了坐骨神经、腓神经，会引起足下垂和足踇指不能背屈。发生此种现象，应及时抽出羊肠线，并给予适当处理。为了避免这些不必要的损失，就需要医生严格操作、科学操作，绝对不可以马虎大意。

九、传统运动疗法

（一）中国传统运动的概念与种类

生命在于运动，万事万物存在的第一基本形式就是运动，没有运动就没有生命。中国传统运动包罗万象，范围包括所有在中国政治、文化、宗教、民间产生发展流传下来的运动。既包括日常轻松和缓的散步、荡秋千等，运动量适中的跳绳、登高、射箭等，以及群体性运动如拔河、赛龙舟、摔跤等，也包括较高层次、自成套路的系统运动，如五禽戏、八段锦、太极拳等。中国传统运动有强调心身一体的整体性特点，调心、调息、调形，特别重视意识的运用。

（二）中国传统运动的发展

中国传统运动基于中华先人与自然、人与疾病的斗争中，逐步积累的运动智慧而诞生，随着生活实践开展而不断得到丰富和完善，对于民族繁衍和生活质量提升发挥重要作用。

中国传统运动的发展主要分为以下几个阶段。

1. 萌芽时期（170 万年—3 万年前）　在距今 170 万年至 110 万年的能够直立行走的元谋人和蓝田人不但懂得使用简单的石器，且创造出了供狩猎投掷用的石球。在此时期，尽管他们狩猎时的走、跑、跳、投还不能被称为运动，但古猿在向人进化过程中所展示的肢体技能为其后的运动形成创造了基本条件，可谓萌芽时期。

2. 奠基时期（3 万年—4000 年前）　在距今 2.8 万年左右，山西峙峪人制造出了弓箭。专家以此为据，在此时期，有意识、有目的的原始体育运动诞生。新石器时代舞蹈纹陶盆的出土展示了先民表达祭祀、祈福、求偶、生育、健身等含义的一种群体活动。尽管这些活动仍未脱离原始蛮荒时代的烙印，但中华民族原始先民已通过运动的形式展示出热爱生命、娱乐情绪、展示技能、爱护身体的意识。

3. 形成时期（夏—战国） 中国甲骨文的象形特点使许多汉字保留了其最初所反映的信息，如弓、射、武、泳等字都保留造字时所参考的运动方式。对兵器技法的总结促进了中国武术的形成。原始时期的祭祀舞蹈在西周时形成经典系列。春秋战国时期，各国民间出现斗鸡、摔跤等游戏与竞技活动。此时期的教育机构也将相关体育活动列入培养考核与竞技比赛当中。体育运动为中国古代哲学的发展提供了素材。相应的，"阴阳""五行""道法自然""中庸"的哲学思想亦对中国体育文化理论、实践发挥了巨大指导作用。

4. 发展时期（秦汉—南北朝） 公元前221年，秦统一六国，设立了专门管理宫廷乐舞的"太府令"。秦收缴天下武器铸十二金人，百姓只能进行徒手活动，使得角抵在汉代特别流行。汉武帝时期，领土扩张，汉代为了练兵，"蹴鞠"活动在民间得到进一步的推广普及。秦汉时期佛道盛行，"武术"成为盛行的健身方法。南朝《皇太子释奠会作诗》中提到的"偓闭武术"是中国体育运动史上第一次正式提出武术的概念。马王堆出土的汉代"导引图"和华佗创编的"五禽戏"是世界上最早的健身操。南北朝时北方少数民族大量南迁，使中原体育运动内容得到扩展和补充。

5. 成熟时期（隋唐—1840年） 唐代是我国传统运动发展史上少有的盛世时期。唐太宗李世民亲创"秦王破阵乐"，将武舞提高到一个新的高峰。马球成为唐代最流行的体育运动。拔河、相扑等运动在唐代传到海外。武则天创"武科举"和宋代办武学的措施推动了武术在民间的开展。随着市民阶层消遣娱乐活动的增加，出现了跳绳、踢毽子、跑旱船、滑雪等民间体育运动。南宋末年，武当道士张三丰在总结少林武术的基础上创建了"以静制动，后发制人"和"以柔制刚"的内家拳。明代的《纪效新书》《武备志》等系统、形象地总结了中国武术的丰富内容。在南宋时期，已有了《八段锦》专著等养生运动的代表著作。

6. 完善时期（鸦片战争至改革开放前） 我国在1840～1949年间，经历了一段屈辱的岁月。崇洋媚外的思想严重，再加上西方运动的传入，中国传统运动的发展遭遇了严重的阻力。中华人民共和国成立后，中国的传统运动随着国家的繁荣富强而得以复苏、发展和普及。

7. 完善时期（改革开放至今） 我国自改革开放以来，群众体育和业余运动得到加强，运动项目发展到20000多项，活动内容既有近代体育，又有民族传统运动，还有运动旅游、运动医疗等新生事物。1995年，国务院颁布实施《全民健身计划纲要》，传统运动重获新生，养生保健的八段锦、太极拳等深受人民群众的欢迎，符合新时代人民对心身健康的更高需求。

（三）中国传统运动的技术和精神

中国传统运动强调了心身整体状态的运用，一方面形体运动就可以帮助习练者纠正不良姿态，使身体端正、挺拔。随着社会发展和人们的需求，传统运动增强了趣味性和艺术性，以更美的运动形态体现最佳的效果，如由太极拳发展演变来的太极扇，深受男女老少的喜爱。另外，传统运动能消耗大量的能量，减去多余的脂肪、保持适当的体重，为造就一个优美的体形奠定了基础。另一方面，在传统运动技术形成过程中，操作运动技术的主体是有思想、有情感的人，因此，运动技术的呈现不仅是动作的伸展挥舞，而且也是意象、意境、意义的跌宕起伏，运动的表达不仅在于动作外部的姿态与轨迹，而且在于其内在精、气、神的传递，是运动者内心生命节奏真情的表达，属于一种独特的状态运动。

传统运动强调整体状态，动作套路虽然基本相同，但是不同个体在完成同一动作技术的过程中，也会表现出浓厚的个人技术风格和特色，这与人的气质直接相关。此外，运动动作的解说和联想对于美的感受也是十分重要的，运动套路是流动的画，运动解说是画中的诗。

形体运动与呼吸、意念有机融合为一个整体，让习练者达到身心与自然界的交融，真正地融入自然，零距离地感受自然界的运动规律，从而达到庄子那种"独与天地精神相往来"物我两忘的自由境界，这正是传统所说"天人合一"思想的状态体现。

（四）中国传统运动疗法的概念

中国传统运动疗法是以传统运动的理念为根本，以形体运动为媒介，配合相应的呼吸吐纳功法，融合精神意念或意象的调整，用于调畅情志、养护身体、增强体质。

体育运动主要是指形体运动，形式多样，包括走、跑、跳、投及舞蹈等。

呼吸吐纳是一种气功锻炼方法和养生之术，俗称导引术。"吐纳"语见《庄子·刻意》，曰："吹嘘呼吸，吐故纳新。"吐纳即呼吸，呼吸包括外呼吸和内呼吸。外呼吸是指在肺内进行的外界空气与血液的气体交换，也称肺呼吸。所谓内呼吸，是血液与组织细胞的气体交换，也称组织呼吸。

精神意念，即意识（包含显意识、潜意识）而成信念的精神状态，是主体入静后，意识能动性激活，参与生命自然调控和自组织康复过程，意念推动生命微观潜能和宏观运动相结合，心身网络建立更丰富的连接，调控化转各种影响健康的不利因子。

（五）中国传统运动疗法的发展

中国传统运动疗法起源于春秋战国时期，这一时期，导引术有了较大的发展，并有了一定的理论和方法。导引是我国古代的呼吸运动（导）与肢体运动（引）相结合的一种养生术，与现代的保健体操相类似。战国后期，诸子百家开始兼并融合，医疗卫生学术体系基本构架完成，进而形成了我国历史上影响巨大的一部医学著作《黄帝内经》。秦汉时期，社会局面相对稳定，传统运动疗法有了更大的发展。汉末名医华佗在总结两汉导引的基础上，创编了简单易学、形象生动的健体养生操"五禽戏"。唐宋时期，经济繁荣，孙思邈首次以"养性之道，常欲小劳，但莫大疲及强所不能堪耳，且流水不腐，户枢不蠹，以其运动故也"提出"以动养生"。到了宋代，这种养生观念有了更进一步发展，其中影响较大、流传较久远的当属八段锦。明清时期是我们传统运动疗法得以完善和系统发展的时期，大多都有文字、绘图资料流传于世，其中比较著名的有《遵生八笺》和《赤凤髓》。此外，武术得到了迅速发展，武术与导引的结合促进了太极拳的诞生。《易筋经》的创编成功，同时注重"内功"和"外力"，这也标志着我国传统运动疗法在理论和实践上发展到了一个新的高度。

中华人民共和国成立后，党和政府非常重视传统运动疗法的传承和发展。1954年，国家体育运动委员会专门设立了民族形式体育运动委员会来负责传统运动的挖掘整理及开展工作。1957年开始，国家体育运动委员会组织部分武术家，先后整理出版了简化太极拳等二十多种运动项目作品。改革开放和社会主义新时代，更大力地推进传统运动的普及和科学化研究。

（六）中国传统运动疗法的基本原理

早在东汉末年，华佗就指出"人体欲得劳动……血脉流通，病不得生。"18世纪，西方思想家伏尔泰也提出了"生命在于运动"的格言。这些都体现了形体活动对于生命健康的重要性。

中国传统运动疗法首先强调的是形体活动，科学研究也证明适度的形体运动可促进血液循环，有利于脏器的生理功能；可调节神经递质的分泌，有助于保持旺盛的精力和稳定的情绪。

中国传统运动疗法重视心身整体状态的运动，除注重形体运动外，还重视与呼吸吐纳、精神意念的配合。深长均匀的呼吸可帮助按揉体腔内脏腑，增强脏腑功能；精神意念的集中可以令人气血平和。长期坚持传统运动疗法，可使人形神兼备，百脉流畅，内外相和，脏腑协调，机体达到"阴平阳秘"的健康状态，从而增进机体健康，以保持旺盛的生命力。

（七）中国传统运动疗法的特点

中国传统运动疗法具有自己鲜明的特点。

1. 融诸家之长为一体，重视心身状态，是中国传统运动疗法的突出特点。

2. 中国传统运动强调形体运动、呼吸调节和意念专注的配合和统一。

3. 容易习练，方便快捷，具有普遍适应性和特殊性。

传统运动疗法内容丰富、形式多样，易于传授和学习，不受场地和器械的限制，任何人群均可根据自己的需要和条件，选择合适的项目来进行锻炼，这非常有利于传统运动疗法的普及和开展。

（八）中国传统运动疗法的作用与意义

传统运动疗法的作用和意义在于调节心身状态，使机体达到"阴平阳秘"的健康状态，从而增进人的身心健康。

1. 对形体的强健美化作用　运动与良好形体的塑造和保持有着极为密切的关系。经常进行体育锻炼还能使脊柱、胸廓、骨盆、足弓发育良好，可有效地避免脊柱弯曲、驼背、骨盆狭小和平足的发生。能使肌肉匀称健美，柔韧度好，光泽而富有弹性，肌力增强；还可防治老年人骨质疏松、弯腰、驼背、关节老年化、肌肉萎缩等。

2. 对脏腑气血的调节作用　传统运动不仅重视全身形体运动，还注意与呼吸、意念的配合，这是不同于一般体育运动的精华之处。除了对脏腑气血作用外，传统运动还对神经内分泌系统有良好的调节作用。

3. 对精神情志的怡养作用　西医学和心理学研究发现，学会肌肉放松、深长平稳呼吸可改善不良情绪，提高人体自身抵御和治疗身心疾病的能力。中国传统运动融形体、息动、神动为一体，受哲学、宗教、医学等学科的综合影响，习练者在运动中慢慢体会运动功法的奥妙和真谛，则会有一种天人合一，明朗舒畅的感觉，调节心身状态特别方便快捷。

传统运动疗法的功法种类繁多，门派各异，各有特色。太极拳、八段锦、五禽戏、易筋经等都是较为盛行易学的功法，都能体现心身合一的整体性特点。

（九）八段锦

八段锦是我国古代流传下来的著名运动疗法。

具体功法如下。

预备式：站立式，两脚微开，与肩同宽，膝微屈，五趾抓地，收颔抵舌，含胸拔背，目视前方，呼吸自然，意念守于丹田。

1. 双手托天理三焦

（1）动作　两臂缓缓上举，双手十指交叉相扣，掌心朝天，同时，两腿挺直，脚跟抬起，头正颈直，目光平视，随后两臂按原来路线放下，复原。上托时深吸气，复原时深呼气。

（2）机理　"三焦"为六腑之一，包括横膈以上内脏器官统称为上焦、横膈以下至脐内脏器官统称为中焦、脐以下内脏器官统称为下焦。

这个动作，腰以上的躯干、头颈和上肢朝上拉抻，腰以下的胯、膝、足朝下拉抻。通过人体外在筋骨的整体导引，从而牵拉触动人体内在三焦的经络血脉，使上中下三焦的脏腑功能得到全方位的调理，脉道通畅，气血调和。

（3）要领

1）不要过于紧张、别扭。

2）口微闭，舌尖上抵，用鼻呼吸。

3）意想三焦畅通，要有撑天挂地的感觉。

2. 左右开弓似射雕

（1）动作　左式为左脚向左横开半步成马步，双臂屈肘放于胸前，左手握拳拇、食指上翘呈"八字"向左推出伸直；与此同时，右手变拳展臂屈肘向右侧拉，头向左转，目平视左手拇指指间。右式动作同左式，方向相反。拉弓时吸气，复原时呼气。

（2）机理　马步动作，能稳固人体下盘的气血能量。射雕动作，能充分地展肩扩胸，激发肺脏的主气功能。

（3）要领

1）上身保持正直，挺胸，拔背，收胯，落臀，五趾抓地。

2）拉弓时要求用力，尽量扩胸吸气。

3）呼吸应与动作配合。

4）意念开始自丹田至商阳穴，然后随动作收回至丹田。

3. 调理脾胃需单举

（1）动作　预备式站立后，双手上提至脐，左手经胸前滑至左上方，右掌同时随臂内旋下按至右髋旁，与左手配合上下同时用力牵拉。随后两腿膝关节微屈，重心下降，左掌经面前下落于腹前，右掌向上捧于腹前，目视前方。右式动作与左式相同，唯方向相反。手上举时吸气，复原时呼气。

（2）机理　脾胃是人体的"后天之本"，脾主升、胃主降，这个动作里的一手上举、一手下按正是暗合此理。

（3）要领

1）上下用力对拉，使内脏器官和肌肉、筋络得到牵拉。

2）配合呼吸，配合意念。

4. 五劳七伤往后瞧

（1）动作　预备式站立后，头慢慢向左转，眼向左侧后方看，头旋至最大限度，稍做停顿后缓缓转正，然后头慢慢向右转，方法同左式。如此左、右反复。配合呼吸，头向后转动时吸气，还原时呼气。

（2）机理　"五劳"，是指过久地卧坐行站视伤及气肉筋骨血。"七伤"，是指对应七情的情绪过分而伤及对应脏腑。气血的损耗与脏腑的不协调都要靠着元神的养护来恢复，所以这一动作中的往复转头配合呼吸、背展四肢正是充盈阴血之海的督脉以滋养元神为目的。

（3）要领

1）转头时身体不能晃动或跟随。

2）转头时速度宜慢不宜快。

3）往后瞧时可意在大椎穴。

5. 摇头摆尾去心火

（1）动作　两脚分开与肩同宽，双腿屈膝下蹲呈马步，两手扶膝，头与上身前俯深屈，使其尽量向左摇转，同时臀部相应右摆，右腿及右臀适当伸展，以辅助摇摆，复原。随后上体前俯深屈，随即向另一侧摇转，方法与左侧动作相同，复原。动作应配合呼吸，头做侧向摇转时吸气，复原时呼气。摇头意在放松大椎，摆尾意在转动尾闾，意想涌泉。

（2）机理　心为神之舍，脑为神之府。头部轻微的摇晃，对心火下降入肾，以助肾阳，有促进作用。肾居腰中，柔和地摆动腰部，能促进肾水向上以滋养心火，使其不致太过。

（3）要领

1）动作放松，避免生硬。

2）重心始终落于两脚之间。

3）注意伸展躯干。

6. 双手攀足固肾腰

（1）动作　两腿伸直站立，与肩同宽，两臂平举，自体侧缓缓抬起至头顶，十指相扣，掌心向上托举。稍做停顿后，以腰为轴，身体前屈，两手下垂握住两脚足尖，抬头，目视前下方，上身徐徐起身挺直，双手贴于两腿后侧朝上滑动至后腰。随后，两掌沿地面前伸，随之用手臂带动上体立起，两臂伸直上举，掌心向前，再自身体两侧缓缓下落于体侧。该动作式一上一下为1次，共做6次。

（2）机理　肾脏居于腰间，本节功法，通过俯腰之法，使肾经上的筋骨肌肉得到牵拉舒展，使肾脏获得充足的气血供养。

（3）要领

1）上体前屈时应注意尽量避免膝部屈曲、舒展。

2）上体前屈时注意力应集中于腰部。

3）头部不易垂得太低。

7. 攒拳怒目增气力

（1）动作　预备式站立后，左脚向左开一大步，屈膝下蹲呈马步；双手握拳置于腰侧，大拇指在内，拳眼向上，目视前方。左拳向前猛力冲击，拳心由向上变向下，两眼通过左拳凝视远方，右拳同时后拉，与左拳出击形成一种"争力"。随后，左拳收回，击出右拳，要领同左。以上动作反复数十次，最后恢复成预备式。

（2）机理　通过本节功法的锻炼，能振奋精神，激活经络气血的运行，增强人体内在的劲力。

（3）要领

1）聚精会神地注视前方。

2）在冲拳过程中前臂旋前，逐渐转向下。

3）一拳冲出与一拳收回同时进行。

8. 背后七颠百病消

（1）动作　预备式站立，两足跟同时提起，离地1～2寸，跷足，上身保持正直，挺胸，收腹，头向上顶，目视前方。意念由丹田向后沿督脉上升至颠顶。背部肌肉轻度紧张。随后背部肌肉放松，足跟轻轻下落，但不能落地，意念随之下落至足跟。动作反复进行7～14次，最后恢复成预备式。脚跟提起时吸气，脚跟下落时呼气。

（2）机理　本节功法，通过双脚一起一伏有节律地震动，使地面产生的震动波自踝关节传向膝关节、髋关节，再传向腰椎、胸椎、颈椎和肩关节、肘关节、腕关节，使人体九大关节和内在脏腑都能感受震动波带来的那份惬意。人体的九大关节是人体内外气血运行的枢纽。本节功法通过外在筋骨和内在脏腑抖颤的导引作用，化散了脉络中的瘀滞之物，正气虚弱之处得以培补，定能稳收百病消散之奇效。

（3）要领

1）两足跟上提时应尽量跷起。

2）足上跷时，头部应保持正直。

（十）太极拳

太极拳是我国传统的健身拳术之一，它以中国传统儒、道哲学中的太极、阴阳辩证理念为核心思想，集颐养性情、强身健体、技击对抗等多种功能为一体，并结合易学的阴阳五行之变化、中医经络学、古代的导引术和吐纳术而形成。

1. 太极拳运动疗法的特点和要领

（1）神静体松，刚柔并济。

（2）连贯圆活，和顺自然。

（3）意为先导，气劲相随。

2. 太极拳对疾病的防治作用和机理　太极拳将意、气、形结合为一体，使人的精神、气血、脏腑、筋骨均得到濡养和锻炼，进而达到"阴平阳秘"的平衡状态，所以能起到防治疾病的作用。西医学研究发现，太极拳对人体循环系统、消化系统、呼吸系统、神经系统、免疫系统、泌尿系统等有着很强的正面作用。

太极拳流派很多，各有特点，但习练时均以"掤、捋、挤、按、采、挒、肘、靠、进、退、顾、盼、定"等为基本方法，要求动作徐缓舒畅，正腰、收颚、直背、垂肩，有飘然腾云之意境。目前，普及度较高的是二十四式简化太极拳。其各式名称：①起势；②左右野马分鬃；③白鹤亮翅；④左右搂膝拗步；⑤手挥琵琶；⑥左右倒卷肱；⑦左揽雀尾；⑧右揽雀尾；⑨单鞭；⑩云手；⑪单鞭；⑫高探马；⑬右蹬脚；⑭双峰贯耳；⑮转身左蹬脚；⑯左下势独立；⑰右下势独立；⑱左右穿梭；⑲海底针；⑳闪通臂；㉑转身搬拦捶；㉒如封似闭；㉓十字手；㉔收势。

（十一）五禽戏

五禽戏以模仿禽兽动作来治病强身，分别仿效虎、鹿、猿、熊、鸟的日常动作以达到舒展筋骨、活络气血、安定五脏的效果。

1. 五禽戏运动疗法的特点和要领

特点：五禽戏是一种外动内静、动中求静、动静兼备、有刚有柔、刚柔相济、内外兼练的仿生功法。

要领：

（1）全身放松，呼吸均匀。

（2）意守丹田，进入意境。

（3）循序渐进，因人制宜。

2. 五禽戏对疾病的防治作用和机理　五禽戏要求意守、调息和动形协调配合。意守可使精神宁静，神静则可以培育真气；调息可行气，通调经脉；动形可强筋骨，利关节。意守的部位、动作不同，所起的作用也有所区别。

虎戏主肾，意守命门，有益肾强腰、壮骨生髓的作用，可通督脉、祛风邪。鹿戏主肝，意守尾闾可引气周营于身，通经络、行血脉、舒展筋骨。熊戏主脾，意守脐内，调和气血。猿戏主心，意守脐中，以求形动而神静，能养心补脑、开窍益智。鸟戏主肺，意守气海，可宣肺宽胸、调达气血。

3. 新编五禽戏　每戏分两个动作（左右对称各一次），分别如下。

（1）预备式：起势调息　起势调息使身体放松。其动作要点一是松沉，脊柱微屈与骨盆微前倾，同时两膝微屈。二是圆活，两手在上提与内合的过程中自然划出圆弧形。

虎戏

1）虎举　掌心朝下，指尖向前；双手手指张开弯曲，从小指起依次屈指握拳（拳眼斜向上），上提，高与肩平时，拳慢慢松开，掌心转向上举起；再屈指握拳，拳面向上，下拉至胸前变掌，掌心向下按；指尖由斜向前转到向前落下。再反复上述动作。需要注意的是，上举要充分向上拔长身体，提胸收腹如托起重物，下落含胸松腹如下拉双环。上举吸气，下按呼气。

2）虎扑　两手经体侧握空拳上提变虎爪向前下扑，同时迈出左脚，脚跟着地。再换作右势。两手前伸时上体前俯，下按上提时先前顶膝，再前送髋，身体后仰，形成躯干的扭动。速度由慢到快，劲力由柔转刚。腰前伸时要塌腰头前引。臀部后顶对拉拔长腰部。下扑时快速呼气。虎戏结束，两手心向上侧提平举至肩高，屈肘至胸前内合下按，做一次调息。

鹿戏

1）鹿抵　鹿抵以腰部转动带动上下肢。上肢动作：握空拳两臂向右侧抬起，与肩等高时拳变鹿角随身体左转，两手向左后方伸出。下肢动作：两腿微屈，重心右移，右脚提起向右前上步，脚跟着地屈膝，脚尖外展，左腿蹬直；收回右脚，成开立步。先左后右。脚尖外展约90°，转腰注视脚后跟，身体稍前倾。提腿迈左步，两手向右向上再向左划一个大圆弧伸出。转腰下视。收势。

2）鹿奔　左脚向前迈步，两臂前伸收腹，两手由空拳变鹿角。收腹拱背，全脚着地，重心前移拳变角；弓步手下落，左脚收回，右势同。练习时应注意腕部的动作，空拳上提向前划弧屈腕，变角时旋腕，掌心向外，含胸低头，两臂在头侧，腰后撑，尾闾前抻，变弓步两臂下落，收脚换步。

熊戏

1）熊运　两手成熊掌，置于腹前，头随上体前俯，随身体顺时针划弧，再逆时针划弧。练习时体会腰腹部的压挤与放松。两腿保持不动，腰腹要整体运动，注劲腰胯，动作协调自然。上提吸气，下沉呼气。

2）熊晃　提髋落步，屈后腿后坐，前靠。两臂前后晃动（先左势后右势）。初学可先单独原地练习提髋，两肩不动收起腰侧，以髋带腿，左右交替，反复练习。应用身体下压，膝踝关节放松，前脚掌着地，使振动传到髋部。重心转移时腰腹两侧交替压挤放松。

猿戏

1）猿提　两手置于腹前，十指张开外旋内转成猿勾（五指缩拢屈腕），肩上耸，缩脖，勾提至胸前，收腹提肛，脚跟提起，头向左转，再转回。肩放松，松腹落肛，脚跟着地，两勾变掌，掌心向下，下按至腹前。右势同左。以膻中穴为中心，上下左右向内合力，然后再放松还原；上提要保持平衡，意念百会上顶。

2）猿摘　右脚虚左脚实，身左转，右脚跟提起；右掌指内屈，掌心向里，屈肘，右转头。然后退步划弧，丁步下按，上步摘果；复原成丁步，右掌托左肘，左掌心斜向上。模拟猿猴攀树摘果，眼先随左手，当手摆至头右侧时，眼看桃，下蹲，攀树，摘果。变勾速度要快。下肢动作为左脚左后方撤步，右脚收至左侧变丁步。右脚提胯上步，转身右手攀树，左手摘桃。再收回变丁步。

鸟戏

1）鸟伸　双手重叠（左手在上），手心向下，两手上举，耸肩缩顶，尾闾上翘，手部水平。下按时身体放松，重心右移后再后伸左腿，两臂在髋旁展开身体。两手腹前相叠，上举至头前上方，手掌水平。

2）鸟飞　两手在腹前相合，屈膝侧举起，起身提左膝；下落，再起身提左膝，两手上指至头顶，手背相对。下落换作右势。手腕平举时比肩略高，下落时掌心相对；上举时手背相对，扣成一个向上的喇叭口。初学时可单独练习上肢，先沉肩再提肘，再提腕，形成一个波浪形。下落时先松肩，再沉肘按掌，使肩部同手臂成一个波浪形。有利于气血流通。再练习下肢动作，一腿提膝时，支撑腿伸直；下落时支撑腿弯曲，脚尖点地。鸟戏结束，两手侧前举，下按收势。

（2）收势：引气归原　两手向上侧举，吸气；体前呼气下落。两手相合于腹前（男左手，女右手在内），目视前方，仪态安详，呼吸均匀，气沉丹田收势。

第二节　现代康复技术

一、物理疗法

物理疗法（physical therapy，PT）是指通过功能训练、手法治疗，并借助力、电、光、声、磁、热、冷、水等物理因子促进人体健康、防治疾病，恢复、改善或者重建功能的方法。物理疗法包括运动疗法和物理因子疗法。

（一）运动疗法

运动疗法（therapeutic exercise）是指以生物力学和神经发育学为基础，借助治疗器械、徒手或患者自身力量，采用主动和／或被动运动改善全身或者局部功能障碍的一种治疗方法。运动疗法的内容丰富，分类方法也很多。根据动力来源分为主动运动和被动运动，根据肌肉收缩的形式分为等长运动、等张运动和等速运动，根据能源消耗分为放松性运动、力量性运动和耐力性运动。

1. 分类

（1）主动运动　主动运动是指肌肉主动收缩所产生的运动。根据运动时有无外力的参与分为随意运动、助力运动和抗阻力运动。①随意运动：运动时没有任何外力的参与，动作完全由肌肉的主动收缩来完成。②助力运动：运动时的动作由外力辅助和患者主动肌肉收缩共同完成。外力可以来自器械（如滑轮）、健侧肢体或他人帮助。③抗阻力运动：运动时患者必须主动克服外部阻力才能完成的活动，又称为负重运动。阻力可以是器械或徒手的，多用于肌肉的力量训练和耐力训练。

（2）被动运动　运动时患者完全不用力，肌肉不收缩，肢体处于放松状态，动作的整个过程由外力来完成。外力来自手力或器械。

（3）等长运动　指肌肉收缩时，肌纤维的长度保持不变，也不产生关节活动，但是肌肉能产生较大张力的训练，又称为静力性收缩。

（4）等张运动　指肌肉收缩时，肌纤维的张力保持不变，而肌纤维的长度发生改变，并产生关节活动的运动，又称为动力性收缩。

（5）等速运动　指利用等速仪器，根据运动过程中肌力大小的变化调节相匹配的阻力，使整个关节按照预先设定的速度进行运动。在整个运动过程中，阻力是变化的，与所作用的肌群力量成正比，肌肉能得到充分的锻炼而又不易受到损伤。

（6）放松性运动　以放松肌肉和精神为主要目的的运动，如医疗步行、医疗体操等。一般适合于心血管和呼吸系统疾病患者、年老体弱及精神紧张者。

（7）力量性运动　以增加肌肉力量为主要目的，如各种抗阻力训练（沙袋、拉力器、哑铃等）。一般适合于骨骼肌和外周神经损伤引起的肌肉力量减弱。

（8）耐力性运动　以增加心肺功能为主要目的，如步行、慢跑、游泳等，适合于心肺疾患及需要增加耐力的体弱患者。

2. 临床应用　运动疗法的临床适应范围很广，诸多疾病可通过运动疗法获得较满意的效果。例如神经系统疾病，包括脑血管疾病、颅脑外伤、脊髓损伤、脑瘫、周围神经损伤等；运动器官疾病，包括骨折、关节手术后、关节炎、骨质疏松等；内脏器官疾病，包括冠心病、高血压、慢性阻塞性肺疾病、糖尿病、高脂血症、肥胖等。

3. 常用运动疗法

（1）肌力训练技术　①主动助力训练：根据助力来源分为徒手助力和悬吊助力运动。徒手助力运动利用治疗师的手法，不需要任何器械帮助患者进行主动锻炼，适合于肌力 2 级的患者。悬吊助力运动是利用滑轮、挂钩等装置将肢体悬吊起来，以减轻肢体的自身重量，在水平面上进行的运动。训练时可利用变化的体位和不同位置的滑轮、挂钩等设计出各种各样的训练方法，主要适用于肌肉力量 1～3 级的患者。②主动训练：患者肌力达 3 级以上，将肢体置于抗重力位，防止代偿运动，进行主动运动。③抗阻训练：适用于肌力已达 4 级或 5 级的患者，是肌肉克服重力和外加阻力完成关节活动范围内运动的主动训练方法，根据肌肉收缩类型分为等张训练、等长训练和等速训练。等张训练适用于 3～5 级肌力的患者，基本训练方法是直接或通过滑轮举起重物的训练。也可采用渐进性抗阻训练法，具体操作如下：训练前先测肌肉连续 10 次等张收缩所能承受的最大负荷，即 10RM（10-repeated maximum）。以该量为基准，每天训练 1 次，每次训练 3 组，各组间休息 1 分钟。第 1 组取 10RM 的 1/2 量，重复 10 次。第 2 组取 10RM 的 3/4 量，重复 10 次。第 3 组取 10RM 的全量，重复 10 次。每周重新测定 1 次 10RM 量，作为下周训练的基准。等长训练适用于 2～5 级肌力的患者。多采用"tens"方法，即每次肌肉收缩 10 秒后休息 10 秒，重复 10 次为一组，每次训练 10 组。也可在整个关节活动范围内，每隔 20°做一组等长训练，即每隔 20°～30°选择一个角度，每个角度用力收缩 10 秒，休息 10 秒；重复用力收缩 10 次，共训练 5～10 个角度（根据不同的关节）。④等速训练：包括等速向心性阻力训练和离心性阻力训练。⑤注意事项：根据患者全身状况、肌力水平、训练目的、关节活动选择适当的训练方法、适宜的运动量、运动速度、重复次数和训练间隔时间等。肌力训练的运动量以训练后第 2 天不感到疲劳和疼痛为宜。有心血管疾病者应禁忌在等长训练时过度用力或屏气。

（2）关节活动训练　指通过患者的主动和被动运动，以及治疗者的牵引和手法治疗，改善和维持关节活动范围的治疗方法。训练时患者应选择舒适放松的体位，操作要缓慢，力量适度，不可引起显著疼痛。常用的方法分为以下 3 种。

①主动运动：适用于肌力 3 级以上，能主动运动的患者。患者采用医疗体操和器械活动进行主动关节活动，安全性好，不受场地限制。主动训练时动作宜平稳缓慢，尽可能达到最大幅度。对于骨折未愈合等应给予充分的支持和保护。②主动助力运动：在外力辅助下，患者主动收缩肌肉完成的运动或动作，常用的有器械练习和悬吊练习。器械练习是利用杠杆原理，选择相应器械为助力，带动活动受限的关节进行活动。如体操棒、肋木、肩梯以及针对四肢关节活动障碍而专门设计的练习器械，如肩关节练习器、肘关节练习器、踝关节练习器等。悬吊练习是利用挂钩、

绳索和吊带组合将拟活动的肢体悬吊起来，使其在去除肢体重力的前提下主动活动，类似于钟摆样运动。③被动运动：根据力量来源分为两种，一种是由经过专门培训的治疗人员完成的被动运动，如关节可动范围内的运动和关节松动技术；另一种是借助外力由患者自己完成的被动运动，如滑轮练习、关节牵引、持续性被动活动等。持续性被动活动是利用机械或电动活动装置，使手术肢体在术后进行早期、持续性、无疼痛范围内的被动活动，常用于骨科手术后。

（3）关节松动技术　关节松动技术是指治疗者在关节活动允许范围内操作患者的关节生理运动和附属运动，以缓解关节疼痛，维持或改善关节活动范围的手法。具体运用时常选择关节的生理运动和附属运动作为手法操作的基本运动类型。生理运动指关节在生理范围内完成的活动。附属运动指关节在允许范围内完成的活动，是维持关节正常活动不可缺少的一种运动，一般不能通过关节的主动活动来完成，而需要由他人或健侧肢体的帮助才能完成。该技术主要适用于因力学因素（非神经性）引起的关节功能障碍，包括关节疼痛、活动受限、肌肉紧张及痉挛。禁忌证是关节活动过度、关节急性炎症、关节肿胀、恶性疾病以及未愈合的骨折。

手法分为以下4级。

Ⅰ级：治疗者在关节活动的起始端，小范围、节律性地来回推动关节。

Ⅱ级：治疗者在关节活动允许范围内，大范围、节律性地来回推动关节，但不接触关节活动的起始端和终末端。

Ⅲ级：治疗者在关节活动允许范围内，大范围、节律性地来回推动关节，每次都接触到关节活动的终末端，并能感觉到关节周围软组织的紧张。

Ⅳ级：治疗者在关节活动的终末端，小范围、节律性地来回推动关节，每次都接触到关节活动的终末端，并能感觉到关节周围软组织的紧张。

Ⅰ、Ⅱ级用于治疗因疼痛引起的关节活动受限；Ⅲ级用于治疗关节疼痛并伴有僵硬；Ⅳ级用于治疗因周围组织粘连、挛缩而引起的关节活动受限。手法分级范围随着关节可动范围的大小而变化，当关节活动范围减小时，分级范围相应减小，当治疗后关节活动范围改善时，分级范围也相应增大。

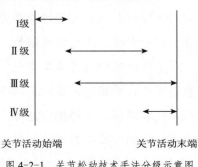

图 4-2-1　关节松动技术手法分级示意图

（4）软组织牵伸技术　软组织牵伸技术是运用外力拉长缩短或挛缩的软组织，改善关节周围软组织的伸展性，降低肌张力，改善关节活动范围的训练方法。主要用于肌痉挛，肌腱、韧带或关节囊挛缩，痉挛性疼痛。牵伸动作一般每次保持5～10秒，重复10～20次。

（5）有氧训练　有氧训练是中等强度的大肌群节律性、持续一定时间、动力性、周期性运动，能提高机体氧化代谢能力的训练方法。通过反复进行的有氧代谢为主的运动，产生肌肉和心血管适应，提高全身耐力性运动能力和心肺功能，改善机体代谢。①运动方式：常用的包括散步、做有氧操、慢跑、骑车、游泳、滑雪、登山等。②运动强度：指单位时间的运动量。运动训练时将基本训练目标强度称为靶强度，一般选择50%～85% VO_{2max}（最大耗氧量）的强度作为靶强度。③运动时间：一般25～60分钟，分为三部分，即准备运动5～10分钟、训练运动15～40分钟和整理运动5～10分钟。④运动频率：每周3～5次。⑤注意事项：根据患者年龄、身体素质、心肺功能、疾病等情况选择适当的运动方式，运动应保证充分的准备和结束活动，并注意防止发生心血管意外和运动损伤。

（6）呼吸训练　呼吸训练是以改善呼吸道通畅、提高呼吸肌功能、促进排痰和痰液引流、改善肺和支气管组织血液代谢、加强气体交换效率为目的的锻炼方法，已广泛应用于呼吸系统疾病、胸部手术后及其他合并呼吸功能障碍疾病的康复。常用的训练方法有腹式呼吸训练、抗阻力呼气训练、胸部加压呼吸训练等。

①腹式呼吸训练：患者取卧位或坐位，腹部放松，将双手置于腹部，经鼻缓慢深吸气，吸气时腹部膨起，双手随腹部膨隆而向外扩张。呼气时缩唇将气体缓慢呼出，同时双手逐渐向内加压，以增加腹内压，促进横膈上抬。②抗阻力呼气训练：在呼气时施加阻力的训练方法，用于慢性阻塞性肺疾病患者。通过适当增加气道阻力，减少或防止气道在呼气时塌陷，从而改善呼气过程，常用缩唇呼气、吹瓶呼吸和发音呼气等。③胸部加压呼吸训练：指在胸部加压的呼吸方法。治疗师或患者把手放于胸部，在吸气时施加压力，用于增加胸部的呼吸能力。④注意事项：训练时避免情绪紧张，选择放松体位；避免憋气，同时不可过分减慢呼吸频率；训练时应避免疲劳。

（7）牵引疗法　牵引疗法是通过外力（手法、器械或电动牵引装置）对人体脊柱或四肢关节施加牵拉力，使关节面发生一定的分离，周围软组织得到适当的牵伸而达到治疗目的的一种方法。根据牵引部位分为颈椎牵引、腰椎牵引、关节功能牵引等。

（8）神经发育学疗法　神经发育学疗法是应用神经发育学、神经生理学的基本原理和法则改善脑损伤后运动障碍的一类康复治疗技术，常用的方法有 Bobath 技术、Brunnstrom 技术、Rood 技术、本体神经肌肉促进技术。

1）Bobath 技术　该技术是运用运动发育控制理论，通过抑制不正常的姿势、病理反射或异常运动，尽可能诱发正常运动，达到提高患者日常生活活动能力的康复治疗技术。适用于中枢神经系统病损引起的运动功能障碍，如偏瘫、脑瘫。常用基本治疗技术有控制关键点、反射性抑制、促进正常姿势反应和感觉刺激。

①控制关键点：关键点是人体的一些特定部位，对肢体的肌张力和身体其他部位有重要影响，包括头部、胸骨中下段、肩峰、髂前上棘、拇指等部位。治疗者通过在关键点上的手法操作来抑制异常的姿势反射和肌张力、促进正常姿势反射。

②反射性抑制：反射性抑制是抑制异常肌紧张的模式，一般与促进翻正反应和平衡反应同时应用。例如把头抬高能降低屈肌张力，增加伸肌张力；头屈曲促进身体屈肌兴奋，抑制伸肌张力。

③促进正常姿势反应：促进正常姿势反应是促进患者出现翻正反应和平衡反应，使其具备正常的姿势控制能力，促进随意运动的功能恢复。诱发翻正反应要以头为关键点，诱发迷路翻正反应要以肩胛带作为关键点。通过平衡板或巴氏球训练来移动患者重心以引出平衡反应。

④感觉刺激：通过患肢负重等方法，加强患者对患侧肢体的感觉能力和控制能力。

2）Brunnstrom 技术　该技术是利用各种原始反射来促进运动的控制，常用的原始反射有紧张性颈反射、紧张性迷路反射、支持反射。该技术是利用瘫痪早期出现的共同运动和联合反应作为促进手段诱发肢体的运动反应，再从异常模式中引导正常运动成分，最终脱离异常模式，形成正常模式，恢复运动控制的能力。主要用于评估和治疗成年偏瘫患者。

偏瘫患者中枢性瘫痪运动恢复分期：Ⅰ期：弛缓性瘫痪，无活动；Ⅱ期：出现共同运动，痉挛开始发生；Ⅲ期：共同运动能随意进行，痉挛增强；Ⅳ期：出现随意运动，痉挛减轻；Ⅴ期：出现脱离共同运动的活动；Ⅵ期：能出现单独活动的控制，恢复至接近正常的活动控制。

脑卒中后的运动模式有联合反应和共同运动。

联合反应是脑卒中后的一种非随意性的运动和反射性肌张力增高。当健肢抗阻力运动或主动用力时，诱发瘫痪侧相应肌群不自主的运动反应或反射性肌张力增高。联合反应是伴随患侧肌群肌张力的出现而出现的，软瘫期不存在联合反应。患侧的联合反应导致的运动模式与健侧的运动模式相似。

共同运动是偏瘫患者期望完成某项患肢活动时引发的一种不可控制的特定运动模式。患侧的上下肢都可以表现为屈曲共同运动模式和伸展共同运动模式。上肢屈曲共同运动特征有肩胛骨后缩或上台，肩外展外旋，肘屈曲，前臂旋后，腕掌曲、尺偏，手指屈曲；其中该组动作的最强成分和首先出现的动作是肘屈曲，而肩外展外旋是弱成分。上肢伸展共同运动特征有肩胛骨前伸，肩内收内旋，肘伸展，前臂旋前，腕背伸，手指伸展；其中最强成分是胸大肌，故最先出现的动作是肩内收内旋，其次为前臂旋前，肘伸展最弱。上肢屈肌协同运动的出现通常早于伸肌。下肢屈曲共同运动特征为髋屈曲外展外旋，膝屈曲，踝背屈外翻，趾伸展；其中最强成分是髋屈曲，而髋外展外旋为弱成分。下肢伸展共同运动特征为髋伸展内收内旋，膝伸展，踝跖屈内翻，趾跖屈；其中较强成分为髋内收、膝伸展、踝跖屈内翻，而髋伸展内旋与趾跖屈为较弱成分。

3）Rood 技术　该技术重点强调有控制的感觉刺激，按照个体的发育顺序，利用运动以诱发出有目的的反应，又称为多种感觉刺激。感觉刺激包括皮肤刺激、本体感觉刺激。皮肤刺激可使用软毛刷快速擦刷待兴奋的肌肉皮肤表面、用手指轻微触摸或轻叩患者皮肤，促进肌肉收缩；局部施加压力或柔和的触摸可以抑制肌肉收缩或降低肌肉张力；还可利用温度刺激法，使用冰块擦刷或轻触皮肤，促进肌肉收缩。本体感觉刺激中兴奋手法有快速牵伸肌肉、快速挤压肌腹、挤压关节、骨突处加压等；抑制手法有缓慢转动体位、肌肉持续牵伸等。利用个体发育规律能促进运动的控制能力，Rood 根据个体发育规律总结出 8 个运动模式：仰卧屈曲模式、仰卧至侧卧模式、俯卧伸展模式、颈肌协同收缩模式、俯卧肘支撑模式、四点/手膝位模式、站立模式和行走模式。

4）本体神经肌肉促进技术　该技术是通过对本体感受器刺激，达到促进相关神经肌肉反应，以增强相应肌肉的收缩能力，同时通过强调感觉神经的异常兴奋性，以改变肌肉的张力，使之以正常的运动方式进行活动的一种康复训练方法。它强调整体运动而不是单一肌肉的活动，其技术特点是肢体和躯干的螺旋和对角线的主动、被动、助动，类似于日常生活中的功能活动，并主张通过手的接触、语言命令、视觉刺激引导来引导运动模式，促进神经肌肉反应。正常运动行为的发育表现为运动和姿势总体模式的规律性程序，最早表现为双侧对称模式；其次为双侧不对称、双侧反转模式；最后是单侧分离模式。上肢的动作模式为右手触左耳（肩屈曲、内收、外旋，肘屈或伸，前臂旋后，腕和手指屈曲且偏向桡侧）、右手触右耳（肩屈曲、外展、外旋，肘屈或伸，前臂旋后，腕和手指屈曲且偏向桡侧）。下肢的动作模式包括外旋和内收组合、内旋和外展组合，进行斜向活动。如髋屈曲、内收、外旋和踝背伸及足内翻；髋屈曲、外展、内旋和踝背伸及足外翻（如同膝夹物走路）；髋伸展、外展、内旋和踝跖屈及足外翻；髋伸展、内收、外旋和踝跖屈及足内翻。

（9）运动再学习技术　该技术是把中枢神经系统损伤后运动功能的恢复训练视为一种再学习或再训练的过程，以神经生理学、运动科学等为理论基础，以脑的可塑性和功能重组为理论依据，认为实现功能重组的主要条件是需要进行针对性的练习活动，练习得越多，功能重组就越有效，特别是早期练习有关的运动。并主张通过多种反馈（视、听、皮肤、体位、手的引导）来强化训练效果，充分利用反馈在运动控制中的作用。通过四个步骤分析制订出一套科学的训练方案：①了解正常的活动规律，观察患者完成的运动是否正确，分析患者运动功能障碍缺失的成分和异常表现。②指导并辅助患者反复多次练习运动功能障碍中的丧失成分。③将丧失部分应用到整体活动训练中。④将训练转移到日常生活中，使其不断熟练。

（10）强制性运动疗法　该技术是在康复治疗和生活环境中诱导中枢神经系统疾病患者强制性反复使用患肢，限制使用健侧肢体的康复治疗技术。其机制是克服脑损伤患者患侧肢体由于功能缺陷而逐渐形成的习得性失用，恢复被掩盖的运动功能，通过大脑皮质功能重组，使这种恢复得以长久。以上肢为例，限制健侧手和上肢的活动，比如使用休息手夹板限制健手的使用，同时使用吊带限制健侧上肢的活动，对患侧手和上肢进行强制性反复练习，这种强制性的训练使患者学习使用患侧肢体，促进患侧肢体的功能恢复。

4. 运动治疗处方　运动治疗处方是根据患者的临床和功能状况评估结果，为其选择一定的运动治疗项目，适宜的运动量，并注明在运动治疗中的注意事项，以处方形式为患者安排运动治疗方案。

（1）运动治疗项目　根据运动疗法的目的，分为以下几类。①耐力性项目：以健身、改善心肺功能、提高全身耐力为目的。如健身跑、游泳、登山、上下楼梯等。②力量性项目：以训练肌肉力量为目的。如各种抗阻力训练（沙袋、哑铃、拉力器等），一般适合骨骼肌和外周神经损伤引起的肌肉力量减弱。③放松性项目：以放松肌肉和调节神经为主要目的。如医疗步行、医疗体操、气功等，多适合心血管和呼吸系统疾患的患者、年老体弱者。④矫正性项目：以纠正躯体解剖结构或生理功能异常为目的。如脊柱畸形、扁平足的矫正体操等。

（2）运动治疗量　指运动治疗中的总负荷量，其大小取决于运动治疗的强度、治疗频率和运动治疗的总时间。①运动治疗强度：这是确定运动治疗量的重要因素。确定运动治疗强度的指标有心率、心肌耗氧量、代谢当量以及运动者的主观感觉。②治疗频率：每周参与或接受运动治疗的次数。一般 3 ～ 5 次 / 周。③治疗持续时间：运动治疗过程应分为准备、训练、结束三个阶段，其中训练治疗应持续 20 ～ 30 分钟，准备、结束阶段通常采用小强度的活动。

（3）注意事项　运动治疗应掌握好适应证。对不同的疾病、不同的对象选择不同的运动治疗方法，运动内容应由少到多，程度由易到难，运动量由小到大，使患者逐渐适应。要坚持经常性才能积累治疗效果，切忌操之过急或中途停止。运动治疗处方实施后，还要根据患者的实施情况，定时评定，及时调整治疗方案。

（二）物理因子疗法

物理因子疗法简称理疗（physiotherapy），是指应用天然的或人工的物理因子如电、光、声、磁、热、冷等作用于人体，治疗疾病的方法。理疗具有消炎、镇痛、抗菌、缓解痉挛、调节机体免疫功能等作用，是康复治疗的重要手段之一。

1. 电疗法　应用电流治疗疾病的方法称为电疗法。根据所采用电流频率的不同，电疗法分为低频电疗法（频率小于1000Hz）、中频电疗法（频率在1kHz～100kHz之间）、高频电疗法（频率在100kHz～300GHz之间）三类，此外还有直流电疗法、静电疗法等。低频电疗法包括经皮神经电刺激疗法、神经肌肉电刺激疗法、功能性电刺激疗法等疗法；中频电疗法包括等幅中频电疗法、调制中频电疗法、干扰电疗法等；高频电疗法包括短波疗法、超短波疗法、微波疗法。

（1）直流电疗法　直流电是电流方向不随时间而变化的电流，以直流电治疗疾病的方法称为直流电疗法。

1）治疗作用　直流电疗法的作用机制是因为人体组织具有导电性能，在直流电场的作用下，人体各种离子发生极向迁移，出现电解、电泳等现象，使组织内离子浓度比例发生改变，组织内理化反应的改变导致机体生理功能改变。直流电疗法具有消炎镇痛、促进骨折愈合、促进静脉血栓溶解的作用。

2）临床应用　用于神经炎、慢性溃疡、慢性炎症感染、颈椎病、肩周炎、血栓性静脉炎、骨折延迟愈合等。禁用于恶性肿瘤（局部电化学疗法除外）、高热、昏迷、出血倾向、心力衰竭、妊娠、急性化脓性炎症、急性湿疹、局部皮肤破损、戴心脏起搏器、局部金属异物、对直流电过敏等。

3）操作方法　选好所需的电极板和衬垫，放置衬垫、金属极板，盖胶布或塑料布，固定电极。电流密度作为电流刺激强度的指标，电流密度以电极衬垫单位面积的电流强度计算，一般为 $0.05 \sim 0.1 mA/cm^2$，最大不超过 $0.5 mA/cm^2$，小儿为 $0.05 \sim 0.2 mA/cm^2$，每次治疗 15～25 分钟，每日 1 次，10～15 次为 1 个疗程。

（2）直流电药物离子导入疗法　用直流电将药物离子导入体内治疗疾病的方法称直流电药物离子导入疗法。这是利用直流电的电场作用以及电学上"同性相斥"的原理：带正电荷的药物被直流电场的正极推斥进入人体，将带负电荷的药物从负极下推斥进入人体。药物离子主要经皮肤汗腺、皮脂腺管口或黏膜、伤口的细胞间隙进入人体，使局部浅表组织药物浓度较高，作用持续时间长。

1）治疗作用　直流电和药物的综合性作用，直流电的生理作用与治疗作用是直流电药物离子导入作用的基础，因此，既有直流电的作用，又有药物的作用，两者作用相加，其疗效比单纯的药物或直流电作用疗效好。神经反射作用：直流电药物离子导入疗法可引起神经反射性的治疗作用。

2）临床应用　用于坐骨神经痛、末梢神经炎、慢性胃炎、胃溃疡、风湿性关节炎、颈椎病、肩关节周围炎、腰椎间盘突出症、硬皮病、皮肤瘢痕等。禁用于对拟导入的药物过敏者，其余与直流电疗法相同。

3）操作方法　衬垫法，用于体表较平整的部位，使用两个导电橡胶电极以及与电极形状相似的吸水衬垫。用温水将衬垫浸湿透，将药液洒在滤纸上，将滤纸、衬垫、电极依次放在患部皮肤上，作为作用极；另一衬垫和电极为辅极，与作用极对置。根据治疗需要和药物极性，将导线和两个电极分别与直流电疗机的阴、阳极相接。电水浴法：用于四肢远端凹凸不平的部位，使用陶瓷盆（槽），炭棒电极置于盆壁，盆内盛温水或药液，患肢放入盆内，另一片状电极与衬垫置于患肢近端或相应节段。

（3）经皮神经电刺激疗法　将特定的低频脉冲电流通过皮肤输入人体，刺激神经达到镇痛、治疗疾病目的的治疗方法。

1）治疗作用　具有镇痛、增强外周血液循环、促进骨折愈合、缓解痉挛的作用。

2）临床应用　用于急慢性疼痛、骨折后延迟愈合、中枢性瘫痪后感觉运动功能障碍等。禁用于颈动脉窦部位、孕妇下腹腰骶部、装有心脏起搏器者。

3）操作方法　治疗时将两个电极对置或并置于痛点或相应神经节段，电极下涂导电糊。选择适合患者病情和耐受性的电流类型和强度，每次治疗 20 ～ 30 分钟，每日 1 ～ 3 次。

（4）神经肌肉电刺激疗法　以低频脉冲电流刺激神经或肌肉以治疗疾病的方法称神经肌肉电刺激疗法。

1）治疗作用　能刺激失神经支配肌肉，引起肌肉收缩，防止或减轻肌萎缩，并能促进神经再生，恢复神经传导功能。

2）临床应用　用于下运动神经元损伤后肌肉失神经支配、失用性肌萎缩等。禁用于痉挛性瘫痪、戴心脏起搏器者。

3）操作方法　使用三角波或方波低频脉冲诊疗仪，治疗前先进行强度 – 时间曲线检查，测定肌肉失神经支配的程度，确定应选用的脉冲电流强度。治疗时将点状刺激电极置于患肌运动点上，另一辅极置于肢体近端或躯干。电极下均应放置厚衬垫。电流强度以引起肌肉收缩而无疼痛为度，刺激数分钟后休息数分钟。重度失神经支配的肌肉，应减少每分钟收缩次数，每次治疗共收缩 40 ～ 60 次，随着病情改善，逐渐增加收缩次数，缩短休息时间，每次治疗达到 80～120 次，每日或隔日治疗 1 次。

（5）功能性电刺激疗法　功能性电刺激疗法是用低频电流刺激已丧失功能的器官或肢体，以其所产生的即时效应来替代或纠正器官或肢体功能的治疗方法。

1）治疗作用　多用于中枢性瘫痪。当上运动神经元受损时，下运动神经元通路存在，并有应激功能，但因失去来自中枢的运动信号，肢体不能产生随意运动。此时给予适当的功能性电刺激，可产生相应的肌肉收缩，用以补偿所丧失的肢体运动功能。同时电刺激通过传入神经，经脊髓投射到中枢，促进肢体功能的重建及心理状态的恢复。

2）临床应用　用于脑卒中、脊髓损伤、脑瘫后的上下肢运动功能障碍、中枢性呼吸肌麻痹等。植有心脏起搏器者禁用其他部位的功能性电刺激。意识不清、周围神经损伤、肢体挛缩畸形者不宜使用本疗法。

3）操作方法　使用能输出低频脉冲电流的电刺激器，各刺激电极分别置于治疗所需运动的肌肉的表面或植入其中。治疗时各通道的刺激电极按预置的程序进行刺激，使各肌肉先后产生收缩活动，形成接近正常的动作。治疗开始每次刺激 10 分钟，每日数次，随着功能的恢复，逐步延长刺激时间，调节电流参数，最后达到自主活动的目的。

（6）等幅中频电疗法　应用 1000～5000Hz（常用的为 5000Hz）等幅正弦电流治疗疾病的方法称为等幅中频电疗法。

1）治疗作用　具有镇痛、促进局部血液循环、松解粘连、软化瘢痕的作用。

2）临床应用　用于治疗瘢痕、术后粘连、关节纤维性挛缩、慢性炎症、神经痛、术后尿潴留、术后肠麻痹等。禁用于急性炎症、出血倾向、恶性肿瘤、局部金属异物、装有心脏起搏器、孕妇下腹腰骶部。

3）操作方法　将电极与用温水浸湿的衬垫对置或并置于治疗部位，治疗电流密度为 0.1～0.3mA/cm²，每次治疗 15～20 分钟，每日或隔日 1 次，15～20 次为 1 个疗程，治疗瘢痕、术后粘连时疗程应延长至 30～50 次。

（7）调制中频电疗法　中频电流被低频电流调制后，其幅度随着低频电流的频率和幅度的变化而变化，应用这种电流治疗疾病的方法是调制中频电疗法。

1）治疗作用　调制中频电流具有低、中频电流的特点，产生镇痛、促进局部组织血液循环、提高平滑肌张力、调节自主神经功能的作用。

2）临床应用　用于颈椎病、肌肉扭伤、肌纤维组织炎、肩关节周围炎、骨关节炎、术后肠麻痹、尿潴留、面神经炎、失用性肌萎缩等。禁用于局部有恶性肿瘤、活动性肺结核、急性化脓性炎症、出血性疾病、局部有金属固定物、植入心脏起搏器者，有严重心肺、肾脏疾病者。

3）操作方法　使用计算机调制中频仪，内存多个由不同方式调制电流组合的多步程序电流处方，治疗时按常见病症选择好中频和调制频率、调制波形、时间及调制方式，将两个电极对置或并置于治疗部位，根据患者的感受与耐受程度调节电流量，一般为 $0.1 \sim 0.3\text{mA/cm}^2$。每次治疗时间 15 ～ 20 分钟，每日 1 次，15 ～ 20 次为 1 个疗程。

（8）**干扰电疗法**　以两组频率相差 0 ～ 100Hz 的正弦交流电通过两组电极交叉输入人体，在电力线交叉处形成干扰电场，产生差频为 0 ～ 100Hz 的低频调制中频电流，这种电流就是干扰电流。以这种干扰电流治疗疾病的方法称干扰电疗法。

1）治疗作用　干扰电流兼具低频电和中频电的作用，作用较深，范围较大。不同差频的干扰电流的治疗作用有所不同，90 ～ 100Hz 具有较好的镇痛作用；50 ～ 100Hz 能改善血液循环，促进渗出物吸收；10 ～ 50Hz 可引起骨骼肌强直收缩，也可提高平滑肌的张力。

2）临床应用　用于坐骨神经痛、骨折、软组织损伤、平滑肌张力低下、肌无力等。禁用于出血倾向、孕妇下腹部、局部有金属异物、急性炎症、严重心脏疾病。

3）操作方法　静态干扰电疗法和动态干扰电疗法治疗时，要使病灶处于两组电流交叉的中心，按患者病情需要选用 1 ～ 3 种差频，每种差频治疗 5 ～ 15 分钟，共治疗 20 ～ 30 分钟。立体动态干扰电疗法治疗时使用两个星状电极，对置法治疗时两个星状电极在治疗部位上下或两侧反方向放置，并置法同方向放置，每次治疗15 ～ 20 分钟。干扰电疗法可每日治疗 1 次，15 ～ 20 次为 1 个疗程。

（9）**短波疗法和超短波疗法**　应用短波电流治疗疾病的方法称短波疗法。应用超短波电流治疗疾病的方法称超短波疗法。

1）治疗作用　中等以上剂量的短波疗法及超短波疗法具有明显的温热效应，能通过降低感觉神经兴奋性，升高痛阈达到镇痛作用；小剂量脉冲短波和超短波电流产生非热效应，改善血液循环，加速炎症产物的清除，促使组织修复愈合。短波作用深度可达肌层，超短波作用深度可达深部肌层和骨。

2）临床应用　禁用于出血倾向、活动性肺结核、妊娠、心肺肝肾功能不全、戴有心脏起搏器与金属异物者。

3）操作方法　治疗方式采用电容场法，治疗时将两个电容电极对置或并置于病患部位，治疗急性伤病选用无热量；治疗亚急性伤病采用微热量；治疗急性肾衰竭采用温热量；治疗恶性肿瘤采用热量，与放疗、化疗同步。

（10）**微波疗法**　运用微波电流治疗疾病的方法称微波疗法。

1）治疗作用　微波根据波长和频率分为分米波、厘米波、毫米波三个波段。分米波、厘米波疗法的温热效应能改善组织血液循环、镇痛、缓解肌肉痉挛、治疗慢性炎症，高热能抑制或杀灭肿瘤细胞。临床用于软组织、骨关节的慢性炎症感染，以及扭挫伤、颈椎病、肩关节周围炎、慢性溃疡等。毫米波疗法的非热效应很明显，能促进水肿吸收、上皮生长；降低神经兴奋性，有良好的镇痛作用；增强免疫功能，对肿瘤细胞有抑制作用。

2）临床应用　用于关节炎、软组织损伤、伤口愈合延迟、癌痛、骨折、淋巴结炎等，与放疗、化疗联合应用可治疗体表及体腔内的恶性肿瘤。禁忌证是局部有金属异物、妊娠、装有心脏起搏器等，避免在眼、小儿骨骺、睾丸部位治疗。

3）操作方法　分米波、厘米波疗法使用分米波、厘米波治疗仪，体表治疗时一般将辐射器与皮肤保持 15～20cm 距离，体腔内治疗时将辐射器套以清洁乳胶套，外涂液状石蜡后插入体腔内治疗。毫米波治疗时将辐射器放在病变部位，紧贴皮肤。治疗操作时应注意保护工作人员和患者的眼部，以免引起角膜、晶体的损伤。

2. 光疗法　应用人工光源或日光辐射治疗疾病的方法称为光疗法。按照光波的波长排列，依次分为红外线、可见光和紫外线三部分。临床上常用的光疗法有红外线疗法、紫外线疗法、激光疗法。

（1）红外线疗法　红外线在光谱中是波长最长的部分，位于红光之外，辐射于人体组织后能产生温热效应。使用红外线治疗疾病的方法称红外线疗法。

1）治疗作用　红外线被人体吸收后转为热能，使局部组织温度升高，血管扩张，血流加速，降低神经的兴奋性，能促进水肿吸收、炎症消散，达到镇痛、解痉的作用。

2）临床应用　用于软组织扭挫伤恢复期、关节炎、神经痛、伤口愈合迟缓、压疮、肌痉挛等。禁用于恶性肿瘤、高热、急性炎症、出血倾向、活动性结核。

3）操作方法　使用红外线灯照射局部病患，裸露治疗部位，使灯头对准治疗部位中心，照射距离以使患者感到温热为准，每次 20～30 分钟，每日 1～2 次，1 个疗程 15～20 次。治疗时要防止眼部受红外线辐射。

（2）紫外线疗法　紫外线在光谱中是波长最短的部分，位于紫光之外，作用于人体主要产生光化学效应。应用紫外线治疗疾病的方法称紫外线疗法。

1）治疗作用　紫外线红斑区皮下微血管扩张，血管通透性增加，促使炎症局限、消散；还能降低感觉神经兴奋性，起到镇痛作用；波长在 300nm 以下的紫外线有明显杀菌作用，而杀菌作用最强的为 250～260nm。小剂量紫外线能促进肉芽和上皮细胞的生长，增强体液免疫和细胞免疫功能；中、长波紫外线照射能促使肠道对钙、磷的吸收及肾小管对钙、磷的重吸收。

2）临床应用　临床上全身照射疗法适用于佝偻病、骨软化症、骨质疏松症、免疫功能低下等；局部照射适用于皮肤的化脓性感染、伤口感染、慢性溃疡、急性支气管炎、肺炎、支气管哮喘等；体腔照射适用于口腔、鼻、外耳道、阴道、窦道等腔道感染。禁用于心肺肝肾功能衰竭、出血倾向、活动性结核、急性湿疹、系统性红斑狼疮、日光性皮炎、光敏性疾病、恶性肿瘤。

3）操作方法　使用紫外线治疗灯，照射要以最小红斑量表示，即某一紫外线灯管在一定的距离下垂直照射人体一定部位皮肤引起最弱红斑所需要的时间，反映机体对紫外线的敏感性。紫外线的照射剂量分为亚红斑量、弱红斑量、中红斑量、强红斑量、超强红斑量 5 个等级。局部紫外线照射根据首次照射后皮肤红斑反应及治疗需要以不同幅度逐步增减每次照射的剂量，每日或隔日 1 次；全身紫外线照射按照患者本人的最小红斑量计算照射剂量，采用亚红斑量照射，隔日 1 次；体腔内照射采用低压冷光紫外线灯，接以合适的石英导子插入体腔内照射。操作者和患者应戴防护眼镜，以免紫外线损伤，造成结膜角膜电光性眼炎、视网膜损伤。

（3）激光疗法　激光是受激辐射放大的光，有亮度高、单色性好、定向性强、相干性好等特性。应用激光治疗疾病的方法称为激光疗法。

1）治疗作用　低能量激光具有明显的生物刺激作用和调节作用，其治疗基础不是温热效应，而是光的生物化学反应。小功率激光刺激具有消炎、镇痛、促进组织修复、调节神经及免疫功能的作用。

2）临床应用　低强度激光适用于支气管炎、面肌痉挛、慢性伤口、慢性溃疡、颈椎病、腰椎间盘突出症、带状疱疹等。高强度激光适用于食管癌、肝血管瘤的手术治疗，以及烧伤、扁平疣、血管痣、瘢痕增生等。禁用于恶性肿瘤（光敏感治疗除外）、皮肤结核、高热、活动性出血。

3）操作方法　可直接照射体表或通过光导纤维照射体表或体腔内。低强度激光局部照射每次 10～20 分钟，穴位照射每部位 3～5 分钟，每日或隔日 1 次，5～10 次为 1 个疗程。治疗过程中，患者不得随意变换体位或移动激光管。激光管有激光输出时不得直接照向任何人眼或经反射区反射至人眼部，操作者和患者均应戴激光防护眼镜，保护眼睛。

3. 超声波疗法　超声波是频率在 20kHz 以上的机械振动波，使用超声波治疗疾病的方法称为超声波疗法。

（1）治疗作用　超声波的机械振动作用于人体，对细胞产生细微的"按摩"作用，引起温热效应、空化效应。超声波作用下神经及肌肉组织兴奋性下降，起到镇痛解痉作用；还能软化瘢痕、松解粘连；加速局部血液循环，促进渗出吸收，减轻或消除血肿；促进组织再生、加速骨痂的生长愈合。

（2）临床应用　用于软组织损伤、关节纤维性挛缩、血肿机化、神经痛、瘢痕增生、骨折延迟愈合、压疮、慢性溃疡等。禁用于恶性肿瘤、急性炎症、出血倾向、活动性肺结核、小儿骨骺部、孕妇腰腹部。眼与睾丸部位慎用。

（3）操作方法　常用的治疗操作方法：接触法，在治疗部位上均匀涂上耦合剂后，将声头紧压皮肤上，开机后开始治疗，声头固定不动，适用于表面较平坦部位的治疗；药物透入法，在耦合剂中加入药物，借超声波振动的作用使药物如激素类药、镇痛药等的药物分子透入人体，治疗相应的疾病；水囊法，治疗部位皮肤上涂耦合剂，将不含气的水袋置于其上，再在水袋面上涂以耦合剂，将声头紧压固定在水袋上，适用于面积小、表面不平部位的治疗；水下法，在水盆内盛不含气泡的温水，患部浸入水中，声头放在水下，距离皮肤表面 1 ～ 2cm，固定或移动，适用于表面凹凸不平的手、足的治疗。超声波治疗每日或隔日 1 次，10 ～ 15 次为 1 个疗程。

4. 磁疗法　应用磁场作用于人体患处或穴位治疗疾病的方法称磁疗法。

（1）治疗作用　磁场作用于人体能改变人体生物电流的大小和方向，影响神经的兴奋性，改善血液循环，促进致痛物质的迅速清除，具有镇痛作用；磁疗还有消炎、镇静、降压、软化瘢痕、促进骨痂生长、治疗良性肿瘤的作用。

（2）临床应用　用于软组织损伤、皮下血肿、关节炎、神经痛、盆腔炎、前列腺炎、瘢痕增生等。禁用于高热、出血倾向、装有心脏起搏器者、恶性肿瘤晚期、心力衰竭等。

（3）操作方法　治疗方法有静磁法和动磁法。静磁法直接将磁片贴敷于体表病变部位，持续贴敷 3 ～ 5 天，采用并置法或对置法放置磁片；动磁法不是将磁片贴敷在患者体表，而是将高磁场强度的磁体安置在一个动力机械上，使磁片随之转动而产生脉动磁场或交变磁场，另一种形式是铁芯线圈，通过交流电或直流电而产生交变磁场或脉动磁场。有旋磁疗法和电磁疗法之分。

5. 水疗法　水疗法是应用水为媒介，利用水的温度、压力、化学作用来治疗疾病的方法。

（1）治疗作用　水疗的温热作用强，能促进血液循环，降低神经兴奋性，止痛；静水压促进淋巴液回流，能减轻水肿；水的浮力还能减轻负重关节的负荷，有利于骨性关节炎、肥胖者的运动训练；水能溶解许多物质，水中加入药物时，对皮肤产生化学刺激作用。

（2）临床应用　用于肢体瘫痪、周围血液循环障碍、关节活动障碍等的治疗。精神意识紊乱、传染病、心肺肝肾功能不全、恶性肿瘤、出血性疾病、发热、皮肤破溃、过度疲劳等不能进行水疗法。

（3）治疗技术　常用的治疗技术有浸浴法，如温水浴、热水浴、冷水浴、药物浴、气泡浴等；漩涡浴，患者全身或肢体在漩涡水中进行治疗的方法，加强了温热水改善血液循环的作用；蝶形槽浴，供患者全身浸浴时伸展上下肢进行活动，有利于关节活动障碍者改善血液循环、促进运动功能恢复；水中运动，在水池中进行运动训练的方法，包括利用水的浮力减轻肢体的重量，使瘫痪肢体或躯干沿浮力方向运动。肢体的运动方向与浮力的方向相反，做抗阻运动。水疗前应详细询问病史及体检，明确身体一般状况、疾病诊断、心肺功能、运动功能和感觉能力的评价。水中运动疗法应在餐后 1 ~ 2 小时进行，避免空腹入水，入水前和出水后应该进行较低强度的适应性训练（准备和结束活动）。水浴疗法在浴后应擦干皮肤，进行保温，并令患者休息。高龄老人、幼儿及体质衰弱、贫血、有严重器质性疾病或有出血倾向的患者不适合长时间的热水盆浴。

6. 石蜡疗法　利用加热熔解的石蜡为导热体，将热能传至机体治疗疾病的方法称为石蜡疗法。

（1）治疗作用　石蜡加温后能吸收大量热，保温时间长，缓慢放热，具有强而持久的温热作用，能镇痛、促进炎症吸收、缓解肌肉痉挛、加强血液循环、恢复组织弹性等；石蜡加热到一定温度时为液体，涂布于体表，在冷却过程中体积逐渐缩小，对组织产生机械压迫作用；石蜡还具有油性，能滑润皮肤、软化瘢痕。

（2）临床应用　用于关节炎、骨折后关节肿胀与功能障碍、软组织损伤、瘢痕增生挛缩、神经痛等。禁用于恶性肿瘤、活动性结核、出血倾向、急性炎症、高热、皮肤感染、开放性伤口等。

（3）操作方法　治疗使用蜡饼法、浸蜡法、刷蜡法。每次治疗 20 ~ 30 分钟，每日 1 次，15 ~ 20 次为 1 个疗程。

7. 冷疗法和冷冻疗法　冷疗法是应用比人体温度低的物理因子（冷水、冰等）刺激皮肤或黏膜治疗疾病的方法。冷疗温度通常为 0℃以上，低于体温与周围空气温度。冷冻疗法是应用制冷物质和冷冻器械产生的 0℃以下的低温治疗疾病的方法。

（1）治疗作用　低温使神经兴奋性降低，神经传导速度减慢，有镇痛、止痒等作用；寒冷刺激引起的血管收缩和代谢抑制，对急性期创伤性或炎症性水肿及血肿消退有良好作用；冷疗还能延长肌肉的收缩期、舒张期和潜伏期，降低肌张力及肌肉收缩与松弛的速度，有缓解肌肉痉挛的作用。

（2）临床应用　用于高热、急性软组织损伤、烧烫伤的急救治疗、关节炎急性期、骨关节术后肿痛、肌肉痉挛、鼻出血、上消化道出血等。禁用于对冷过敏、雷诺病、红斑狼疮、高血压、动脉硬化、动脉栓塞。局部血液循环障碍、认知障碍、感觉障碍者慎用。

（3）治疗技术　治疗方法有冷敷，包括冷水冷敷、冰袋冰敷、冷疗机治疗等；冰水浴；冷吹风；冷气雾喷射等方法。治疗时要注意保护非治疗区的正常皮肤，防止受冻；严格掌握冷疗的温度和时间。

8. 生物反馈疗法　生物反馈疗法是一种应用电子仪器使人能对自己体内异常的生理活动进行自我调节控制以治疗疾病的方法。

（1）治疗作用　生物反馈技术采用电子仪器将人体内的皮肤温度、肌电活动、脑电活动、血压、心率等不随意活动的信息转变为可直接感知的视听信号，利用操作条件反射来学会控制内脏或其他方面的非随意功能，使人能认识到自身的生理状况以及如何通过心理活动对它产生影响，对过强或过弱的生理、病理状态进行矫正。

（2）治疗技术　肌电生物反馈是通过肌电信号反馈进行治疗的方法，临床应用于放松训练、肌张力增高或下降的训练；手指皮肤温度生物反馈疗法是通过手指皮肤温度信号反馈治疗，适用于放松性心理治疗、自主神经功能紊乱等；血压生物反馈疗法是采用血压生物反馈治疗仪训练患者控制外周血管紧张度，达到降低血压的目的。

二、作业疗法

作业疗法译自英文 occupational therapy（OT），是在 1914 年由美国医生 George Edward Barton 提出的。occupation 一词中的 occupy 是从事、占有、使用的意思，指人从身体、心理两方面对事物、时间、地点等所有的一切进行占有和使用；therapy 指疗法。从内涵上看，occupational therapy 有以填充时间及生活作为治疗的意思。但 occupational therapy 的外延定义则很难掌握。基本上任何活动都可能被用作 occupational therapy 的治疗媒介，但这个定义还欠缺一个重要元素——患者作为主体。活动只是外在形式，活动对患者的意义才是活动的灵魂。也就是说活动的目的就是帮助患者满足其工作、社会、个人及家庭环境的需要。了解这一点，对理解 occupational therapy 的概念非常有帮助。

（一）概述

1. 作业疗法与运动疗法的区别　作业疗法与运动疗法均是康复医学的重要治疗手段，在康复治疗中具有同等地位。但两者关注的焦点、康复目标、所采取的治疗手段等均有着根本的区别。在西方国家作业疗法与运动疗法是两个不同的专业，在大学有不同的学系，授予不同的学位，在社会上领取不同的执照。

作业疗法和运动疗法中的关注点有所不同。运动疗法主要关注患者运动能力的康复，训练以恢复各关节的活动度、肌力、耐力为主，作业疗法的核心主要在实用功能的恢复，利用生产动作恢复及改善关节的功能和各种精细协调动作。同时作业治疗环境的设施与气氛接近于家庭、车间、办公室和社会的环境，有现实性与生活气息。从这点看，作业治疗不仅是功能锻炼的继续，而且是获得新的生活能力的过程。换句话说，作业治疗是连接患者个人、家庭和社会的桥梁，从患者的个人功能潜力和需要出发，经过作业训练和治疗，使患者逐步适应家庭和社会环境，通向正常生活方式的彼岸最重要的一点是，在作业治疗的过程中使患者积极地参与活动。同时运动治疗介入的时间较作业治疗早。作业疗法与运动疗法的区别见表4-2-1。

表 4-2-1　作业疗法与运动疗法的区别

	作业疗法	运动治疗
关注焦点	生活适应能力	运动功能
介入时间	较运动疗法晚	急性期即介入
治疗手段	治疗性作业活动，自助具/夹板，作业及环境改造	运动疗法、物理因子
治疗内容	ADL、感觉、认知、精细/协调性	肌力、ROM、平衡、步态矫正
康复目标	提高认知、操作和生活自理能力水平	提高机体运动功能水平
实施者	作业治疗师	运动治疗师

2. 分类　由于角度不同，作业疗法有多种不同的分类方法。目前较常用的分类方法有按作业名称分类、按作业活动对象和性质分类、按治疗目的和作业分类、按照实际要求分类。以上的分类法中，按实际要求分类法受到更多学者的推崇，分为以下几种。

（1）维持日常生活所必需的基本作业　这类作业包括衣食住行、个人卫生等，其目的在于维持日常生活和健康的基本要求。

（2）能创造价值的作业活动　力求通过作业治疗生产出有用的产品，但又不以产品为目的。即使产品质量低劣，甚至完全浪费无用，也比让患者闲着、无所事事为好。这类内容包括的工艺如纺织、泥塑、陶器制作、各种金工、刺绣等，园艺如种花、植树、栽盆景、整修庭院等。其目的在于获得一定技能。

（3）消遣性作业活动或文娱活动（recreation）　利用业余闲暇时间，进行各种运动（如球类）、游戏、琴、棋、文艺等。其目的在于充分安排时间，转移注意力，丰富生活内容，有益身心健康。

（4）教育性作业活动　主要针对青少年患者，通过治疗获得受教育的机会，或获得接受教育的能力。其目的在于提高各种智能。其内容有各种教学活动，如唱歌、舞蹈等。

（5）矫形支具和假肢训练　这是一项特殊的作业活动，即在穿戴支具或假肢后进行的各种作业治疗。其目的在于熟练掌握穿戴方法和充分利用这些支具或假肢来完成各种生活或工作。

3. 常用设备　作业疗法服务范围较广，所需设备种类繁多。可根据康复医学科的能力购买相关设备。此外作业治疗师本身也应该具备一定的创造力，可以根据患者和治疗的需要制作一些简易的设备。一般来说，作业疗法的常用器械可分为以下几类。

（1）运动技能训练器械　①改善关节活动范围的器械：滚筒、立式套圈、肩梯、腕关节旋转训练器、肩关节旋转训练器、前臂旋转训练器、腕关节屈伸训练器等。②提高手精细功能训练器械：橡皮泥、手指插球器、木插板系列、上螺丝、上螺母等。③提高上肢肌力的训练器械：可调式磨砂板、墙拉力器、手指肌力训练台、橡皮筋手指运动练习器、滑轮吊环训练器等。

（2）日常生活活动训练器械　此类训练器械为患者能够利用残存的功能独立完成日常生活活动而设计，用于患者日常生活自理能力的训练。为日常用的一般生活设施及辅助用具，如可升降的组合厨柜、带厕卫扶手的马桶、穿袜器、纽扣钩、粗柄牙刷等。

（3）文娱活动训练器械　此类器械的作用在于通过文娱作业活动，调动患者的积极性、改善心理状态、转移注意力及减轻疼痛，达到训练患者手的灵活性及手眼协调性的目的。如藤编工艺用具、刺绣、陶器制作用具、绘画及图案用笔和颜料、布艺用具、编织等。

（4）职业技能训练器械　其作用在于提高患者的基本体力和对工作的适应能力。如木工基本用具（电动锯、台钻、雕刻刀等）、金工基本用具、机械维修基本用具、纸盒加工器材等。

（5）矫形器的制作用具　矫形器用于躯干和四肢等部位，通过力的作用达到预防、矫正畸形，保持稳定性等目的。常用的制作用具有恒温水箱、低温热塑板、电吹风、钳子、打孔机、乳胶等。

（二）作业活动分析

活动是作业治疗的核心。作业活动分析是对一项活动的基本组成成分以及患者能够完成该活动所应具备的功能水平的一个认识过程。作业活动分析能揭示患者复杂的功能问题，检查患者的学习技巧、概念形成、神经肌肉的控制和协调能力、感觉、关节的稳定性、解决问题的能力、创造力以及选择性接收信息的能力。

1. 活动分析主要有两部分的内容　第一部分是活动摘要，包括活动简述，有关的设备、用具，需要的空间或环境，活动步骤的时序及完成每一步活动所需要的时间、注意事项、预防措施、禁忌证，以及年龄、受教育程度、文化及性关系等，都是不可遗漏的项目。第二部分是活动分析的实质内容。从3个方面研究、剖析活动：活动行为范畴、活动行为成分、活动行为背景。

2.分析举例　日常生活活动的内容很多，对利用这些活动进行治疗，分析时要考虑患者原来是否会做，是否安全，感觉运动功能和认知怎样。现以佩戴假肢的患者准备热饮料（在厨房里烧开水、煮牛奶或咖啡等活动）为例进行具体分析。

（1）一般分析　①主动性：因口渴想喝咖啡，而不愿喝其他饮料。②一些相关因素：年龄、性别，平常爱好，所处文化背景和社会现状，平时是否煮过咖啡。③时间：按生活习惯。④安全性：知道有潜在的危险。⑤情绪：平常乐意做。⑥社会性：为两人准备。⑦文化性：为客人准备。

（2）分析步骤

1）进厨房　①运动：能独立行走，协调性和平衡功能好，能持物行走，下肢、骨盆和躯干诸关节和肌肉能活动，能保持直立的姿势。②感觉：有助于走动的本体感觉、视觉正常。③智能：有喝的要求（口渴），能进行社会交往，能做出决定，并知道在哪做。

2）准备工作　如从橱柜和冰箱里拿壶、杯、勺、咖啡、牛奶等。①运动：站立、行走、平衡、持物行走、弯腰／伸手拿物、四肢粗大运动、上肢精细运动和手的抓握（如侧捏、钩住、球形抓握和柱状抓握）。②感觉：本体感觉、视觉与触觉协调正常。③智能：记忆力、理解力、逻辑思维和操作顺序。④感知：空间结构、图形与背景的辨别力，有无失用、失认。

3）烧水　包括打开水壶盖，将水壶放进水槽，对准水龙头接水，关水龙头，盖上壶盖，提起水壶放在炉上，点火烧水等动作。①运动：在小范围活动，与前述运动分析相同；上肢运动要分析关节的屈伸运动，还有肩关节的外展与内收和内外旋转，前臂旋前与旋后及各种抓握方式。②感觉：眼－手协调，浅感觉和本体感觉（触觉、温度觉、压力觉，肢体位置觉和运动觉），听觉。③感知：空间结构，视觉失认和失用，图形／背景的辨认。④智能：注意安全，记忆力，注意力，工作程序，合理安排。

4）将咖啡和牛奶放进杯子里　除上述活动分析外，还要分析：①抓握方式：侧手抓握，球形抓握，三指捏。②感知：立体觉。③智能：估计剂量。

5）冲咖啡　除上述活动分析外，还要分析：①感觉：触觉／温度觉。②感知：嗅觉。

6）喝咖啡　①起动：端杯子，协调，啜咖啡，吞咽。②感觉：解渴的满足感，嗅觉、味觉、温度觉。③情绪：成功后的满足感。④社会：人际交流的技能。

（三）常用治疗技术

1. 日常生活活动训练　日常生活活动（ADL）是指人们为了维持生存及适应生存环境而进行的一系列最基本的、最具有共性的活动。通过治疗师对患者进行日常生活能力的训练，可以使患者尽可能达到最基本的生活自理能力。而生活自理是患者回归家庭、回归社会、提高生活质量的重要前提。因此，日常生活活动训练是作业治疗中非常重要的组成部分。

（1）**床上活动训练**　床上活动是 ADL 中重要的活动训练内容之一，是进行衣食住行等活动的前提和基础，及时进行床上活动训练可以更好地预防压疮、坠积性肺炎等并发症的发生，也有利于患者获得最大的功能独立性。训练的内容包括床上翻身、桥式运动和床上坐起。

①良好体位：不同伤病（如脑卒中后偏瘫、脊髓损伤后截瘫或四肢瘫、脊椎术后、截肢后、腰椎间盘突出症、骨折、烧伤等）患者的卧床体位有不同的要求，但总的原则是保持良好功能位，防止肢体挛缩畸形，防止不良体位对疾病恢复的不利影响。②床上翻身训练：患者仰卧位，双手十指交叉相握，利用腰腹部肌的力量和上肢摆动的惯性，将身体摆至健侧（患侧）。必要时，治疗师将手放于患者腰部和膝部帮助翻身。除了某些伤病（如脊椎术后、脊髓损伤等）对翻身有特殊要求外，一般卧床患者均应定时翻身，日间每 2 小时 1 次，夜间每 3 小时 1 次，交替采取仰卧位、左右侧卧位。有些疾病（如压疮、烧伤等）患者需采取俯卧位。翻身可以改变对血管的压力，促进血液循环，防止产生压疮、关节挛缩、静脉血栓形成，也可以改善呼吸功能，有利于呼吸道分泌物的排出。病情允许时应尽量让患者主动翻身。③桥式运动：通过屈髋屈膝、抬起臀部来帮助患者提高下肢的动作控制与协调，为训练站立和行走提高基础，同时还有利于穿脱裤子等日常生活活动的训练。桥式运动可根据患者的能力选择单腿搭桥与双腿搭桥，如果患者还不具备独立完成桥式运动的能力，可在治疗师的协助下进行。④坐起训练：对长期卧床患者在病情允许时，先扶起靠坐，然后使之端坐，坐稳后从侧方或前后方推动患者，使之保持坐位躯干平衡，再训练前屈、侧屈、旋转时的躯干平衡。臂力良好的患者坐位平衡良好后可进行主动坐起的训练，坐在床上，以后再外移两腿，使两脚移至床沿下，在床边坐。可从卧位到坐位、再从坐位到卧位，反复训练。

（2）**转移训练**　指整个身体从一个地方到另一个地方的位置变化，是获得或保持日常生活活动独立性的一个基本活动。当患者不能独立完成转移活动时，最适合的方法是教会患者及家属学会辅助转移方法。如果辅助转移也不能完成，还可以借助器械完成升降活动。

转移训练包括床椅转移、厕卫转移、浴室转移。转移训练是一个复杂的动作过程，训练时要注意以下几点：①学习独立转移的时机要适当：太早则患者因失败而失去信心，太晚则因依赖而失去兴趣。②进行转移训练时要注意安全：如患者上下轮椅时必须先将轮椅刹制掣拉好，勿使轮椅滑动；转移时要充分发挥患者健肢支撑的力量，注意保持身体平衡，患者不能熟练操作时，需有人在旁保护、相助；进行被动转移时，如果扶抱者本身的力气偏小，应安排好在必要时的助手。③治疗师帮助患者转移时口令必须清楚。

（3）进食训练　①吞咽动作训练：参见本书言语与吞咽功能评定的相关内容。②摄食动作训练：对上肢关节活动受限、肌力低下、肌张力异常不能抓握或动作不协调而不能正常摄食者，一方面要进行上肢功能训练，练习摄食动作；另一方面可使用自助餐具或加用辅助装置，如多功能固定带（万能袖带）用于握力减弱或丧失的患者；在碗、杯、盘底部加一固定器或橡皮垫，用于不能单手固定餐具或食物的患者；筷子加弹簧用于手指伸肌肌力低下者；患肢上举困难时可在餐桌上方装一个悬吊滑轮，以牵拉带动患肢上举送食入口。但完成进食要求患者具备肘关节的屈伸功能方可。训练时应为患者提供良好的进食环境，进食前如有活动的义齿应取下，进食时要端坐于桌前，头颈部处于最佳的进食位置，患侧手臂置于向前的位置靠近餐具，手臂正确的位置将帮助患者保持对称直立的坐姿。如发现口腔有食物或是呛咳则需要进行更全面的评估和特别的处理。

（4）修饰动作训练　修饰动作包括洗漱、沐浴、口腔卫生、化妆、刮胡子、修剪指甲等。对有上肢功能障碍而不能自行修饰的患者，一方面要进行上肢功能训练，练习各种修饰动作；另一方面可使用自助用具或辅助装置。如使用电动牙刷、电动剃须刀；使用长柄或弯柄梳梳头；将毛巾拴在水龙头上，用健手将毛巾冲湿、拧干；将大号指甲剪固定在木板上修健侧手指的指甲；洗澡可用带长柄的海绵刷擦背。

（5）如厕训练　在进行如厕训练之前，患者的躯体功能应达到最基本的要求，如坐位与站立位的平衡、身体转移等。同时应教会患者控制大小便的方法（如控制大小便的基本方法、导尿管的使用等）。训练内容涉及上厕所前后穿脱裤子、自我清洁等。必要时，可以对患者的家居环境提出建议和改进的方法，最大限度地使患者达到独立如厕的能力。例如使用轮椅者厕所内的空间应足够进行轮椅转移；厕所中安装抓握扶手；上肢活动受限、截肢或手指感觉缺失的患者可使用安装在坐便器上的自动冲洗器清洁；下肢关节活动受限的患者可建议其使用可调节的坐便器等。

（6）更衣训练　在进行更衣训练时，首先要选用宽松、简单的衣物，以便使患者能够更容易、更快捷地学会穿脱衣的步骤。必要时可对现有的服装略加修改以帮助患者穿脱。如将纽扣换成挂钩、拉锁或尼龙搭扣；需要系皮带的裤子改成松紧口休闲式裤子等。其次应选择稳定性好的坐凳进行，以增加其稳定性。对于由于认知障碍不能正确判断衣服正反、内侧外侧的患者，可以在服装的特殊部位设置明显的标志。例如，用红色水笔在服装内侧的缝边上画上明显的记号，告知患者必须把有红色记号的一面穿在里面。另外，脱掉衣服后把衣服放好，也应包括在患者的训练程序中。此外可使用自助工具，如用带长柄的钩子拉拉链或上提裤子、袜子；用长柄鞋拔提鞋。

（7）家务劳动训练和指导　包括清洁卫生，如铺床、打扫、室内布置、洗晒衣服、烫熨衣服等；烹饪炊事，如洗菜、切菜、烹调、餐桌布置、洗涤餐具炊具等；财务管理，如选购物品、钱财保存等；还包括门户安全、使用电器、抚育幼儿、收听广播、看电视、阅读书报、信件处理等。进行以上家务劳动时必须注意安全。不要登高，避免切割伤、烫伤、电伤，必要时使用自助工具，如轻巧灵便的或带有 C 形夹的炊具、电话话筒、执笔器、打字器。切土豆、瓜果等圆形食物时使用带有钉子能将圆形食物插入固定住的切菜板。取高处、远处物品时使用长柄的自助工具。此外，必要时需教会患者使用辅助装置，如穿鞋夹、穿袜器等。并进行家居环境改造的指导，以帮助患者最大限度地达到生活自理。

2. 职业技巧训练　职业技巧训练（vocational skills training）指恢复工作前或就业前的训练。作业训练的内容包括基本劳动和工作的技巧，如木工作业、金工作业、机械装配与维修、车缝、皮工作业、纺织作业、办公室作业（打字、资料分类归档）等。

（1）与原工作相近的技能训练　如某一患者原为木工，现因受伤后残留肩、肘关节功能障碍，应选择原木工或与其相近的职业劳动进行训练。如原为钟表修理人员，现手指损伤后残留功能受限，即可选择修理钟表作为作业治疗。此类训练，只要安排合适，配有必要的工具，稍加指导和督促即可完成。

（2）对有明显手指、手腕精细协调功能障碍者的技能训练　不必选择对手指、手腕有高度要求的工种，而应选择以恢复手的精细协调功能为主的较简单的技能，如用尼龙绳或毛线进行编织，或泥塑和其他各种金工活动等。此时除有一定工作场所和必要的设备器材外，还需有一名精通该项技能的作业治疗师做具体指导。要根据患者功能受损程度选择合适的方法、制订合理的步骤进行治疗。在治疗中还应不断地鼓励和帮助患者。

（3）根据个人爱好选择相应的作业技能训练　此时仍应服从该项技能训练要有助于恢复该患者残损功能这一原则，经医师同意可有选择性地进行。这类内容更加广泛。事实上，任何一所医院均无法满足各方面的要求，只能从实际出发，选择相近的技能。此类方法和要求同上。

（4）为恢复就业前的肌力、耐力等所要求的技能训练　可参照物理治疗中的相关内容进行。

（5）就业咨询　在作业疗法疗程中、后进行就业咨询。根据患者的年龄、性别、原有技能、专长与兴趣、现在的身体功能状况以及预后、未来的工作条件，向患者提出有关就业的意见和建议。

3. 认知训练　认知是认识和知晓事物过程的总称。认知障碍是认知功能因大脑及中枢神经系统障碍而出现的异常，有多方面的表现，如注意、记忆、推理、判断、抽象思维的障碍等，临床上以注意障碍和记忆障碍多见。

（1）注意力训练　注意力指人们集中于某一特殊环境刺激而不被其他刺激分散的能力，是其他认知功能的基础。可以采用兴趣引导、示范、奖赏等手段进行训练。

（2）记忆力训练　记忆是既往经验在脑内的储存和再现，包括信息的识记和保持。记忆缺陷明显地影响患者整个康复过程，因而限制患者获得独立的能力。通常应用恢复记忆法、重新组织记忆法和行为补偿策略的方法。

4. 感知训练　主要是对周围及中枢神经系统损害患者进行触觉、实体觉、运动觉、感觉的训练。例如对触觉失认的患者，可先在遮住其双眼的情况下，练习对各种物品形状和质地的感知，然后立即让患者双眼观看物体，以便给予视觉反馈。对单侧空间忽略的患者可以安排一些穿越中线的活动，如将沙袋抛给或将物品传递给其左右的人；在其面前铺开扑克牌做配对游戏；进行一些删除游戏等。

5. 手工艺和园艺疗法　手工艺疗法通过各种手工艺，如泥塑、陶器制作、工艺编织（藤器、竹器、绳器等）等作业进行治疗。园艺疗法通过种植花草、栽培盆景、园艺设计等作业进行治疗。两者均具有身心治疗价值，不仅能改善手的细致功能活动，训练创造性技巧，又可转移对疾病的注意力，改善情绪。

进行手工艺和园艺疗法时，治疗师可根据患者的功能情况、治疗目的有选择地安排治疗。以绳编工艺为例。它主要是利用线绳编结出装饰品、生活用品等。中国结就是绳编工艺的代表作。绳编工艺可以设计多人参加的小组活动，也可以由一个患者独立完成。此外可以通过作品大小的变化、绳索粗细的变化、花样编结难度的变化等来调节作业的难易程度和训练目标的着重点。例如：以改善肩关节运动范围为目的而选此项活动时，可选择编结诸如门帘一类的大型作品。因为较大的作品需要的绳索比较长，需要肩关节做大范围的运动才能完成编结的动作，从而达到提高肩关节运动功能的目的。若试图通过此项活动提高手指精细动作，就可以选择一些小型精致的作品，并选用较细的线绳来进行操作。

6. 游戏和文娱疗法　健康的生活来源于身体、精神心理以及社会三方面有机地协调统一。游戏和文娱疗法的价值正是这三方面有机结合的体现。游戏和文娱疗法包括舞蹈、戏剧表演或欣赏、划船、钓鱼、棋艺、音乐、各种球类活动，常以集体的形式进行治疗。如截瘫患者的射箭比赛、篮球投篮，偏瘫患者的郊游、游泳，截肢患者的羽毛球比赛，脑瘫患者进行搭积木游戏。这些对身心都有很好的陶冶和治疗作用，还可使患者处在群众之中，转移对疾病的注意力，增强战胜伤残的信心。对这类患者的治疗，除注意局部病残功能受损程度外，还需注意脏器功能，以防在治疗中发生意外。要充分掌握轮椅、假肢和各种支具装置的应用，只有在非常熟练操纵后，才有可能参加游戏和文娱活动。

7. 计算机辅助训练　微型计算机功能已经相当强大，可以在作业疗法中发挥很大的作用。而且价格低廉，可以普及。

（1）**计算机硬件的改装**　由于使用者为残疾人，作业疗法对所用计算机有一些特殊要求，需要做一些改装以利于残疾人使用。如目前的计算机命令多是通过键盘进行输入的。键盘的布局和排列，对于上肢功能正常的健全人来说，是十分简便的。但是，对于上肢功能障碍的患者来说则比较困难。例如：高位截瘫的患者根本无法操作传统的标准键盘；对于偏瘫患者来说，由于手指的功能受限，很难准确控制标准键盘上的键，而且，单手操作降低了输入的速度。这就需要对键盘进行改装。上肢关节活动度和肌力明显下降的患者可以选择微型键盘。由于微型键盘只有4寸长，手指只需放在键盘中央，稍移动，就可以按到每个键。精细动作不能的患者很难控制标准键盘上那些较小的键，可以选择特制的大键盘来进行输入操作。又如鼠标控制对健全人是非常方便的。但是，如果瘫痪患者不能使用鼠标，就可以使用鼠标模拟器来进行输入操作。上肢功能受限或四肢瘫痪的高位截瘫患者可选择头控鼠标。它是一个特制的头盔，患者配戴后，只需移动头部，便可把鼠标的信号输入计算机，并有效地实现所有的鼠标功能。

（2）**计算机软件**　治疗软件应当特别编制，编制的目标有下面一些方面：①认知：集中注意力、记忆力、思维力。②概念：左右识别，空间定向，图像背景识别，视觉扫描，序列和匹配。③运动力：游戏通用程序。由于能引起患者的兴趣，故能促进患者增加手指活动及活动的灵巧性。④生活技能：家庭财务计划和现金管理，购物。⑤工作技巧：打字，股票买卖程序，其他实用工作程序。⑥教育：正常的教育程序，从计数识字开始，至各种高等教育。

（3）**实际应用举例**　①模拟驾驶训练系统：本系统的主要功能是给伤、残患者提供一个模拟的环境，以评估和训练患者的驾驶能力。与一般的计算机驾驶游戏不同，本系统根据驾驶者的操作信息，提供一个真实的驾驶环境。本系统由一台计算机主机和配件组成，在整个模拟过程中，数据收集和处理由计算机完成，并可即时提供患者驾驶能力的评估结果。②认知康复训练系统：本系统可以通过视觉、听觉、触觉等多系统综合刺激的方法，对患者的记忆力、理解力、执行力进行训练。

8. 康复辅助用具、矫形器的训练和指导　患者康复辅助用具、矫形器的选购、设计、改造和使用都需要加以指导，以产生积极的康复辅助作用。

9. 改造生活、工作环境的指导　行走不便以及需以助行器、轮椅助行者对通道及房屋设施、布局有特殊的要求，应有相应的设施，保证无障碍通行。

（1）门口　使用轮椅者通行的门口不应有门槛、台阶，应为平地或防滑斜坡。门扇开启的净宽应在80cm以上。功能障碍患者通行的门最好使用自动门，不宜采用旋转门和弹簧门。

（2）通道　通道无障碍物，光线充足，有足够的照明，表面进行防滑处理，必要时安装扶手，扶手的高度应根据患者的实际情况而定。轮椅的通道一般应为1.2cm。

（3）电梯和楼梯　电梯迎面应该有镜子，以便残障人士观看自己的进出是否已经完成，电梯的深度和宽度不得少于1.5m。楼梯每级梯的高度不应大于15cm，深度30cm，宽度在1.2m以上，两侧有0.65～0.85m的扶手，梯面要防滑。

（4）坐便器　坐便器的高度一般以膝关节屈曲不超过90°为宜。用坑式便器时需加用中空的恭凳或如厕专用轮椅，侧墙有扶手。

（5）洗手池　乘坐轮椅者的洗手池底部的高度应允许轮椅放入，便于乘坐者伸手用水。装有长柄式的水龙头更易操作。

（6）浴盆　乘坐轮椅者的浴盆盆沿高度应与轮椅座的高度相应，浴盆底部与地面应有防滑装置，盆周墙壁有扶手，水龙头为长柄式，或使用手持式淋浴喷头。

（7）室内布置　轮椅进入的房间至少要有1.5m×1.5m的空间转动，乘坐轮椅者的床侧、柜前、桌前应有足够的活动空间，容许轮椅回旋。地面应防滑。使用轮椅时不铺地毯，通道宽1.2m。餐桌或书桌下应能容许轮椅推进，乘坐者能坐在轮椅上进行桌面操作。需经常取用的衣物以及水龙头、电开关、插座等应在患者伸臂或使用自助工具可及的高度。

（8）环境条件　应光线充足、空气新鲜。

以上作业治疗项目由康复医师和作业治疗师根据治疗目标、需要和设备技术的条件进行选择。

（四）作业疗法处方

1. 一般项目　包括患者的姓名、性别、年龄、职业、诊断以及患者的兴趣爱好、特长等项目。

2. 治疗目标及项目　治疗目标根据康复评定的结果制定。作业疗法项目的选择必须参照患者的体力、病情、兴趣、生活与工作的需要，因人而异；同时要参照医院、社区、家庭、环境的条件，因地制宜。此外作业治疗强调患者主动参与。如患者主动性不足，应积极找出原因（如病情、兴趣等），随时调整治疗处方。

3. 治疗剂量 这是作业处方比较困难的部分。对于治疗剂量，作业治疗师比物理治疗师要更为敏感地去考虑。作业疗法的治疗活动具有复杂性，涉及范围较广，所以有时要比物理治疗耗费更多的体力，治疗时间不易控制。例如，有患者兴趣盎然在某一阶段不休息而继续作业的情况。因此，有时容易导致疲劳，从而影响康复的进程。故治疗师应将作业治疗的剂量记入处方。

患者的个体情况不同，选择的作业治疗剂量也不同。在作业治疗处方中应根据患者的情况，列出作业治疗的强度、治疗时间和频率。

（1）作业治疗的强度 作业治疗的强度，与作业时体力劳动与脑力劳动的强度、体位和姿势、作业的材料与用具、技巧、是否加用辅助用具等多种因素有关。以推锯锯断作业为例，所锯材料不同，如木条粗细不同、硬度不同，治疗强度亦不同。制订处方时必须详细具体规定，并在疗程中根据患者的适应性与治疗反应予以调整。强度的安排与调整必须遵照循序渐增的原则。

（2）治疗时间和频率 根据患者的具体情况和循序渐进的原则进行安排，一般每次 20～50 分钟，每日 1～2 次。出现疲劳等不良反应时应缩短时间，减少频率。

（3）注意事项 在处方中，作业治疗的禁忌证以及注意事项应该详细记录，这样可以有效地保证治疗效果和治疗安全，避免意外的发生。例如，在注意事项中详细交代患者禁忌的体位以及不宜进行的动作。在禁忌证方面，如对于慢性肺气肿的患者，应禁忌进行能放出刺激性气体的镀金作业或粉尘较多的钻土粉碎作业。

4. 作业疗法处方举例 一男性患者，38 岁，机械工人，手部损伤术后恢复期，拇指对指及食、中二指的对指和屈伸功能障碍，须进行作业治疗，经过作业功能的检查和评定后，为患者开出以下的作业疗法处方（表 4-2-2）。

表 4-2-2 作业疗法处方示例

序号	治疗种类	治疗目标及项目	强度和频率	注意事项
1	日常生活活动训练	恢复手精细活动功能，解、结衣扣，手持碗筷，梳头，拧干毛巾	60 分钟 ×1～2 次/日	可给家庭作业回家自己练习
2	职业技巧训练	为恢复劳动能力做准备，拧螺丝母、装配机械设备	30～45 分钟 ×1 次/日	循序渐进
3	工艺治疗	训练手精细功能，改善情绪，如泥塑、编织等	每周 2 次，每次 1～2 小时	
4	职业前评定和就业咨询	治疗后期安排，决定是否需要改变工作		

第五章 常见病的中医康复

第一节 脑卒中的康复

一、概述

中医学认为，中风偏瘫患者多因素体亏虚，阴阳失衡，气血逆乱，或素有痰瘀内阻，经脉不利，再加忧思急怒，或饮酒饱食，或房事劳累而诱发。其虚者，多为气虚、阴虚；其实者，多为瘀血、痰浊。西医学认为，多种急性脑血管病，如脑梗死、脑栓塞、脑出血等均可造成肢体运动功能障碍、认知言语障碍、吞咽障碍、生活自理能力障碍等，均直接影响日常生活能力和职业工作能力，因此针对中风所致功能障碍的特点，尽早采取康复治疗措施，对于减轻中风患者的病残程度，提高日常生活能力和职业工作能力具有十分重要的意义。

脑血管意外后肢体功能康复的最佳时间是发病后3个月以内，这个时期进行康复，能使患者肢体功能恢复的进度加快。康复治疗开始的时间越早越好，即只要患者神志清醒、生命体征稳定就可开始，一般脑梗死患者病后2～3天，脑出血患者可稍推迟至1周左右。总之，发病后6个月内都是有效康复期；若病程在1年以上，则康复的效果和患者肢体功能恢复的速度都会降低。

二、康复评定

（一）临床神经功能缺损程度评分标准

我国第四届脑血管学术会议推荐应用脑卒中患者临床神经功能缺损程度评分内容及标准（MESSS）来评定脑卒中损伤的程度。该评分表简单实用，是脑卒中基本的功能评定方法之一（表5-1-1）。

表 5-1-1　临床神经功能缺损程度评分

项目	评分标准	
两项提问：年龄？现在是几月？相差 2 岁或 1 个月都算正确	均正确	0 分
	一项正确	1 分
	都不正确，做以下检查	
两项指令（可以示范）：握拳、伸拳；睁眼、闭眼	均完成	3 分
	完成一项	4 分
	都不能完成，做以下检查	
强烈局部刺激（健侧肢体）	定向退让（躲避动作）	6 分
	定向肢体回缩（对刺激的反射性动作）	7 分
	肢体伸直	8 分
	无反应	9 分
水平凝视功能	正常	0 分
	侧视运动受限	2 分
	眼球侧凝视	4 分
面肌	正常	0 分
	轻瘫、可动	1 分
	全瘫	2 分
言语	交谈有一定困难，借助表情动作表达，或言语流利但不易听懂，错语较多	2 分
	可简单对话，但复述困难，言语多迂回，有命名障碍	5 分
	词不达意	6 分
上肢肌力	Ⅴ级：正常	0 分
	Ⅳ级：不能抵抗外力	1 分
	Ⅲ级：抬臂高于肩	2 分
	Ⅲ级：平肩或以下	3 分
	Ⅱ级：上肢与躯干夹角 >45°	4 分
	Ⅰ级：上肢与躯干夹角 ≤ 45°	5 分
	0 级：不能动	6 分

项目	评分标准	
手肌力	Ⅴ级：正常	0分
	Ⅳ级：不能紧握拳	1分
	Ⅲ级：握空拳、能伸开	2分
	Ⅲ级：能屈指、不能伸	3分
	Ⅱ级：屈指不能及掌	4分
	Ⅰ级：指微动	5分
	0级：不能动	6分
下肢肌力	Ⅴ级：正常	0分
	Ⅳ级：不能抵抗外力	1分
	Ⅲ级：抬腿45°以上，踝或趾可动	2分
	Ⅲ级：抬腿45°左右，踝或趾不能动	3分
	Ⅱ级：抬腿离床不足45°	4分
	Ⅰ级：水平移动，不能抬高	5分
	0级：不能动	6分
步行能力	正常行走	0分
	独立行走5m以上，跛行	1分
	独立行走，需扶杖	2分
	有人扶持下可以行走	3分
	自己站立，不能走	4分
	坐不需支持，但不能站立	5分
	卧床	6分

注：最高分45分；最低分0分；轻型0～15分；中型16～30分；重型31～45分。

（二）运动功能评定

运动功能评定的方法有 Brunnstrom 法、Bobath 法、Fugl-Meyer 法等。它们各有侧重，选用哪种方法可依具体信息而定，也可将几种方法综合起来对患者进行评定。

1. Brunnstrom6 阶段评价法（表 5-1-2）

表 5-1-2　Brunnstrom6 阶段评价法

	上肢	手	下肢
I	弛缓，无随意运动	弛缓，无随意运动	弛缓，无随意运动
II	开始出现共同运动或其成分，不一定引起关节运动	仅有极细微的屈曲	最小限度的随意运动，开始出现共同运动或其成分
III	痉挛加剧，可随意引起共同运动，并有一定的关节运动	能全指屈曲，勾状抓握，但不能伸展，有时可由反向引起伸展	随意引起共同运动或其成分，坐位和立位时，髋、膝、踝可屈曲
IV	痉挛开始减弱，出现一些脱离共同运动模式的运动 1. 手能置于腰后部 2. 上肢前屈90°（肘伸展） 3. 屈肘90°，前臂能旋前、旋后	能侧方抓握及拇指带动松开，手指能伴随着的、小范围的伸展	开始脱离共同运动的运动 1. 坐位，足跟触地，踝能背屈 2. 坐位，足可向后滑动，使屈膝大于90°
V	痉挛减弱，基本脱离共同运动，出现分离运动 1. 上肢外展90°（肘伸展，前臂旋前） 2. 上肢前平举及上举过头（肘伸展） 3. 肘伸展位，前臂能旋前、旋后	1. 用手掌抓握，能握圆柱状及球形物，但不熟练 2. 能随意全指伸开，但范围大小不等	从共同运动到分离运动 1. 立位，髋伸展位能屈膝 2. 立位，膝伸直，足稍后前踏出，踝能背屈
VI	痉挛基本消失，协调运动正常或接近正常	1. 能进行各种抓握 2. 全范围的伸指 3. 可进行单个指活动，但比健侧稍差	协调运动大致正常 1. 立位，髋能外展超过骨盆上提的范围 2. 坐位，髋可交替地内、外旋，并伴有踝内、外翻

2. Fugl-Meyer 评定法　Fugl-Meyer 评定法是将上肢、下肢、手和手指运动等的功能评价与平衡能力、关节活动度、关节运动时的痛觉、感觉功能等偏瘫后身体运动功能恢复有密切关系的内容综合的定量评价方法，评分为 0 ～ 100 分。它能反映偏瘫患者功能恢复过程中各种因素的相互作用，也是脑卒中康复评定常用的方法之一。

（三）认知功能障碍评定

见本书第三章第七节。

（四）言语与吞咽功能障碍评定

见本书第三章第九节。

（五）ADL 评定

1. FIM 评定表（见本书第三章第八节）。

2. Barthel 指数（BI）（见本书第三章第八节）。

（六）生存质量（QOL）评定量表

QOL 评定分为主观取向的 QOL、客观取向的 QOL 和疾病相关的 QOL 三种。常用的量表有 SF-36、WHO-QOL100、生活满意度量表等。

（七）其他功能障碍的评定

其他的评定还有感觉的评价、认知功能的评价等。对有言语交流障碍的脑卒中患者要进行构音障碍或失语症的评定。对脑卒中产生心理障碍者，需要进行心理评定。

三、康复治疗

（一）中医康复治疗

1. 急性期　急性期分为中经络与中脏腑。

（1）中脏腑　猝然昏不知人，或神志不清，伴肢体不用。有闭证与脱证之分，治以开窍醒神、扶正固脱为主。

1）中药　①闭证使用安宫牛黄丸或至宝丹以开窍醒神。痰火瘀闭者使用羚角钩藤汤加减；痰浊痹阻者使用涤痰汤加减；痰热腑实者使用桃仁承气汤加减。②脱证使用参附汤合生脉散加减，以回阳救急。阳浮于外汗泻过多者可加龙骨、牡蛎敛汗回阳；阴精耗伤者可加玉竹、黄精等救阴护津。

2）针灸　①闭证取督脉与十二井为主，选穴水沟、十二井、太冲、丰隆、劳宫等，以平肝息风、醒脑开窍。十二井点刺放血并泻水沟，以开闭泄热、醒脑开窍；泻太冲以平肝息风；丰隆蠲化痰浊；劳宫清心泄热。②脱证以任脉经穴为主，艾灸关元、神阙等，以回阳固脱。隔姜灸关元穴以救外脱之元阳；隔盐灸神阙以回阳救逆，回阳力强。

（2）中经络　猝然半身不遂，口眼㖞斜，但意识尚清。治以平肝息风，化痰祛瘀通络。

1）中药　风痰入络者使用真方白丸子加减，风阳上扰者使用天麻钩藤饮加减，阴虚风动者使用镇肝熄风汤加减。痰盛者加用半夏、厚朴等；肝阳上亢者加用钩藤、石决明等；阴虚重者加用桑寄生、牛膝等。

2）针灸　取足厥阴经穴与足阳明经穴为主，选穴太冲、丰隆、足三里、太溪等，以息风化痰通络。肝经原穴太冲可滋肝阴、息肝风；丰隆、足三里可祛痰并扶正；太溪滋阴息风。

3）推拿　以疏通经脉，调和气血，促进功能恢复。头面部以推法、揉法、扫散法为主，取穴印堂、神庭、睛明、太阳、下关、迎香、水沟、风池、百会等。推法主要用于面部；揉法主要用于风池；扫散法主要用于头部两侧少阳经。上下肢以揉法、滚法、按法、摇法、拿法、捏法为主，取穴同针灸取穴。穴位以推法、按法为主；摇法适用于整个上下肢；拿法、捏法适用于上下肢肌肉。

2. 恢复期　中风病急性阶段经过救治，神志渐清，风火渐平，进入疾病的恢复期，遗留有半身不遂、口眼㖞斜、言语謇涩等，此期仍需积极治疗。

（1）中药　①口服：风痰瘀阻证使用解语丹加减；气虚络瘀者使用补阳还五汤加减；肝肾亏虚者使用左归丸加减。痰热盛者加用瓜蒌、竹茹等；肝阳上亢者加用钩藤、石决明、夏枯草等；血虚者加用枸杞子、首乌藤等；腰膝酸软者加用川续断、桑寄生、杜仲等。②外用：此期患者多伴有肢体的疼痛、肿胀与痉挛，外用药物熏洗或熨敷以活血行气止痛、利水消肿、伸筋解痉。

（2）针灸　①体针：半身不遂者，取手足阳明经穴为主，取穴肩髃、曲池、手三里、外关、合谷、环跳、伏兔、阳陵泉、足三里、解溪、昆仑等，以通经活络。阳明经为多气多血之经，阳明经气血通畅则肢体功能正常。病程日久者可加用大椎、肩外俞、腰阳关、殷门；风痰盛者加用丰隆、阴陵泉；肝阳上亢者加用太冲、太溪。伴口角㖞斜者加用地仓、颊车、牵正、下关、合谷。②头针可取顶颞后斜线，取患肢对侧。头穴丛刺针刺取穴采用于氏头部腧穴分区法——七区划分法，顶区（百会至前顶及其向左、右各1及2寸的平行线）；顶前区（前顶至囟会及其向左、右各1及2寸平行线）；额区：神庭透囟会、与其平行的曲差和本神向上透刺；枕区：强间透脑户、与其平行的旁开1寸向下透刺；枕下区：脑户透风府、玉枕透天柱；颞区：头维、承灵及两者之间，向下刺入1寸半；项区：风府、风池及两穴之间。

（3）推拿　推拿治疗同急性期中经络。

（二）现代康复治疗

1. 运动疗法

（1）软瘫期　初期或软瘫期是处于Brunnstrom偏瘫功能分级的1～2级。软瘫期是指患者处于脑血管意外发病后早期（最早1周内，平均2周），患者经临床抢救脱离了危险，病情已趋稳定，神志清楚，生命体征平稳，即可开始进行早期的临床康复治疗。这时患侧肌力和肌张力均低下，有时出现轻度高张力。该期的治疗目标：①改善呼吸、吞咽、进食以及提高身体感知能力。②改善对躯干和近端关节的控制能力。③保持肩胛、肘、腕、手和髋、膝、踝的活动。④尽快提高肌张力和平衡肌张力。⑤改善功能活动能力。治疗的原则是利用躯干肌的主动性活动，通过联合反应、共同运动、姿势反射等手段，诱发软弱无力的瘫痪肌群收缩，要防止各种并发症和二次损伤的产生。

1）注意维持床上正确体位　偏瘫患者的床上正确体位主要是为了预防以后可能出现的上肢屈肌痉挛和下肢伸肌痉挛模式，即采取对抗痉挛的体位，要求患侧上肢处于伸展位（即肩外展，肘、腕、手指诸关节均伸展），下肢处于屈曲位（髋、膝于屈曲位，踝关节于中立位，防止髋内、外旋），可用软枕帮助支撑，无论取仰卧位或侧卧位均应注意。宜鼓励患者取患侧卧位，可加强患侧的感觉刺激，同时有利于健侧肢体的活动。此外，还要注意定时翻身。

2）被动活动　从近端至远端进行各关节的被动活动，上肢主要是掌指关节和肩关节，下肢宜注意踝关节。在做髋关节和肘关节活动时，应注意活动幅度不宜过大，并注意手法柔和，以免发生骨化性肌炎。

3）床上医疗体操　此期采用初级体操。初级体操主要是针对脑卒中患者早期患侧肢体无力及肌痉挛初期编制的，体操的内容重点是加强健侧肢体的主动或拮抗活动，通过中枢性促进产生联合反应、共同运动来诱发和调整患侧肌肉的收缩反应，利用神经发育促进技术中的反射性抑制体位和控制关键点，已知偏瘫侧上肢的屈肌痉挛模式和下肢的伸肌痉挛模式，利用皮肤感觉促进技术对患侧肢体进行刺激，以提高患者对患侧肢体的注意，加强感觉信息的传入，并在动作的设计中采用本体促进技术中的螺旋对角运动，尽量接近日常功能活动，促进患肢功能活动的出现。此期以健侧主动活动、患侧被动活动为主。

4）被动活动　采用 PNF 中多肌群、多关节对角斜线活动，帮助患者患侧肢体活动，活动范围由小到大，尤其注意改善肩、肘、踝关节的活动。

5）体位转换和平衡训练　早期在床上练习翻身，开始先做双髋向两侧摆动，然后带动躯干向左右转动，注意转动躯干时，健手应握住患手随躯干同时翻转。当患者自己能在床上完成翻身和半桥动作后，训练可逐渐从卧位转为坐位，为预防直立性低血压，床头的高度应逐渐抬高，脑梗死发病后 2 周左右、脑出血发病后 4 周左右可以开始进行这项练习。先从健侧卧位做起，然后过渡到患侧卧位坐起，从需要他人帮助到自己独立坐起。坐起后则可以进行坐位 1～3 级的平衡训练。

6）肢体控制能力的训练　可通过床上医疗体操来加强患侧髋、膝、肩的控制能力，还可以练习患侧髋、膝在不同角度屈伸的静态保持、卧位下患侧上肢伸展推移、坐位下躯干向患侧偏斜、患侧上肢支撑保持等。

7）加强患侧上肢伸肌、下肢胫骨前肌力量的训练。

8）日常生活能力的练习：应鼓励利用健手（或健手带患手）完成日常活动，如自己洗脸、吃饭、刷牙等，尽量减少他人的帮助，充分调动患者的主观能动性。

9）呼吸练习：患者清醒后，即应鼓励其进行呼吸练习，以深长呼吸为宜。

10）理疗：可以采用生物反馈、功能电刺激（FES）、直流电离子导入等。

注意事项：①加强对患侧肢体关节的保护，防止关节的损伤（特别是肩、髋关节）。②在各项康复训练中防止屏气。③要求患者加强对患侧肢体的注意。例如，在做患侧肢体被动或主动活动（即使不能活动）时，应用眼睛注视，并尽量体会不同位置时的感觉等。④对脑出血患者在早期康复治疗期间，应在治疗前后注意脉搏、血压的变化，一般心率不超过120次/分，收缩压升高不宜超过2.7～5.2kPa（20～40mmHg）。⑤尽量调动主观能动性，积极配合治疗师的治疗。

（2）痉挛期　中期或痉挛期是处于 Brunnstrom 偏瘫功能分级的3～4级。随着病变的恢复，患侧肌张力逐渐增高，有部分患者在2～3个月内会出现明显的肌痉挛，表现出典型的上肢屈肌痉挛、下肢伸肌痉挛模式，若不及时处理，将严重影响功能活动，加重残疾的形成。该期的治疗目标：①进一步平衡肌张力，包括抑制痉挛肌，易化拮抗肌活动。②促进更多分离动作的出现。③加强对近端大肌群活动的控制。并完成较复杂的生活活动能力。④强化对中间关节（肘、膝）的控制。

1）采用抑制性体位　打破肌痉挛模式，对于上肢屈肌痉挛明显的患者，仰卧位可降低上肢屈肌张力；对于下肢伸肌痉挛明显的患者，俯卧位能降低下肢伸肌张力，膝手爬行位、坐位、双上肢向后支撑位都是较好的抗肌痉挛模式体位。

2）肌肉牵张技术（被动徒手牵张、自我牵张）　牵张股四头肌时取俯卧位，在大腿下垫1块毛巾，帮助做被动屈曲膝关节至最大范围。牵张小腿三头肌时可让患者靠墙站立，足底置于15°～30°的斜板上5～10分钟，这样可以利用身体的重量使足跟着地，足背屈。

3）理疗　通过湿热疗法（较多用湿热敷、温水浴、红外线等）可活化高尔基腱器官，改善血液循环，减轻疼痛；通过寒冷治疗（长时间冷敷、冰水浸泡），可抑制肌梭的活动，降低神经传导速度；通过FES刺激痉挛肌的拮抗肌收缩来抑制痉挛肌；通过振动疗法作用于拮抗肌，引起该肌及其协同肌兴奋，使痉挛肌放松；通过生物反馈疗法放松痉挛肌，提高拮抗肌的兴奋性。

4）解痉　解除肌肉痉挛方法甚多，对严重肌痉挛患者，在药物治疗无效时可采用手术治疗。中枢性的解痉药很多，但疗效差异大，有些患者服用后效果不佳，有些肌痉挛明显改善，但感到整个肢体无力。

5）平衡练习　以坐位、立位2级和3级平衡训练为重点，加强躯体协调控制能力，注意矫正坐、立位的异常姿势，抑制患侧躯干肌的痉挛。

6）步态训练　在患者具备了步行条件后，进入步行准备阶段，即先做步行分解动作练习，以步态训练为重点。开始由他人帮助或借助辅助器具，以后逐渐过渡到独立完成动作，注意未具备良好的步态之前，不要急于过早行走，也不要过早使用手杖或拐杖，因为这样会造成患者不敢向患侧负重，不利于患侧肢体功能的恢复，而且容易产生异常的步态。此外，患者在步态训练中容易出现肌痉挛而影响训练效果，因此，在步态训练中患侧上肢伸直支撑于桌、椅或手掌上来达到抑制上肢屈肌痉挛的目的。如在训练中出现上肢屈肌痉挛时，应及时停止训练，让患者弯腰双上肢伸直自然下垂进行前后、左右摆动。如果下肢股四头肌痉挛明显，即应先采取各种抑制性手法，然后在跪位下进行活动，以对抗股四头肌痉挛，待过高的肌张力减退后再做步行训练。训练患腿迈步时，可由治疗师一手置于足底，一手置于膝部，指导和帮助抬腿控制屈髋、屈膝的角度，伸腿着地时控制腿下落的速度，尽量做到足跟先着地，患腿在支撑时注意防止膝过伸，可以用膝过伸或足下垂矫正器予以矫正。

7）作业治疗　此期应以健手带动患手完成一些简单伸展性的活动，如磨砂板、推球、推圆木、擦桌、插积木等。对于患侧上肢屈肌张力较高者，可将健手压在患手上方，使患手处于伸展状态或健手与患手交叉，使患侧上肢伸展。有些患者当患肢过度用力后可产生肌痉挛。为抑制肌痉挛，提高其关节控制能力，要求在健肢进行作业活动时（如写字、做家务），将患侧上肢伸展位放置在桌上或圆球上，并始终保持这个位置，也可以用吊带将患肢托起，通过助力减轻活动用力。总之，在整个作业治疗中，应尽量避免肌痉挛的出现。

8）日常生活能力训练　方法已如前述，要注意的问题同作业治疗。

9）借助支具或夹板缓慢牵张肌肉　已有大量的资料证实，缓慢的牵张能够缓解肌痉挛。所以在治疗中一旦发现有肌痉挛倾向，应尽早佩戴支具，常用的有肘关节、腕、指关节伸展位矫正支具和踝关节矫正支具。支具还有保护及稳定关节的作用，在功能训练中起辅助作用。

在完成痉挛期的康复治疗中要注意以下事项：①在完成各项训练中要注意保持躯干的正确姿势和头的中立位，必要时可借助镜子的反馈作用提醒患者。②动作的完成要规范，不断矫正异常动作。③在进行关节、肌肉的挤压牵张过程中要注意防止关节、肌肉、韧带的损伤。④训练中一旦出现肌痉挛，应及时控制。⑤避免过度用力活动，强度由小到大，动作难度由简单到复杂。⑥在训练中强调患者主动配合和主动活动，尽量减少他人的帮助。⑦训练中加强保护，治疗师应站在患者的患侧进行指导。⑧要把患侧看成一个整体，训练中要全盘考虑。例如，在做下肢活动时，应注意上肢或躯干可能出现的痉挛模式，并及时进行纠正，此外，上肢肌痉挛明显时，同时也伴有躯干、下肢的肌痉挛。治疗时，一旦抑制了躯干肌的肌痉挛，肢体的肌痉挛也会得到相应的改善。

（3）恢复期　恢复期相当于 Brunnstrom 偏瘫功能分级的 5～6 级。该期目标：①加强对运动技能的控制。②改善步态。③改善 ADL 能力。④改进反复活动，并提高动作的速度，使动作按正常频率进行。⑤改善离心性收缩的控制能力。

1）进一步加强患侧肢体的主动性、力量性、协调控制性运动，促进分离运动的进一步完善。处于恢复期的患者，可以通过器械活动，如固定自行车、下肢踏步器、平衡板、肩关节旋转器、腕关节旋转器或借助肋木完成一些难度较大的功能活动，从中提高患侧肢体的主动性、力量性和协调控制能力。

2）强化患侧 ADL 训练　要有意识地运用患肢完成各种日常活动，提高患肢实际操作能力，练习患手用勺或筷子吃饭、穿衣、穿鞋、提取重物、做家务等。在训练中注意纠正错误动作，注意训练动作的质量性、时间性和安全性，特别是在完成一些难度较大的活动中（像用勺、筷子吃饭和梳头），由于精细的分离活动尚未完全建立，患者在高度紧张的情况下，容易诱发原始的痉挛模式。所以，训练中不能急于求成，应将动作逐一分解进行，直至最后全部完成。

3）注意防治各种偏瘫并发症　肩痛、肩关节半脱位、误用综合征是常见的并发症，有些原因比较复杂。肩痛、肩关节半脱位患者治疗时可手法改善活动范围，加强肩关节周围肌群的主动活动（如进行耸肩、环绕等体操运动），抑制肩周肌群的痉挛（加强患肩支撑负重或摇动骨盆旋转躯干）；有肩关节半脱位者可用"8"字支撑托住患肩；肩痛明显的患者，可用消炎镇痛药、抗痉挛药、局部封闭，配合理疗（常用热疗）以缓解症状。误用综合征是由于不正确的治疗（如早期过度强调力量训练）所致，主要表现为患侧上肢屈肌、下肢伸肌出现明显的肌痉挛，甚至挛缩畸形，严重妨碍了肢体功能的恢复。对后者的治疗十分棘手，主要的措施是对抗肌痉挛，防止其进一步发展。患侧上肢的肩手综合征表现为整个上肢各关节疼痛明显、关节僵硬，并可出现皮肤潮红、多汗等自主神经功能障碍症状。活动少是原因之一，治疗较困难。必要时，可先做颈交感神经节封闭，然后做各关节的被动活动。经反复被动活动或主动活动，可达到治疗效果。

2. 言语治疗　脑卒中后常合并有失语症或构音障碍，对患者的生活能力造成重大影响，及早开展言语治疗，对患者的康复至关重要。

（1）失语症的康复治疗　失语症的康复目标是通过语言治疗，最大限度地改善患者的语言能力和交流能力，使之回归家庭、社会。

1）改善语言功能　包括多种治疗方法，如：①阻断去除法：根据 Weigl 的理论，失语症患者基本上保留了语言能力，而语言的运用能力存在障碍，通过训练可使患者重新获得语言运用能力。②程序介绍法：这是将刺激的顺序分成若干个阶段，对刺激的方法和反应的强化严格限定，使之有再现性，并定量测定正答率。③脱抑制法：利用患者本身可能保留的功能，如唱歌等来解除功能的抑制。④功能重组：通过对被抑制的通路和其他通路的训练，使功能重组得以开发，以达到语言运用的目的。⑤ Schuell 刺激法：指以对损害的语言符号系统应用强的、控制下的听觉刺激为基础，最大限度地促进失语症患者的语言再建和恢复。Schuell 刺激法是多种失语症治疗方法的基础，为应用最广泛的方法之一。

Schuell 刺激法的原则可归纳为以下 6 条：①利用强的听觉刺激：这是刺激疗法的基础，因为听觉模式在语言过程中居于首位，而且听觉模式障碍在失语症患者中也很突出。②适当的语言刺激：采用的刺激必须能输入大脑，选用适当的可控制的刺激，在难度的选择上要使患者感到有一定难度但尚能完成为宜。③多途径的语言刺激：多途径输入，如给予听刺激的同时给予视、触、嗅等刺激（如实物），可以起到相互促进的效果。④反复利用感觉刺激：一次刺激得不到正确反应时，反复刺激可提高其反应性。一项刺激应引出一个反应，这是评价刺激是否恰当的唯一方法，它能提供重要的反馈并帮助治疗师调整下一步的刺激。⑤正确反应要强化，并矫正刺激：当患者对刺激的反应正确时，要鼓励和肯定（正强化）；得不到正确反应的原因多是刺激的方式不当或强度不充分，要矫正刺激。

2）改善日常生活交流能力　使失语症患者最大限度地利用其残存的交流能力，尽可能与他人发生或建立有效联系，尤其是日常生活中必要的交流能力。

①交流效果促进法（promoting aphasics communication effectiveness，PACE）：原则：a. 交换新的未知信息；b. 自由选择交往手段：不限于口语，如书面语、手势、绘画等手段；c. 平等分担会话责任；d. 根据信息传递的成功度进行反馈。

②功能性交际治疗（functional communication therapy，FCT）。

③小组治疗。

④家庭训练指导和语言环境调整，促进患者语言能力的改善。

⑤对一些重症患者，可以考虑使用代偿方法进行交流。交流方法主要有手势语、图画表示和使用交流板。

（2）构音障碍的康复治疗　构音障碍的治疗主要依据构音器官和构音评定的结果，对异常的言语表现进行有针对性的治疗。例如，构音器官评定所发现的异常部位便是构音训练的重点部位；构音评定所发现的哪些音可以发、哪些音不能发、哪些音不清楚等就决定了构音训练时的发音顺序。一般来说均应遵循由易到难的原则。

1）构音改善的主要训练内容

①唇舌运动训练：唇舌运动不良可使发音歪曲、置换或难以理解。应训练患者唇的张开、闭合、前突、缩回，舌的前伸、后缩、上举、向两侧的运动等。训练时应面对镜子，以便于模仿和纠正动作；对重症患者可用压舌板和手法协助完成；还可用冰块摩擦面部及口唇以促进运动。

②发音训练：待患者可以完成以上的动作后，要让其尽量长时间地保持这些动作，如双唇闭合、伸舌等，随后做无声的构音运动，最后轻声引出靶音。原则是先训练发元音，然后发辅音，待能发辅音后，再训练发无意义的音节，最后过渡到单词和句子的训练。

③减慢言语速度：轻至中度构音障碍的患者可能表现为绝大多数音可以发，但由于痉挛或运动不协调而使多数音发成歪曲音或失韵律。此时可利用节拍器控制速度，由慢开始逐渐变快。患者随节拍器的节拍发音可以增加可理解度，但这种方法不适合重症肌无力的患者，因为它可使肌力进一步减弱。

④辨音训练：患者对音的分辨能力，对于准确发音来说很重要，首先要能分辨出错音，可通过口述或放录音，亦可采取小组训练形式。

⑤呼吸训练：重度构音障碍患者往往呼吸功能很差，特别是呼气相对短而弱，很难在声门下和口腔形成一定的压力，呼吸的训练应视为首要训练项目。

2）克服鼻音化的训练　鼻音化（hypernasality）是由于软腭运动不充分，腭咽不能适当闭合，将非鼻音发成鼻音。治疗的目的是加强软腭肌肉的强度。包括"推撑"疗法和引导气流法。

3）克服费力音的训练　由于声带过分内收所致，听起来喉部充满力量，声音好像从其中挤出来似的。治疗目的是获得容易的发音方式。打哈欠的方法很有效；以头颈部为中心的放松训练亦可应用；头颈、喉的松弛性生物反馈也有良好作用，可以减轻费力音，同时也可以减轻鼻音化构音。另外，咀嚼训练可以使声带放松，产生适当的肌张力。

4）克服气息音的训练　气息音的产生是由于声门闭合不充分引起的，因此主要克服途径是在发声时关闭声门。

5）语调训练　多数构音障碍患者表现为音调低或单一音调，训练时要指出患者的音调问题，由低到高进行发音，也可以利用乐器的音阶变化来训练单一的音调。另外，还可以用可视音量、音调训练设备协助训练，患者可以通过仪器显示屏上曲线的升降调节音量。

6）音量训练　呼吸是发音的动力，自主的呼吸控制对音量的控制和调节也极为重要，故应训练患者强有力的呼吸并延长呼气的时间。可以利用可视音量、音调训练设备协助训练。

7）替换或增强交流系统的应用　这是用于重度构音障碍患者的代偿方法。替换或增强交流系统（alterative or augmentative communication system，ACS）包括很多种类，最简单的包括图片板、词板和句子结构板，经过训练，患者通过交流板上的内容表达各种意思。近些年来，随着计算机的发展和普及，许多发达国家已研制了体积小、便于携带和操作的交流器（communicator），这些装置有的还可以合成声音。在为患者设计交流板时，要选择充分发挥患者的残余功能和最简单易行的交流手段。随着患者水平的提高，要调整和增加交流板上的内容，最终使患者能使用现代的交流辅助系统来补偿重度构音障碍所造成的言语交流障碍。

3. 认知、心理、情感障碍的治疗　脑卒中后患者常伴发有不同程度的认知功能障碍及心理情感障碍，严重影响康复治疗进程。

对认知功能障碍的患者可行记忆力训练、定向力训练、注意力训练等。记忆力训练包括①促进外显记忆；②利用潜在记忆；③利用外部记忆辅助工具。定向力训练用于定向力障碍及现实认识障碍的患者，可利用日历、名片、钟表、黑板等使患者充分明白自己所处的状况，从而进行训练。

对情感障碍患者可采用 RT 联想法、环境调整、放松法等进行治疗。RT 联想法活用记忆中较易保持的记忆（长期 - 远期），予以患者表现情绪及情感的记忆机会，力图稳定。

4. 吞咽障碍的康复治疗　吞咽障碍治疗的最终目的是使患者能够安全、充分、独立地摄取足够的营养及水分。脑卒中后吞咽障碍的治疗需要康复医师、言语治疗师、物理治疗师、作业治疗师、耳鼻喉科医师及营养师等多学科人员共同参与。如物理治疗师可帮助患者保持进食时正常的坐姿、头颈位置，而作业治疗师可帮助患者配置摄食相关的辅助器具。常用的吞咽治疗方法有以下几种。

（1）代偿性吞咽治疗　包括通过口咽腔刺激，提高对吞咽口腔预备期、口腔期的自主控制，提高咽喉结构运动功能。

1）口咽活动度训练　通过扩大口咽结构的运动范围来刺激吞咽生理运动功能的恢复；增强口轮匝肌、颊肌、咬肌等口面肌功能及运动协调性；加强闭口能力，增强口腔对食团的控制力；防止食团过早通过口腔而引起吞咽前误吸；增强吞咽反射；增强喉上抬能力，保证喉入口闭合；增大咽部空间，增强使食管上括约肌开放的被动牵引力等。

2）行为学方法　指通过体位、头位调整及特殊吞咽手法来促进对食团的控制与传递。使用这些方法需要患者具备遵从复杂指令的能力，需要肌肉运动，对于那些理解力差或那些易于疲劳的患者不适宜。行为学疗法可以在短时间内帮助患者克服感觉运动障碍，但不能使患者吞咽生理的变化持续较长时间。

（2）刺激技术　可能改善患者长期的吞咽能力，使感觉运动障碍恢复，提高肌肉自主运动功能。

1）咽部温度 / 触觉刺激　特定的冷刺激是激发吞咽的最好刺激，其目的是提高吞咽前口腔的感觉感知，缩短口腔期吞咽与咽期吞咽之间的时间。常用于那些吞咽时口腔期与咽期间存在延迟的患者。

2）神经肌肉电刺激　目前已较广泛应用于临床，但其吞咽康复效果尚有待评价。

（3）饮食管理　神经源性吞咽障碍患者的饮食管理包括进食方式的调整、食物性状的调整、心理支持及护理干预等。

1）进食方式的调整　对于不能经口进食的患者需要考虑营养支持的替代治疗。通常采用两种基本的进食方法：肠内营养，可采用鼻胃管途径；肠外营养，可采用静脉途径。对于需要长期给食或不能限定肠内给食时间的患者，可考虑给予侵入性给食方式，如经皮内窥镜胃造瘘术等。

2）食物性状的调整　根据美国饮食协会颁布吞咽障碍患者的饮食分级，对于轻度吞咽障碍的患者可进行食物性状的调整以保证患者进食安全及营养补给充足。

此外，尚有药物治疗和外科治疗等，但目前都未经大规模试验证实，临床上较少用于神经源性吞咽障碍的治疗。

第二节　颅脑损伤的康复

一、概述

（一）定义和分类

颅脑损伤是一种暴力直接或间接作用于头部引起的颅脑组织损伤，分为轻型颅脑损伤和重型颅脑损伤，据格拉斯哥昏迷记分法确定：伤后昏迷 6 小时以上或再次昏迷者为重型颅脑损伤；病因常见于交通事故、工伤或火器操作；临床根据颅脑解剖部位又分为头皮损伤、颅骨损伤与脑损伤，三者可合并存在。头皮损伤包括头皮血肿、头皮裂伤、头皮撕脱伤。颅骨损伤包括颅盖骨线状骨折、颅底骨折、凹陷性骨折。脑损伤包括脑震荡、弥漫性轴索损伤、脑挫裂伤、脑干损伤。按损伤发生的时间和类型又可分为原发性颅脑损伤和继发性颅脑损伤。按颅腔内容物是否与外界交通分为闭合性颅脑损伤和开放性颅脑损伤。中医学无"颅脑损伤"病名，根据其临床症状有关论述散见于"头痛""眩晕""健忘""失眠"等病证中。

（二）流行病学

颅脑损伤是危害人类健康的重要疾病，其发生率和病死率均高，其发生人数一般占所有创伤人数的 1/6，仅次于四肢损伤，但病死率却居首位。1999 年美国国立健康研究院专家组统计了 1988 ～ 1998 年所有颅脑损伤患者的资料表明，美国的颅脑损伤发生率每年是 100/10 万，平均每年病死人数是 52000 人，发病率最高的年龄段是 15 ～ 24 岁和 75 岁以后，其次是 5 岁以前的年龄段。国内 20 世纪 80 年代曾进行了一次六大城市神经系统疾病的流行病学调查，发现颅脑损伤的患病率为 783.3/10 万，仅次于脑血管病，在青年人的意外死亡中，颅脑损伤是主要原因，而交通事故和暴力冲突是头部创伤的首要原因。

（三）病理生理特征

依据颅脑损伤发生的机制分为原发性和继发性损伤。原发性损伤主要是神经组织和脑血管的损伤，表现为神经纤维的断裂和传出功能障碍，不同类型的神经功能障碍甚至细胞死亡。继发性损伤一般由原发性损伤引起，包括脑缺血、脑内血肿、脑肿胀、脑水肿、颅内压增高等，又可以反过来加重原发性损伤。

（四）临床特征和功能障碍

临床表现常见意识障碍、头痛、恶心、呕吐、癫痫发作、肢体瘫痪、感觉障碍、失语及偏盲等。颅底骨折可出现脑脊液耳漏、鼻漏；脑干损伤出现意识障碍、呼吸循环障碍、去大脑强直，严重时发生脑疝危及生命。

颅脑损伤后因致伤机制、受伤部位、伤情轻重、就诊时机等因素不同，临床特征差异较大，但均以功能障碍为特点。

1.认知功能障碍　主要包括注意力降低、记忆力减退、动作开始和终止能力受损、安全感降低、判断能力受损、反应迟钝、执行功能困难和抽象思维能力障碍、概括归纳能力障碍等。

2.行为功能障碍　颅脑损伤患者经受各种各样的行为和情感方面的困扰，对受伤情景的回忆、头痛引起的不适、担心生命危险等不良情绪都可导致否认、抑郁、倦怠嗜睡、易怒、攻击性及躁动不安，严重者还会出现人格改变、类神经质的反应、行为失控等。

3.言语功能障碍　颅脑损伤后的言语功能障碍常见的有构音障碍、言语失用。

4.运动功能障碍　由于颅脑损伤形式多样，导致运动功能障碍差异很大，可出现偏瘫、截瘫或四肢瘫。通常伴肌张力异常，出现痉挛、姿势异常、共济失调、手足徐动、运动整合能力丧失等。

5. 感知觉功能障碍 颅脑损伤时常可造成患者感知觉功能障碍，具体表现为物像障碍、空间关系紊乱、失认和失用四大类型。

6. 日常生活活动能力障碍 主要由于认知能力不足及运动受限，在日常自理生活及家务、娱乐等诸方面受到限制。

7. 就业能力障碍 中、重度患者恢复以前的工作较难，持续的注意力下降、记忆缺失、行为控制不良、判断失误等使他们不能参与竞争性的工作。

8. 脑神经损伤 颅脑损伤患者经常造成Ⅰ、Ⅱ、Ⅲ、Ⅵ、Ⅶ、Ⅷ对脑神经损伤，其原因是它们在颅骨中的位置决定的，并造成相应的功能障碍。

二、康复评定

康复评定是对患者的功能状态和潜在能力的判断，也是对患者各方面情况的资料收集、量化、分析并与正常标准进行比较的过程，是康复医学的重要组成部分。康复过程中需要反复多次的评定，不断了解康复治疗效果、修订康复治疗计划，以达到预期的目标。

颅脑损伤的康复评定需要了解颅脑损伤病史：受伤时间、原因、外力大小和着力部位、受伤时和伤后表现及伤后处理等基本情况，神经系统的常用检查。颅脑损伤的康复评定是病情判断、认知行为及日常生活活动能力、心理等方面的评定。

（一）颅脑损伤严重程度的评定

颅脑损伤程度主要通过意识障碍程度来反映，昏迷的深度和持续时间是判断颅脑损伤严重程度的指标。国际上普遍采用格拉斯哥昏迷量表（glasgow coma scale，GCS）（表 5-2-1）来判断急性损伤期意识情况。该方法检查颅脑损伤患者的睁眼反应、言语反应和运动反应 3 项指标，确定这 3 项反应的计分后，再累积得分，作为判断伤情轻重的依据。GCS 能简单、客观、定量地评定昏迷及其深度，而且对预后也有估测意义。

GCS 总分为 15 分。根据 GCS 计分和昏迷时间长短分为以下几种。

轻度脑损伤：13～15 分，昏迷时间 20 分钟以内。

中度脑损伤：9～12 分，伤后昏迷时间 20 分钟～6 小时。

重度脑损伤：≤8 分，伤后昏迷时间在 6 小时以上，或在伤后 24 小时内出现意识恶化并昏迷在 6 小时以上。

表 5-2-1　格拉斯哥昏迷量表（GCS）

项目	试验	患者反应	评分
睁眼反应	自发	自己睁眼	4
言语刺激	大声向患者提问时患者睁眼	呼唤睁眼	3
疼痛刺激	捏患者时能睁眼	刺痛睁眼	2
疼痛刺激	捏患者时不睁眼	无睁眼	1
运动反应	口令	能执行简单命令	6
疼痛刺激	捏痛时患者拨开医生的手		5
疼痛刺激	捏痛时患者撤出被捏的手		4
疼痛刺激	捏痛时患者身体呈去皮质强直（上肢屈曲、内收内旋；下肢伸直，内收内旋，踝屈曲）		3
疼痛刺激	捏痛时患者身体呈小脑去皮质强直（上肢伸直、内收内旋；腕指屈曲；下肢表现与去皮质强直同）		2
疼痛刺激	捏痛时患者毫无反应		1
言语反应	言语	能正确会话，并回答医生他在哪，他是谁及年和月	5
言语	言语错乱，定向障碍		4
言语	说话能被理解，但无意义		3
言语	发出声音但不能被理解		2
言语	不发声		1

在重度脑损伤中，持续性植物状态（persistent vegetative state，PVS）占 10%，是大脑广泛性缺血性损害而脑干功能仍然保留的结果。PVS 诊断标准：①认知功能丧失，无意识活动，不能执行指令。②保持自主呼吸和血压。③有睡眠 – 觉醒周期。④不能理解和表达言语。⑤能自动睁眼或刺痛睁眼。⑥可有无目的性眼球跟踪活动。⑦下丘脑及脑功能基本正常。以上 7 个条件持续 1 个月以上。

（二）认知功能的评定

应首先用较简单的方法确定患者有无认知障碍，包括意识改变、记忆障碍、听力理解异常、空间辨别障碍、失用症、失认症、忽略症、体像障碍、皮质盲和智能障碍等。常选用有较好敏感性和特异性的认知能力筛选检查表，然后再使用康复医学中常用的评定认知的检测方法。可分别对记忆、注意、思维等进行评定，但常采用韦氏成人智力量表（WAIS）。认知障碍的分级通常采用 Rancho los Amigos Hospital 的 RLA 标准。

（三）行为评定

颅脑损伤患者行为障碍的评定主要依据症状，靠观察记录，如攻击、冲动、丧失自知力、无积极性及严重的强迫观念、癔症等。在没有专门心理人员的情况下，可按行为障碍常见的临床表现来评定。

1. 发作性失控　发作性失控往往是颞叶内部损伤的结果，发作时脑电图有阵发异常，是一种突然无诱因、无预谋、无计划的发作，直接作用于最靠近的人或物，如打破家具、向人吐唾液、抓伤他人、放纵地进行其他狂乱行为等，其发作时间短，发作后有自责感。

2. 额叶攻击行为　因额叶受损引起，特点是对细小的诱因或挫折发生过度的反应，其行为直接针对诱因。

3. 负性行为障碍　常因额和脑干高位受损引起，特点是精神运动迟滞、感情淡漠、失去主动性，即使日常生活中最简单、最常规的活动也不愿完成。

（四）日常生活活动能力的评定

由于颅脑损伤患者多有认知障碍，故在评测日常生活能力时，宜采用含认知项目的评定方法。如日常生活能力评定（改良的 Bathel 指数）和功能独立性评定法（FIM），后者不仅包含了躯体功能，而且还评定了交流认知和社会功能。

（五）其他功能障碍的评定

1. 情绪障碍的评定　颅脑损伤后常表现为抑郁或焦虑。可分别用汉密顿抑郁量表（HAMD）和焦虑自评量表（SAS）进行评定。

2. 言语功能障碍的评定　颅脑损伤患者言语障碍的特点：①言语错乱：在失定向阶段主要为错乱性言语，表现为失定向，对人物、时间、地点等不能辨认，答非所问，但没有明显的词汇和语法错误；不配合检查，且意识不到自己回答的问题是否正确。②构音障碍常见。③命名障碍亦常见，而且持续很久。④失语：除非直接伤及言语中枢，真正的失语较少见。在失语者中约有 50% 为命名性，另外对复杂资料理解差也很常见。

失语的评定可采用北京医科大学汉语失语症成套测验（aphasia bettery of Chinese，ABC）和中国康复研究中心版的失语症检查法（CRRCAE）。构音障碍的功能评定可用我国河北省人民医院康复中心张清丽、汪洁等修改的 Frenchay 评定法，或中国康复研究中心的评定法。

3. 肢体运动功能的评定　按 Brunnstrom 中枢神经系统损伤后运动功能评定法，对偏瘫上肢、手、下肢进行运动功能评定。

（六）颅脑损伤的预后

颅脑损伤患者的预后与受伤的程度、部位和全身状况有关，多数患者经过康复治疗，可加速神经功能障碍的恢复，缩短患者住院时间，节省住院费用，提高患者的自理能力和日常生活活动能力，为家庭和社会减轻压力。

1. 格拉斯哥结局量表（Clasgow outcome scale，GOS） 预测颅脑外伤的预后（表 5-2-2）。

表 5-2-2　Clasgow 预后量表

分级	简写	特征
Ⅰ死亡	D	死亡
Ⅱ持续性植物状态	PVS	无意识、无言语、无反应，有心跳、呼吸，在睡眠觉醒阶段偶有睁眼，偶有呵欠、吸吮等无意识动作，从行为判断大脑皮质无功能，特点是无意识但仍存活
Ⅲ严重残疾	SD	有意识，但由于精神、躯体残疾或由于精神残疾而躯体尚好而不能自理生活。记忆、注意、思维、言语均有严重残疾，24 小时均需他人照顾。特点：有意识但不能独立
Ⅳ中度残疾	MD	有记忆、思维、言语障碍、极轻偏瘫、共济失调等，可勉强利用交通工具，在日常生活、家庭中尚能独立，可在庇护性工厂中参加一些工作。特点：残疾，但能独立
Ⅴ恢复良好	GR	能重新进入正常社交生活，并能恢复工作，但可遗留各种轻的神经学和病理学缺陷。特点：恢复良好，但仍有缺陷

2. 其他评估预后的指标

（1）体感诱发电位检查　体感诱发电位对预后具有相当的敏感性和特异性（73% ～ 95%），如异常诱发电位越少，在 3 个月内越能取得较好恢复。如明显出现诱发电位异常，虽进行了康复治疗，最大恢复时间仍可能延长至 13 个月。

（2）瞳孔有无反射　瞳孔有无反射也可作为预后指标，如有瞳孔反射者，则 50% 的患者可获得良好恢复至中度残疾的范畴，而无瞳孔反射者则只有 4%。

（3）前庭 - 眼反射　冰水灌注昏迷患者耳内，如无前庭 - 眼反射，常表明有严重脑干功能失常，其病死率可高达 85% ～ 95%。

上述各种指标并非绝对，有时尽管看来是永久认知和运动障碍，但仍有可能在解决某一特殊功能障碍后获得新的技能，此过程可能很慢。因此，神经和认知功能的恢复常需要持久的学习和适应过程。

三、康复治疗

（一）中医康复治疗

颅脑损伤后的中医康复治疗方法包括中医心理康复法、中药康复法、针灸及推拿康复法等。

1. 中医心理康复法 患者因外伤多会受到惊吓，会出现"惊吓—否认—侵入—不断修正—结束"这样一个典型的心理反应过程，同时患者还会对疾病本身的认识及预后估计不足，表现出冷淡，不配合，行为孤立，甚至出现恐惧心理，无法面对疾病本身的伤害，对生活失去信心而悲观失望。医生可适当运用情志引导法，消除顾虑，使患者保持愉快、喜乐的心情，同时可视其阳气的偏亢或虚衰合用色彩疗法中暖色、冷色或青色，使患者心胸宽广，心情舒畅，保持良好的心理状态。多与患者交流，使患者接受疾病，并积极治疗疾病，让患者知道消极情绪对康复治疗不利，鼓励患者保持乐观、积极的态度配合康复治疗。

2. 中药康复法 中药治疗首辨虚实，一般新发颅脑损伤多属实证，并区别血瘀是否兼夹痰浊，或伴气血亏虚，或兼脏虚损；日久者多有虚有实，或虚中夹实。病势较剧，疼痛剧烈，痛无休止者，多属实证；病势较缓，痛势悠悠，多表现为隐痛、空痛、昏痛，时作时止者，属虚证，或虚实夹杂之证。

（1）中药内服

1）瘀血阻络证 治以活血通络，方用通窍活血汤加减。

2）痰瘀互结证 治以化痰，祛瘀，通络，方选半夏白术天麻汤加减。

3）肝阳上亢证 治以滋阴潜阳，平肝安神，方用天麻钩藤饮加减。

4）气血两虚证 治以补气养血，方选十全大补汤加减。

（2）中药外治 中药外治多选用活血化瘀类药物以温熨法、外洗法、浸渍法等治疗局部功能障碍或感觉障碍；也可取菊花、艾叶、辛夷、细辛、合欢花、红花、茶叶等装入布袋作枕头用。

3. 针灸康复法

（1）毫针疗法 根据主症取穴，头痛为主，取太阳、头维、百会等；头晕为主，取头维、百会、风池、足三里等；兼见恶心呕吐或心悸胸闷者，加内关；失眠、情绪不稳定者，加用神门、三阴交等。若是阳气虚陷者，灸百会、中脘、气海、足三里；若是阳气偏亢者，取百会，并针双风池、太冲和至阴、足窍阴、大敦诸穴，均行泻法，不留针；若瘀滞者，取膈俞、心俞、外关、合谷、太冲诸穴，均行泻法，留针。也可采用阴阳经交替取穴，如头痛，阳经取太阳、四神聪、天柱，阴经取太冲、行间、列缺；眩晕，阳经取风池、百会，阴经取神门、气海。常规方法针刺上述穴位，第一次取阴经穴位，第二次取阳经穴位，然后交替进行。此外，也可用电针疗法，取穴同上。

（2）其他针灸疗法

1）耳针疗法　常用穴位有神门、交感、脑、皮质下、心、肝、脾胃等，结合头痛部位配取太阳、枕、额等。每次选用3～5穴，中等刺激，不留针或留针30～60分钟，隔日1次，2周为1个疗程。也可用王不留行籽代替埋针，3～5日更换1次。

2）头针疗法　根据患者不同程度的功能障碍选取相应的刺激区，如共济失调取枕下旁线，头晕头痛者选颞前线、颞后线，精神障碍取额中线和额旁1线、2线等，用常规手法刺激或电针，常规手法刺激时鼓励患者带针运动。

3）穴位注射　药物可选择当归注射液、川芎嗪注射液等，穴位取体穴或头部阿是穴，根据脑外伤后遗症的不同选取有效的药物注射在相应的穴位上。

4. 推拿康复法　推拿康复法主要是在头部做前额分推法、枕后分推法，配合揉按百会、风池、印堂、太阳等穴。可以指导患者做头部自我按摩，以助疏通头部经脉，每日1次，5～10次为1个疗程。

对于颅脑损伤恢复期患者，推拿疗法可参考中风后推拿康复疗法。

5. 其他中医康复疗法　其他中医康复法多以促进血脉流通，补益正气为原则，包括传统体育康复法、气功康复法、饮食康复法、自然康复法、传统物理康复法、娱乐康复法等。

（二）现代康复治疗

颅脑损伤患者的康复应是全面康复。从急诊外科手术、ICU阶段开始，一直到康复中心、社区康复和患者家庭康复治疗。应帮助患者安排从康复机构到社区的过渡。在每个阶段均应帮助患者及家庭面对伤病现实、精神和社会能力方面的变化。重度颅脑损伤患者的康复需要持续许多年，一些患者需要长期照顾。

1. 急性颅脑损伤的处理　此期的康复治疗是尽可能排除影响意识恢复的因素，防治各种并发症，包括肢体挛缩、褥疮、肺部感染、尿路感染、营养不良、静脉血栓等。除必要的药物治疗以外，应给予各种感觉刺激的促醒治疗，以促进意识的恢复。同时应加强营养，进行被动运动，预防关节僵硬；预防褥疮、深静脉血栓形成；利用反射抑制模式矫正异常姿势。

（1）药物疗法　抗水肿治疗、止血治疗、皮质激素治疗、冬眠低温疗法、抗癫痫治疗，以及脑细胞代谢功能活化剂、神经生长因子等治疗。

（2）支持疗法　给予高蛋白、高热量饮食，避免低蛋白血症，提高机体免疫力，促进伤口的愈合及神经组织修复和功能重建；保持水电解质平衡。

（3）排痰引流，保持呼吸道通畅　每次翻身时用空掌从患者背部肺底部向上拍打至肺尖部，帮助患者排痰，指导患者做体位排痰引流。

（4）言语疗法　对昏迷的患者安排适宜的环境，有计划地让患者接受自然环境发出的刺激。让家庭成员参与，定期与患者进行语言交流。患者家属通过呼唤、讲话及生活护理过程中的语言刺激来加强声音输入，并让患者听喜欢和熟悉的音乐、歌曲、广播等。让家庭成员提供重要信息，如患者喜欢的名字、兴趣、爱好和憎恶。

（5）运动疗法

1）保持良肢位、维持肌肉和软组织的弹性、预防挛缩或关节畸形　头的位置不宜过低，以利于颅内静脉回流；患侧上肢保持肩胛骨向前、肩前伸、肘伸展，下肢保持髋、膝关节微屈和关节中立位。定时翻身、变换体位，预防褥疮、肿胀和挛缩，可使用气垫床、充气垫圈。

2）尽早活动　生命体征稳定、神志清醒患者，应尽早进行深呼吸、肢体主动运动、床上活动和坐位、站位练习。

（6）物理因子疗法　治疗师或家属通过关节被动运动、肢体按摩、抚摩及其他皮肤及关节刺激来加强触觉、痛觉及深感觉的输入。也可采用音乐刺激，如选择患者比较熟悉、喜爱的音乐，调节适当音量，放送有意义并合适的音乐。通过患者的面部表情或脉搏、呼吸、睁眼等变化观察患者对音乐的反应。

（7）康复工程　对于训练后仍不能使肌肉主动足够拉长者，可使用矫形器固定关节于功能位。

（8）高压氧（HBO）治疗　高压氧治疗可提高组织的氧供（尤其对缺血区），提高氧分压，收缩血管，减少脑血流量，减轻脑水肿，使颅压下降。由于HBO下颈动脉系统血流减少而椎动脉血供反而增加，网状激活系统和脑干血流量增加，因此有利于昏迷患者的苏醒和生命功能活动的维持，高压氧治疗的作用主要有：提高血脑屏障的完整性；抑制自由基对脑组织的损害；促进损伤脑组织的修复；提高脑组织对葡萄糖的利用；减轻脑损伤后细胞凋亡；促进神经功能恢复。临床治疗一般应用2～3个绝对压，面罩间歇吸氧，即呼吸纯氧20分钟，换吸空气10分钟，如此反复4次，总共80分钟，每日1次，10次为1个疗程。纯氧舱持续吸氧不超过1.5小时。患者清醒后，即应鼓励其进行呼吸练习，以深长呼吸为宜。

2. 恢复期颅脑损伤的处理　颅脑损伤恢复期中，患者躯体方面的障碍在1年内大多已稳定，但认知行为和社会心理方面的问题往往持续很长时间，而认知和行为的相互作用，更增加其复杂性。因此，在急性期过后、病情稳定时，应重点加强功能锻炼。

（1）运动疗法　运动控制训练的目的是通过抑制异常运动模式，使颅脑损伤患者重新恢复其机体的平衡、协调及运动控制功能。一般应在生命体征稳定后，在医师的指导下，确定运动量、运动范围及限度，尽早开始训练。颅脑损伤恢复期的运动疗法与脑卒中恢复期的运动疗法相类似，具体方法参见脑卒中的康复。

（2）作业疗法　此期应以健手带动患手完成一些简单的伸展性活动，如磨砂板、推球、推圆木、擦桌、插积木等。应鼓励患者逐步利用健手（或健手带患手）完成日常生活能力训练，如自己洗脸、吃饭、刷牙等，尽量减少他人的帮助，充分调动患者的主观能动性。通过健手的主动活动，可带动及促进患侧肢体功能的恢复。

（3）认知与知觉障碍的治疗　认知和知觉康复是指患者在脑功能受损后，通过重新学习和反复训练，重新获得较有效的信息加工和执行行动的能力，从而改善解决问题能力和其日常生活能力的康复措施。认知、知觉功能训练也是提高智能的训练，应贯穿在治疗的全过程。

脑是高级神经中枢所在的部位，是学习的器官，在不同程度的颅脑损伤后患者认知、知觉功能减退，学习速度减慢，运动受限。因此，对恢复期患者的康复训练实际上是综合能力重新学习和恢复的过程。

1）知觉障碍训练　知觉障碍是指在感觉输入系统完整的情况下，大脑皮质特定区域对感觉刺激的认识和整合障碍，表现为失认症（单侧忽略、疾病失认、视觉失认、体像失认等）、失用症（结构失用、运动失用、穿衣失用、意念和意念运动性失用等）、空间关系障碍等。

①空间障碍的训练：可通过适当的分级活动帮助患者恢复掌握空间关系的能力，先从包含 2 项内容的绘画中选择一项适当的内容，再从包含 3 项内容的绘画中选择一项适当的内容，最后从一整幅绘画中选择一项适当的内容。逐渐升级到较为正常的刺激水平。

②视觉缺陷的训练：颅脑损伤的患者常有视野损伤，如偏盲、图形－背景视觉损伤、单侧忽略及不能正确判断距离。通过功能性活动及变换技巧的方式进行治疗，如对视野缺损者可通过在检查表上圈勾特定字母的练习活动，以改善和转移患者在功能性活动中的视野问题；提供镜子的反馈；将颜色涂于重要的被忽略物体上；教患者使用患侧肢体。

③失认的训练：失认是大脑损伤患者在没有知觉障碍、视力障碍或言语功能障碍的情况下，对先前已知刺激的后天性辨别能力的损害。不同的失认状态通常有不同表现，如视觉空间失认、身体失认、触觉失认、听觉失认、单侧忽略等。可通过重复刺激、物体左右参照物对比、强调正确的答案及其他感觉的方式，促进认识，如熟悉物体的照片可以帮助患者记忆其名称。

2）认知障碍训练　认知指人获取、编码、操作、提取和利用知识或信息的高级脑功能活动，认知能力表现在人对客观事物的认识活动中。认知障碍有多方面的表现，如判断、记忆、注意、推理、抽象思维、排列顺序的障碍等。

①注意力与集中能力缩短的训练：注意力与集中能力是指患者为促进理解，做出适当反应集中足够时间长度的能力。颅脑损伤患者往往不能注意或集中足够的时间去处理一项活动任务，容易受到外界环境因素的干扰而精神涣散。对这类患者常用的训练方法：简化各项活动的程序，将活动分解为若干个步骤；给予患者充裕的时间完成活动；对提供的新信息不断重复；鼓励患者参与简单的娱乐活动，如下跳棋和猜谜；避免身体疲劳；提供频繁的词语、视觉及触觉提示。以下介绍几种常见的训练方法。

训练 1——猜测游戏（shell game）：取透明和不透明杯子各两个和一个弹球。在患者注视下，治疗师将透明杯子扣在弹球上，让患者指出何杯中扣有弹球，反复数次。无误差后改用两个不透明的杯子，操作同上，此时患者已不能透过杯壁看到弹球，让患者指出何杯中扣有弹球，反复数次成功后改用 3 个或更多的不透明杯子扣一个弹球，方法同前。再成功后改用 3 个或更多的不透明杯子和两个或更多颜色的弹球，扣上后让患者指出各种颜色的弹球在哪里，移动容器后再问。

训练 2——删除作业（cancellation task）：在 16 张白纸中都写几个大写汉语拼音字母如 ADGFHN（亦可依患者文化程度选用数字或图形），让患者用铅笔删去治疗师指定的字母如 "D"。成功之后改换字母的顺序和规定要删的字母，反复进行数次。再成功后改用两行印得小些的字母，以同样的方式进行数次。以后改为三行或更多行的字母，方式同前。若成功再改为纸上同时出现大写和小写字母，让患者删去指定的字母（大写及小写的），反复数次。成功后在此基础上穿插加入以前没出现过的字母，让患者删去，反复数次。最后，再将以前没出现过的字母三个一组地穿插入其中，让患者把这些三个一组的插入的字母一并删去。

训练 3——时间感（time sense）：给患者一只秒表，要求按口令启动并于 10 秒内停止。然后将时间由 10 秒逐步延长至 1 分钟，当误差小于 1～2 秒时改为不让患者看表，启动后让他心算到 10 秒时停止，然后将时间延长到 2 分钟时停止。误差应不超过每 10 秒有 1.5 秒，即 30 秒时允许范围为 30±（3×1.5）秒。当误差不超过此值时再改为一边与患者交谈，一边让患者进行同上训练，使患者尽量控制自己不受交谈影响而分散注意力。

训练 4——数目顺序（number sequencing）：让患者按顺序说或写出 0～10 的数字，如有困难，给他 11 张上面分别写有 0～10 数字的字卡，让他按顺序排好。增加数字跨度，反复数次；成功后改为让患者按奇数、偶数或逢 10 的规律说或写出一系列数字，并由治疗师随意指定数字的起点；成功后可变换方向如原由小到大改为由大到小等，反复数次；成功后先由治疗师向患者提供一系列数字中的头四个数，从第五个数字起往后递增时加一个数目如"4"等；让患者继续进行，每次报出加后之和，反复数次；成功后改为每次递增时从原数上乘以另一数值或除以另一数值。

训练5——代币法（taken economy programme）：让治疗师用简单的方法在30分钟的治疗中，每2分钟一次记录患者是否注意治疗任务，连记5日作为行为基线。然后在治疗中应用代币法，每当患者能注意治疗时就给予代币，每次治疗中患者得到的代币数要达到给定值才能换取患者喜爱的实物，当注意改善后，治疗师逐步提高上述的给定值。

②记忆力损伤的训练：记忆力是指保持、恢复，并在之后可再次使用信息的能力，包括短期记忆和长期记忆。短期记忆是指保持信息1分钟到1小时的能力，长期记忆是保持信息1小时或更长时间的能力。常用的训练方法：鼓励患者使用记忆助具，如卡片、杂志、书籍或录音带，反复地朗读需要记住的信息；提供钟表、日历、电视及收音机等提醒物；设计安排好日常活动表；将时间表或日常安排贴在高一些的醒目之处；提供新的信息，用不断重复的方式来增进记忆；为过后回忆（复习）而记录或写下新的信息。以下介绍几种常见方法。

训练1——视觉记忆（visual memory）：先将3～5张绘有日常生活中熟悉物品的图片卡放在患者面前，告诉患者每卡可以看5秒，看后将卡收去，让患者用笔写下所看到的物品名称，反复数次；成功后增加卡的数目，反复数次；成功后再增加卡片的行数（如原仅一行，现改放两行或三行卡片等）。

训练2——地图作业（map task）：在患者面前放一张大的，上有街道和建筑物面无文字标明的城市地图，告诉患者先由治疗师用手指从某处出发，沿其中街道走到某一点停住，让患者将手指放在治疗师手指停住处，从该处找回到出发点，反复10次。连续2日无错误，再增加难度（路程更长，绕弯更多等）。

训练3——彩色积木块排列（color block sequencing）：用品为6块不同颜色的积木块和一块秒表，以每3秒一块的速度向患者展示木块。展示完毕，让患者按治疗师所展示次序向治疗师展示木块，正确的记"+"；不正确的记"－"，反复10次，连续2日均10次完全正确时，加大难度进行（增多木块数或缩短展示时间等）。

除上述专门的训练外，在日常生活中建议采用下述的方式：建立恒定的每日活动常规，让患者不断地重复和排练；耐心细声地向患者提问和下命令，等候他们缓慢、审慎地回答；练习从简单到复杂进行，将整个练习分解为若干小部，先一小部一小部地训练，成功后再逐步联合；利用视、听、触、嗅和运动等多种感觉输入来配合训练；采用代偿方法，如患者视记忆不佳就多用听记忆等；每次训练时间要短，记忆正确时要及时、频繁地给予奖励；让患者分清重点，先记住最必须记的事，不去记忆一些无关的琐事；多利用记忆辅助物（prosthetic memory aids），如在患者房间内挂大的钟、大的日历、大字写的每日活动表等；将每日经常要进行的活动，分步骤地写成清单放在床边；门上贴患者家庭的合照可帮助他找到自己的房间；让患者常带记事本，本中记有家庭地址、常用电话号码、生日等，并让他经常做记录和查阅。

③判断力、解决问题的能力损伤的训练：判断力是患者理解、确定采取行为后果的能力，以及以安全恰当的方式采取行动的能力。常用的训练方法：让患者做简单的选择，如下跳棋和猜谜；让患者参与做决定的过程；提供多项活动选择的机会；提供频繁的反馈；降低和（或）减少注意力涣散（精力涣散）而提供安静的环境；提供充裕的时间。如前所述，认知还包括推理、分析、综合、比较、抽象、概括等多种过程，而这些过程往往在人类解决问题时从思维中表现出来，因此训练解决问题的能力就等于训练了上述大部分的抽象逻辑思维能力。下面就介绍几种实用的训练推理和解决问题能力的方法。

训练1——指出报纸中的消息：取一张报纸，首先问患者有关报纸首页的信息，如大标题、日期、报纸的名称等；如回答无误，再请他指出报纸中的专栏，如体育、商业、分类广告等；回答无误后，再训练他寻找特殊的消息，可问他两个球队比赛的比分如何、当日的气象预告如何等；回答无误后，再训练他寻找一些需要由他决定的消息，如平时交谈中得知患者希望购买一台录像机，可取一有出售录像机广告的报纸，问患者希望购买什么牌子和价格多少的录像机，让他从报上寻找接近他条件的，再问他是否想购买等。

训练2——排列数字：给患者3张数字卡，让他由低到高地将顺序排好；然后每次给他一张数字卡，让他根据其数值的大小插进已排好的3张卡间；正确无误后，再给他几个数字卡，问他其中有什么共同之处，如有些都是奇数或偶数，有些可以互为倍数等。

训练3——问题状况的处理：给患者纸和笔，纸上写有一个简单动作的步骤，如刷牙，将牙膏放在牙刷上，取出牙膏和牙刷等，问患者孰先孰后，且更换几种简单动作。都回答正确后再让他分析更复杂的动作，如油煎鸡蛋、补自行车内胎等，此时让患者自己说出或写出步骤，如漏了其中某一步或几步，治疗师可以问他"这一步该放在哪里？"训练成功后，治疗师可向患者提出一些需要他在其中做出决定的困难处境，看他如何解决？如问他"丢失钱包怎么办""在新城市中迷了路怎么办""在隆重的宴会上穿着不恰当怎么办"等。

训练4——从一般到特殊的推理：如请患者从工具、动物、植物、国家，职业、食品、运动等内容中随便指出一项，如食品，让患者尽量多地想出与食品有关的细项。如回答顺利，可对一些项目给出一些限制条件，让患者想出符合这些条件的项目，如提到运动时，可向患者提出哪些需要跑步，哪些要用球，哪些运动时队员有身体接触等，这时患者必须排除一些不符合上述条件的项目，其中就有做决定的过程。成功后可进而告诉患者，假设治疗师在杂货店里买回食品，让他通过向治疗师提问的方式猜出买的什么，鼓励他先提一般的问题，如"它是植物吗？是肉类吗？"等，治疗师回答后他才进一步问特殊的问题，如治疗师回答是植物，他可以再问"是黄瓜吗？是西红柿吗？"起初允许患者通过无数的提问猜出结果，以后限制他必须用30次的提问猜出结果，成功后再限定为20次、15次等。

训练5——分类：给患者一张上面有30项物品名称的单子，并告诉他30项物品属于三类（如食品、家具、衣服）物品中的一类，让他进行分类，如不能进行，可帮助他。训练成功后，仍给他上面列有30项物品的清单，让他进行更细的分类，如初步分为食品类后，再细分是植物、肉、奶品等。成功后再给他一张清单，上面写有成对的、有某些共同之处的物品名称，如椅子–床、牛排–猪肉、书–报纸等，让患者分别回答出每一对中有何共同之处。答案允许多于一个，如书–报纸可以回答是写出来的和是纸制的等，但必须有共同之处。

训练6——做预算：让患者假设做一个家庭在房租、水、电、食品等方面的每月开支账目（可做6个月或1年的），然后问患者哪一个月的某一项（如电）花费最高或最低。回答正确后，再让他算算各项开支每年的总消耗是多少钱，如每年电费花费若干等。回答正确后，让他改变各项开支的总消耗数，然后再加入其他开支类别（如衣服、娱乐等）。问患者在上述预算内每月要用多少钱才能生活，进而让他分解为每周多少钱，每小时需多少钱等。

④顺序排列困难的训练：大多数颅脑损伤患者不能说出自己认为完成一项活动需要的各步骤的适当时序。常用的训练方法：将活动分解成简单的步骤；对活动的每一步都提供暗示；在提供下一步暗示前，允许患者尽自己所能完成每一步的活动。

⑤计算机辅助训练：计算机在认知康复中的应用较普遍，它可用于注意力、视知觉、手眼协调、分辨、言语等方面的训练。优点在于刺激可以在高度受控的方式下提供；在治疗过程中患者只需与自己竞争，有利于增加患者的积极性和信心；准确、客观，患者可立即受到反馈；操作较简单，患者往往乐于使用。

应该注意的是，患者进行感认知及言语训练时避免时间过长引起的疲劳；对一些兴奋性异常增高的患者避免进行有损伤性的作业活动，如雕刻、剪纸；对视力差和有共济失调的患者避免使用细小的活动工具和操作材料，如贴花、缝纫等。

3. 后遗症期颅脑损伤的处理 对各器官功能恢复到一定水平的颅脑损伤患者需学会应付功能不全状况，以便回归家庭和社会。其中，轻度颅脑损伤的患者需重新获得丧失的功能，中、重度颅脑损伤的患者需学会新的方法来代偿完全不能恢复的功能。可通过运动疗法、作业疗法及职业训练对颅脑损伤患者进行身体上、精神上和职业上的康复训练，为能顺利重返工作岗位和家庭打好基础。

（1）运动疗法 对于能自己活动的患者，应鼓励其做力所能及的室内及室外活动。

（2）作业疗法 针对患者在日常生活活动中存在不同程度的听、读、写能力障碍及计算能力不足，治疗师和患者一起分析伤前的日常活动规律，利用录音机训练其听、读、写能力；利用计算及形状挂图训练其绘画和计算能力；在家人的监督下制订每日作息时间，逐步严格要求，同时对患者开展职业训练，逐渐培养患者与别人和谐共处的合作精神，给予患者一些简单操作性工作，观察其完成情况，并逐步增加工作操作性难度，为其重返工作岗位奠定基础。

（3）心理疗法 患者家属要从患者思维、情绪变化中，发现其积极和消极因素，采用说服解释、启发、鼓励、对比等方法，调动患者积极性，提高其战胜伤残的信心。

（4）康复工程 对某些功能障碍的患者需用矫形器改善功能，对移行障碍者需使用相应的助行工具、轮椅，对生活自理困难者需要各种自助工具的帮助。

第三节 脊髓损伤的康复

脊髓损伤（spinal cord injury，SCI）是由于各种不同致病因素引起的脊髓结构、功能的损害，造成了损伤水平以下正常运动、感觉、自主功能的改变。

一、概述

脊髓损伤所致的截瘫属于中医"瘫证""痿证""痿躄""体惰"等范畴。其主要病因为外伤、温病、痰核、癥瘕等。其主要病机在于督脉损伤，经脉不通，肾阳虚衰，兼有瘀血阻滞。脊髓损伤时，督脉首当其冲。督脉受损，经脉不通，必及于肾而致肾阳不足。

强调对脊髓损伤患者进行早期强化康复，从而可达到康复期短、康复效果好的目标。外伤性脊髓损伤患者的早期处理可能决定其最终转归。生命体征稳定之后即可开始进行康复训练。

二、康复评定

（一）脊髓损伤平面的评定

美国脊髓损伤学会（ASIA）制订的脊髓损伤平面评定标准在国际上应用广泛。关于神经平面的确定最重要的突破是用关键肌（key muscle）和关键点（key point）的方式使运动和感觉平面的评测标准化。同时采用记分方式使不同平面及损伤分类的患者严重程度可以横向比较。

1. 感觉损伤平面的确定 感觉检查必查部分是身体两侧各自的 28 对皮区关键点（表 5-3-1）。每个关键点要检查两种感觉，即针刺觉和轻触觉，并按三个等级分别评定打分。0 ＝缺失；1 ＝障碍（部分障碍或感觉改变，包括感觉过敏）；2 ＝正常；NT ＝无法检查。正常者两侧感觉总记分为 112 分。

表 5-3-1　感觉关键点

	位置		位置
C2	枕外隆突	T8	第八肋间（T7—T9 之间）
C3	锁骨上窝	T9	第九肋间（T8—T10 之间）
C4	肩锁关节的顶部	T10	第十肋间（脐水平）
C5	肘前窝的桡侧面	T11	第十一肋间（T10—T12 之间）
C6	拇指	T12	腹股沟韧带中部
C7	中指	L1	T12 与 L2 之间上 1/3 处
C8	小指	L2	大腿中前部
T1	肘前窝的尺侧面	L3	股骨内上髁
T2	腋窝	L4	内踝
T3	第三肋间	L5	足背第 3 跖趾关节
T4	第四肋间（乳头线）	S1	足跟外侧
T5	第五肋间（在 T4～T6 之间）	S2	腘窝中点
T6	第六肋间（剑突水平）	S3	坐骨结节
T7	第七肋间（T6～T8 之间）	S4～S5	肛门周围（作为一个平面）

感觉检查的项目——位置觉和深压触觉、痛觉，只查左右侧的食指和拇指。

2. 运动损伤平面的确定　运动平面是指最低的正常运动平面而言，为了简化检查过程，ASIA标准中将最具有神经平面代表性，同时也可取仰卧位检查的10块肌肉作为关键肌（表5-3-2），使评定十分方便。肌力按常规分为0～5级，即0～5分，然后将所得的分值相加。正常者两侧运动平面总记分为100分。

表5-3-2　确定脊髓损伤平面的关键肌

脊髓损伤平面	关键肌
C5	屈肘肌（肱二头肌、旋前圆肌）
C6	伸腕肌（桡侧腕伸长、短肌）
C7	伸肘肌（肱三头肌）
C8	中指屈指肌（指深屈肌）
T1	小指展肌
L2	屈髋肌（髂腰肌）
L3	伸膝肌（股四头肌）
L4	足背屈肌（胫骨前肌）
L5	趾长伸肌
S1	足跖屈肌（腓肠肌、比目鱼肌）

（二）脊髓损伤程度的评定

1. ASIA残损指数　这是个定性指标，反映脊髓功能障碍的程度，须同时应用上述的运动和感觉评分。具体如下：

A级（完全性损伤）：在脊髓损伤神经平面以下，包括骶段S4～S5（鞍区）无任何运动及感觉功能保留。

B级（不完全性损伤）：在脊髓损伤神经平面以下，包括骶段S4～S5区有感觉功能保留，但无任何运动功能保留。

C级（不完全性损伤）：在脊髓损伤神经平面以下有运动功能保留，但脊髓损伤神经平面以下有一半以上的关键肌的肌力低于3级。

D级（不完全性损伤）：在脊髓损伤神经平面以下有运动功能保留，且脊髓损伤神经平面以下至少有一半的关键肌肌力等于或大于3级。

E级（正常）：感觉和运动功能正常。

脊髓休克期时肌张力和损伤平面以下的神经反射完全消失，但并不意味着完全性损伤。因此需要在渡过脊髓休克期后，才能对损害程度做出正确的评估。球（海绵体）–肛门反射是指刺激龟头（男性）或阴蒂（女性）时引起肛门括约肌反射性收缩，该反射一旦出现，提示脊髓休克的终止，但需注意正常人有15%~30%不出现该反射。肛门反射（直接刺激肛门引起直肠肌肉收缩）的出现也有相同含义，另一指征为损伤水平下的肌张力升高和痉挛的出现。

2. 最低骶节（S4 ~ S5）有无残留功能评定 感觉功能残留时，刺激肛门皮肤与黏膜交界处有反应或刺激肛门深部时有反应。运动功能残留时，肛门指诊时肛门外括约肌有随意收缩。完全性损伤指S4 ~ S5既无感觉也无运动功能。不完全性损伤指S4 ~ S5有感觉或运动功能。

脊髓损伤的功能评定还包括躯体和心理功能评定、活动和参与功能评定等。

（三）脊髓损伤平面与功能预后的关系

理想的预后目标需要适当的临床及康复治疗。目前国际上公认可以达到的预后如表5-3-3所示。

表5-3-3　脊髓损伤平面和功能预后的关系

损伤平面	最低位有功能肌群	活动能力	生活能力
C1 ~ C3	颈肌	必须依赖膈肌维持呼吸，可用声控方式操纵某些活动	完全依赖
C4	膈肌、斜方肌	需使用电动靠背轮椅，有时需要辅助呼吸	高度依赖
C5	三角肌、肱二头肌	可用手在平坦的路面上驱动高靠背轮椅，需要上肢辅助工具及特殊推轮	大部依赖
C6	胸大肌、桡侧腕伸肌	可用手驱动轮椅，独立穿上衣，可基本独立完成转移，可自己开特殊改装汽车	中度依赖
C7 ~ C8	肱三头肌、桡侧腕屈肌、指深屈肌、手肌	可独立完成床到轮椅、厕所、浴室间转移	大部自理
T1 ~ T6	上部肋间肌、上部背肌群	轮椅独立，用连腰带的支具扶拐短距离步行	大部自理
T12	腹肌、胸肌、背肌	用长腿支具扶拐步行，长距离行动需要轮椅	基本自理
L4	股四头肌	带短腿支具扶杖步行，不需要轮椅	基本自理

三、现代康复方法

（一）早期处理

急性脊柱脊髓损伤基本处理原则是综合应用药物、外科手术等手段以抢救患者生命，预防及减少脊髓功能丧失，预防及治疗并发症，尽可能地在较短时间内使患者重新开始自理生活。康复的基本原则是在损伤后一旦病情稳定，就应该付诸实施。急性卧床期的主要康复目标：①保持呼吸道清洁与畅通。②保持关节活动度和瘫痪肌肉长度。③加强失神经瘫痪肌及膈肌的力量。④预防压疮。

1.康复护理

（1）翻身　强调每2小时翻身1次，防止皮肤发生压疮。翻身时必须稳妥托住患者后再移动。上下沿身体轴线滚翻时，防止出现脊柱的扭转。

（2）体位　对脊柱不稳定者，伤后24小时以内选用动力床；对脊柱稳定者可使用减压床、皮垫床或一般床上加气垫或水垫。患者可以采用平卧位或侧卧位，但要求身体与床接触的部位全部均匀地与床接触，避免局部压力过重，以免发生压疮（图5-3-1）。在病情许可的前提下，逐步让患者由平卧位向半卧位和坐位过渡。为了减轻直立性低血压，除了采用逐步抬高床头的方式外，还可以采用下肢扎弹性绷带的方式。踝关节要保持在90°，可以在脚底和床架之间增加软垫，保持踝关节的角度。

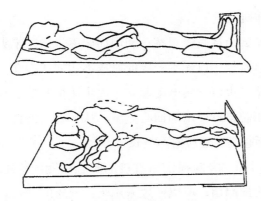

图 5-3-1　脊髓损伤卧床时的体位及衬垫

（3）注意个人卫生　协助患者梳洗，注意采用中性肥皂，注意避免局部潮湿，以减少发生压疮的可能性。大小便后用软纸擦拭，避免皮肤擦伤。

2.呼吸训练　急性高位脊髓损伤后呼吸功能不全很常见，其严重程度受多因素的影响，特别是脊髓损伤平面。损伤后必须尽快地对患者呼吸情况进行评估。体检时应注意异物误吸、颅脑外伤以及上呼吸道、胸部、肺和腹部的损伤。C4水平损伤有可能因膈神经受累，使膈肌运动发生障碍，造成呼吸困难。在自主呼吸有困难时，可以采用气管切开或用膈肌起搏的方式以维持呼吸。由于呼吸功能障碍，患者排痰能力下降，会造成肺炎等并发症。对此类情况可以采用胸部轻叩击和体位引流的方法促进排痰，用呼吸肌训练法增加呼吸幅度。深呼吸技术、震动、叩击、间歇性正压呼吸、辅助咳嗽技术均可适时应用。

3. 康复训练

（1）**关节保护和训练**　在生命体征稳定之后就应立即开始全身各关节的被动活动，1～2次/天，每一关节活动时间为5分钟左右，以避免关节挛缩。进行被动活动时的注意事项如下。

1）要注意动作轻柔、缓慢、有节奏，活动范围应达到最大生理范围，但不可超越，要注意控制在无痛范围内，以免拉伤肌肉或韧带。

2）下肢髋关节屈曲时同时要外展（<45°），膝关节伸展要缓慢，不能过伸展。髋关节内旋、外旋要在髋关节屈曲90°，膝关节屈曲90°时进行。

3）髋关节外展要限制在45°以内，以免损伤内收肌群。

4）患者仰卧位时被动屈曲膝关节，需同时外旋髋关节。对膝关节的内侧要加以保护，以免损伤内侧副韧带。

5）如果下胸椎或腰椎骨折，在进行屈髋、屈膝运动时，要格外小心，不可造成腰椎活动。

6）在对颈髓损伤的患者进行腕关节和手指被动运动时，禁止同时屈曲腕关节和指关节，以免拉伤伸肌肌腱。

（2）**早期坐起和站立的适应性训练**　利用摇床逐步抬高床头，当患者有不适时即放下，维持时间逐步延长，以无头晕等低血压不适症状为度，循序渐进，逐步从卧位转向半卧位或坐位。也可利用电动起立床逐步让患者处于直立位。下肢可使用弹性绷带，同时可使用腹带，以增加回心血量。从平卧位到直立位的适应时间与损伤平面有关，损伤平面越高，适应时间越长。

（3）**排尿和排便训练**　脊髓损伤后直接的膀胱功能障碍主要有尿失禁和尿潴留。脊髓休克期主要为尿潴留，所以一般采用留置导尿的方式。留置导尿时，还要注意夹放导尿管的时机。一般认为膀胱储尿在300～400mL时有利于膀胱自主收缩。每天的进水量必须达到2500～3000mL，以免膀胱尿液中细菌的繁殖增长。清洁间歇导尿是最常用的有效预防感染、防止肾积水等并发症的方法，在拔除导尿管后可以采用。

脊髓损伤后排便的主要问题是便秘。灌肠、肛门－直肠润滑剂和缓泻剂都可以采用。腹泻少见，多为并发肠道感染。可以用抗生素及肠道收敛剂治疗。

（4）**预防各种并发症**　如保持皮肤清洁、干燥，保持良好的营养状态，避免长时间皮肤受压，防止压疮，早期站立防止肌肉萎缩、骨质疏松、关节挛缩、深静脉血栓及异位骨化等因长期卧床造成的不良效应。

（5）选择性肌力训练　在康复进程中，所有健存的骨骼肌都希望达到最大力量。但在急性卧床期，某些肌群的肌力训练应特别小心，避免对骨折部位的影响。损伤后前几周，四肢瘫的患者应避免进行肩胛及肩部肌肉的抗阻力训练；截瘫患者应避免进行髋部及躯干肌肉的抗阻力训练。

急性期应强调双侧上肢肌群活动，这将避免脊柱的不对称及旋转。对于四肢瘫患者，肌力训练的重点应放在三角肌前部、肩伸肌、肱二头肌、斜方肌下部，如果有主动活动，桡侧腕伸肌、肱三头肌、胸大肌也应纳入训练之中，这些肌肉在改善功能性能力方面将起重要作用。对于截瘫患者，所有上肢骨骼肌都应训练，重点放在肩下降肌、肱三头肌、背阔肌，转移及行走时这些肌肉将发挥重要作用。

（6）理疗　理疗对减轻损伤部位的炎性反应、改善神经功能有一定帮助，常用的方法有超短波疗法、离子导入疗法、紫外线疗法等。

（7）心理治疗　几乎所有脊髓损伤患者在伤后均有严重的心理障碍，包括极度压抑或忧郁、烦躁，甚至发生精神分裂症。因此，康复治疗时必须对患者进行耐心细致的心理工作，鼓励患者树立信心，积极配合临床治疗和参加康复训练，这在整个康复过程中均应重视。

（8）日常生活活动训练　当患者仍躺在床上时，简单的 ADL 应开始，适用于自我照顾的 ADL 装置此时可以推荐给患者使用。

（二）恢复期的康复治疗

一旦患者生命体征稳定、骨折部位稳定、神经损害稳定或压迫症状缓解、呼吸平稳后，即可进入恢复期治疗。此期仍为最大限度地提高患者日常生活和工作能力。训练重点是获得姿势控制和平衡能力。

1.肌力训练　肌力训练的强度和着重点取决于损伤的程度（完全或不完全）、时间和平面。从总体上看，脊髓损伤者为了应用轮椅、拐杖或助行器，在卧位、坐位时均要重视锻炼肩带肌肌力，包括上肢支撑力训练、肱三头肌和肱二头肌训练和握力训练。对于采用低靠背轮椅者，还需要进行腰背肌的训练。为了步态训练，应该进行腹肌、髂腰肌、腰背肌、股四头肌、内收肌等训练。卧位时的训练方法包括举重、支撑，坐位时可利用倒立架、支撑架等训练。具体肌力训练的方法请参阅"运动疗法"章节。

2.肌肉牵张训练　腰椎平面以上的患者，治疗师应该常规进行髋关节屈曲及腘绳肌牵张运动，包括腘绳肌、内收肌牵张和跟腱牵张。这是各种转移训练的基础，还可以帮助降低肌张力，从而对痉挛有一定的治疗作用。

3. 垫上训练 掌握此项活动应遵循如下原则：技能从简单到复杂；将整个项目分解成为简单动作，完成后再合成整体训练；使用上肢、手的活动，健存肌肉替代加强无力或乏力肌肉，如果可能，锻炼期间运用体重作为阻力进行抗阻训练；肌群应在发挥功能性作用的姿势下进行。垫上训练包括翻身、坐起、牵张、卧－坐转移和垫上移动训练。

4. 坐位训练

（1）坐姿　正确独立的坐姿是进行转移、轮椅和步行训练的前提。床上坐姿可分长坐（膝关节伸直）和短坐（膝关节屈曲）。患者实现长坐才能进行床上转移训练和穿裤、袜和鞋的训练，其前提是腘绳肌牵张度必须良好，髋关节活动度超过90°（图5-3-2，图5-3-3）。

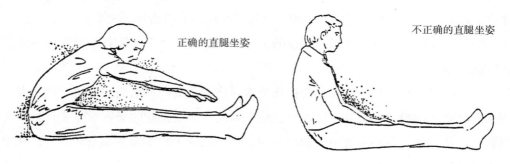

正确的直腿坐姿　　　　不正确的直腿坐姿

图5-3-2　正确与错误的床上坐位

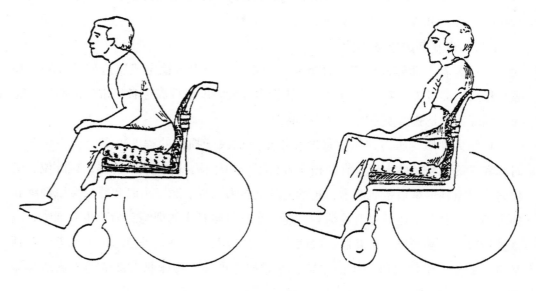

图5-3-3　两种正确的轮椅上坐位姿势

（2）坐位平衡　患者经训练，从卧位过渡到坐位是功能活动质的飞跃。为了适应今后长期的坐位生活方式，需要进行坐位平衡训练，躯干向前、后、左、右侧平衡训练，以及旋转活动时的平衡训练。坐位平衡训练与中风和脑外伤时平衡训练相似。

5. 转移训练 一旦患者达到了足够的坐位平衡，就可开始转移训练，包括帮助转移和独立转移。前者是指患者在他人的帮助下转移体位，可有两人帮助和一人帮助；后者是指患者独立完成转移动作，包括从卧位到坐位转移、床上或垫上横向和纵向转移、床至轮椅和轮椅至床的转移、轮椅到凳或凳到轮椅的转移，以及轮椅到地、地到轮椅的转移等。在转移时可以借助一些辅助工具，如滑板等。

6. 轮椅操作训练 除从地板上拾起物品、用手向下够到脚踏板等轮椅上的功能活动外，还要教会患者用上肢撑起躯干或侧倾躯干，使臀部离开轮椅面的减压技术，每坐 5～10 分钟减压 10～15 秒。轮椅驱动训练：平坦地面上的驱动动作；上下斜坡动作；转弯动作，提起小轮，跨越门槛等。训练上肢的力量及耐力是轮椅操纵的良好前提，在技术上包括前后轮操纵，左右转、进退操纵，前轮跷起行走及旋转操纵，上一级楼梯训练以及下楼梯训练。对未完全瘫痪的肌肉施以充分的训练，对四肢瘫患者及不全瘫患者应着重训练其残存肌力以提高其自理和独立能力。对完全性截瘫者应着重训练肩带、背部和上肢的肌肉，尤其是降肩胛肌（如斜方肌、背阔肌）和伸肘肌，如截瘫平面较低，也应多训练腹肌和腰背肌，以上练习可加强上肢支撑力和维持坐、立正直姿势的能力，为日后用于控制轮椅或拐杖步行打下基础。肌力训练除采用徒手抗阻训练外，还可利用哑铃、拉力器等，训练强度和时间视患者体力和健康情况而定。

7. 步态训练

（1）步态训练后可以达到的功能性结果

1）社区功能性行走：完全独立行走，大部分时间不需要轮椅。要求达到：终日穿戴支具并能耐受；能自己上下楼；能独立进行日常生活活动；能连续行走 900m 左右。

2）家庭功能性行走：只能完成上述前 3 项活动，能够穿戴支具，独立完成坐→站，椅→地板转移。在家中、工作场所、学校及室内场所不用轮椅。但行走距离不能达到 900m。

3）治疗性步行：上述 4 项活动均不能达到，但可借助支具进行短暂步行。仅用于锻炼性目标，在别人帮助下在平行杠内可短距离行走，并能达到如下目标：穿戴 – 脱去支具；坐 – 站转移，行走时在帮助下能达到平衡，跌倒后借助辅助物可重新站立。这种步行有助于改善患者的心理状态，减少压疮的发生机会，减少发生骨质疏松的机会或程度，改善肌肉的血液循环，减轻肌肉萎缩，促进排尿排便，减少对他人的依赖性等。

4）只能完成站立，而且是被动站立。

步行前需要先进行的准备工作包括穿脱支具、站立活动、上肢支撑、转身、从轮椅上无辅助地站起、站－坐等训练。在平行杠内进行的步行训练可以应用三种步法：摆至步、四点步、摆过步。持杖步行训练时，前臂杖是截瘫患者最常选择的拐杖，这种拐杖具有如下特点：重量轻，不需要去掉手杖就能用两只手的优点，适用于上下汽车，更重要的是，通过允许肩部不受限制的运动，改善行走和爬楼梯功能。同平行杠内步行一样，练习四点步、摆至步、摆过步。

（2）上下楼梯活动　最容易上下楼梯的方式是后向上楼梯，前面下楼梯，大部分患者需要借助扶手，治疗者要给患者足够的保护和支持。

8. 物理治疗

（1）神经肌肉电刺激疗法　适用于松弛性瘫痪。根据已发生瘫痪的肌肉对直流电及感应电的反应情况，选用合适的电流。如果对先行的感应电流无反应，可用断续直流电或指数曲线电流刺激。用点状电极或滚动电极刺激运动点，每次10分钟左右，1次／日，10～20次为1个疗程。

（2）功能性电刺激　多采用脉冲方波，脉宽0.3～0.6毫秒，频率（3～20）/（20～100）Hz。①体表刺激法：治疗时，将电极置于股四头肌或小腿腓肠肌皮肤表面的合适部位（运动点）。损伤平面C6以上的患者腹肌麻痹，躯干控制能力很微弱，手的残存功能很少或基本丧失，常在前臂尺侧腕屈肌或肱二头肌放置电极，以锻炼手臂的功能。②埋入式刺激法：将电极植入需要运动的主要肌群。一般采用低频恒流电脉冲，可刺激多达32块瘫痪的肌肉。

（3）超短波疗法　根据瘫痪的肢体将电极分别放在脊髓损伤部位及双足或双肩臂上，无热量或微热量，每次10～15分钟，1次／日，10～15次为1个疗程。

（4）电水浴疗法　不仅有电流作用，而且有水温作用，作用面积较广，对于脊髓腰节段并发马尾损伤引起的瘫痪比较适用。治疗时，把36～38℃温水注入足槽内，使水深达到小腿中部，另一200cm²板状电极置于腰部，接通直流电流，电极极性可相互交替，每次15～20mA，20～30分钟，1次／日，20～30次为1个疗程。

（5）温水浴　水温36～39℃，每次10～15分钟，1次／日。在水中通入压缩空气，使水产生漩涡和波浪，可以改善肢体功能。

（6）局部光浴疗法　将瘫痪肢体放入局部光浴器中，每次20～30分钟，1次／日，15～20次为1个疗程。

9. 作业治疗　社区康复人员或患者本人及家属了解不同脊髓平面损伤及可能达到的 ADL 活动目标，对于巩固医院里学习的 ADL 训练效果，防止功能退化，进一步延长 SCI 患者生命，提高生活质量具有重要意义。表 5-3-4 较详细列举了完全性脊髓损伤不同平面的功能性预后，表 5-3-5 列举了 ADL 预后，对指导在家庭、社区活动具有重要参考价值。

表 5-3-4 完全性脊髓损伤不同平面的功能性预后

损伤平面	减压	轮椅转移	推轮椅	行走	矫形器	交通	交流
C3～C4	在电动倾斜轮椅中独立进行，在手动轮椅、床上依赖他人	完全依赖	用吸管或下颌控制驱动的带有电动倾斜的轮椅可独立进行	无	上肢使用托手夹板	上车时依赖他人，不能驾车	合适的设备安装在电话和打字机上可独立进行
C5	大部分需要帮助	需一人帮助，用或不用转移板	电动轮椅室内外独立进行，室内手动轮椅推短距离	无	上肢使用托手夹板	上车时依赖他人，不能驾车	合适的设备安装在电话和打字机上可独立进行
C6	独立	借助转移板，具有独立潜力	装有手柄的轮椅可在室内外独立推中等距离，户外需要帮助并借助升降机，手控电动轮椅可独立进行	无	腕动力矫形器	独立驾驶特殊装置的汽车	独立或安装适应性设施打电话、打字、写字，独立翻书页

表 5-3-5 完全性脊髓损伤患者 ADL 预后

损伤平面	肺部卫生	进食	修饰	穿衣	洗澡	大小便常规	床上活动
C5	辅助性咳嗽	调整后借助特殊适宜性设备可独立进食	借助设备独立穿衣	穿上衣在帮助下可进行，穿裤子完全依赖	完全依赖	完全依赖	需他人帮助或设备帮助

损伤平面	肺部卫生	进食	修饰	穿衣	洗澡	大小便常规	床上活动
C6	在仰卧位下需要一些帮助，在坐位下独立进行	借助设备，可独立从杯中喝水	借助设备独立进行	穿上衣可独立进行，穿裤子需要帮助	借助设备可独立洗四肢	大便可独立，小便需要帮助	借助设备独立进行
C7	同上	独立	借助设备独立进行	借助设备，具有独立穿衣的潜力	借助设备独立洗全身	独立	独立
C8～T1	同上	独立	独立	独立	独立	独立	独立
T2～T6	同上	独立	独立	独立	独立	独立	独立
T7～T10	独立	独立	独立	独立	独立	独立	独立
T11～L2	不必要	独立	独立	独立	独立	独立	独立
L3～S3	不必要	独立	独立	独立	独立	独立	独立

ADL 训练中配合适当的自助工具，有助于尽快提高患者的日常生活活动能力。截瘫患者可以独立完成大部分修饰和个人卫生，先在床上然后过渡到轮椅，这些独立工作包括梳头发、洗发、剃须、口腔卫生、剪指甲、使用卫生纸，洗澡开始在床上，背、肛周和下肢需人帮助，逐渐过渡到使用淋浴椅和带有靠背的浴缸独立洗澡。随着平衡的改善，在穿衣方面应更加独立，早期穿裤子可能需要合适的设备，包括取物器、穿衣棒、合适的鞋带、提腿皮带等。

此外，医生、治疗者在患者出院前应去患者家中访问，了解家居情况，并提出改造意见。患者出院返家后，通过信函、电话，深入家中进行随访，了解患者回家后适应情况，可酌情不定期将 SCI 患者召集在一起开展一些集体活动，调节其心理，达到患者之间沟通、交流之目的。

10. 康复工程 正确地确定适应证、选择相应的矫形器或支具和合理安装使用，不仅可以改善患者的生活自理能力，而且有利于患者心理和体质的全面康复，对患者早日开始自理、创造性的生活有重要的意义。因此。康复工程的应用是 SCI 患者康复治疗的重要组成部分。目的：早期可以稳定损伤部位，如使用硬的脊柱矫形器；预防肢体关节畸形，如使用床上用的踝足托板将脚固定于与小腿成 90° 的功能位，防止马蹄畸形。为了防止压疮，应用微粒床、均压床垫等。恢复期可以稳定关节，训练站立、行走，改善步行功能；预防关节挛缩畸形；为防止压疮而应用各种均压床垫；为防止泌尿系统感染，而应用各种辅助移动用具，如使用拐杖、助行器、轮椅。常用的矫形器可根据损伤平面选择。

（1）损伤部位在 L3 以下者　主要表现为踝背屈，跖屈肌弛缓性瘫，踝关节不稳的患者可使用金属条踝足矫形器，踝铰链设有双向阻动装置，既能稳定踝关节，又能不阻碍向前迈步。膝和膝以上肌力很好，使用双侧踝足矫形器可以不扶拐进行独立的户外行走。部分患者由于伸膝肌力弱，可以扶双拐步行。

（2）损伤部位在 L3～L1 者　不但踝足肌肉瘫痪，而且伸膝肌瘫痪，不得不选用膝铰链带锁的膝踝足矫形器。可减少痉挛，也可以在身体重心前移时提高身体重心，便于迈步。这类患者扶用双拐，通过训练可以恢复室内步行功能。

（3）损伤部位在 L1～T8 者　躯干肌肉控制能力尚好，而髋、膝、踝关节主动控制关节活动的功能都丧失。目前仍多建议使用一般的膝踝足矫形器和围腰，通过良好训练，以躯干肌肉的代偿作用可以扶双拐独立步行，但相当费力气，因此很难作为代步用具，仍然需要轮椅。

（4）损伤部位在 T7～T1 者　躯干肌肉也大部分丧失功能。装配矫形器的目的不能是实用性行走而是作为辅助站立、短时间步行训练之用，利于预防各种卧床引起的不良效应，并改善和增强心肺功能。一般需选用双侧髋膝踝足矫形器。双侧髋铰链、膝铰链加锁可控制屈髋、屈膝。另外有时髋铰链需与硬胸腰矫形器、腰矫形器连接，以控制躯干的稳定性。

（5）损伤部位在 T1 以上者　即四肢瘫患者，可根据上肢瘫痪情况选用一些上肢矫形器。如患病早期佩戴掌侧腕手固定矫形器，恢复期每日部分时间使用，防止屈腕、屈指畸形；对掌或带腕控的对掌矫形器以保持手的功能位，训练、改善手的对掌功能；带插持物器的辅助器具，改善独立生活能力。

11. 文体治疗　选择患者力所能及的一些文娱、体育活动，对患者进行功能恢复训练，如轮椅篮球、网球、台球、乒乓球、射箭、标枪、击剑，轮椅竞速、游泳等，一方面提高其功能和改善体质，增加耐力；另一方面使患者从心理上增强自信心和自尊心，加上许多文体活动可和健全人一起进行，对他们重返社会，积极参与社会活动都有好处。因此，在脊髓损伤康复中应积极开展文体活动。

12. 社会康复　社会工作者在患者住院时，帮助患者尽快熟悉和适应环境，帮助患者向社会福利、保险和救济部门求得帮助；在出院前，协助患者做好出院后的安排，包括住房调配及无障碍改造。出院后帮助他们再就业，与社会有关部门联系以解决他们的困难并进行随诊。

（三）并发症的康复治疗

1. 疼痛处理　脊髓损伤患者的疼痛有周围性、中枢性和心理性。

（1）预防性措施　疼痛可以由于感染、压疮、痉挛、膀胱和肠道问题、极度温度变化、吸烟、情绪波动等因素诱发，因而避免这些因素或进行积极的处理、治疗，可以有效地防治疼痛。保持良好的营养及卫生状态、正确地处理骨折和软组织损伤、适当的关节被动和主动活动，以及正确的体位，均有助于避免疼痛发生或治疗疼痛。适当的运动是预防肩袖损伤和肩关节周围炎最有效的方法。

（2）心理治疗　所有慢性疼痛均有一定的精神因素参与，故放松术、催眠术、暗示术、生物反馈、气功、教育等均有助于治疗。

（3）物理治疗　运动有助于增加关节活动范围，提高肌力，改善心理状态；按摩、理疗和水疗有助于减轻局部炎症，改善血液循环。这些均有助于治疗慢性疼痛。常用如经皮神经电刺激，选择脉冲方波，脉宽 50～500μm，频率 20～200Hz，电流强度以患者能耐受为度。

（4）药物治疗　一般使用的药物为非甾体类消炎镇痛药。麻醉镇痛药只有在极度严重的疼痛时才可考虑使用。

（5）神经干注射　对周围性疼痛可以在疼痛相关的神经干处局部注射无水乙醇或 2%～5% 石炭酸 0.5～2mL，亦可注射在蛛网膜下腔以解痉止痛，效果良好。采用激素注射也有一定效果。

（6）中医治疗　包括中药、针灸等。

2. 肌痉挛　肌痉挛一般在损伤后 3～6 周开始发生，6～12 个月达到高峰。常见诱因有膀胱充盈或感染、结石、尿路阻塞、压疮以及机体的其他感染或损伤等。因此，患者反复发生痉挛时要注意是否有并发症发生，及时去除诱发因素是缓解痉挛最有效的治疗方法之一。此外，可以进行牵张运动及放松训练；药物治疗如巴氯芬（10～80mg/d）、安定（20～40mg/d）、可乐定及丹曲林等，均对解痉有治疗作用。

3. 泌尿系统并发症　常见尿路感染和结石，且互相影响。感染除药物治疗外，可采用超短波、微波、紫外线等理疗方法。泌尿系统结石防治的主要方法：适当增加体力活动，减少骨钙进入血液，多饮水，增加尿量和尿钙排泄。根据结石的性质适当改变尿液的酸碱度。必要时可以采用超声波体外碎石、中药排石等。

4. 性功能障碍

（1）男性性功能障碍　颈髓和胸髓损伤患者多数均可有勃起，如捏睾丸有不适，表示损害未波及 T9，有精神性勃起的可能；若存在球－肛门反射，则有触摸性勃起的可能。若外生殖器有痛温觉，并能按指令收缩肛门括约肌，则有性高潮体验的可能，若有一项不正常，则不能有此体验，也不能射精。在具有勃起能力的患者中，76% 在损伤后 6 个月内恢复，其余均在 1 年内恢复。其中 23% 可以成功地进行性交，10% 可以射精，5% 具有生育能力。恢复勃起能力的技术有以下几项。

1）血管活性物质阴茎海绵体注射　将罂粟碱和酚妥拉明联合应用最为常见。一般注射于阴茎根部后外侧，剂量为罂粟碱 25mg/mL 和酚妥拉明 0.83mg 的混合液 0.1～1.0mL。

2）真空技术　采用负压装置将阴茎置于其中，利用负压使阴茎胀大，再使用收缩带置于阴茎根部阻断血流，使阴茎保持勃起状态约 30 分钟。药物注射可以和真空技术合用，以加强治疗作用。

3）阴茎假体　包括半硬式和充盈式两大类。在考虑采用阴茎假体时需要充分考虑患者的心理治疗，充分理解所选择的假体的优缺点以及可能的并发症。

4）其他方法　骶前神经刺激器可以作为治疗尿失禁的方法，也可以致使阴茎勃起。

（2）女性性功能障碍　脊髓损伤对女性患者的生育无影响，月经一般在 1 年内恢复正常，女性患者在生殖器感觉丧失后，性敏感区趋向于转移到其他部位，仍然足以刺激产生性高潮。外生殖器在 T12 以上水平可以有反射性分泌液，在 L1 以下水平可以有心理性分泌液。尽管分泌量可有所减少，但性交活动一般没有重大影响。T6 以上脊髓损伤女性在怀孕期间可以发生严重高血压，药物治疗效果往往不佳，必要时可以采用连续硬膜外麻醉的方法阻滞交感神经反射。对分娩的处理必须根据脊髓损伤水平高低而改变。产后还应警惕深静脉血栓形成和尿路感染。

5. 心血管问题

（1）心血管功能障碍及其相关因素　胸节段平面以上的损伤可以导致心血管功能障碍。T6 平面以上损伤导致交感神经完全失去高级控制，人体的应激能力和血管舒缩能力异常。T6 平面以下胸节段损伤会导致部分交感神经失控，腰骶节段平面损伤不影响交感神经系统，但可损害下肢血管控制能力。高位截瘫或四肢瘫的患者最常见的异常是低血压和心动过缓，与心排血量下降平行，一般认为与心脏的交感神经张力下降以及血管收缩机制障碍有关。在脊髓休克恢复后，节段性交感神经功能逐步恢复，心血管功能也逐步得到恢复，最终达到稳定状态。老年性心功能减退在脊髓损伤后将进一步加剧，容易发生冠心病、高血压病以及心力衰竭。一般处理同心血管常规治疗。自主神经过反射是较严重的问题，主要诱因为膀胱充盈、直肠刺激、便秘、感染、痉挛、结石、器械操作等，导致高血压（可达 40.0/21.3kPa）、头痛、出汗、面红、恶心、皮肤充血和心动过缓等。处理主要在于及时检查发现并去除诱因，坐位，口服钙拮抗剂，较严重时可静脉注射交感神经阻滞剂或硝酸甘油类药物，如果血压超过 26.1/17.3kPa，而药物效果不佳时，可以考虑采用硬膜外麻醉的方法阻断交感神经节，以控制血压。

（2）血栓性疾病　主要为深部静脉血栓形成，主要防治措施：鼓励早期活动；

应用弹性袜或弹性绷带帮助静脉回流；保证水分摄入充足；肢体被动活动、按摩、理疗，如功能性电刺激采用交流电 30Hz，波宽 0.25 毫秒，电极放在腓肠肌的内、外侧头，使肌肉强烈收缩 60 分钟。一旦有血栓形成的迹象，应及时进行检查（超声多普勒、血管造影）。如果确诊，应进行肝素或其他药物抗凝治疗。在此期间避免使用热疗。注意避免血栓脱落，引起梗死性并发症。

6. 体温调节障碍 脊髓损伤后体温调节中枢对于体温的调节作用失去控制，因而可以出现变温血症，即体温受环境温度的影响而变化。其预防及治疗措施：注意在气温变化时患者应采取适当的衣着，外出时尤其要注意保暖；保持皮肤干燥，防止受凉；天气炎热时要注意帮助患者散热。

7. 异位骨化 脊髓损伤患者的异位骨化发生率为 16%～53%。最常见于髋关节，其次为膝、肩、肘关节及脊柱。一般发生于伤后 1～4 个月，但可以早在伤后 2 周左右或晚至伤后数年。通常发生在损伤水平以下，局部多有炎症反应，伴全身低热，因此如有不明原因的低热应考虑此症。其原因并不十分明了，运动治疗与此关系不大。病理改变发生在肌肉周围，以后逐渐与肌肉分开，可包裹部分萎缩的肌纤维，一般不累及关节囊及关节腔。主要发展过程分为四期：Ⅰ期——主要为软组织炎性反应，肢体肿胀、发热，几天内在水肿区域可以触及较硬的肿块，局部疼痛，关节活动受限；生化检查有碱性磷酸酶增高。在出现症状的 7～10 天内常规 X 线检查阴性，CT 骨扫描有助于早期诊断。Ⅱ期——临床表现与Ⅰ期相似，但 X 线检查为阳性。Ⅲ期——疼痛逐步减轻，但关节活动仍然明显受限。Ⅳ期——疼痛基本消失，病变组织硬化，骨扫描可为阴性，X 线可见病变部位骨性改变。

异位骨化治疗比较困难。采用依地酸二钠剂量为 20mL/（kg·d），每天早餐前 1 小时服用，可延缓异位骨化的进展，但无法阻止最终的病理过程。在异位骨化成熟（Ⅳ期）时可以采用手术切除治疗，但 3 周内仍可能复发。理疗可以帮助减轻局部症状，早期（Ⅰ～Ⅱ期）最常用的是局部冷疗，即冰水局部冷敷；Ⅲ～Ⅳ期时可以采用其他温热疗法。

发生异位骨化后运动训练时应避免造成明显疼痛，否则会加重病情。为了预防异位骨化症的发生，在进行关节被动活动时要注意动作轻柔，不可采用暴力，以免损伤肌肉或关节，促使异位骨化的发生。

8. 迟发性神经功能状态恶化 脊髓损伤以后，神经功能状态的恶化可以在损伤数年后出现，可以是感觉或运动改变或两者均有之，对患者的独立生活能力有明显的影响。定期对全身感觉和运动功能进行评估和结果比较，对早期发现神经功能恶化有帮助。迟发性神经功能恶化的原因不明，可能与过度使用或失用有关，也可能是退变的结果。

四、中医康复方法

（一）针灸治疗

合并脊柱骨折的患者，只要脊柱骨折比较稳定，允许翻身以成俯卧位时，则宜尽早进行针刺治疗。除了体针之外，头针疗法也可根据病变区域选择相应的运动区和感觉区，而且头针便于在留针期间进行肢体的功能训练。灸法具有温通经络、行气活血、祛寒逐湿等作用，对脊髓损伤阳虚寒凝所致的痉挛、小便失禁或潴留有一定疗效。

1. 针刺疗法

（1）处方　主穴：取损伤平面上下各1、2个棘突旁的夹脊穴2、4对。配穴：上肢取曲池、外关、合谷，下肢取环跳、委中、承山、绝骨、昆仑、太冲、次髎、三阴交、阳陵泉。

（2）操作　夹脊穴针刺时针尖稍向内倾斜，深度根据部位1～1.5寸。其他穴位常规针法，用提插与捻转相结合的补法。每日1次，留针30分钟，其间捻针2次，6次后休息1天。

2. 夹脊电场疗法

（1）处方　同上。

（2）操作　将导线上下联接。夹脊穴，正极在上，负极在下。痉挛性瘫用密波，弛缓性瘫用疏波，电流量以患者能耐受为度。配穴不通电，亦可与夹脊穴交替通电. 每日1～2次，每次30分钟，6次后休息1天。

3. 针刺与穴位注射　断面九针穴，即上界为损伤平面上一个棘突、下界为腰5棘突，上下界的中点和夹脊穴共9针。调理二便取八髎、天枢、气海、中极、三阴交，其他可随症取穴。每日1次，每次30分钟，6次后休息1天。穴位注射夹脊穴、环跳、肾俞、次髎、足三里，操作用丹参、维生素 B_1、维生素 B_{12} 注射液，每穴 0.5～1mL，隔日1次。

（二）中药治疗

针刺治疗固然有效，但临床实践证明，脊髓损伤的中医治疗以针药并用为佳。温补肾阳剂可用于弛缓性瘫痪，还可预防尿路感染，减少其复发；辨证选方治疗压疮和骨质疏松等并发症。药物治疗除内服法外，还可以采用外治法进行药物理疗，如选用坎离砂疗法、蚕沙炒热外熨、酒醋疗法、煎药洗烫、热敷、热熨等，可以疏通经脉气血，以濡养患肢肌肉。

（三）推拿疗法

（1）处方　百会、肺俞、肝俞、胆俞、脾俞、肾俞、环跳、风市、阳陵泉、足三里、委中、承山、昆仑、解溪。

（2）手法　滚法、按法、拿法、揉法、拍法、摇法、抖法。

（3）操作　俯卧位，按揉百会5分钟，施滚法于腰、背部5遍，病变脊椎节段以下手法可稍加重。点按肺俞、肝俞、胆俞、脾俞、肾俞、环跳、风市、阳陵泉、足三里、委中、承山、昆仑、解溪穴，每穴1分钟，拍打脊背部，以皮肤发红为度。施摇法、抖法于下肢，结束治疗。15次为1个疗程，休息3天，进行下1个疗程治疗。

推拿疗法可以改善患肢的血液循环，防止肌萎缩，扩大、维持关节活动度，缓解肌痉挛。推拿疗法是瘫痪康复阶段不可缺少的治疗手段。应用推拿手法时，还需结合其他手法如按、摩、揉、掐、搓、捶、拍等，以达疏通经络，通利关节，强壮筋骨，恢复功能的目的。根据患者瘫痪的情况，推拿时可选择不同的体位，如卧位、坐位等。

第四节　周围神经损伤的康复

一、概述

（一）解剖结构

周围神经分为脑神经、脊神经和自主神经，遍及全身皮肤、黏膜、肌肉、骨关节、血管及内脏等。它是神经元的细胞突起，又称神经纤维，由轴突、髓鞘和施万鞘组成。轴突构成神经纤维的中轴，内含微丝、微管束、线粒体和非颗粒性内质网组成的轴浆，负责神经元和神经终末结构之间的神经冲动的传导。髓鞘由髓磷脂和蛋白组成，包在轴突外，呈若干节段，中段部分称郎飞结，具有防止兴奋扩散作用。施万鞘由施万细胞组成，是神经再生的通道。

（二）定义

周围神经损伤（peripheral nerve injuries，PNI）是指周围神经干或其分支受到外界直接或间接力量作用而发生的损伤。周围神经多为混合神经，包括运动神经、感觉神经和自主神经。损伤后的典型表现为运动障碍、感觉障碍和自主神经功能障碍。

1.损伤原因

（1）挤压伤　其损伤程度与挤压力的大小、速度和神经受压范围等因素有关。

轻者可导致神经失用；重者可压断神经。根据挤压因素不同，分为外源性与内源性两种。前者是体外挤压因素致伤，如腋杖过高，压伤腋神经；头枕在手臂上睡觉，压伤桡神经和尺神经；下肢石膏固定过紧，压伤腓总神经等。后者是被体内组织压伤，如肱骨骨折的骨痂压迫邻近的桡神经等。

（2）牵拉伤　轻者可拉断神经干内的神经束和血管，使神经干内出血，最后瘢痕化。重者可完全撕断神经干或从神经根部撕脱，治疗比较困难。多见于臂丛神经，常由交通和工伤事故引起。肩关节脱位、锁骨骨折，以及分娩，均可伤及臂丛神经。另外肱骨外上髁骨折引起的肘外翻，可使尺神经常年受反复牵拉，引起迟发性尺神经麻痹。

（3）切割伤　神经可单独或与周围组织如肌腱、血管等同时被切断。常见于腕部和骨折部位，损伤范围比较局限，手术治疗预后较好。

（4）注射伤　如臀部注射，伤及坐骨神经、腓总神经；上肢注射，伤及桡神经等。

（5）手术误伤　多见于神经鞘瘤剥离术及骨折内固定术等。

2. 损伤分类

（1）神经失用（neurapraxia）　由于挫伤或压迫使神经的传导功能暂时丧失称为神经失用。此时神经纤维无明显的解剖和形态改变，连续性保持完整，远端神经纤维无华勒变性（Wallerian degeneration）。表现为肌肉瘫痪，但无萎缩；痛觉迟钝，但不消失；通常无自主神经功能丧失。刺激损伤区近端，远端肌肉无反应；但刺激损伤区远端，则肌肉仍有正常收缩。电刺激反应类似正常。无需手术治疗，病因去除，短期（3个月内）即可痊愈。

（2）轴突断裂（axonotmesis）　神经轴突断裂，失去连续性，但神经髓鞘及内膜的连续性没有破坏，称为轴突断裂。有髓和无髓纤维均可受累，损伤远端发生沃勒变性。表现为肌肉瘫痪，肌肉萎缩，感觉丧失，自主神经功能亦有不同程度的丧失。电检查出现变性反应。因施万细胞（Schwann's cell）基层和内膜保持完整，神经轴突可在原有的未被破坏的结缔组织管内高度精确地再生，故损伤后肢体功能大多可以完全恢复，适于保守治疗。痊愈时间取决于特定的神经和损伤的部位，因神经再生速度一般是 1 ～ 8mm/d，故损伤恢复较慢，需数月甚至超过 1 年。

（3）神经断裂（neurotmesis）　神经纤维（包括轴突、髓鞘及内膜）完全断裂，称为神经断裂。损伤远端发生沃勒变性，表现同上。有三种情况：一是神经束膜完整，有自行恢复的可能性，但由于神经内膜瘢痕化，恢复常不完全；二是神经束遭到严重破坏或断裂，但神经干通过神经外膜组织保持连续，很少能自行恢复，需手术修复；三是整个神经干完全断裂，必须手术修复，切除因局部出血而形成的瘢痕组织。如不及时进行手术吻合，其远端神经纤维即发生沃勒变性。

二、康复评定

（一）运动功能评定

1. 运动功能评定项目

（1）视诊：皮肤是否完整、肌肉有无肿胀或萎缩、肌肉有无畸形、步态和姿势异常。

（2）肢体周径测试。

（3）肌力和关节活动范围评定。

2. 运动功能恢复的评定　神经损伤后的运动功能恢复情况分为 6 级（表 5-4-1）。

表 5-4-1　周围神经损伤后的运动功能恢复等级

恢复等级	评定标准
0 级（M0）	肌肉无收缩
1 级（M1）	近端肌肉可见收缩
2 级（M2）	近、远端肌肉均可见收缩
3 级（M3）	所有重要肌肉能抗阻力收缩
4 级（M4）	能进行所有运动，包括独立的或协同的
5 级（M5）	完全正常

（二）感觉功能评定

感觉功能评定包括触觉、痛觉、温度觉、压觉、两点辨别觉、皮肤定位觉、皮肤图形辨别觉、实体觉、运动觉、位置觉、神经干叩击试验（Tinel 征）等。

感觉功能恢复的情况分为 6 级（表 5-4-2）。

表 5-4-2　周围神经损伤后的感觉功能恢复等级

恢复等级	评定标准
0 级（S0）	感觉无恢复
1 级（S1）	支配区皮肤深感觉恢复
2 级（S2）	支配区浅感觉和触觉部分恢复
3 级（S3）	皮肤痛觉和触觉恢复，且感觉过敏消失
4 级（S3$^+$）	除感觉达到 S3 水平外，两点辨别觉部分恢复
5 级（S4）	完全恢复

（三）电生理评定

对周围神经损伤，电生理学检查具有重要的诊断和功能评定价值。常用的方法有以下几种。

1. 肌电图检查　通过针极肌电图检查，可判断神经受损的程度是神经失用或轴突断离或神经断离。评估标准如下。

①轻度失神经支配：肌电图可见自发电活动，运动单位电位波幅、时限基本正常，募集相为混合至干扰相，神经传导速度正常，波幅可下降。

②中度失神经支配：肌电图出现较多自发电活动，募集相为单纯至混合相，神经传导速度下降不超过 20%，波幅下降不超过 50%。

③重度失神经支配：肌电图出现大量自发电活动，仅见单个运动单位电位，运动单位电位波幅可增高，时限可增宽。募集相为单纯相，神经传导速度下降超过 20%，波幅下降超过 50%。

④完全失神经支配：肌电图出现大量自发电活动，无运动单位电位出现，电刺激神经干相应肌肉测不到复合肌肉动作电位。

2. 神经传导速度的测定　神经传导速度的测定是利用肌电图测定神经在单位时间内传导神经冲动的距离。可判断神经损伤部位、神经再生恢复的情况。

3. 体感诱发电位检查　体感诱发电位（SEP）是刺激从周围神经上行到脊髓、脑干和大脑皮层感觉区时在头皮记录的电位，具有灵敏度高、对病变进行定量评估、对传导通路进行定位测定、重复性好等优点。对常规肌电图难以检查出的病变，SEP 可容易做出判断，如周围神经靠近中枢部位的损伤、在重度神经病变和吻合神经的初期测定神经的传导速度等。

（四）超声测定

1. 高频超声　高频超声评定周围神经损伤的研究中，其诊断吻合率均高于 90%，并且，高频超声可用于追踪周围神经走行，检查其形态及周围组织损伤情况，明确多部位或多发神经损伤，在病因诊断，尤其是神经卡压综合征的病因鉴别方面具有独特优势。此外，高频超声可鉴别周围神经损伤的轴突断裂与神经断裂，进行损伤程度粗略分级。

2. 超声造影　超声造影通过对神经周围血流灌注情况进行检测可间接评定神经受损程度或再生状况，为周围神经损伤评定提供了新的视角。

（五）ADL 能力评定

ADL 是人类在生活中反复进行的必需的基本活动。周围神经损伤后，会不同程度地出现 ADL 能力困难。ADL 评定对了解患者的能力，制订康复计划，评价治疗效果，安排重返家庭或就业都十分重要。

三、康复治疗

（一）治疗原理

1. 消炎、消肿、镇痛、促进损伤愈合 早期应用超短波、微波、红外线、紫外线等，可改善局部血液循环，增加细胞膜通透性，减轻局部缺血、缺氧，减轻酸中毒，加强致痛介质和有害的病理或代谢产物的排出，减轻组织间、神经纤维间的水肿和张力，改善营养和代谢。

2. 软化瘢痕，松解粘连 可用中频电、超声波、蜡疗等软化瘢痕，松解粘连。按摩可降低皮肤、皮下组织粘连及瘢痕和神经瘤形成的机会，以防神经再生受阻。压力治疗有助于抑制瘢痕增生。

3. 促进神经纤维再生

（1）中枢冲动传递训练法 这是指导患者反复地通过主观努力，试图引起相应瘫痪肌群的主动收缩，使相应的大脑皮质运动区及脊髓前角细胞兴奋，发放离心冲动，沿神经轴索传递至神经再生部位。此法有利于活跃神经的营养再生机制，促进周围神经纤维再生。

（2）电刺激 改善局部血液循环，使神经膜细胞和成纤维细胞活力增加，促进胶原的形成与定向，使损伤神经缝合区以下或导管内再生轴突数量增加，特别是运动神经轴突的数目增加，轴突再生速度加快，并与肌肉建立相应的联系，神经传导速度加快。

4. 防止肌萎缩，锻炼肌肉

（1）电刺激 指用电流刺激神经或肌肉运动点以使神经发放冲动或使肌肉产生收缩，以增加局部血液循环，防止肌肉萎缩。常用方法：感应电疗法、断续直流电疗法、电兴奋疗法、间动电疗法、干扰电疗法、调制中频电疗法等。

（2）肌电反馈训练法 这是3级以下肌力训练的有效方法。用电极板将受累肌肉发出的弱小肌电信息引出，加以放大、加工，转变成声或光信号，以声、光信号的强弱改变显示给患者，借以诱导患者更有效地进行肌肉主动收缩或放松练习。

（3）肌电触发电刺激法 用电极板将受累肌肉发出的弱小肌电信号引出，放大增强后转变为二路电信号，一路以声或光的强弱方式反馈给患者，另一路则同时启动一组脉冲电流，对同一块肌肉进行电刺激，把肌电反馈训练与电刺激同步叠加结合，可以兼有两者的作用。此法使中枢到肌肉的离心性冲动释放与肌肉收缩时本体感觉的向心性冲动相联系，反复强化，有利于恢复和改善神经对肌肉的控制。

5. 保持或恢复关节活动度 周围神经损伤后，正常拮抗肌过度牵拉已麻痹和萎缩的肌肉，引起神经再生出现时肌肉功能无效，或引起拮抗肌和一些活动不受对抗的关节挛缩，如正中神经麻痹时，第一指蹼间隙挛缩；尺神经麻痹时，固定爪形手；桡神经麻痹时，腕关节屈曲挛缩。故应早期使用矫形器将关节固定于功能位，维持肢体良好的肌肉平衡，在可能引起畸形期间应坚持使用。尽早进行被动或主动运动。如果已产生关节挛缩或畸形，则应采取主动、被动运动和关节功能牵引，矫形器亦可起到矫正挛缩畸形的作用。注意矫形器重量宜轻，尺寸要合适，避免压迫感觉丧失部位。

6. 促进感觉功能的恢复

（1）感觉再训练　这是患者在神经修复后，通过注意、生物反馈、综合训练和回忆，提高感觉功能的能学会的训练。这种训练不是感觉的恢复，而是大脑对感觉的再学习，再认识过程。通过感觉再训练程序，可使大脑重新理解这些改变的信号。此方法强调康复要配合神经再生的时间。当触觉在手指的近节恢复时，即可开始感觉再训练程序。更确切地说，当移动轻触感恢复后，或30Hz震动感恢复时，即可开始感觉再训练。但对于上肢近端神经损伤来说，等候期可能太长。故亦有建议提早进行感觉再训练，可在伤后3周开始。

（2）脱敏治疗　末梢神经损伤后再生神经往往会出现超敏反应，或近端神经损伤康复过程中，皮肤感觉区过渡性过敏反应，伤口瘢痕亦常有过敏情况，但不一定有神经损伤。脱敏治疗是一种进行性的训练步骤，使神经瘤上的皮肤及神经瘤重新适应机械刺激。

（二）治疗目标

1. 短期目标　早期康复目标主要是早消除炎症、水肿，促进神经再生，防止肢体挛缩，恢复期目标主要是促进神经再生，恢复神经的正常功能，矫正畸形。

2. 长期目标　使患者最大限度地恢复功能，恢复正常的日常生活和社会活动，重返工作岗位和进行力所能及的劳动，提高患者的生活质量。

四、现代康复方法

康复治疗的目的是防治合并症，预防与解除肌肉肌腱挛缩、关节僵硬，防止肌肉萎缩，增强肌力，恢复运动与感觉功能，最终恢复患者的生活和工作能力。

（一）防治并发症

1. 肿胀　可采用抬高患肢，弹力绷带压迫，被固定的肢体静力性收缩，对患肢进行轻柔的向心性按摩，被动运动和理疗如热敷、温水浴、蜡浴、红外线、电光浴、超短波、短波、微波、脉管仪等来改善局部血液循环和营养状况，促进组织水肿和积液的吸收。

2. 挛缩　除采用预防水肿的方法外，还可用三角巾、夹板、石膏托、支具等，将受累肢体及关节保持在功能位。被动牵伸挛缩肌肉和肌腱，要求动作缓慢、轻柔，范围逐渐增大。按摩受累肢体。理疗：温热疗法、超声波疗法、音频电疗法、直流电碘离子导入或透明质酸酶导入疗法、水疗及水中运动。

3.继发性外伤　对患者进行安全教育，教育患者不要用无感觉的部位去接触危险的物品；对无感觉的手足，应注意保持清洁，戴手套保护，每天检查皮肤，对皮肤干燥和愈合能力降低采取补偿治疗，每天浸泡和油类涂擦以使皮肤恢复湿润；慎用热疗，避免烫伤；慎用支具，避免压疮。理疗创面，可用超短波、微波、红外线、紫外线、激光等。当某一部位发生炎症时，要考虑到该部位有可能每天活动过度。如果组织整个发生损伤，应使受累部位得以休息，以促进组织康复，防止进一步损伤。

（二）防止肌萎缩，增强肌力，促进运动功能的恢复

1.肌力 0 ~ 1 级　强度－时间曲线检查为完全失神经支配曲线，肌电图检查尚无动作电位或只有极少的动作电位时，采用电刺激、按摩、被动运动、中枢冲动传递训练、肌电反馈训练、肌电反馈电刺激、助力运动等方法，以防止或减缓失神经肌肉的萎缩。

2.肌力 1 ~ 2 级　采用肌电反馈训练、肌电反馈电刺激、助力运动、主动运动、水中运动（借助于水的浮力）和器械运动等。

3.肌力 3 ~ 4 级　采用主动运动（多轴向），抗阻运动如渐进抗阻肌力训练、等速肌力训练、水中运动（借助于水的阻力）和器械运动等，同时进行速度、耐力、灵敏度、协调性与平衡性的训练。

（三）促进感觉功能恢复

1.脱敏疗法　感觉过敏者，可采用脱敏疗法。脱敏的第一步是指导患者如何保护过敏的伤处，进而对皮肤或瘢痕处给予适量的刺激，逐渐使患者能够适应和接受该刺激。采用的方法包括震动，按摩，渐进压力，叩击，浸入疗法，或使用冰水，由软而硬，选用不同质地、不同材料的物品如棉球、棉布、毛巾、毛刷、豆子、米粒、沙子等刺激敏感区，刺激量逐渐加大，使之产生适应性和耐受力。或使用经皮神经电刺激疗法，或超声波疗法等。

2.感觉再训练

（1）早期训练　当还未能分辨 30Hz 震动之前，可以进行。①触觉定位：使用软胶棒（如铅笔的橡皮头）压于掌上，或来回移动，嘱患者注意压点，以视觉协助判断压点位置，然后闭眼感受压点的触感。如此反复练习。②触觉的灵敏：感觉减退或消失、实体感缺失者，往往很难完全恢复原来的感觉，需要采用感觉重建训练法进行训练，即训练大脑对新刺激重新认识。可让肢体触摸或抓捏各种不同大小、形状和质地的物品来进行反复训练。刺激强度逐渐从强到弱，来增加分辨能力。训练可分为三个阶段进行：第一阶段，让患者睁眼看着治疗师用物品分别刺激其健侧和患侧肢体的皮肤，要求患者努力去体验和对照。第二阶段，让患者先睁眼看着治疗师用物品刺激其患侧肢体的皮肤，然后闭眼，治疗师继续在同一部位以同样物品去刺激，要求患者努力去比较和体会。或让患者先闭眼，治疗师用物品刺激其患侧肢体的皮肤，然后再睁眼看着治疗师继续重复刚才同样的刺激，要求患者努力去回忆和比较。第三阶段，让患者闭上眼睛，治疗师用物品同时刺激其健侧和患侧肢体的皮肤，要求患者去比较和体会。上述三个阶段的训练可依次进行，也可一天当中一起重复训练。

（2）后期训练　当触觉已能分辨30Hz震动，以及256Hz的震动时，可以进行。①形状辨别：循序渐进地训练患者分辨不同大小和不同形状的物品，达到较细密的感觉恢复。②日常物品辨别。

（四）保持或恢复关节活动度

周围神经损伤后，应尽早进行被动或主动运动、防止关节周围的纤维组织挛缩，必要时配以矫形器具支持，如果已产生关节挛缩或畸形，则应采取主动、被动运动和关节功能牵引。

（五）改善作业活动能力

在运动神经细胞修复的过程中，适当的治疗性作业不仅能增强肌力和耐力，同时还能改善患肢的血运和增加关节的活动范围，掌握实用性动作技巧。应根据患者的年龄、性别、文化程度、职业，神经损伤和功能障碍的部位、程度，治疗的目标和个人爱好等，选择适宜的作业活动。

上肢常用的作业活动：木工（拉锯、刨削、砂磨、锤打），绕线，编织，刺绣，泥塑，修配仪器，分拣，组装，结绳，掷包，套圈，拧螺丝，插板，夹夹子，打字，书法，绘画，弹琴，珠算，下棋等。下肢常用的作业活动：踏自行车，缝纫机，落地式织布机，万能木工机等。进行ADL训练，必要时可配制辅助器具。

（六）促进心理功能恢复

周围神经损伤的患者，往往伴有心理问题，可采用医学宣教、心理咨询、集体治疗、患者示范等方式来消除或减轻患者的心理障碍，发挥其主观能动性，积极地配合康复治疗。也可通过作业治疗来改善患者的心理状态。

（七）患者的再教育

首先必须让患者认识到单靠医生和治疗师，不能使受伤的肢体完全恢复功能，患者应积极主动地参与治疗。早期就应在病情允许下，在肢体受限范围内尽早活动，以预防水肿、挛缩等并发症。周围神经损伤患者常有感觉丧失，因此失去了对疼痛的保护机制。无感觉区容易被灼伤、外伤。一旦发生了创伤，由于伤口有营养障碍，较难愈合。必须教育患者不要用无感觉的部位去接触危险的物体，如运转中的机器，不要搬运重物。煮饭、烧水时易被烫伤，吸烟时烟头也会无意识地烧伤无感觉区。对有感觉丧失的手、手指，应经常保持清洁、戴手套保护。若坐骨神经或腓总神经损伤，应保护足底，特别是在穿鞋时，要防止足的磨损。无感觉区也容易发生压迫溃疡，在夹板或石膏内应注意皮肤是否发红或破损，若出现石膏、夹板的松脱、碎裂，应立即去就诊。

（八）注意事项

在等待肌肉功能恢复期间不要使用代偿性运动训练。只有当肌肉功能恢复无望时才能发展代偿功能，但一定要注意不能促成肢体畸形。伴有感觉障碍时要注意防止皮肤损害。任何情况下都禁忌做过伸运动。如果挛缩的肌肉和短缩的韧带有固定关节的作用，则应保持原状。训练应适度，不可因过分疲劳而加重损伤。

五、中医康复方法

周围神经损伤在中医中属于"伤筋""痿躄"等范畴。"伤筋"多为外伤所致，如跌仆金伤、强力压拉、剧烈运动等因素，在《金匮要略·脏腑经络先后病脉证》中提道："千般疢难，不越三条：一者，经络受邪，入脏腑，为内所因也；二者，四肢九窍，血脉相传，壅塞不通，为外皮肤所中也；三者，房室、金刃、虫兽所伤，以此详之，病由都尽。"故外伤患者中此病多见。而痿证产生的机制，据《素问·痿论》云："肺热叶焦，则皮毛虚弱急薄，著则生痿躄也。"其病机多为经络不通，气虚血滞，以致肢体、皮、肉得不到气血的温养，而出现肌肤麻木不仁等。中医治疗周围神经损伤主要以中医理论为基础，在辨证论治的指导思想下，遵循天人合一的原则，外伤与内损兼顾，多种方式协同治疗。

（一）基本治法与治疗原则

本病治疗宜以顾脾、养肝、滋肾、温通为法，而针对气虚血瘀的基本病机，益气活血、以补求通则是基本治法。通是气血之通，是经筋之通，是损伤神经的再通。本病治疗，应益气活血与调补脏腑两者相辅相成。若病在后期或素体虚弱者，调补脏腑便显得更为重要，但就多数情况而论，可以益气活血、以补求通为基本治法。

1. 治痿独取阳明　历代医家多遵从《黄帝内经》提出的"治痿独取阳明"原则，认为"独取阳明"重在调理脾胃，脾胃虚者益其损，脾胃实者调其气，以强阳明之脉，达到补后天脾胃之本，充气血生化之源，以润养筋肉。阳明又有宗筋之长，宗筋主束筋骨而利机关。因此，"治痿独取阳明"是治疗痿证的重要治疗原则。

在痿证的各个治疗阶段都应顾及脾胃，切不可伤及脾胃。脾胃功能健旺，饮食得增，胃津得复，脏腑气血功能旺盛，筋脉得以濡养。"治痿独取阳明"的原则充分说明了在治疗周围神经损伤的过程中顾护脾胃的重要性。

2. 滋养肝肾 周围神经属中医"经筋"范畴。肝主筋，肝血充盈，则筋得濡养，肝肾同源，筋附于骨。因此，肝肾亏损，髓枯筋痿也常导致筋伤疾患的发生和发展。如前所述，周围神经损伤与肝肾功能失常亦有一定联系，滋养肝肾也是治疗本病的重要方法。从肝肾论治多适用于久病瘀阻的周围神经损伤患者，运用滋养肝肾方法治疗此类患者，临床疗效明显。

3. 温阳化瘀 中医学有"久病入络"之说，认为本病多由正气不足，寒湿之邪侵袭，导致气血运行不畅，经脉痹阻而发。某些病变引起的周围神经病变病程长，迁延难愈，络脉瘀阻在其病变的发生和发展中起着重要作用。

4. 益气活血，以补求通 调治气血是恢复周围神经损伤正常功能的基本方法。周围神经损伤的气血之变有虚有实，实则为气滞血瘀，虚在于气虚血少。损伤后经筋离断，经隧阻滞，必然瘀阻于内，而气则因瘀而滞，故本病血瘀重于气滞，此与一般外伤无异。神经受损后可形成神经瘤与瘢痕条索等病变，严重影响损伤神经的修复，这与中医血瘀病变相类似，是瘀重于滞的又一原因。神经损伤后，由于气血不能连续，损伤之处瞬间失去气的温煦与血的濡养，气帅血至病所成为康复的关键。神经损伤的修复需要气持续不断地鼓动与温养，而本病耗血多不严重，故气虚血少以气虚为主。

（二）治疗方法

1. 针灸治疗 周围神经损伤多为外因所致，大都为跌仆金伤、强力压迫拉引、剧烈运动、新生儿产伤、臀部肌内注射、穴位注射、穴位强刺激等。根据"治痿独取阳明""经脉所通，主治所及"的选穴原则，多取损伤神经干两端、邻近穴位以及手足阳明经穴位再配合止痛活血、通经活络等作用的穴位。

（1）处方 主穴：上肢神经损伤取肩三针、极泉、臂臑、曲池、小海、手三里、四渎、八邪；下肢取环跳、髀关、足三里、涌泉、八风。

（2）操作 采用常规针法，根据部位 1～1.5 寸，用提插与捻转相结合的补泻法。每日 1 次，留针 30 分钟，其间捻针 2 次，6 次后休息 1 天。

2. 中药治疗 在中医治疗周围神经损伤中，根据病因病机，通过中医理、法、方、药进行辨证论治，对证处理，选取适宜的方药。此病初起多为瘀血阻络，损伤日久经脉痹阻不通，筋脉失养，久病及脾，脾胃不足，气血生化无源，因而致痹、致痿。故中药治疗时多选取活血化瘀、补益脾胃之药。中药治疗神经性疾病具有疗效确切、毒副作用小、多靶点作用等优点。

（1）气滞血瘀证　伤肢疼痛，肿胀，肢体麻木，活动受限，舌质暗，脉弦。

当以行气活血为主，方选血府逐瘀汤：桃仁、红花、当归、生地黄、牛膝、川芎、桔梗、赤芍、枳壳、甘草、柴胡。水煎服，日1次。

（2）气血两虚证　肢体拘挛，活动不能，肌肉萎缩，肢体麻木，倦怠乏力，脉细弱，舌质苔少。当以补气活血、补血为主，方选补阳还五汤：黄芪、当归尾、赤芍、地龙（去土）、川芎、红花、桃仁。水煎服，日1次。

3. 推拿疗法　在周围神经损伤的中医治疗中，推拿同样取得了一定的效果。《素问》中提到"盖按其经络，则郁闭之气可通，摩其壅聚，则瘀结之肿可散也"，现代研究表明，推拿能够改善周围神经损伤后的行为学和形态学，对组织内神经生长因子、脑源性神经营养因子、肌源性神经营养因子的增长有显著意义。

（1）处方

①上肢：取天鼎、缺盆、肩井、天宗、肩贞、极泉、曲池、小海、外关、内关、合谷，以及上肢神经易触及的部位。

②下肢：环跳、上髎、次髎、承扶、殷门、委中、承筋、承山、昆仑、太溪、气冲、冲门、髀关、风市、阳陵泉、足三里、绝骨、解溪、血海、阴陵泉、三阴交、公孙、太白，以及下肢神经易触及的部位。

（2）操作　上肢神经损伤，患者取坐位；下肢神经损伤，患者取卧位。术者立其伤侧，按下列四个步骤施术手法。

①推滚揉按伤肢法：双手由伤肢近端交替推至远端数十次；单手小鱼际部或掌指关节滚伤肢数分钟；双手掌或多指抱揉伤肢5～7遍；双拇指由近侧向远端交替按压损伤神经路线数遍。

②拨打拿弹伤肢法：由近端至远端用双手拇指重拨、双手空拳或掌侧交替打叩、指捏拿、提弹伤肢筋肉各5～7遍，此步手法以肢体发热为度。

③按摩伤肢腧穴法：双手或单手拇指按、揉伤肢常用腧穴5～7个，各0.5～1分钟；拇指拨损伤之神经干易触及的部位3～5次。

④揉搓撞震伤肢法：双手掌相对往返揉、搓伤肢数遍；继之，一手固定伤肢上段适宜部位，另一手握伤肢远端向上撞震伤肢三大关节；压放热穴各半分钟，掌推抚伤肢结束。

推拿疗法可以改善患肢的血液循环，防止肌萎缩。推拿疗法是周围神经损伤康复阶段不可缺少的治疗手段。应用推拿手法时，还需结合其他手法如按、摩、揉、掐、搓、捶、拍等，以达疏通经络，通利关节，强壮筋骨，恢复功能的目的。

六、康复护理

（一）体位护理

根据神经损伤的性质和部位预以良肢位摆放，保持肢体功能位。

（二）康复延伸治疗

根据康复治疗师的意见，监督和指导患者在病房进行关节活动度（ROM）、肌力、感觉、日常生活活动（ADL）等延续性训练。

（三）并发症的预防及护理

预防继发性损伤的护理（如摔伤、烫伤等）；预防关节挛缩及失用综合征的护理；周围循环障碍、肢体肿胀、疼痛的预防和护理等。

第五节　帕金森病的康复

帕金森病（Parkinson disease，PD），又称震颤麻痹（paralysis agitans），主要是由于中脑黑质多巴胺能神经元细胞发生病理性改变，导致多巴胺合成减少，抑制乙酰胆碱的功能降低，从而使乙酰胆碱的兴奋作用相对增强引起的。帕金森病的临床症状主要有震颤、肌张力增高、运动障碍等。由英国医生 James Parkinson 在 1817 年首先做了详细报道。

一、概述

中医学将帕金森病归于"颤证"范畴。我国的中医书籍对帕金森病的类似症状早有论述，在《素问·至真要大论》中就有记载。中医学认为，帕金森病多因肝肾不足、气血两虚、筋脉失养、虚风内动所致，或因风、火、痰、瘀相聚，互阻络道而发病。本病的病变部位主要在肝、脾、肾。

PD 的病因与发病机制至今尚未完全明了，目前认为与遗传、环境毒素、氧化应激、兴奋性毒素、线粒体损伤、神经系统老化、免疫学异常、细胞凋亡等因素密切相关。

PD 是锥体外系疾病中的主要疾病，也是中老年人中发病率较高的中枢神经系统变性疾病，其患病率随年龄增加而递增。随着人口老龄化现象的日趋严重，该病已经成为严重影响人类健康的疾病之一，同时也是神经康复领域中的一个重要康复对象。

虽然目前有许多方法可以缓解症状，但它们带来的并发症也是明显的。因此为了维持或改善帕金森病患者的日常生活和活动能力，提高生活质量，在药物治疗的同时配合康复治疗对防治帕金森病的继发性功能障碍是很有帮助的。

二、康复评定

在对帕金森病患者进行康复治疗之前，必须对患者的状况做一个全面的、综合的评估。对帕金森病病情进行评估的意义在于：①在疾病的任何阶段，可对症状、体征和残疾程度进行评估。②为病情的比较提供可靠的依据，包括各种症状、体征的变化情况，可用总积分来评价总的变化。③评估对药物（或其他）治疗的反应。

（一）功能评定

1. Hoehn 和 Yahr 分期评定法　这是目前国际上较通用的帕金森病病情程度分级评定法（表 5-5-1）。

表 5-5-1　帕金森病的临床分期（Hoehn 和 Yahr）

分期	临床特征
0	无疾病体征
1	单侧发病
2	双侧均已有病，但平衡不受损
3	双侧病变为轻到中度，姿势有些不稳定，但身体活动能独立进行
4	严重功能障碍，但仍能不用辅助地站或走
5	除非辅助，否则只能卧床或限于轮椅上活动

2. PD 功能障碍统一评定量表　美国 1985 年 12 月发表的 PD 功能障碍统一评定量表有 6 大类，44 项，限于篇幅，现选出其中 10 项主要者作为评定时的参考（表 5-5-2）。

表 5-5-2　帕金森病主要症状的严重程度评分

症状	评分标准
运动过缓	0 无
	1 倘若运动不慌不忙地进行，迟缓极轻，一些人可能正常，运动幅度可能下降
	2 运动有肯定异常的轻度迟缓和缺乏或幅度有些降低
	3 运动中度迟缓和缺乏或运动幅度小
	4 运动显著迟缓和缺乏或运动幅度小

症状	评分标准
震颤	0 无
	1 轻度和不正常出现
	2 小度，使患者厌烦
	3 重度，干扰许多活动
	4 极著，干扰大多数活动
僵直	0 无
	1 轻微
	2 轻到中度
	3 明显，但仍易于进行全范围的被动 ROM
	4 严重，进行全范围 ROM 有困难
姿势	0 正常伸直
	1 不能完全伸直，略弯腰姿势
	2 有肯定异常的中度弯腰姿势，略偏向一侧
	3 严重的伴有驼背的弯腰姿势，可中度偏向一侧
	4 极著的弯曲伴有姿势的极度异常
步态	0 正常
	1 走路慢，可用短步拖曳走，但无慌张或前冲
	2 走路有困难，但不需或只需极少帮助，可能有些慌张、短步或前冲
	3 步态严重紊乱，需要辅助
	4 即使辅助也不能走
从椅上起立（双前臂合抱于胸前，从硬靠背木或金属椅上进行）	0 正常
	1 慢，或需 1 次以上的尝试才能完成
	2 需推椅座将自己推起
	3 有向后跌回的倾向，而且可能尝试 1 次以上才能站起，但不需帮助
	4 没有他人帮助不能站起

症状	评分标准
用手写字	0 正常
	1 略慢或字略小
	2 中度慢或字中度小，但所有字均清楚易认
	3 严重受累，不能全部字都可认清
	4 大多数字不可辨认
言语	0 正常
	1 轻度受累，但让人理解无困难
	2 中度受累，有时他人需要求重复才能理解
	3 严重受累，他人经常要求重复才能理解
	4 大多数时间都使人难于理解
面部表情	0 无
	1 面部表情轻度减少
	2 有肯定异常的脸部表情，轻度减少
	3 中度异常的脸部表情，口唇有时分开
	4 面具脸，面部表情严重或完全丧失，口唇分开 0.6cm 或更多
日常生活活动	0 完全独立
	1 完全独立，但动作慢，费时长 1 倍，意识到慢
	2 不完全独立，能做大多数家务杂活，动作极慢，费时为正常人的 3 ～ 5 倍或 5 倍以上，有时有错误
	3 大多数不能独立，需大量帮助
	4 完全不能独立

注：0 ～ 2 分——正常；3 ～ 10 分——轻度功能障碍；11 ～ 20 分——中度功能障碍；21 ～ 30 分——重度功能障碍；31 ～ 40 分——极重度功能障碍。

（二）疗效评定

可以按表 5-12 的方法在治疗前、后评分，并按照以下公式计算疗效评分：

疗效评分 =（治疗前总分 - 治疗后总分）/ 治疗前总分 ×100%

注：0——无效；1% ～ 19%——稍好；20% ～ 49%——改善；50% ～ 99%——明显改善；100%——恢复正常。

（三）ADL 评定

一般用 Barthel 指数评定法，近来也开始使用 FIM 评定法进行评估。

目前，国内外已制定出多种帕金森病评分标准，其中定量方法是用简单或复杂的实验方法对生理指标进行测量，所得结果可靠，属客观评估，但操作复杂费时，条件要求高；定性方法是用不同的量表对神经病学病史、症状、体征和功能残疾情况评分，属主观评估，操作简单而迅速，临床上更常用。不同量表的考虑因素不同，同一因素在不同的量表中所占的权重也不同，因此，在实际工作中应该根据不同的需要选择合适的量表进行康复评定。

三、现代康复治疗

（一）康复训练的目标

1. 总目标　尽量改善患者功能，推迟或减少多巴胺类药物的应用，减少继发性损伤，延缓病情发展，增强独立生活能力。

2. 短期目标

（1）维持或改善全身各关节的活动范围及功能，特别是伸展方面，牵引紧缩的肌肉，防止关节挛缩。

（2）纠正不正确的姿势，预防或减轻失用性肌萎缩，改善步态、平衡功能和姿势反射。

（3）增进运动速度和耐力，调整呼吸，进行扩胸训练，增大肺活量。

（4）维持或提高日常生活活动能力。

（5）指导家属配合康复锻炼以及对家庭设施、生活方式的调整等。

3. 长期目标　预防和减少继发性功能障碍的发生，维持充分范围的活动能力，尽量保持日常生活独立，学会代偿方法，减轻患者和家属的心理负担。

（二）康复训练的原则

由于每个患者的病情轻重不同，存在的功能障碍也不同，因此对于目标的设立应该因人而异，随时调整。同时要求患者及家属充分配合康复锻炼。

1. 抑制异常运动模式，促进正常运动模式。通过对简单的正常动作进行大量的重复来让帕金森病患者重新学会正常的运动方式。

2. 充分利用视、听反馈。

3. 让患者积极主动地参与治疗。患者只有主动、积极、全神贯注才能重新学会正常的运动模式。

4. 避免疲劳。因为一旦发生，消失很慢。

5. 避免抗阻运动。对帕金森病患者来说，抗阻运动引起的肌紧张消失很慢，而且会重现所有症状和引起不愉快的感觉，因此应该尽量减少抗阻运动的使用。

（三）康复训练的方法

1. 松弛和呼吸训练　采用本体感觉性神经肌肉促通（PNF）技术，有节奏地进行训练，从被动运动到主动运动，从小范围过渡到全范围的运动，不仅对帕金森病的强直有松弛作用，也能改善少动引起的功能障碍。呼吸训练时，闭上眼睛，随后开始深而缓慢地呼吸，并将注意力集中在呼吸声上。腹部在吸气时鼓起，呼气时放松，经鼻吸气，并想象着空气向上到达前额，经过头部和背部到达脚，连续做此锻炼 5 ～ 15 分钟可使全身肌肉松弛。

帕金森病患者心理非常紧张的原因是由于担心在公共场所"变得僵硬，行动不便"，进行放松训练和呼吸锻炼，有助于减轻这种感觉。随着全面的身体锻炼，放松和呼吸锻炼也可共同进行。

2. 关节运动范围训练　关节的主动或被动训练是每天必不可少的项目，活动训练的目的是增加患者的伸肌活动范围，牵引缩短、强直的屈肌，特别是挛缩的肌肉。如采用 PNF 法的挛缩松弛技术，持续被动牵引法都可取得良好的效果。对关节囊特别紧密，或关节周围韧带很紧的患者，可用关节松动技术手法。必须注意避免过度的牵拉及疼痛，否则会产生反跳性肌肉收缩，也可拉伤组织，形成瘢痕，反而造成关节活动范围缩小。还要注意患者骨质疏松的可能，避免活动造成的骨折。关节活动度的训练应该与其他训练方式结合起来，强调整体运动功能模式。

3. 平衡训练　由于存在姿势反射障碍，帕金森病患者在行走时快步前冲，遇障碍物或突然停步时就容易跌倒。坐位和站立位的较慢重心转移训练可以帮助患者加强肢体的稳定性。可逐渐增加活动的复杂性、重心转移的范围或附加上肢作业，比如拾起掉落在地上的东西。在训练中可以使用语言指令、音乐、拍手、镜子、地上做记号等手段，辅助进行有节奏且相互交替的运动。双足分开 25 ～ 30cm 站立，向左右、前后移动重心，并保持平衡；向前后左右跨步运动，躯干和骨盆左右旋转，并使上肢随之进行大的摆动，对平衡姿势、缓解肌张力有较好作用，重复投掷和拣回物体；学习和练习全身不同姿势活动：坐位、站立、行走等；运动变换训练包括翻身、上下床，以及从坐到站、从床到椅的转换等。

4. 姿势恢复训练　帕金森病患者常呈屈曲姿势，头颈和躯干前倾，肩内收（肩胛骨外旋位），肘和膝半屈位。做头部旋转倾斜（图 5-5-1）、下颌伸缩、躯干旋转、上肢伸展、棍棒操、手指对掌、桥式运动、髋部晃动、直腿抬高、腰背过伸、腓肠肌牵拉、推墙等运动都可改善不良姿势。

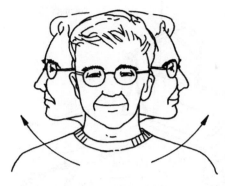

图 5-5-1　颈部运动

5.步态训练　帕金森病患者明显的步态障碍常表现为：启动慢，小碎步前冲、转弯和过门框时困难，一旦启动难以停止。进行训练时，要求两眼向前看，身体站直，两上肢协调动作以及下肢起步合拍。起步时足尖要尽量抬高，先足跟着地再足尖着地，跨步要尽量慢而大，步伐基底宽度大，两上肢尽量在行走时做前后摆动，同时还进行转弯训练。在步行锻炼时最好有其他人在场随时提醒和纠正异常的姿势，步行锻炼的关键是要抬高脚和跨步要大。

6.面部动作训练

（1）用力皱眉、展眉，反复数次。

（2）用力睁眼、闭眼，交替瞬眼运动。

（3）交替鼓腮、凹腮运动。

（4）露齿和吹哨动作。

（5）面对镜子做微笑、大笑、露齿而笑等动作。

7.日常生活能力训练　重点练习穿脱衣服；从椅子上站起和坐下；进出厕所、淋浴间；出入浴池；从地垫上起来；携物行走；上下车等。

8.日常起居生活安排

（1）卧室　地上避免杂乱，不要有鞋、小块毛毯等东西以免绊倒。可以在床上安装拉锁、吊环，墙上安装横杆，床头的床脚下垫放木块等帮助起床、翻身（图5-5-2）。

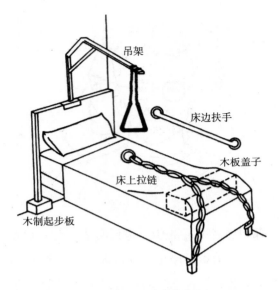

图 5-5-2 卧室辅助设备

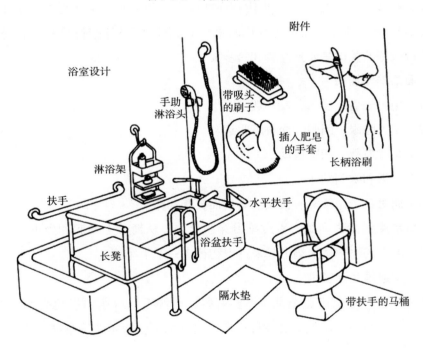

图 5-5-3 浴室辅助设备

（2）厕所 浴室中的安全非常重要，因为瓷砖、地板、浴盆比较光滑，容易滑倒受伤。应该在浴缸及墙上安装拉手和椅子方便进出，用长柄的刷子洗澡或把刷子固定在墙上便于洗手，肥皂可以插在手套的掌面，便于震颤明显的患者擦肥皂；有手腕旋转和协调功能障碍的患者，球形的门把手、水龙头可改成杆式、按压式的（图 5-5-3）。

另外需要对家属提出的是，首先尽量保持患者的独立，不要为了节省时间而代替患者完成任务，这会造成依赖以及患者的心理紧张。其次要了解病情，帕金森病患者由于药物的作用，活动能力在一天中往往有波动，患者有时需要帮助但不是始终需要帮助。

四、中医康复方法

（一）中药疗法

1.气血两虚，兼气滞血瘀风动型 ①治法：益气补血、行气通络、息风止痉。②方药：八珍汤合镇肝熄风汤。

2.肝肾阴虚，兼血瘀阳亢风动型 ①治法：滋补肝肾、活血化瘀、息风通络。②方药：大补阴丸合羚角钩藤汤。

3.脾肾阳虚，兼痰湿阻络风动型 ①治法：健脾祛湿、化痰开窍、息风通络。②方药：补阳还五汤合导痰汤。

（二）针灸疗法

1.头针 主选运动区的上、中部和震颤区，采用对三角线进针，针尖与头皮成30°夹角，在同一区域内分别由中心点向前、后、下方各进针一枚，针柄互相靠拢，以便电极串联通电治疗。左侧肢体症状重者主选右侧，右侧重者选左侧。

2.四肢穴 上肢选合谷、内关、曲池、灵道、手全息近端点（即食指掌指关节内侧向近心端斜刺进针1.0寸）为主穴；下肢选足三里、承山、飞扬、阴陵泉、足全息颤点（即跖骨头旁内侧向远心端斜刺进针1.0寸）为主穴。

3.躯干穴 主选督脉诸穴，具体方法是对颈项僵直、转头不灵便者选风府、大椎、陶道；胸背僵直选身柱、神道、灵台；腰背僵直选脊中、悬枢、命门和阳关等。每次选2～4穴，每两个穴为一组，针尖成30°斜刺相向进针，一般为1.5～3.0寸，以有较强的针感反应为宜。

4.治疗方法 每次四肢穴和躯干穴各选2～4穴，头体针交替，对体质好、症状重者应尽可能以电针治疗为主，电针刺激频率以疏波、断续波为主，每次留针时间是头针为30～40分钟，四肢和躯干为30～50分钟为宜，每日1次，15日为1个疗程。

第六节　老年痴呆的康复

老年痴呆是危及老年人健康的常见病之一，发病率和患病率随年龄增长而增高。由于受传统文化影响，人们认为老年痴呆是一种正常的衰老过程，对其知晓度低，造成痴呆患者的就诊率低、治疗率低，对其照料者的正规培训率更低，严重影响了老年痴呆患者的生活质量，给家庭和社会带来沉重的负担。康复治疗能改善老年痴呆患者认知功能障碍、运动功能障碍和精神行为症状，已成为提高老年痴呆患者生活质量的重要手段之一。

一、概述

（一）定义

痴呆（dementia）是一种以获得性认知功能损害为核心，并导致患者日常生活能力、学习能力、工作能力和社会交往能力明显减退的综合征。患者的认知功能损害涉及记忆、学习、定向、理解、判断、计算、语言、视空间功能、分析及解决问题等能力，在病程某一阶段常伴有精神、行为和人格异常。《国际疾病分类诊断标准》第 10 次修订（ICD-10）对痴呆进行了一般性描述："痴呆是由于脑部疾病所致的综合征。它通常具有慢性或进行性的性质，出现多种高级皮质功能的紊乱，包括记忆、思维、定向、理解、计算、学习能力、语言和判断功能。意识是清晰的，常伴有认知功能的损害，偶尔以情绪控制和社会行为或动机的衰退为前驱症状。"痴呆发生在脑内器质性损害的基础上，其中以老年变性疾病和脑血管疾病最为常见。老年痴呆（dementia in elderly）是指于老年期发生的痴呆，是危及老年人健康的常见病。

（二）流行病学特点

据调查统计显示，痴呆患病率随年龄成倍增高，痴呆的患病率、发病率及痴呆各亚型都随增龄急剧上升。根据 2015 年世界阿尔茨海默病报告，全球约每 3 秒就有 1 例新发痴呆患者，日前老年痴呆有 4600 万人，预计 2050 年全球老年痴呆的人数将增加至 1.315 亿。随着人口老龄化，我国老年痴呆病例不断增加。有资料表明，我国 65 岁以上的老年人中，痴呆发病率为 10%；85 岁以上的老年人中，痴呆发病率高达 47%。而且女性患者多于男性，文盲患者多于非文盲者，体力劳动患者多于脑力劳动者。

（三）病因及发病机制

导致老年痴呆的病因很多，如低教育程度、膳食因素、女性雌激素水平降低、高血糖、高胆固醇、高同型半胱氨酸、血管因素、心理社会因素等。对阿尔茨海默病患者的大脑病理解剖检查可见大脑半球皮质弥漫性萎缩，脑回皱缩，脑沟增宽，尤以颞、顶叶和前额叶最明显。组织学检查可见大量神经元脱失，皮质突触显著减少，其中特征性病理改变为神经细胞内由双股螺旋微丝构成神经纤维缠结（neurofibrillary tangle，NFT），以淀粉样蛋白（amyloid protein）为核心形成细胞外老年斑（senile plaque，SP），神经元颗粒空泡变性及血管壁淀粉样蛋白变性。

痴呆从发病机制方面可分为：阿尔茨海默病（Alzheimer's disease，AD）、血管性痴呆（vascular dementia，VD）、混合型痴呆（mixed dementia）和其他痴呆（other dementia）。其中阿尔茨海默病（60%）和血管性痴呆（15%）是老年痴呆最为常见的类型。

有关 AD 的发病机制存在多种假说，如 β- 淀粉样蛋白瀑布假说、Tau 蛋白假说、神经血管假说、细胞周期蛋白调节障碍、氧化应激、炎症机制、线粒体功能障碍等。其中影响较广的有 β- 淀粉样蛋白瀑布假说，SP 是 AD 脑重要的特征性病理改变，SP 的核心成分为 β- 淀粉样蛋白（amyloid β-protein，Aβ），该假说认为 Aβ 的生成和清除失衡是导致神经元变性和痴呆发生的起始事件。另一个重要的假说为 Tau 蛋白假说，认为过度磷酸化的 Tau 蛋白影响了神经元、骨架微管蛋白的稳定性，从而导致神经元纤维缠结形成，进而破坏了神经元和突触的正常功能。

血管性痴呆多由缺血性卒中、出血性卒中和脑缺血缺氧等继发，发病与高龄、低教育水平、低收入、吸烟、痴呆家族史、复发性卒中史（特别是左侧半球卒中）等因素有关。对于发病机制，一般认为是脑血管病的病灶涉及额叶、颞叶及边缘系统，或病灶损害了足够容量的脑组织，导致记忆、注意力、执行功能和语言等高级认知功能的严重损害。

（四）痴呆的病因病机

中医学认为，痴呆属"呆病""善忘"等范畴，老年痴呆是由髓减脑消，痰瘀痹阻脑络，神机失用所导致的一种神志疾病。基本病机为髓海不足，神机失用。对于 AD 疾病的发生，虚是 AD 发病的病理基础，痰是 AD 发病的病理关键，瘀是 AD 发病的病理产物。

老年痴呆病位在脑，脑是人体智能的中枢，内而脏腑，外而肢节，均在脑的作用下发挥正常生理功能。肾与脑关系密切。《素问·上古天真论》说"肾者主水，受五脏六腑之精而藏之"，肾藏精，精生髓，髓能充脑以补益脑髓，脑髓以先天之精作为主要物质基础，故肾精的盛衰直接影响脑髓的盈亏。《灵枢·海论》云"脑为髓之海……髓海有余，则轻劲多力，自过其度"，肾精充剩，脑髓得养，脑力充沛，元神旺盛，神机聪明。脑又称为"元神之府"，元神指人的精神意识思维活动，脑主元神（记忆古今，应对万物）、司知动（知觉、运动）、御众神（心藏神、肝藏魂、肺藏魄、脾藏意、肾藏志）、统情志（心在志为喜、肝在志为怒、肺在志为忧、脾在志为思、肾在志为恐）。元神为脑髓所养，不断补充，肾精不足，脑髓渐空，则元神失养。老年痴呆多以年高体虚，脏腑功能减退，其中以肾功能减退最为突出。

清·陈士铎《石室秘录·呆病门》云："呆病如痴，而默默不言也，如饥而悠悠如失也……实亦胸腹之中，无非痰气。故治呆无奇法，治痰即治呆也。"《医林绳墨》云："有问事不知首尾，作事忽略而不记者，此因痰迷心窍也。"脏腑虚衰，功能失调，导致津液运行障碍，滋生痰浊，重浊黏滞，阻滞脑络，上蒙清窍，神明失灵，出现一系列神志失常的病症。由此可见，痴呆的发生与痰浊病邪密切相关。

《灵枢·营卫生会》指出"老者之气血衰，其肌肉枯，气道涩"，脏腑之气以年龄的增长逐渐衰退，步入老年阶段，瘀血以不同程度存在机体中，血气由盛渐衰，由通畅到凝滞。中医学有"老人多瘀""久病必瘀""虚久致瘀"的观点，瘀血的产生与五脏的虚衰有着密不可分的因果关系。老年人脏腑功能衰退，气虚无力运行血液，或温煦功能减弱，寒凝血脉，或血少脉道枯涩而致血行不畅。血流滞缓、瘀血阻滞脑络，脑窍失养，神机失用，终致痴呆。

（五）临床特征

老年痴呆的病因不同，临床表现也各有差异。AD起病隐袭，患者及家属常说不清楚何时起病，以记忆力障碍为最常见的表现。VD患者早期多无明显的痴呆症状，而有神经功能缺损的症状和体征，晚期可出现明显痴呆、粗暴、定向力障碍。VD患者由于损害部位不同，临床表现也有所不同。

老年痴呆的典型临床特征可概括为三个方面：认知功能障碍、精神行为症状和日常生活能力下降。

1. 认知功能障碍　通常包括记忆障碍、言语障碍、视空间和定向障碍、失认症、失用症、智力障碍及由于这些认知功能损害导致的执行功能障碍。

（1）记忆障碍　记忆障碍是痴呆患者早期的突出症状，主要累及短时记忆、记忆保存和导致学习新知识困难。表现为好忘事，经常丢三落四，如经常把家中的物品放错地方，不能在熟悉的地方找到；常常依靠记事本，即便如此，也常常忘记电话内容或已安排的事情；不能记住新地址、新场所，常常迷失方向，甚至在自家附近熟悉的地方也容易走失。在疾病早期，患者学习新知识、掌握新技能的能力减退，只能从事简单的工作。随着疾病进展，远期记忆也逐渐受累，记不住自己的生日、家庭住址和生活经历。严重时，连自己的姓名、年龄等都不能准确回答，甚至可出现错构和虚构症。有的患者对自己记忆力减退尚有一定的自知力，有的患者则极力掩饰甚至否认自己的记忆缺陷。

（2）视空间和定向障碍　视空间和定向障碍也是痴呆患者的早期症状之一。由于记忆力下降，患者对人物、时间、地点的定向力亦进行性受累，如常在熟悉环境中迷失方向，走错卧室，外出散步则常常迷路。画图测验提示患者常不能精确临摹简单的立体图。尽管患者的定向力受到损害，但意识水平并未受损。

（3）言语障碍　痴呆患者常表现为言谈含糊、刻板啰唆、表达不得要领。言语障碍进一步发展可出现语法错误、语句颠倒，最终音素破坏而胡乱发音，或变得缄默不语。

（4）失认症和失用症　失认症以面容失认最常见，患者不认识自己的亲属和朋友，甚至丧失对自己的辨认能力而出现镜子征，如对着镜子与自己的影像说话，甚至问"你是谁"？失用症常见有意念失用、运动失用、结构失用、穿衣失用、步行失用等。在病程的晚期，患者忘了如何使用常用物品或工具，而进行这些活动所需要的运动能力和协调性仍保留。严重者不会使用任何工具，如不会执筷子或用勺吃饭，不会用剃须刀，不会锁门，不会穿衣。最后，只保留最习惯化的活动。

（5）智力障碍　痴呆患者以全面性智力减退为特征，表现为思维能力迟钝，不能进行抽象逻辑思维，不能区分事物的异同，不能进行分析归纳，说话常自相矛盾而不能察觉，如有的患者判断力减退，尽管窗外大雪纷飞，但仍坚持认为是夏天。

（6）执行功能障碍　主要表现在早期判断力差、概括能力丧失，随病情发展日益明显。解决问题能力、交往能力、逻辑和推理能力都呈进行性受损。

2. 精神行为症状　痴呆患者经常出现紊乱的知觉、思维内容、心境及行为等，称为痴呆的精神行为症状（behavioral and psychological symptoms of dementia，BPSD）。常见的表现有焦虑、抑郁、淡漠、激越、妄想、幻觉、睡眠障碍、冲动攻击、行为怪异、饮食障碍、性行为异常等，往往是患者就诊的主要原因。

3. 日常生活能力下降　日常生活能力减退是痴呆的核心症状之一。轻度痴呆患者可表现出复杂日常生活能力损害；中度痴呆患者基本日常生活能力亦衰退，不能完全自理；重度痴呆患者日常生活能力完全丧失。

除上述三个主要症状外，有些患者还出现运动功能障碍，如协调功能障碍（共济失调）、姿势维持困难（平衡障碍）、行走和移动困难（步行障碍）、肢体瘫痪等。

（六）影像学表现

CT及MRI常规检查老年痴呆时可见脑萎缩，多是全面性脑室扩大和脑沟增宽，以颞叶内侧、脑白质和大脑皮质萎缩最常见，而健康人群脑部 CT 或 MRI 检查无明显异常。同时 SPECE、PMR、PET、fMRI 通过血流灌注辅助诊断。

二、康复评定

对老年痴呆患者进行康复治疗、训练前以及在康复训练的过程中，科学地进行康复评定是确定康复措施、实现康复目标的基础，也是一个伴随着康复治疗开始至康复治疗终止的完善过程。目前，对老年痴呆的评定主要包括认知功能评定、精神行为症状评定、日常生活功能评定、躯体功能评定和生活质量评定等方面。

（一）认知功能评定

1. 认知功能的总体评估　通过对认知功能的总体评估，能较全面地了解患者的认知状态和认知特征，对认知障碍和痴呆的评定及病因分析有重要作用。目前，对痴呆和相关认知功能的评定主要采用痴呆量表检查，常用的量表：简明精神状态量表、长谷川痴呆量表和长谷川改良痴呆量表、阿尔茨海默病评估量表认知部分、蒙特利尔认知评估、Hachinski 缺血记分法和临床痴呆评定表等。

（1）简明精神状态量表（mini-mental state examination，MMSE）　这是国内外应用最广泛的认知筛查量表之一，内容覆盖定向力、记忆力、注意力、计算力、语言能力和视空间能力，简单，易操作，强调在检查全面的基础上尽可能短小以利于筛检使用。因此，此量表主要用于痴呆的筛查，不能用于痴呆的鉴别诊断，作为认知功能减退的随访工具亦不够敏感（表 5-6-1）。

表 5-6-1　简明精神状态量表

评价项目	答对	答错
1. 我要问您一些问题来检查您的记忆力和计算力，多数都很简单		
（1）今年是公元哪年	1	0
（2）现在是什么季节	1	0
（3）现在是几月份	1	0
（4）今天是几号	1	0
（5）今天是星期几	1	0
（6）咱们现在在哪个城市	1	0
（7）咱们现在是在哪个区	1	0
（8）咱们现在是在哪个医院（医院名或胡同名）	1	0

评价项目	答对	答错
（9）这里是几楼	1	0
（10）这是什么地方（地址，门牌号）	1	0

2.现在我告诉您三种东西的名称，我说完后请您重复一遍。请您记住这三种东西，过一会儿我还要问您，请仔细说清楚，每样东西1秒。这三种东西是"树""钟""汽车"。请你重复

树	1	0
钟	1	0
汽车	1	0

3.现在请你算一算，从100减去7，然后从所得的数减下去，请您将每减1个7后的答案告诉我，直到我说"停"为止

100减7等于（93）	1	0
93减7等于（86）	1	0
86减7等于（79）	1	0
79减7等于（72）	1	0
72减7等于（65）	1	0

4.现在请您说出刚才我让您记住的是哪三样东西

树	1	0
钟	1	0
汽车	1	0

5.（检查者出示自己的手表）请问这是什么	1	0
（检查者出示自己的铅笔）请问这是什么	1	0
6.请您跟我说："四十四只石狮子"	1	0
7.（检查者给受试者一张卡片，上面写着"请闭上您的眼睛"）请您念这句话，并按上面的意思去做	1	0

8.我给您一张纸，请您按我说的去做。现在开始

用右手拿着这张纸	1	0
用两只手把它对折起来	1	0
放在您的左腿上	1	0

评价项目	答对	答错
9. 请您给我写一个完整的句子	1	0
10.（出示图案）请您照着这个样子把它画下来	1	0

注：共 30 分，正常与不正常分界值：文盲 17 分，小学文化程度 20 分，中学（包括中专）文化程度 22 分，大学（包括大专）文化程度 24 分，分界值以下提示有认知功能缺陷，以上为正常。

（2）长谷川痴呆量表（hastgawa dementia scale，HDS）和长谷川改良痴呆量表（hastgawa dementia scale-R，HDS-R） 这两个量表包含时间和地点定向、命名、心算、即刻和短时听觉词语记忆，适合于东方人使用，敏感性和特异性比较高，主要用途是在老年人中筛选出可能有痴呆的对象。改良版采用视觉实物记忆筛选痴呆对象，更易为国内患者接受，且更少受教育程度影响，但因操作稍繁琐，无"复述、理解指令，结构模仿"，因此无法对痴呆的机制做出判断（表 5-6-2）。

表 5-6-2　长谷川痴呆量表（HDS）

问题	评分
1. 今天是几月几号（或星期几）	3
2. 这是什么地方	2.5
3. 您多大岁数（±3 年为正确）	2
4. 最近发生什么事情（请事先询问知情者）	2.5
5. 你出生在哪里	2
6. 中华人民共和国成立年份（±3 年为正确）	3.5
7. 一年有几个月（或一小时有多少分钟）	2.5
8. 国家现任总理是谁	3
9. 计算 100-7	2
10. 计算 93-7	2
11. 请倒背下列数字：6-8-2	2
12. 请倒背下列数字：3-5-2-9	2
13. 请先将纸烟、火柴、钥匙、表、钢笔五样东西摆在受试者前，令其说一遍，然后把东西拿走，请受试者回忆	0，0.5，1.5，2.5，3.5

注：评分标准：1～8 题答错为 0 分，答对分别为 3，2.5，2，2.5，2，3.5，2.5，3 分；第 9，

10题，一个也答不出0分，减对一次为2分，减对2次为4分；第11，12题能倒念对一次为2分，能倒念对2次为4分；第13题能说出五种为3.5分，四种为2.5分，三种为1.5分，两种为0.5分，只能说出一种或一种也说不出为0分。

总分：文盲＜16分，小学文化程度＜20分，中学以上文化程度＜24分，可评为痴呆。

（3）蒙特利尔认知评估（Montreal cognitive assessment，MoCA）　该量表覆盖注意力、执行功能、记忆、语言、视空间结构技能、抽象思维、计算力和定向力等认知域，旨在筛查轻度认知功能障碍（MCI）患者，敏感度较高。但该量表在国内尚缺乏公认的年龄和文化程度校正的常模。

（4）阿尔茨海默病评估量表认知部分（Alzheimer's disease assessment scale-cog，ADAS-cog）　该量表由12个条目组成，覆盖记忆力、定向力、语言、实践能力、注意力等，可评定AD认知症状的严重程度及治疗变化，常用于轻中度AD的疗效评估。

（5）Hachinski缺血记分法（Hachinski ischemic score，HIS）　该量表包括起病及进程、高血压史、脑卒中史、动脉硬化的证据、局灶神经系统症状和体征。评分越高，多发脑梗死性痴呆可能性越大。总分7分为多发脑梗死性痴呆，5分或6分为混合型痴呆，≤4分为AD。主要用来鉴别痴呆的类型。

（6）临床痴呆评定表（clinical dementia rating，CDR）　评定的领域包括记忆、定向能力、判断与解决问题的能力、工作和社会交往的能力、家庭生活和个人生活业余爱好、独立生活自理能力，主要用于评估痴呆的严重程度。

2. 记忆功能评定　记忆障碍是痴呆患者最常见的认知功能障碍之一，在临床中需要对患者的记忆状况进行客观的评定，以了解其记忆功能的情况，以及鉴别痴呆的类型和原因。较常用的评定量表包括韦氏记忆量表和临床记忆量表。

（1）韦氏记忆量表（Wechsler memory scale，WMS）　该量表共有10项分测验，A～C测长时记忆，D～I测短时记忆，J测瞬时记忆。MQ表示记忆的总水平，根据MQ可以将记忆能力分为若干等级。此量表不仅可了解记忆功能的好坏，还有助于鉴别功能性和器质性记忆障碍（表5-6-3）。

表5-6-3　韦氏记忆量表

测试项目	内容	评分方法
A 经历	5个与个人经历有关的问题	每回答正确一题记1分
B 定向	5个有关时间和空间定向的问题	每回答正确一题记1分

测试项目	内容	评分方法
C 数字顺序关系	①顺数 1～100	限时记错、记漏或退数次数、扣分分别按记分公式算出原始分
	②倒数 100～1	限时记错、记漏或退数次数、扣分分别按记分公式算出原始分
	③累加从 1 起每次加 3～49 为止	限时记错、记漏或退数次数、扣分分别按记分公式算出原始分
D 再认	每套识记卡片有 8 项内容，呈现给受试者 30 秒后，让受试者再认	根据受试者再认内容与呈现内容的相关性分别记 2、1、0 分，最高分16 分
E 图片回忆	每套图片中有 20 项内容，呈现 1 分30 秒后，要求受试者说出呈现内容	正确回忆记 1 分、错误扣 1 分，最高得分为 20 分
F 视觉再生	每套图片中有 3 张，每张上有 1～2个图形，呈现 10 秒后让受试者画出来	按所画图形的正确度记分，最高分为 14 分
G 联想学习	每套卡片上有 10 对词，分别读给受试者听，同时呈现 2 秒	5 秒内正确回答 1 词记 1 分，3 遍测验的内容联想分相加后除以 2，与困难联想分之和即为测验总分，最高分为 21 分
H 触觉记忆	使用一份槽板，上有 9 个图形，让受试者蒙眼用利手、非利手和双手分别将 3 个木块放入相应的槽中再睁眼，将各木板的图形及其位置默画出来	计时并计算正确回忆图形和位置的数目，根据公式推算出测验原始分
I 逻辑记忆	3 个故事包含 14、20 和 30 个内容。将故事讲给受试者听，同时让其看着卡片上的故事，念完后要求复述	回忆 1 个内容记 0.5 分。最高分为25 分和 17 分
J 背诵数目	要求顺背 3～9 位数，倒背 2～8 位数	以能背诵的最高位数为准，最高分分别为 9 和 8，共计 17 分

（2）临床记忆量表　内容包括 3 类 5 个分测验：指向记忆、联想学习、图像自由回忆、无意义图形再认和人像特点联系回忆。前 2 项为听觉记忆，中间 2 项为视觉记忆，最后 1 项为听觉和视觉结合的记忆。按记忆商的等级来衡量被试者的记忆水平。

3. 执行功能评定　执行功能核心成分包括抽象思维、工作记忆、定势转移和反应抑制等。执行功能障碍常影响语言流畅性，使患者的语量减少、刻板语言，还导致思维固化、提取障碍、注意缺陷。常选择韦氏成人智力量表相似性亚测验、语音词语流畅性测验、连线测验、Rey复杂图等。

4. 注意力的评定 根据参与器官的不同可以分为听觉注意、视觉注意，常用的测试方法有听认字母测试、声辨认、视跟踪、划销测验和连线测验等。

5. 视空间和结构能力的评定 视空间结构功能损害是痴呆的常见症状，但不同原因的痴呆，其严重程度不同。通过病史可了解患者有无视空间结构功能障碍，如穿衣困难（因不会判断衣服的上下左右，以致将衣服穿反），外出迷路等。常用的测验包括：临摹交叉五边形或立方体、画钟测验、Rey-Osterrieth 复杂图形测验、韦氏成人智力量表（WAIS）算术测验等。

6. 失用症的评定 失用症包括意念性失用症、结构性失用症、运动性失用症、穿衣失用症、步行失用症，在痴呆初期结构性失用症较为多见。针对不同类型的失用症采取相应的评定方法。

7. 失认症的评定 失认症包括视觉失认、触觉失认、疾病失认，是大脑皮质功能障碍的结果，对患者的日常生活能力和生活质量有严重的影响。

8. 语言功能的评定 失语是痴呆的常见症状，但不同原因的痴呆其语言障碍的类型和严重程度不同。常用的检查方法包括波士顿命名测验（Boston naming test）、词语流畅性测验（verbal fluency test）、Token 测验、北京大学第一医院汉语失语成套测验（aphasia battery Chinese，ABC）和北京医院汉语失语症检查法（Chinese aphasia examination scale）等。此外，很多认知评估量表也都包括评估语言的项目，如 MMSE、ADAS-cog 和韦氏智力量表等。

（二）精神行为症状评定

评估精神行为症状可采用痴呆行为评定量表（behavior rating scale for dementia，BRSD）、阿尔茨海默病行为病理评定量表（the behavioral pathology in Alzheimer disease rating scale，BEHAVE-AD）、Cohen-Mansfield 激越问卷（Cohen-Mansfield agitation inventory，CMAI）和神经精神症状问卷（neuropsychiatric inventory，NPI）。通常需要根据知情者提供的信息进行评测。这些量表不仅能够发现症状的有无，还能够评价症状出现的频率、严重程度以及对照料者造成的负担，重复评估还能监测治疗和干预的效果。

（三）日常生活功能评定

轻度痴呆患者涉及复杂的社会功能和日常活动，可用社会功能问卷（functional activities questionnaire，FAQ）和痴呆残疾评估（disability assessment for dementia，DAD）。重度痴呆患者应该另选相应的评定量表，如阿尔茨海默病协作研究重度患者日常能力量表（Alzheimer disease cooperative study ADL，ADCS-ADL）。

（四）躯体功能评定

对于老年人的身体状况，无论是脏器病或是神经系统疾病或是肌肉骨关节疾病均应做全面检查评估，特别是针对老年痴呆患者，神经功能缺损的症状，如平衡、步态等，选择相应的量表及评定方法进行评定。

（五）生活质量评定

生活质量是痴呆治疗中一个很重要的评价有效性的指标，但对于如何评价该指标至今尚未达成一致意见，目前使用的特异性量表有阿尔茨海默病生活质量量表（QOL-AD）。

三、现代康复治疗

老年痴呆是慢性器质性综合征，除少数病例外，均是不可逆的。因此康复的目标是在增强患者体质的前提下，促进大脑功能的代偿能力，以期延缓疾病进程的发展，防止躯体并发症、智能以及个性方面的进一步衰退。采取的康复治疗除运动功能训练外，主要进行认知功能训练，还有必要的行为矫正、心理支持、生活环境适应等。通过早期诊断和早期康复治疗，以减轻痴呆的症状、控制痴呆发展。当病情严重时，要设法延缓病情进展，防治并发症，降低致残率和病死率，提高患者的生活质量。

（一）认知功能训练

由于各种认知功能障碍的发生机制和表现形式不同，故所选择的康复模式也大相径庭。一些认知功能测试的量表或软件本身也可以作为康复训练的内容和模板，应用于康复训练中，对各种方法要根据痴呆患者的不同情况灵活应用。

1. 注意力训练　记忆与注意的关系甚为密切。临床观察表明，记忆障碍的患者常合并注意力障碍。因此，对于有记忆障碍的患者，改善注意障碍是记忆障碍康复的一个前提。在注意障碍的治疗过程中，尽管未强调记忆本身，但是随着注意力的提高，记忆功能也将在一定程度上被改善。临床常采用猜测游戏、删除作业、时间感训练、数目顺序、代币法等训练方法。

2. 记忆训练　对于记忆受损的老年人，根据记忆损害的类型和程度，有针对性地进行记忆训练非常重要，可以采取不同的训练方式和内容，每次时间不宜过长，30～60分钟为宜，最好每天1次，每周至少5次，难易程度应循序渐进，并要在训练过程中经常予以指导和鼓励等言语反馈。

（1）瞬时记忆训练　因瞬时记忆与注意力密切相关，对于注意力不能集中的痴呆患者比较困难。训练前，可先了解患者的记忆广度，将记忆广度变化作为一个参照点，在此基础上进行练习，将一串数字中的每个数字依次用1秒的速度均匀连续念出或背出，熟练后还可以将数字进行倒背以增加训练难度。如念一串不按顺序排列的数字，从三位数起，每次增加一位数，如125，2334，51498……念完后立即让患者复述，直至不能复述为主。

（2）短时记忆训练　给患者看几件物品或图片，令其记忆，然后请他回忆出刚才看过的东西。可以根据痴呆患者的情况调整物品的数量、识记的时间及记忆保持的时间。也可以用积木摆些图形给患者看，然后弄乱后令其按原样摆好。

（3）长时记忆训练　让患者回忆最近到家里来过的亲戚朋友的姓名，前几天看过的电视内容，家中发生的事情。如果患者记忆损害较轻，也可通过背诵简短的诗歌、谜语等进行训练。除上述治疗师或家属与患者一对一人工训练方法之外，还可以在计算机上通过软件进行记忆训练。可根据患者的程度选择合适的难度级别进行训练，治疗师应在旁边进行指导，并及时调整训练内容和难度。

（4）PQRST练习法（Glasgow）　给患者一篇短文，按下列程序进行训练，通过反复阅读、理解、提问来促进记忆。

（5）首词记忆法　将需要记住的每一个词或短语的第一个字组编成熟悉或易记的成语或句子。此种方法是将较多的信息进行重新编码，使得信息简化，信息量减少，从而提高分析信息的能力。患者通过这种方式记住新的信息，既减轻了记忆负荷，也易于回忆，即提高了信息提取的能力。首词记忆法主要用于训练患者记忆购物清单一类的物品。

（6）空间性再现技术　该技术又称再学习技术，要求痴呆患者利用残存的记忆力，对记忆信息进行反复训练，并逐渐增加时间间隔，可使不同病因和不同严重程度的记忆障碍痴呆患者都能学会一些特殊的信息，如记住人名。可在痴呆患者面前放置3～5件日常生活中熟悉的物品，让痴呆患者分辨一遍，并记住它们的名称，然后撤除所有物品，让痴呆患者回忆刚才面前的物品。待其反复数次完全记住后，应逐步增加物品的数目和内容的难度，从而使认知功能越来越高。这种方法强调反复训练，以及记忆的有效性和正确性。

（7）视意象　患者把需要记住的信息在脑中形成一幅图画以巩固记忆，也可以由治疗人员为其画一幅"记忆图"。视意象主要用于学习和记住人名。

视意象、首词记忆法等方法是主动的记忆加工过程，由于理解过程被加进记忆加工的策略中，因而也就调动了患者的主动思维过程。此外，打麻将、配对游戏、骨牌游戏及拼图等活动可作为记忆训练的内容。除上述方法外，也可通过计算机软件、存储类工具（笔记本、录音机、时间安排表等）、提示类工具（定时器、闹钟、日历、寻呼机等）进行记忆训练。

（8）虚拟现实技术（virtual reality，VR）　使用视觉感知的日常训练游戏，通过智力刺激提高认知能力，提高解决日常生活所需问题的能力。

3. 智力训练 智力活动涉及的内容广泛，包括常识、社会适应能力、计算力、分析和综合能力、逻辑联想能力、思维的灵活性等多个方面。智力训练的内容应当根据痴呆患者认知功能的情况来选择难度，每次时间不宜过长，贵在经常、反复练习，能对延缓智力的下降起到较好的作用。

（1）理解和表达能力训练 通过听故事或阅读进行语言理解能力训练，通过讲述故事情节或心得等进行语言表达能力训练。例如，给患者讲述一些故事（可以是生活中发生的事，也可以是电影、电视、小说中的内容），讲完后可以让患者复述故事概要，或通过提问题的方式让患者回答。

（2）常识训练 所谓"常识"，是指人们在日常生活中需要经常使用的知识。例如日期和时间等概念是生活中必须掌握的常识。有关"常识"的内容是痴呆患者曾经知道并储存在记忆库里的东西，由于记忆损害或其他认知功能减退而逐渐丢失，通过对一些常识性知识反复提问和提醒，或经常与实际生活相结合进行运用，可以增强患者对常识的提取和再储存过程，从而使遗忘速度减慢。

（3）数字概念和计算能力训练 痴呆患者对于抽象数字的运用能力都有不同程度受损，需对数字概念和计算能力进行相应的练习，计算能力较好的患者可以计算日常生活开支费用，较差的可以通过计算物品的数量进行训练。

（4）分析和综合能力训练 训练内容是对许多单词卡片、物体图片和实物进行归纳和分类。例如，让患者从许多图片或实物中挑选出动物类、食品类或工具类的东西；如果患者病情有改善或能力较好，可进行更细致的分类，如从动物中再细分出哺乳动物、两栖类、鱼类、爬行类和鸟类等。

（5）逻辑联想和思维灵活性训练 根据患者智力评定结果，选择难易程度适当的智力拼图进行训练。患者需要运用逻辑联想力，通过反复尝试，将各种形状的碎片拼成一幅图画，可培养丰富的想象力，并改善思维的灵活性。

（6）社会适应能力训练 鼓励患者尽量多与他人接触和交流。通过参与各种社交活动改善社会适应能力。例如，可以在社区通过开设棋牌室、提供文体娱乐活动场所、举办各种健康保健讲座或者召开各种联谊会等方式，营造各种社交氛围，增进与他人进行交往的兴趣。

（7）3R智力激发法 往事回忆（reminiscence）、实物定位（reality orientation）和再激发（remotivation）组成3R方案，以提高痴呆患者初始衰退的认知能力。①1R训练：通过回忆过去事件和相关物体激发远期记忆。也就是说与患者一起回忆他（她）生命中意义重大的事件，或与家人、好友共同经历的事。最好同时能够看着与这件事相关的物件进行回忆，比如老照片等。做这样的训练时，亲友最好与患者在一起，可以请患者讲讲发生的故事，既令其感到亲情的温暖，又能取得良好的训练效果。② 2R 训练：激发对与患者有关的时间、地点、人物和环境的记忆。训练前可以带患者外出，比如去逛逛公园、买菜、去邮局交电话费等，回来后请他回忆外出干了什么、去了什么地方、碰见了什么人、当时周围环境怎样。可以回家后让患者回忆，也可以过两天再回忆。③ 3R 训练：通过讨论、思考和推论，激发患者智力和认知能力，可以就患者感兴趣的话题进行讨论，引导其对问题的思考和推理。

4. 失认症治疗 痴呆患者常见的失认症主要见于视觉失认，常采取功能适应的康复方法，克服失认症带来的后果，而非失认症本身怎样康复。如利用未被损害的听觉或触觉补偿视觉失认的缺陷。

（1）辨识训练 通过反复看照片，让患者尽量记住与其有关的重要人物的姓名，如家人、医生、护士等。帮助患者找出照片与名字之间的联系方式。使用色卡，训练患者命名和辨别颜色，随着能力的进步，逐渐增加颜色的种类。

（2）代偿训练 在视觉失认难以改善时，应训练患者利用其他正常的感觉输入方式，如利用触觉或听觉辨识人物和物品。

5. 失用症治疗 失用症是痴呆患者早期出现的特征性症状，常出现意念性失用、结构性失用、运动性失用、穿衣失用和步行失用等，康复治疗应根据不同的障碍类型进行。

（1）意念性失用症 治疗的重点在于帮助患者理解如何使用物品。因此，可采用连环技术，即将日常生活中一些活动分解成一系列动作，让患者分步学习，待前一步动作掌握后，再学习下一步动作，逐步将每个动作以串联的形式连接起来，使患者最终完成包含一整套系列动作的活动。如已知痴呆患者的整个认知技能已不可能改善时，可集中改善其中某单项的技能。

（2）结构性失用症 康复训练的重点主要是训练患者的构成能力，通过培养患者细致观察和理解各个部分之间的关系，训练其视觉分析和辨别能力，使其最终能够正确地将各个部分组合成一个整体，训练内容由易到难，过程中要给予暗示或提醒，随着症状的改善可逐渐减少提示。具体训练方法包括几何图形复制、复制木块设计训练、火柴设计训练、木钉盘设计训练和拼图训练等。

（3）运动性失用症 在治疗前和治疗过程中给予触觉、本体感觉和运动刺激以加强正常运动模式和运动计划的输出。如果患者动作笨拙和表现出不必要的异常运动，治疗师就应该通过身体接触的方式帮助患者限制这些不适当的或不必要的运动，同时运用引导的方法促进平滑、流畅的运动模式出现。通过反复实践，使患者体会和"感觉"到什么是正确的运动模式。随着进步，逐渐减少治疗人员的辅助。

由于熟悉的环境可以起到提示和促进作用，故训练应尽可能在接近平时的环境下进行，如穿衣服训练应在早晨床边进行；做饭训练应在家里进行或使用熟悉的器皿。

（4）穿衣失用症　患者不能自己穿衣服并不是因为肢体功能障碍，而是由于结构性失用、体像障碍等原因所致。因此，治疗前要先对穿衣失用的原因进行分析，如果与上述原因有关，应先针对这些障碍进行治疗。另外，要根据患者的具体情况，教给患者一套固定的穿衣方法。患者按照同样的方法每天反复实践直至掌握要领。治疗者可用暗示、提醒，甚至一步步地用言语指示的同时用手教患者进行，最好在上下衣和衣服的左右做明显的记号或贴上特别的标签以引起患者注意。

（5）步行失用症　由于痴呆患者不能发起步行动作，但遇到障碍物能越过，越过后即能开始行走，故可给其一根"L"形拐棍，当不能迈步时，将"L"形拐棍的水平部横在足前，形成障碍诱发迈步。此外开始行走后可用喊口令配合行走，加大手臂的摆动以帮助行走。

6. 定向能力训练　实际定向疗法（reality orientation，RO）最先由 Folsom 提出，由美国精神病学会予以肯定，Brook 最先用于痴呆患者。这种疗法的根据是，老年人一般都有脱离环境接触的倾向，而且由于病理原因使部分大脑停止活动。因此，经常予以刺激，反复做环境的定向练习，置患者于人群集体之中，通过加强接触而减少其孤独的倾向，最终可能使失用的神经通路再次促通。RO 的方式通常有两种，即教室实际定向疗法（classroom RO，CRO）和 24 小时 RO 或不定形式实际定向疗法（informa RO，IRO）。

如果针对某一点认知功能高度集中地进行训练，可以通过不同形式的反复强化改善这些认知功能。例如姓名联想学习、物体命名训练、记忆物体位置练习可以帮助学习特定的人物或功能，都可以促进记忆力的改善。其他练习方法，如重复一串数字、将东西归入某个类别、说同一个字开头的东西和读一段文章写出摘要等，对于轻度认知功能障碍痴呆患者有一定的效果。如能将这种记忆策略个体化，在痴呆患者具体的实际生活中灵活应用，与痴呆患者的生活环境密切结合，更有现实意义。因此，康复训练结合实际日常生活功能非常重要。

（二）作业疗法

根据患者的功能障碍，选择患者感兴趣、能帮助其恢复功能和技能的作业，让患者按指定的要求进行训练，以达到促进患者集中精力，增强注意力、记忆力，增加体力和耐心，产生愉快感，重拾对生活的信心的目的。作业治疗主要包括认知功能训练，加强手的精细、协调、控制能力的练习，激发患者兴趣，增加关节活动范围，改善手功能，最大限度地改善与提高自理、工作及休闲娱乐等日常生活能力，提高生活质量。

1. 功能性作业训练 为了改善和预防身体的功能障碍，针对患者的运动障碍、认知障碍、心理状态和兴趣爱好，设计和选择相应的作业活动和训练，如捏橡皮泥、做实物模型、编织、工艺、木工、雕刻、游戏等。患者通过完成治疗师精心设计的某项感兴趣的活动，达到治疗的目的。如治疗共济失调症状时可以让患者在睁眼和闭眼时用手指鼻，由慢到快，由睁眼到闭眼，反复不断练习，还可进行两手互相对指、鼓掌、画图写字、搭积木、翻纸牌等协调功能训练活动。

2. 日常生活活动能力训练 日常生活活动是人在社会生活中必不可少的活动，日常生活活动能力对于保持自理能力非常重要。要对患者的能力进行全面的评价，确定患者不能独立完成哪些动作，需要多少帮助，这种量化的评价是确定训练目标和训练计划的重要环节。

老年痴呆患者学习新知识较困难，同时伴有失用、失认，不能进行复杂的运动，因此早期以简单的日常生活习惯训练为主，明确顺序一项一项地反复进行，并予以适当的指导和帮助。在痴呆患者的康复护理中要细心照顾患者的日常生活起居，训练患者自己进餐、穿衣、洗漱、如厕等自理能力，让痴呆患者尽可能自己完成力所能及的家务劳动。这些训练可以每天重复几次，最好是集体性的并带有娱乐性的训练，可增加患者的兴趣。

随着痴呆的进展，患者难以理解和灵活应用复杂的技巧，因此康复训练应转变为代偿训练，有针对性地维持日常生活功能的训练。例如，痴呆患者丧失用筷子吃饭的能力后，可以用勺子代替。训练痴呆患者保持用勺子吃饭的能力，训练的过程要从易到难，分步进行。先是训练痴呆患者用特制的大饭勺捞起大块的东西。训练完成后，再用普通的饭勺捞起大小适中的东西。训练熟练以后，再练习盛米饭，最后练习盛汤喝。如果有困难可以给予适当的提示或者帮助，提供的帮助尽量控制在最低水平，还可以采用行为矫正疗法，定时催促痴呆患者排便，可以有效减少尿便失禁。此外，如果进食、更衣、梳洗和修饰、如厕、家务劳动等项目难度较大，在功能难以改善时还要进行环境控制、改造，自助工具的设计与制作等。

3. 心理性作业训练 痴呆患者在出现身体功能障碍时，往往伴随着继发性心理障碍。可根据其心理异常的不同阶段设计相应的作业活动，帮助患者摆脱否认、愤怒、抑郁、失望等不安状态，向心理适应期过渡。对具有情绪异常的患者，可以设计陶艺、金工、木工等活动，通过敲敲打打进行宣泄。

4. 环境干预 环境治疗主要是改造患者生活的环境，一方面减少可能诱发患者不良情绪反应、异常行为或运用困难的环境设置以及其他刺激因素，如某种颜色的物体、难以使用的工具等。另一方面是增加有利于患者保持功能、诱发正性情感反应、减少挫折感、方便生活、增进安全的设施，如有自动冲洗装置的便盆、自动开关的水龙头、加盖的电器插座、隐蔽的门锁、黑暗环境中的无阴影照明等。

（三）运动疗法

运动疗法主要是通过运动提高个人的活动能力，增强社会参与的适应性，改善患者的生活质量。针对运动功能障碍的训练主要是平衡功能训练和步行训练，也可采取传统的太极拳治疗。

1. 平衡功能训练　平衡功能的好坏对老年痴呆患者身体控制和日常生活自理能力有直接或间接的影响，通过平衡功能训练可使患者达到下意识自动维持平衡的能力。通常将训练分为四步：坐位平衡训练、站立平衡训练、坐位起立平衡训练、步行平衡训练。

2. 步行训练　治疗师在对患者进行步态分析的基础上，根据分析结果采取相应的措施。步态的训练是在坐位和立位平衡的基础上进行的训练，包括训练前准备、平衡杠内训练、室内行走训练、活动平板上练习行走等训练活动，以纠正患者的异常步态，帮助患者恢复走路姿势的平衡。

除了上述训练外，还有关节活动范围训练、增强肌力训练等。运动疗法还包括慢跑、游泳、骑自行车、滑雪、滑冰，以及各种其他体育运动、园艺、不对称运动游戏、家务劳动等活动。但对年老体衰者，力所能及的日常生活活动同样可产生有益的作用，如整理床铺、收拾房间、打扫卫生等。对老年痴呆患者的运动治疗一定要注意安全第一，要有家属或陪护在旁看护或一起进行。

（四）心理疗法

70%～90%的痴呆患者在其疾病的一定时间内至少会出现一次痴呆的行为和心理症状（BPSD），这些症状决定着患者及照料者的生活质量。常用的心理治疗包括支持性心理治疗、回忆治疗、确认治疗、扮演治疗、技能训练等。对于老年痴呆患者，其心理治疗应着眼于现在，着眼于现实问题的解决，帮助患者适应目前的生活，并从中找到快乐。

1. 行为治疗　该疗法以强调靶行为为基础，其靶症状包括徘徊倾向、睡眠日夜颠倒、进食障碍等。该疗法主要是调整刺激与行为之间的关系，常用的做法是改变激发患者异常行为的刺激因素以及这种异常行为带来的后果。如对刺激因素和对应行为之间的连带关系以及整个过程中的相关因素进行细致的分析，尽量减少这类刺激因素，降低患者异常行为反应的发生频率，减轻其不良后果。如用亮光疗法治疗睡眠与行为障碍，每天上午9～11时，采用3000～5000lx的全光谱荧光灯照射，灯距1m，持续4周，可提高警觉水平，减少白天睡眠时间，夜间睡眠得以整合，减少引起的异常行为。

2. 确认疗法 确认疗法是一种以痴呆患者的情感行为异常为中心的疗法，认为痴呆的异常行为有一定的意义或者功能，应尊重其错误的情感反应和感觉，并通过逐渐诱导的方法加以摆脱。严重认知障碍的痴呆患者，定向力丧失，自控能力下降，内心深处产生压抑的情感。如果这些情感得不到释放，就会产生挫折感，使自尊心和正常思维受到伤害。确认疗法强调，当遇到痴呆患者压抑的情感释放时，应该用尊重的态度对待患者，通过语言和非语言的方法与其沟通，进入其想象的世界，弄清楚他的主观世界，不要纠正他对人物和事件的错误观点，应让其通过诉说和发泄来治疗异常行为。

（五）言语疗法

言语功能障碍可由多种疾病引起，由于言语交流产生障碍，使患者在生活、工作中受到严重的影响。所以，对于言语功能障碍的患者，要根据患者不同的失语类型采取不同的康复方法进行言语康复训练。

（六）文体治疗

1. 音乐疗法 音乐作为一种社会性的非语言交流的艺术形式，为患者提供了一个通过音乐和语言交流来表达、宣泄内心情感的渠道。音乐治疗时可让患者听能唤起其愉快体验的熟悉的音乐，亦可辅导患者以卡拉 OK 的方式哼唱青年时代喜好的歌曲，在患者生活环境中放舒缓的背景音乐来增加患者情绪稳定性。采用香味或光线治疗亦可以有效减少 BPSD 的激越行为的发生率。

2. 戏剧疗法 戏剧既有音乐、舞蹈，又有情节、角色，能感人肺腑，引人思考，从而能调节患者情绪，减缓大脑功能的衰退。

3. 美术治疗 美术治疗对老年痴呆患者有较好的疗效，是借美术活动作为沟通媒介，通过治疗关系去满足参与者情绪，以及社交及发展的需要。美术治疗着重过程多于结果，通过不同形式的活动，可使参与者意识到自己的需求，了解到自己潜意识的想法。此外，美术能实现幻想，促使情感流露，还可给予参与者各项感官刺激；同时，美术活动亦融合了社交元素，经常参加美术活动能减低冷漠及抑郁。研究表明，参与美术及手工艺活动能产生和增强自尊心，促进肌肉间的协调，增加动手能力，磨炼耐力，改善认知功能，促进创意表达、增加兴趣、增进交流、提高决断力及避免退化。

4. 体育疗法

（1）益智保健操 包括全身大关节活动和手指操训练，简便易学。每天 15 分钟能有效地改善肢体功能，保持肢体肌肉、关节处于功能位，促进血液循环，可防止关节僵直和肌肉萎缩的发生，有效促进患者活动能力的提高。

（2）健身球 适用于轻症患者。锻炼方法可由单球正反旋转等运动逐步向双球双手旋转、多球互绕旋转等高难动作发展，以至于达到得心应手、自由多变的境界，从而有效地延缓大脑的衰退。

四、中医康复治疗

（一）中药治疗

1. 分期辨证论治　治疗以开郁逐痰、活血通窍、平肝泻火治其标，补虚扶正、充髓养脑治其本，辨证用药。常用方剂有七福饮、还少丹、涤痰汤、通窍活血汤等，中药丹参、人参、何首乌、枸杞子、川芎、石菖蒲、当归、刺五加、银杏、石杉等均具有一定的益智和提高记忆的效果。分期辨证施治是治疗 AD 的一般原则，补肾则是基本的治疗原则，应贯穿于整个病程中（表 5-6-4）。

表 5-6-4　阿尔茨海默病序贯治疗方案

病期	证候	辨证规范（具备以下症状组合之一）	治法	方剂
早期（初始期）	髓海渐空	脑转耳鸣，胫酸眩冒；动作缓慢，懒滞安卧；两目昏花，发脱齿摇；舌瘦淡红，脉沉细	滋补肝肾，生精养髓	七福饮加龟鹿二仙胶
	脾肾两虚	食少纳呆，腹胀便溏；腰膝酸软，夜尿频多；畏寒肢冷，多虑易惊；舌胖齿痕，脉缓尺弱	温补脾肾，养元安神	还少丹
	气血不足	神疲倦怠，少气懒言；淡漠退缩，多梦易惊；善愁健忘，心悸汗出；舌淡苔白，脉细无力	补益健脾，养血安神	归脾汤加减
中期（进展期）	痰浊蒙窍	痰多体胖，无欲无语；抑郁淡漠，多梦早醒；亲疏不辨，洁秽不分；苔黏腻浊，脉弦而滑	化痰开窍，通阳扶正	洗心汤
	瘀阻脑络	反应迟钝，行走缓慢；妄思离奇，梦幻游离；偏瘫麻木，言謇足软；舌紫瘀斑，脉细而涩	活血化瘀，通窍醒神	通窍活血汤加味
	心肝火旺	急躁易怒，头痛耳鸣；妄闻妄见，谵语妄言；噩梦难寐，喊叫异动；舌红或绛，脉弦而数	清肝泻火，安神定志	天麻钩藤饮加味
晚期（恶化期）	毒盛虚极	迷蒙昏睡，寤寐颠倒；激越攻击，谵语妄言；便溺失禁，肢体失用；躯体蜷缩，肢颤痫痉	解毒通络，补肾固元	黄连解毒汤加遗忘双治丹

2. 单方验方

（1）灵芝片或灵芝糖浆，每次 4 片或 5mL，每日 3 次。或参芪蜂王浆，每次

5mL，早晚各 1 次。

（2）桑椹子、黑芝麻、胡桃肉、乌枣肉各等份，压末，每次 3g，口服，每日 3次。

（3）益肾宁心方：党参、黄芪、生地黄、熟地黄、山茱萸、茯苓、山药、远志、酸枣仁、生龙骨、龟甲、泽泻、五味子、石菖蒲，适用于正虚夹痰者。

（4）还神至圣汤：党参、白术、茯苓、生酸枣仁、木香、天南星、荆芥、甘草、高良姜、熟附子、枳壳、石菖蒲，适用于脾虚痰气交阻者。

（5）益脑活血方：熟地黄、何首乌、枸杞子、女贞子、益智仁、石菖蒲、远志、丹参、山楂、川芎、红花、虎杖，适用于肾虚血瘀者。

3. 食疗处方

（1）桂圆枣粥　桂圆肉 15g、红枣 5 枚、粳米 100g，放入砂锅，加入清水，如常法煮粥，喜甜食者可加红糖少许，每日或隔日 1 次，14 次为 1 个疗程。

（2）百合二仁红枣蜜　百合、酸枣仁各 25g，柏子仁 10g，放入砂锅，水煎 2次，去渣，得药汁 1 大碗，再加入红枣 10 枚和适量清水，文火煎 30 分钟，离火，加入蜂蜜 2 匙搅匀即成。每日或隔日 1 剂，7 剂为 1 个疗程。

（3）蒸羊脑　新鲜羊脑（或猪脑）1 具，加入食盐少许，用葱、姜蒸熟，当菜适量食用。

此外，可据证型，酌选白羊肾、猪肝、天冬、玄参、梅花、山楂、胡桃、桃仁、磁石等，单味或两味与粳米混合，煮粥食用。

（二）针灸疗法

1. 体针　第一组选大椎、安眠、神门、合谷、足三里；第二组选水沟、印堂、百会、内关、气海，备用穴选鸠尾、巨阙、中脘、肾俞、心俞、丰隆、太冲、涌泉。每日或隔日 1 次，两组交替强刺激，10 次为 1 个疗程，休息 3～4 天后进行下个疗程。

2. 耳针　取神门、皮质下、肾、脑、枕、心等穴，每日 1 次，每次选 2～3 穴，20 次为 1 个疗程。亦可在两耳神门穴分别接上正负极，接通电针机（可用直流电脉冲发生器，最大电压 50V，频率 3 次 / 秒，正弦波），除睡眠时取下外，嘱患者或其家属控制通电。第一周，每次通电 10 分钟，间歇 10 分钟。一周后每天通电 4 次，每次 30 分钟。

3. 头针　取运动区、感觉区、足运感区、晕听区。缓慢进针，出现针感后少捻转片刻，留针 30 分钟。

4. 皮肤针　取脊柱两侧夹脊穴、骶部、头部、眼区及颞区踝关节周围皮部。以轻中度手法叩刺，见局部轻度充血为度。隔日 1 次，15 次为 1 个疗程。

5. 穴位注射 选双侧肾俞、足三里、三阴交，可用当归注射液、人参注射液和复方丹参注射液进行穴位注射。

6. 刺络放血 取中冲、天枢为主穴，涌泉、劳宫为配穴。以三棱针直刺皮下1分，放出4～5滴血，隔日放血1次。

（三）传统功法

传统功法可使脑内活性物质大为增加，大脑有序活动加强。临床可根据病情选练益智功、八段锦、五禽戏、太极拳等，促进气血流通，增强体质。

（四）推拿疗法

推拿手法可起到振奋心阳、舒展心气、安神健脑的作用。对于轻症可由患者自我推拿，或在家属帮助下进行，而重症患者则可由医者施术。

1. 自我推拿 ①抹额：以两手食指屈成弓状，第二节的内侧面，紧贴印堂，由眉间向前额两侧抹，约40次。②抹颞：以两手拇指，紧按两侧鬓发处，由前向后往返用力抹，约30次，酸胀为宜。③按摩脑后：以双手拇指先后按压风池和脑空穴，施以旋转按摩手法，约30次，酸胀为宜。④拍击头顶：患者正坐，睁眼前视，闭紧牙关，用掌心有节奏地拍击囟门，约10次，然后可做头顶热敷。同时，还可辅以鸣天鼓、搓手浴面、揉内关、按摩胸部等手法。上述推拿可在每天清晨施行，30天为1个疗程，连续2～3个疗程。

2. 医者推拿 ①向上点按颅点、天窗。②点推、点拨枕旁点、天窗。③点按内眉点，从内眉点推上阳明点，点按阳明点。④点按颞点。

第七节　骨折的康复

一、概述

（一）定义

骨折是指在外力作用下骨的完整性或连续性遭到破坏，即骨小梁的连续性中断。随着交通的迅猛发展，车祸致骨折逐年上升，并已成为复合损伤、多处骨折、开放性骨折等严重骨折的首要原因。又因人口的平均寿命延长，人口老龄化，患骨质疏松症的老年人逐年增多，骨折的发生率也在增加。因此，骨折发病率的增加，致使患者肢体功能的残疾率也在上升。除外力引起的骨折外，还可能因肿瘤、结核、感染等原因造成病理性骨折。骨折属中医"骨折病"范畴，多因肝肾不足、气血亏虚，瘀血阻滞于关节、肌肉而引发。

骨折治疗的基本原则是复位、固定和功能训练。良好的复位和固定是治疗骨折的基础，功能锻炼是治疗骨折的重要组成部分，只有将固定和功能锻炼相结合才能达到最佳临床疗效。中医学对此积累了丰富的经验。功能锻炼的治疗方法贯穿骨折治疗的全过程。对肢体关节功能恢复和重建起到了积极作用，有效地防止失用性肌萎缩、骨质疏松、关节僵硬等并发症。

骨折康复治疗的首要目的是使受伤的骨骼、关节、组织能够进行活动，无论是骨骼还是软组织都应与愈合进程相配合。所以，骨折愈合应越快越好，筋肉的强度和收缩活动度应恢复到正常水平，关节活动的功能应接近正常的关节活动度。

骨折的康复治疗贯穿在整个骨折治疗的过程中。采用循序渐进、多途径、多手段的综合康复治疗，绝大部分骨折患者都能获得良好的结果，疼痛和压痛消失，恢复正常的肢体功能和肌力。若骨折对位对线差，骨折畸形愈合则会影响功能的恢复。若老年人长期卧床，肝肾亏损，气血亏虚，骨折迟缓愈合或不愈合，则将严重影响肢体的功能恢复，造成终身残疾，形成假关节。若外固定时间过长，范围过大，康复锻炼不及时，造成局部骨质疏松，出现局部疼痛，关节僵硬，影响肢体功能的恢复。

（二）分型分期

1. 骨折原因 按损伤原因可分为创伤性骨折、病理性骨折和疲劳性骨折。

（1）创伤性骨折 多由直接暴力或间接暴力引起。直接暴力即骨折发生在暴力直接作用的部位，常伴有不同程度的软组织损伤；间接暴力即暴力通过牵拉、成角或旋转等作用使远处发生骨折。

（2）病理性骨折 指由骨肿瘤、骨关节结核等疾病导致骨质破坏而引发骨折。

（3）疲劳性骨折 由应力重复作用于同一部位，使骨反复承受负荷而发生轻微损伤，这种损伤不断积聚，超过机体修复能力，最终产生骨折。

2. 骨折愈合分期 骨折愈合是指骨折断端间的组织修复反应，并最终恢复骨的正常结构与功能的过程，分为 4 期。

（1）肉芽修复期 骨折局部出现创伤反应，形成血肿，来自骨外膜、髓腔和周围软组织的新生血管长入血肿，血肿逐渐演变成肉芽组织。

（2）原始骨痂期 骨折端的外骨膜和髓腔内的内骨膜开始膜内骨化的过程，同时骨折部位血肿演变成的肉芽组织再形成软骨，并且开始骨化。

（3）成熟骨板期 新生骨小梁逐渐增多，排列逐渐规则。断端死骨完成清除坏死骨和爬行替代过程，原始骨小梁被最终改造成有力的板状骨。

（4）塑形期　骨结构按力学原则重新改造，多余骨痂被吸收。

3. 骨折康复分期　根据骨折愈合过程，将骨折后康复分为3期。

（1）骨折早期（骨折后1～2周）　此时骨折处有疼痛肿胀，骨折断端尚不稳定，锻炼的目的是促进血脉流通，消除肿胀，防止肌肉萎缩和关节僵硬。

（2）骨折中期（骨折后3～8周）　骨折处的肿胀疼痛已基本消失，骨折端已经有纤维连接，甚至有些骨折已达到了临床愈合，故伤肢可以做较大幅度的功能锻炼运动。

（3）骨折后期（骨折后9～12周）　此期软组织已修复，骨折部的骨痂也日趋完善，部分骨折已临床愈合，外固定已拆除。此期康复的主要目的是争取关节活动范围和肌力尽快恢复正常。

（三）临床特征

1. 症状　全身症状主要是休克和发热。

（1）休克　多见于骨盆、脊柱骨折，还有严重的开放性骨折，因软组织损伤、大量出血、剧烈疼痛或并发内脏损伤而引起休克。

（2）发热　骨折处有大量内出血，血肿吸收时引起发热，但一般不超过38℃。

2. 体征

（1）局部疼痛、压痛　骨折部位常伴有局部疼痛和压痛，这是由于骨膜破裂，骨的断端刺激局部软组织和局部肌肉痉挛所致。

（2）肿胀、瘀斑　骨折部位附近软组织损伤和血管破裂导致局部肿胀。若血液通过破裂组织到达皮下后则出现皮下瘀斑。

（3）畸形　由于外力或肌肉痉挛使断端发生重叠或旋转，可导致骨折移位，形成畸形。

（4）功能丧失　骨折后，断骨失去了杠杆和支持的作用，若再伴有神经损伤，则肢体往往丧失正常功能。

（5）异常活动和骨擦音　骨折后，局部可出现类似关节的活动，称假关节活动，移动时可产生骨擦音。这是骨折特有的征象。

3. 辅助检查

（1）X线检查　X线检查是诊断骨折的可靠方法，可明确诊断确定骨折的部位、程度及类型。通过X线还可以判断手术治疗疗效及骨折愈合情况。

（2）CT或放射性核素检查　适用于隐性骨损伤及易漏诊部位的骨折。

（四）康复治疗适应证及禁忌证

1. 适应证　各种类型的骨折，包括开放性和闭合性骨折、关节内和关节外骨折、稳定性和不稳定性骨折，经过复位和固定处理后都可以开展康复治疗。对于骨折畸形愈合、骨不连及骨延迟愈合，应在骨科处理的同时加强康复训练。

2. 禁忌证　局部炎症、体温高于 38℃和病理性骨折禁用。

二、康复评定

骨关节损伤后的康复评定旨在了解功能障碍的程度，对制订康复治疗方案和检查康复治疗效果有重要意义。

（一）骨折的复位标准

1. 解剖复位　骨折端可通过复位恢复正常的解剖关系，对位和对线完全良好时，称解剖复位。复位越好位置越稳定、骨折愈合越快。骨折对线是指骨折后骨的中轴线（力线）是否有成角，对线好，中轴线应为直线。断端成角称为对线不良。骨折对位是指以骨折近端为准来判断骨折远端的移位方向和程度，只有对位准确，才可以保证后期骨愈合。骨折断端移位称为对位不良。

2. 功能复位　复位后，两骨折端虽未恢复正常解剖关系，但在骨折愈合后对肢体功能无明显影响者，称功能复位。由于种种原因不能达到解剖复位的可尽量达到功能复位。

3. 可接受骨折畸形愈合范围　骨折后，由于手术等因素常有一定的肢体畸形，但对整体运动功能影响不大，超出此范围往往需要手术矫正。可接受畸形愈合范围：缩短位移指成人下肢骨折位移一般在 1 ～ 2cm 范围，大于 2.5cm 会出现跛行，上肢缩短 2cm，对功能影响不大。成角畸形指具有生理弧度的骨干，可接受与其弧度相一致的 10°以内的成角畸形，如股骨成角畸形超过 15°，胫骨成角畸形超过 12°，则可为其上下关节带来影响。侧方移位指成人 1/2 侧方移位，不伴有其他畸形，对功能无影响，如胫骨、尺骨、桡骨 1/2 的横移位，对功能无影响。旋转畸形指上肢各骨干可允许 10°～ 15°旋转移位而不影响功能。前臂旋前、旋后减少 15°亦无明显影响。股骨干骨折 10°～ 15°旋转移位可以部分或完全代偿。胫骨骨折时，其上下关节均无代偿能力，10°的旋转畸形即可造成功能影响。

（二）骨折的愈合标准

1. 临床愈合标准

（1）局部无压痛，无纵向叩击痛。

（2）局部无异常活动。

（3）X 线照片显示骨折线模糊，有连续性骨痂通过骨折线。

（4）功能测定，在解除外固定情况下，上肢能平举 1kg 重物达 1 分钟，下肢能连续步行 3 分钟，并不少于 30 步。

（5）连续观察 2 周，骨折处不变形，则观察的第 1 天即为临床愈合日期。

（3）、（4）两项的测定必须慎重，以不发生变形或再骨折为原则。

2. 骨性愈合标准

（1）具备临床愈合标准的条件。

（2）X线照片显示骨小梁通过骨折线。

三、现代康复方法

（一）运动疗法

根据骨折愈合的不同阶段，应采取不同的康复方法。

1. 骨折早期（骨折后1～2周） 功能锻炼的主要方式：握拳伸指，将伤肢的手掌及五指分开，进行一伸一握动作，每回锻炼20～40次，次数由少到多，此动作有改善腕部及前臂肌肉的血液循环，增加肌张力作用，避免掌指关节囊粘连及肌肉萎缩。吊臂屈肘，用颈腕带将伤肢的前臂悬吊于胸前，用力握拳，使前臂的肌肉紧张，接着屈伸肘关节，然后伸直到颈腕带容许的范围，每次锻炼20～40次，亦可用健手托住患肢的腕关节，进行肘关节的屈伸锻炼，此动作有改善上肢的血液循环，防止关节粘连和肌肉萎缩的作用，适于上肢各部位的骨折锻炼。踝关节屈伸，患者仰卧或坐位，将伤肢的踝关节尽量地跖屈或背伸，做下肢肌肉的等长收缩，每次锻炼20～40次，此动作有促进下肢血液循环和防止踝关节粘连强直的作用，适于下肢骨折的锻炼。初期只可在支架或垫上练习，不可抬离床面。

2. 骨折中期（骨折后3～8周） 功能锻炼的主要方式：抬臂屈伸，用健手托住伤肢的腕部，尽量使肘关节屈曲，然后伸直，每次锻炼20～40次，屈曲伸直的幅度由小到大，次数逐渐增加，此动作有改善上肢血液循环，防止肘关节粘连，使肘关节活动范围逐渐增大的作用，适于上肢各部位骨折的中、后期锻炼。摩肩旋转，用健手托住伤肢的前臂，辅助伤肢的肩关节做前后屈伸，内外旋转活动，每次20～40次，活动范围由小到大，次数逐渐增加，此动作有松解肩关节粘连的作用，适于上肢各部位骨折的中期锻炼。拉腿屈膝，患者取仰卧位，将股部的肌肉用力收缩，接着用大腿带动小腿进行膝关节屈曲，然后放松，伸直下肢，每次20～40次，此动作有促进下肢血液循环，增加肌力，预防股部肌肉和膝关节粘连强直等作用，适于下肢各部位骨折的中期锻炼。下肢骨折在外固定的保护下可下地扶拐，不负重的情况下练习行走，经过一段时间后患肢逐渐负重。

3. 骨折后期（骨折后9～12周） 这一时期可逐渐由局部性的锻炼过渡到全身性的锻炼，并根据病情需要，有侧重地自编一套医疗体操。体操可徒手进行，也可以用一些器械，如棍棒、哑铃、滑车等来完成。这个时期的功能锻炼，如上肢骨折，应扩大骨折部位邻近关节活动范围；如下肢骨折，可下地站立。骨折已愈合牢固的患者，可在外固定保护下扶拐步行，直至骨折愈合坚固为止。功能锻炼的主要方式：鲤鱼摆尾，伤肢的前臂中立位，手半握拳，将腕关节背伸，然后掌屈，状如鱼尾摆动，每次 20 ～ 40 次，此动作能加大腕关节屈伸活动，增强肌力，适用于上肢各部位骨折的锻炼。单手擎天，健手放于胸前，伤肢的腕关节呈背伸，上臂紧贴胸壁，将肩关节向前上方高举，并伸直肘关节，然后徐徐放下，每次 15 ～ 30 次，此动作有预防肩关节粘连和肌肉萎缩，增加肌力的作用。也可选用上述的抬臂屈伸、摩肩旋转、拉腿屈膝等功能锻炼方式。

器械锻炼对肢体肌力的恢复有良好的作用。如沙袋负重训练，对各种肌力下降的恢复均有效果，而且对关节功能活动的恢复也有很好的帮助。民间常用的器械有竹管、胡桃等，分别适用于膝关节、指尖关节以及其他关节的活动锻炼。

当关节活动与肌力有所恢复时，生活功能训练必须及时跟上，如上肢进行进食、饮水、写字、梳洗、穿脱衣服等训练；下肢进行坐、立、行走、上下楼梯、骑自行车等训练。

（二）理疗

目前常用的理疗有以下几种。

1. 温热疗法 可多用易于取材的各种物质传导热的疗法。如温水淋洗、石蜡、泥疗、沙疗等。该疗法可使作用部位组织温度升高，具有促进物质代谢，增加毛细血管开放，加速微循环等改善血运的生理作用，有助于瘀血的迅速吸收、消散和消肿止痛，从而增加骨膜血量，促进成骨细胞生长，加速骨膜内骨化过程的作用。在骨折愈合的骨痂形成中应用热疗，有利于骨痂骨化，预防软组织粘连挛缩，改善关节功能。

温热疗法适用于骨折的中、后期，温度可以从低档开始逐渐增高，以适当耐受为宜，每次治疗时间为 15 ～ 30 分钟，每日 1 次。需指出的是，该疗法不适宜骨折的早期，可能会使血管过度扩张而导致骨折断端及周围组织重新出血。

2. 光疗法 光疗法可分为红外线疗法、可见光疗法和紫外线疗法。辐射热对组织的影响，除温热作用外，光能的吸收可能对组织的修复过程有直接的刺激作用。紫外线局部照射对骨折的愈合具有促进作用，促进钙、磷的吸收，为骨痂形成提供物质基础。

3. 电、磁疗法 局部直流电钙离子导入或磷离子导入，可提高骨折部位钙、磷的浓度，促进骨化过程。钙、磷不仅具有使局部血液循环加速，促进渗出物吸收的作用，而且还可通过穴位的神经反射，降低末梢神经兴奋性，来达到镇痛的作用，因而本法可用于骨折的早、中期。在骨折处或穴位上贴敷磁片，磁场强度为500 ～ 2000Gs。各种高频电疗法，可使深部组织充血，体液循环改善，活跃组织细胞的功能，消除炎性水肿及促进血肿吸收，骨折后期应用，有助于骨痂形成。高频电场或电磁场可以透过石膏、绷带和小夹板到达深部组织和骨骼，临床使用较方便。应用电、磁疗法，应注意不宜过热。骨折端有金属内固定者不宜使用。

4. 超声波疗法　超声波可使组织血管扩张，加速血液循环。小剂量超声波可以促进骨痂形成，对骨折迟缓愈合者有一定的疗效，常采用接触移动法，剂量为 $0.6 \sim 1.0W/cm^2$，每次 $3 \sim 5$ 分钟，每日 1 次，15 次为 1 个疗程。

5. 高压氧疗法　高压氧疗法是将患者置身于高压氧舱内，进行加压、吸入 100% 纯氧以达到促进骨折愈合的目的。其目的主要在于：①可以提高白细胞吞噬能力，防止骨折附近或周围软组织感染，促进骨折愈合。②加速伤口愈合，可提高成纤维细胞增生，制造胶原蛋白，造骨细胞可以形成骨髓，营养骨折断端，丰富其血运，加快骨折断端骨痂形成以及骨质生长。所以，高压氧疗法在临床上对于骨折后肢体功能康复有着积极的作用，在很大程度上减少了骨折不愈合的概率，加快骨痂形成，促进骨折愈合。

（三）心理疗法

骨折治疗的成败不仅取决于骨折早期的治疗措施和技术，而且在很大程度上也取决于患者和家属的密切配合。中西医结合治疗骨折的过程中就强调应"动静结合，筋骨并重，内外兼治，医患合作"。但在临床实践中，许多患者或家属对于骨折则过多地强调"静"：保持肢体的绝对静止，才能保持骨折的对位对线，加速骨折的愈合。实际上恰恰相反，从骨折固定开始，就必须进行不妨碍骨折移位的邻近关节的活动，只有这样才能够加速患肢的血液和淋巴循环，改善局部血供，防止关节僵硬，有利于后期的康复。恰当的肌肉收缩运动可以使骨折断端始终保持恒定的和间断的生理应力刺激。西医学研究证明，生理应力刺激是加速骨折愈合的重要条件。因此，医生必须给患者和家属做康复指导，贯彻"医患合作，动静结合"的精神，树立正确的认识，纠正谬误，积极配合治疗，使之早日康复。

四、中医康复方法

（一）中药疗法

中医治疗骨折，促进骨折的愈合和康复积累了丰富的经验，中药治疗可分为内服和外用两大类。

1. 中药内服　药物内服治疗应分三期辨证。早期宜活血化瘀，行气止痛；中期应和营生新，接骨续筋；晚期则补养气血，补益肝肾。具体治则：①攻下逐瘀法。②行气消瘀法。③清热凉血法。④和营止痛法。⑤接骨续筋法。⑥舒筋活络法。⑦补气养血法。⑧补养脾肾法。⑨补益肝肾法。⑩温经通络法。剂型以中药煎剂为主，还可以是丸药、散剂、片剂、颗粒剂、胶囊等。

2. 中药外用 常以中药水煎取汁，局部熏洗，为热敷熏洗法。古称"淋拓""淋洗""淋渫"。先用热汽熏蒸患处，待水温稍减后用药水浸洗患处。每日 2 次，每次 15～30 分钟。具有活血止痛、舒筋活络、滑利关节、增加关节活动度的作用。适用于骨折后期，骨痂形成，外固定拆除后，关节僵硬以及屈伸活动不利者。如四肢损伤洗方，或艾叶、细辛、炙川草乌、伸筋草、透骨草、海桐皮、山奈等，水煎取汁局部熏洗。热敷熏洗后，配合体育疗法和手法治疗，可大大增加疗效，对骨折周围邻近关节僵硬，活动范围减少者效果显著。也可用中药乙醇、醋浸泡，取汁外擦患处关节和肌肉。具有活血止痛、舒筋活络、追风祛寒的作用。

（二）针灸疗法

针灸对骨折早期所产生的疼痛、肿胀有一定的消肿止痛作用。采用骨折部位循经或局部取穴。循经取穴主要以四肢远端的穴位为主，如上肢骨折多取内关、外关、鱼际等；下肢骨折多取足三里、阳陵泉、三阴交、太溪等；胸腰椎骨折多取承山、委中等。局部取穴多选用骨折附近的穴位，每与循经选穴配合使用。骨折数周或数月之后，针灸治疗的目的是促进局部气血流通，针法以平补平泻为主。若骨折处有关节僵硬或肌肉萎缩者，多局部取穴为主，多用泻法，也可配合灸法。若见肝肾亏虚，加用肾俞、命门、三阴交、太冲等；气血不足者，加脾俞、足三里、气海、心俞等，针法以泻为主。

（三）推拿疗法

推拿按摩疗法是骨折后期功能恢复的一种重要的康复措施。主要用于骨折后期，外固定已拆除后，关节僵硬，肌肉萎缩等。任何一种手法都能不同程度地影响肌肉，并能反射性调节和改善中枢神经系统的功能，且能使肌肉毛细血管开放增多，局部血液循环加速，从而改善组织营养，促进关节滑液的分泌和关节周围血液、淋巴液循环，使局部温度升高。因而推拿按摩具有活血化瘀、消肿止痛、舒筋活络、缓解痉挛、松解粘连、祛风散寒、蠲痹除湿的作用。推拿按摩手法按其主要作用部位、功用及操作的不同可分为舒筋通络法和活络关节法两大类。

1. 舒筋通络法 舒筋通络法是术者施用一定的手法作用于肢体，从而达到疏通气血，舒筋活络，消肿止痛的目的。常用手法有以下几种。

（1）按摩法 ①轻度按摩法：具有消瘀退肿、镇静止痛、缓解肌肉痉挛的功能，适用于全身各部。②深度按摩法：（包括一指禅推法）具有舒筋活血、祛瘀生新的作用。对消肿和减轻患部的疼痛很有效；还可以解除痉挛，使粘连的肌腱、韧带及疤痕组织软化、分离和松解。本法常由轻度按摩法转入，或在点穴法前后，或结合点穴法进行，是治疗骨折后期的康复最基本的手法之一。

（2）揉擦法 具有活血化瘀、消肿止痛、温经通络、缓解痉挛、松解粘连、软化瘢痕的作用。常用于四肢骨折后期肌肉、肌腱强硬者。

（3）拿捏法（包括弹筋法和捻法） 具有缓解肌肉痉挛、松解粘连、活血消肿、祛瘀止痛等作用。常用于关节筋腱部的治疗。

（4）点穴法 点穴按摩与针刺疗法有类似的作用。通过点穴按摩可以疏通经络、调和气血和增进脏腑功能，适用于骨折后期，脏腑气血功能失调而采取的主要治疗手法之一。

（5）抖法和搓法 常运用于手法的结束阶段，整理收功时使用，具有进一步放松肢体，舒筋活血，理顺经络的作用，同时还可以缓解强手法的刺激，能很好地调节关节功能。

2. 活络关节法 活络关节法是术者运用手法作用于关节处，从而促使关节功能改善的一种方法，本法常在舒筋活络手法施用的基础上进行，常用的方法有以下几种。

（1）屈伸关节法（包括内收外展法） 本法对各种骨折后期造成的关节屈伸收展功能障碍者均可应用。屈伸关节法对筋络挛缩、韧带及肌腱粘连、关节强直均有松解作用，多用于膝、踝、肩、肘等关节。若能在熏洗疗法之后应用此法疗效更佳。但使用屈伸关节法时，要遵循"循序渐进"的原则，切忌暴力屈伸，以防再骨折。

（2）旋转摇晃法 本法具有松解关节滑膜、韧带及关节囊粘连的作用。尤其适用于关节僵硬，功能障碍尚未完全定型及关节错缝者，对骨折尚未愈合者忌用。本法和屈伸关节法是治疗关节粘连的主要手法，常配合应用。使用旋转摇晃法，动作要协调，力度要适中，对有明显骨质疏松的关节要慎重，防止骨折的发生。

（3）拔伸牵引法 本法具有松解挛缩的肌腱和关节囊的作用，从而达到疏松筋脉，行气活血的目的。常用于骨折后期关节、肌腱、筋膜挛缩，关节粘连而导致功能障碍的治疗。

（四）传统体育疗法

传统体育疗法能促进骨折的愈合和肢体功能的康复，具有良好的效果。

1. 四肢骨折小夹板固定后的康复练功 四肢的康复练功以恢复原有的生理功能为主，上肢的康复练功以增强手的握力为主，下肢以增强负重步行能力为主，在练功中要注意循序渐进。由于小夹板的应用，在骨折后1～2周即可开始练功，但应按照骨折部位的稳定程度，逐步增加活动量和活动范围。同时必须严格避免对骨折愈合不利的各种活动。具体的练功方法按骨折愈合的不同阶段进行，注意以健肢带动患肢，使动作协调，相称自如。

第一阶段：骨折后 1～2 周，此时骨折处仍有疼痛、肿胀，练功的目的是促进血脉流通，使肿胀消退，防止肌肉萎缩和关节粘连僵硬。练功的主要方式：上肢，以练握拳、吊臂、提肩和一定范围的关节伸屈活动为主，如桡、尺骨骨折后的关节屈伸活动，可做小云手、大云手、反转手等；下肢，可做踝关节的背屈，股四头肌的等长收缩活动，带动整个下肢用力，而后再放松，如胫、腓骨骨干骨折后的练功以抬腿、屈膝为主。

第二阶段：骨折后 3～4 周，骨折处肿胀、疼痛已消失，上肢伤者可用力握拳，进行关节屈伸活动，下肢伤者可下床扶拐缓缓步行。

第三阶段：骨折后 5～10 周，骨折已逐渐愈合，可逐步加大关节活动量，到 7 周后进行正常的体操活动。

2. 太极拳　如上肢骨折后，在骨折 6 周后可选练简化太极拳，可反复多练上肢的招式，如云手、倒卷肱等。如下肢骨折者，一般 8 周后脱拐行走时可开始练，运动量和活动范围由小到大，同时结合散步等活动，下肢的功能基本恢复后可做上楼梯、登山等锻炼。

第八节　运动损伤的康复

一、概述

（一）定义

运动损伤是指在体育运动中发生的创伤。随着竞技体育水平的提高，以及全民健身、体育休闲的广泛开展，运动损伤越来越多见。运动损伤中骨折、关节脱位等急性严重创伤较少，两者合计约占运动损伤的 3%，大量的是韧带、肌肉、肌腱、关节囊及关节软骨的损伤及其他慢性软组织的微小创伤。

本节主要介绍运动中韧带、肌肉、肌腱及软骨等软组织损伤的康复。

软组织损伤是由于多种原因导致肌肉、肌腱、韧带、筋膜、剑鞘、血管、神经等软组织结合和功能的损害。可导致软组织损伤的因素包括力学因素、化学因素、生物病理因素等。力学因素是常见的损伤因素。作用于软组织的力超过其承受能力，或重复的小的力学刺激，均可导致软组织损伤。化学因素、生物病理因素也可导致软组织损伤。

韧带、肌肉、肌腱的损伤以慢性损伤较为多见，急性损伤占 26%，慢性损伤多为微小创伤积累所致，如肌肉筋膜炎、肩袖损伤、腱鞘炎、脊柱棘间韧带炎及肌腱末端病。肌腱末端病是发生在肌腱止端的慢性损伤，是治疗较为困难的运动损伤之一。滑囊及脂肪组织也可能因慢性微小创伤产生炎症，如膝关节脂肪垫损伤、股骨大粗隆滑囊炎等。关节损伤主要表现为关节软骨的退行性病变，如髌骨软化症、骨性关节炎，大多是因微小创伤、劳损所致。关节软骨损伤是目前治疗的一大难题，许多学者认为，软骨损伤后不能再生，所以治疗困难，康复预防显得更为重要。

中医称此疾病为"筋伤"，中医学认为：邪伤以风、寒、湿三邪为多见。风邪侵袭经络、肌肤，经气阻滞，肌肤麻痹，可出现肌肤麻木等症，为风邪中络证。风与寒湿合邪，侵袭筋骨关节，阻弊经络，则可见肢体关节游走疼痛，从而形成风胜行痹证。湿郁于体表，阻滞经络则可见肢体困重、酸痛。风寒湿三邪合并为病，进而阻滞气机形成气滞，气滞而血行不畅，以致血脉瘀滞。

（二）分型分期

1. 按损伤病程分类

（1）急性软组织损伤　急性软组织损伤，损伤时间在 2 周以内，患者多有明确的外伤史。如跑步中与他人或物品的撞击而导致撞击伤和挫伤。患者伤后可出现局部疼痛肿胀、肌肉痉挛、损伤局部出血或瘀血、压痛、活动痛、活动受限等。而严重的损伤如软组织完全断裂，患者疼痛反而不剧烈，但会出现关节不稳定、畸形及功能障碍等。

（2）慢性软组织损伤　慢性软组织损伤，损伤时间在 2 周以上，多由于急性损伤治疗不当或不彻底，或长期运动、疲劳而引起的累积性损伤。临床表现为局部酸、胀、钝痛或刺痛，无力或沉重感，症状不剧烈、不持续，在休息或变换体位时减轻，但活动过度、劳累、负重过久时加重。局部压痛不明确，或有相对固定的压痛点，或仅能指出局部大片不适，无神经刺激征。有的患者可出现方向选择性，即在某一方向上出现重复运动可使症状缓解，而其他方向运动可导致症状加重。慢性软组织损伤通常不会出现出血或瘀血表现。

2. 按受伤后皮肤或黏膜完整性分类

（1）开放性损伤　指皮肤或黏膜的完整性受到破坏，伤口与外界相通的损伤。如擦伤、切伤、刺伤、裂伤等。此类损伤容易继发感染，所以创面应及时行外科清创处理。

（2）闭合性损伤　伤处皮肤和黏膜完整，无裂口、与外界相通的损伤。如肌肉拉伤、关节韧带扭伤、挫伤等。

3. 按受伤的性质分类

（1）扭伤　扭伤是在非正常外力的作用下，使关节的生理活动超出正常范围后，肌肉、肌腱、韧带等组织被过度拉伸而造成的损伤。

（2）挫伤　挫伤是直接暴力作用于人体部位而造成的损伤，如棍棒打击、撞击等。

（3）挤压伤　软组织在外界直接暴力的作用下使软组织挤压或碾轧受损。

（4）撕裂和断裂伤　由于较大的作用力使韧带、关节囊、肌腱等部分或完全断裂的损伤。有外力直接造成的，也有肌肉瞬间收缩过猛导致的，也有疲劳性质的。

4. 按受伤轻重分类

（1）轻度　指伤后未丧失运动能力，仍能按原计划继续训练的损伤。如擦伤。

（2）中度　丧失运动能力24小时以上，受伤后短时间（一般1～2周）内不能按原计划训练，需要停止或减少患部活动或进行治疗的损伤。如肌肉拉伤。

（3）重度　伤后较长时间完全不能训练，或需要住院进行治疗的损伤。如骨折。

5. 按运动技术与训练的关系分类

（1）运动技术伤　这是因专项运动的特殊技术动作要求，引发人体某部位的职业性损伤。

（2）非运动技术伤　此类损伤不具备专项训练的特点，多数为运动中的意外损伤。常发生于运动中需要身体相互接触的激烈运动或需要腾空落地的运动项目。运动训练水平低，缺乏保护或保护失当易致损伤。暴力大小及防护能力的差异会影响损伤的程度。

6. 按病理分期

（1）组织损伤及出血期　运动损伤后组织损伤，断裂处出血，在创伤部位形成大小不一的血肿。

（2）炎症反应及肿胀期　组织出血血肿后出现炎症反应，毛细血管扩张，通透性增加，渗出液增加，出现组织水肿。

（3）肉芽组织机化期　损伤部位形成纤维细胞增生的肉芽组织。

（4）瘢痕形成期　最后肉芽机化形成瘢痕。

7. 按康复分期

（1）急性期　肌肉、韧带损伤初期，治疗重点是止痛、止血，防止肿胀，应用"RICE"常规治疗，即局部休息、冰敷、加压包扎及抬高患肢。损伤后应尽快局部外垫棉花，弹力绷带加压包扎，然后冰敷30分钟，这样的初期处理可以止痛、止血，十分重要且有效，对于有骨折或韧带、肌肉、肌腱断裂的患者应做适当外固定。

（2）稳定期　伤后 48 小时，出血停止，治疗重点是处理血肿及渗出液的吸收。可使用物理治疗、手法治疗、中药外敷等方法促进创伤恢复。支具保护、局部制动至创口愈合。

（3）恢复期　局部肿痛消失，渐进地进行损伤肢体肌力、关节活动度、平衡及协调性、柔韧性的训练，辅助以物理资料，该时期主要治疗重点是促进瘢痕软化，防治瘢痕挛缩。

（三）临床特征

1. 症状

（1）急性软组织损伤　多有明确的外伤史，伤后可出现局部疼痛肿胀、肌肉痉挛、损伤局部出血或瘀血、压痛、活动痛、活动受限等。

（2）慢性软组织损伤　多为累积性损伤，能引起局部软组织的劳损、变性、增生、粘连等病理改变。临床表现为局部酸、胀、钝痛或刺痛，无力或沉重感，疼痛症状与长期不良姿势或者职业性劳损有关，通常没有明确外伤史。

2. 辅助检查

（1）超声检查　通过 B 超能够发现较深部软组织损伤引起的出血部位和测量出血量，为穿刺和手术血肿清除准确定位。

（2）X 线检查　虽然不能直接检测软组织损伤状况，但可以看到软组织肿胀程度，并排除骨折。

（3）核磁共振检查　对软组织的成像清晰可辨，可准确分辨出软组织损伤的详细状况，发现其他检查不易发现的肌腱和韧带损伤、出血、水肿等状况，具有重要的临床价值。

（四）康复治疗适应证及禁忌证

康复治疗的适应证主要是运动引起的慢性闭合性软组织损伤。禁忌证为急性开放性软组织损伤，这类损伤往往并发骨折、出血、休克等严重损伤。

二、康复评定

（一）肌力评定

常用徒手肌力检查法，还可以使用特殊器械进行肌群的等张肌力测定和等速肌力测定。

（二）肢体维度测量

1. 大腿维度测量髌骨上缘 10cm 的大腿周径。

2. 小腿维度测量髌骨下缘 10cm 的小腿周径。

（三）关节活动度的测量

详见本书第三章。

（四）疼痛评定

对损伤部位的疼痛情况进行评定，包括疼痛部位、疼痛性质、疼痛程度等。

1. 部位：让患者指出其主诉症状的部位，肩部疼痛并不一定是肩部病变引起，可能是斜方肌上部、肱骨外侧或许多其他部位病变所致。

2. 频率：多久出现一次，肌肉、肌腱和韧带损伤最明显的表现是活动这些部位出现疼痛，而休息时症状缓解。持续性疼痛是一个危险的信号。

3. 性质：硬、痛、紧等常用来描述肌肉、肌腱、韧带和关节囊以及与其连接的结缔组织的拉伤或轻度劳损；锐性疼痛用来描述肌肉骨骼系统相对严重的损伤或神经根的损伤；烧灼感多为神经根炎症描述；麻痛感常用来描述神经卡压；跳动痛常用来描述急性炎症和肿胀。

4. 加重或减轻的因素。

5. 以前治疗的过程及疗效。

6. 药物治疗的情况。

7. 客观正确的检查（不同部位损伤检查方法不同）。

（五）其他评定

包括感觉功能评定，病情严重者可行平衡功能、日常生活活动能力及心理评定。

三、现代康复疗法

（一）运动疗法

功能训练可以改善受伤部位血液循环与组织代谢，防止肌肉萎缩、关节粘连，促使损伤组织较快地恢复，对预防损伤组织的缺血和挛缩，加速组织愈合和功能恢复，起到积极的作用。

急性软组织损伤早期采用"PRICE"原则："P"（protection）保护，用弹性绷带、夹板或矫形器固定患部，保护患区免受进一步损伤；"R"（rest）休息，局部制动、固定以利于局部休息，避免刺激损伤区及牵拉未愈合牢固的组织；"I"（ice）冰敷，在损伤后 24 小时或 48 小时内，局部冰敷、冰水浸泡或冰按摩 12 ～ 15 分钟，有镇痛、减少出血和渗出的作用；"C"（compression）加压，早期用弹性绷带加压包扎，以减少局部出血及水肿；"E"（elevation）抬高，抬高患部，以利于局部体液回流，减轻水肿。

慢性软组织损伤应鼓励患者进行积极主动的肌力训练，提高肌肉收缩启动的协调性，增加肌肉和韧带的支持强度，增强关节稳定性；纠正不良姿势，注意防止职业性劳损方式，防止非生理性错误姿势造成的慢性软组织劳损；进行关节活动度训练，防止软组织粘连，保持关节正常的活动范围。

1. 肌力训练 根据原有肌力水平选择不同肌力训练方法。

（1）肌力为 0 ～ 2 级时采用被动运动方法，配合神经肌肉电刺激诱发、促进肌肉收缩。

（2）肌力为 3 ～ 4 级时进行抗阻肌肉训练，在抗阻练习中，肌肉通过承受较大的阻力，以增加肌纤维的募集率，从而促进肌力较快的增长。运动损伤引起的肌肉功能障碍，肌力多在 3 级以上，所以抗阻训练是在运动损伤后康复治疗的主要肌力训练方法。

①等长抗阻训练：利用肌肉等长收缩进行肌力训练。等长训练操作简便，可在运动损伤或术后肢体被固定等情况下进行。等长训练具有防治肌肉萎缩、消除肿胀、刺激肌肉肌腱本体感受器的作用，且不需要特殊仪器，容易操作，便于床上或家中运动，花费不多。由于等长训练是一种静力性练习，主要增强静态肌力，对增强整个关节活动的肌力作用较弱，等长训练增强肌肉耐力作用不明显，对改善运动的精确性、协调性也无明显帮助。

②等张抗阻训练：这是指利用肌肉等张收缩进行的抗阻训练方式。用等张训练增进肌力的关键在于用较大的阻力以求重复较少次数的运动以引起肌肉疲劳，即大负荷少重复原则。

③等速训练：等速肌力训练时，等速训练仪能提供顺应性阻力，使肌肉在整个运动范围内始终承受与其肌力相应的最大阻力，从而提高肌力训练效率，并且由于阻力是顺应性的，故具有较好的安全性。另外，还可以同时训练主动肌与拮抗肌，仪器可提供不同的速度训练，适应肌肉功能的需要，可进行等速向心、等速离心收缩练习，可进行最大肌力收缩及次大肌力收缩练习，可做全幅度及短弧度练习。同时，等速训练及评定仪还可以提供等速收缩运动时的各项力学参数。

2. 关节活动度训练 关节活动度是指人体的各个关节围绕各运动轴并且在其相应的平面上运动时通过的最大弧度，分为主动关节活动度和被动关节活动度。

在运动损伤后，由于关节、肌肉、韧带及关节囊的损伤、疼痛与肌肉痉挛及制动后所致的肌肉、韧带及关节囊的缩短与挛缩，关节周围软组织瘢痕及粘连，常导致关节活动度障碍，可以通过关节活动度练习和手法松解术得到有效的治疗。

①被动关节活动度训练：关节松动术是通过治疗师进行操作的一项被动关节活动度训练方法，以缓解关节疼痛，维持或改善关节活动度，包括摆动、滚动、滑动、旋转、分离和牵拉。

②助力运动关节活动度训练：当患者主动力量不够或有疼痛时，由治疗师通过滑轮或绳索装置、棍棒等简单器械，患者用健侧肢体施加辅助力量进行关节活动度训练，它兼具有主动运动和被动运动的特点，其所加助力要随肌力增加逐步减少。

③主动关节活动度训练：这是采用徒手形式或利用简单的辅助器械进行锻炼。有条件可以采用水中运动模式，利用水的浮力和温度的作用，促使动作更加容易完成。

④持续牵引关节活动度训练：运用胶原纤维在载荷牵伸下可以发生弹性延长和塑性延长的原理，对关节进行持续一段时间的重力牵引，使挛缩和粘连的纤维组织产生更多的塑性延长以恢复关节活动度。

⑤持续被动运动关节活动度训练：持续被动活动仪是由加拿大著名骨科医师Salt发明，是一种可以控制角度、速度、持续时间，并与关节运动轴心相一致的机械运动装置，可防治关节伤病及制动引起的关节挛缩、粘连，促进关节软骨再生和关节周围软组织的修复，还有改善血液循环、消除肿胀和疼痛等作用。

（二）物理因子治疗

选择多种物理治疗方法可改善局部组织血液循环和代谢，加速损伤组织的修复，起到消炎、消肿、止痛，缓解肌肉痉挛，促进组织修复、改善功能作用。

1. 冷疗 适用于损伤初期患者，主要是通过降低组织温度，可以使局部血管收缩，限制出血，减少渗出，减少局部血流量及伤部充血现象，减轻周围神经传导速度，有止血、退热、镇痛和防肿的作用。

冷疗可将毛巾用冷水浸透敷在伤部，约2分钟换一次，或将冰块装入袋内进行外敷，每次20分钟左右。冰袋以碎冰为宜，尽量与损伤部位吻合。根据出血情况决定加压冰敷的时间，一般5～8分钟。取下冰袋后，仍需局部加压。损伤部位严重出血，可以休息2～4分钟后再次加压冰敷。有条件者可用冷镇痛气雾剂喷涂伤部，常用的为烷类冷冻喷射剂，使用时应距离皮肤30～40cm垂直喷射，时间为5～10秒。有时为了加强麻醉作用，可在停止喷射20秒后再喷射一次，但喷射次数不能过多，一般不超过3次，以免发生冻伤。喷射冷镇痛气雾剂后，伤部疼痛减轻或消失，温度下降并有麻感。但面部损伤不宜用此法。

2. 热疗 热疗可以用来增加血流，减轻肌肉痉挛状态，用于亚急性或慢性软组织损伤，并且可以用于慢性损伤的急性发作阶段，可采用微波、红外线、蜡疗、中药热敷等。

3. 超短波 消除水肿和止痛，减轻肌肉僵硬及促进局部血液循环。采用单极法或双极法，对置法或并置法，将电极放置损伤区域。急性损伤采用无热量，时间5～12分钟，每日1次，10次为1个疗程。慢性损伤微热量或温热量，时间

15～20分钟，每日1次，10～20次为1个疗程。

4. 磁疗法 损伤区敷贴磁片，0.05～0.2T，根据损伤范围选择磁片；电磁疗可将磁头对置损伤区，20～30分钟.每日1次，10～20次为1个疗程。血肿区可用旋磁或电磁法，一般每次15～20分钟。

5. 电脑中频电疗法 根据病情选择处方，100cm^{2}电极×2，痛点并置。感觉阈上，时间20分钟，每日1次，10～15次。适用于较大范围的病变。

（三）作业治疗

有日常生活活动受限的，可选择治疗性作业活动、功能性作业活动或日常生活活动能力训练。

（四）康复辅具

对软组织断裂、关节不稳、关节脱位的患者，使用矫形技术保护固定。对日常生活活动能力受限的患者可使用辅助工具协助康复。

（五）药物治疗

局部疼痛患者，可以根据病情的需要，外贴止痛膏或涂止痛乳剂；损伤急性期可以用阿片类或费阿片类药物减轻疼痛。非甾体消炎药可以用来镇痛及抗炎。使用非甾体抗炎药的患者可以有效减轻疼痛、水肿及压痛，并且可以使患者更早地重返运动。但同时，非甾体消炎药可增加消化道、肾脏、心血管、神经系统及皮肤的不良反应。因此，非甾体消炎药一般在局部治疗无效时使用。

四、中医康复方法

1. 针刺疗法

（1）普通针刺 根据受伤部位的经络所在，配合循经远取穴位，普通针刺。每日或隔日1次，以泻法为主；腰部损伤选取肾俞、腰痛穴、委中等；踝部损伤选取申脉、丘墟、解溪等；膝部损伤选取内外膝眼、梁丘等；肩部损伤选取肩髃、肩髎、肩贞等；肘部损伤选取曲池、小海、天井等；腕部损伤选取阳溪、阳池、阳谷等。

（2）耳针法 选取相应扭伤部位、神门，中强度刺激，或用王不留行籽贴压。

（3）刺络拔罐法 选取阿是穴，用皮肤针叩刺疼痛肿胀部，以微出血为度，加拔火罐。适用于新伤局部血肿明显者或陈伤瘀血久留，寒邪袭络等。

2. 推拿 推拿是治疗运动损伤的重要手段，主要作用有以下几个。

（1）舒筋活络，宣通气血 受伤时气血阻滞，经络不通。按摩能扩张血管，加强局部血液循环，改善新陈代谢，宣通血脉。

（2）缓解痉挛，减轻疼痛 按摩能缓解伤部血管、肌肉的痉挛，使周围神经的兴奋性降低，减轻伤部的疼痛。

（3）活血化瘀，消除肿胀　按摩能加强血液和淋巴液的流动，增强伤部的物质代谢，促进瘀血的吸收，消除水肿。

（4）消散硬结，剥离粘连　伤后局部气血瘀结而产生的硬结、粘连，是造成长期疼痛和关节活动受限的原因。按摩能使硬结松解，使肌肉与筋膜、韧带与关节囊的粘连分离，恢复其功能。

（5）顺筋正骨，整形复位　按摩能使脱位关节整复，滑脱的肌腱复位，使神经、肌纤维、韧带微细错位理正。

推拿治疗损伤早期即可开始，从损伤部位的近心端做向心性推拿手法，以促进静脉回流，减轻水肿。2～3日后也可做损伤局部轻手法推拿，以促进吸收。慢性损伤根据损伤部位和程度，选择适当手法进行治疗，包括㨰法、点按法、拿法、揉法、搓法、抖法、拔伸法等。

3. 艾灸　慢性损伤疼痛日久者，可选取阿是穴，应用直接灸、艾条灸、温针灸、雷火灸等。

4. 中药外治疗法

（1）中药离子导入　根据损伤部位的不同，将煎煮好的中药汤剂，用离子导入的方式，透入损伤部位。每日1次，每次15～20分钟。

（2）中药贴敷　急性期可应用活血止痛类膏药；缓解期可用温经通络的膏药，每日1贴。

（3）中药熏洗　慢性损伤恢复期，可将煎煮好的中药汤剂，先以热汽熏蒸患处，待水温适度时，再用药水浸洗患处。每日1次，每次15～20分钟。

五、心理康复与教育

旨在解除患者的思想顾虑，增强治疗的信心；预防软组织损伤，纠正不良姿势，维持正确体位；使患者了解软组织损伤后的修复机制，以及不同阶段的治疗目标和方法；注意劳逸结合，避免疲劳，改善工作环境，经常变换工作姿势，坚持科学的运动方法。

第九节　肩关节周围炎的康复

　　肩关节周围炎（简称肩周炎）是指以肩痛和肩关节运动障碍为主要临床表现的症候群，可能的疾病诊断为肩峰下滑囊炎、冈上肌肌腱炎、肩袖损伤、肱二头肌长头腱及其腱鞘炎、喙突炎、冻结肩、肩锁关节病变、撞击综合征等。随着临床诊断技术的发展，肩关节周围炎的诊断术语逐渐被具体疾病名称所替代。冻结肩（frozen shoulder）又称疼痛性关节挛缩症，或粘连性肩关节囊炎，是肩关节周围炎中较常见的类型，但在国内常常用肩关节周围炎一词表示冻结肩，本节仅讨论冻结肩的康复。

　　冻结肩的高发年龄是 50 岁左右，故又俗称"五十肩"。冻结肩的病因尚不清楚，有学者认为该病与自身免疫反应有关，也有学者认为与内分泌失调有关。在颈椎病、糖尿病及偏瘫患者中本病的发病率较高。本病为具有自愈倾向的自限性疾患，经过数月乃至数年的时间，炎症可逐渐消退，症状得到缓解。

一、概述

　　中医把肩周炎称"五十肩""冻结肩""漏肩风"等，属痹证范畴。中医学认为，本病是年老体衰，气血虚损，筋失濡养，风寒湿邪侵袭肩部，经脉拘急而致。肝肾亏虚、气血不足、血不荣筋是内因，外伤劳损、风寒湿邪侵为外因。

　　西医学认为，本病是肩关节周围肌肉、肌腱、滑囊及关节囊的慢性损伤性炎症。以关节内外粘连、肩部疼痛、肩关节活动受限为主要临床特点。其病理变化比较复杂、广泛，主要表现为关节囊、滑囊、肱二头肌腱、肩袖、喙肩韧带等退行性变。早期组织学改变为充血、水肿、炎性渗出及炎细胞浸润，继之出现组织纤维化，随着病变进展，纤维化逐渐加重，发生粘连，使组织硬化和缩短，失去弹性，极大地限制了肩关节活动。病变早期在关节囊，晚期则波及关节以外的其他组织，呈进行性纤维化。本病按病理过程分为三期：急性期、粘连期、缓解期，临床常分期诊治。另外，肩部的骨折、脱位，上臂或前臂的骨折，因固定时间过长或固定期间不注意肩关节的功能锻炼亦可诱发肩周炎。

二、康复评定

（一）身体功能评定

1. 疼痛评定　常用疼痛评定方法有视觉模拟评分法（VAS）、数字疼痛评分法、麦吉尔（McGill）疼痛调查表等。

2. 肩关节活动度评定　通常在治疗前后采用关节角度尺测量患者的前屈、后伸、外展、内旋和外旋等活动度。正常肩关节活动度为前屈 $0°\sim180°$、后伸 $0°\sim50°$、外展 $0°\sim180°$、内旋 $80°$、外旋 $30°$。

3. 肌力评定　通常采用徒手肌力评定法对肩关节前屈、外展、后伸、外旋、内旋五大肌群进行肌力评定，并与健侧对照。

4. 肩关节功能评定　根据患者肩部疼痛（P）、关节活动度（R）、日常生活活动能力（A）、肌力（M）及关节局部形态（F）5 个方面进行综合评定，总分（T）为 100 分。在治疗前后分别进行评测，分值愈高，肩关节功能愈好。

（二）肩关节特殊评定

1. 疼痛弧　患者在肩关节外展 $60°\sim120°$ 之间出现疼痛为阳性。

2. 落臂试验　要求患者自肩关节外展 $90°$ 位缓慢将上肢下落至体侧，若出现上肢突然坠落为阳性。

3. Neer 撞击征　测试者将患者上肢在肩胛平面做最大范围的被动上举，出现疼痛为阳性。

4. 卡压征　测试者将患者肩关节屈曲至 $90°$ 后水平内收，出现疼痛为阳性。

5. Yergason 测试　患者坐位，上臂紧贴躯干且肘关节屈曲 $90°$，从前臂旋前位向前臂旋后位活动，测试者给予阻力，出现疼痛为阳性。

6. Hawkin 撞击征　测试者将患者肩关节屈曲 $90°$ 并内收内旋，出现疼痛为阳性。

7. 空罐试验　患者肩关节从外展位开始内旋时出现疼痛为阳性。

（三）日常生活活动能力评定

肩周疾病可影响患者穿脱上衣，洗漱，梳头，系裤带、皮带、胸衣，使用卫生纸等日常生活活动。文献报道中常用的功能评定方法有 oxford shoulder score，constant-murley score，American shoulder and elbow surgeons score，simple shoulder test 等，本节仅介绍应用较多的 constant-murley score。

constant-murley score 满分为 100 分，其中主观评分 35 分，客观检查评分 65 分。主观评分中 1 个项目为疼痛，占 15 分；4 个项目为日常生活活动，分别为工作 4 分、运动 4 分、睡眠 2 分、手的位置 10 分。客观检查包括关节活动范围和力量两个项目，关节活动范围评测中前屈外展、内旋和外旋各 10 分；力量测评为外展肌力评定，占 25 分。

（四）中医辨证

1. 风寒湿阻证　肩部窜痛，畏风恶寒，或肩部有沉重感，肩关节活动不利，遇寒痛增，得温痛减。舌质淡，苔薄白或腻，脉弦滑或弦紧。

2. 脉络瘀滞证　外伤筋络，瘀血留着，肩部肿胀，疼痛拒按，或按之有硬结，肩关节活动受限，动则痛剧。舌质暗或有瘀斑，苔白或薄黄，脉弦或细涩。

3. 气血亏虚证　肩部疼痛日久，肌肉萎缩，关节活动受限，劳累后疼痛加重，伴头晕目眩，气短懒言，心悸失眠，四肢乏力。舌质淡，苔少或白，脉细弱或沉。

三、现代康复方法

（一）物理因子治疗

1. 治疗作用　通过电、光、声、磁、热等物理因子的作用，改善肩部局部血液循环，减轻炎症反应，缓解肌肉痉挛，减轻软组织粘连，缓解疼痛，改善功能。

2. 治疗方法

（1）高频电疗　常用超短波、短波、微波等。急性期剂量宜小，多采用无热量；慢性期剂量可增加，多用微热量。电极摆放为患肩对置法。

（2）低频和（或）中频电疗　常用低频、低频调制中频、等幅中频、干扰电等。电极摆放为患肩对置，选取可达到止痛、促进血液循环、松解粘连等作用的参数，强度多在感觉阈上。

（3）磁疗　常选用低磁场强度的脉冲磁场，磁极摆放为患肩对置法。

（4）超声波疗法　常选用中等超声强度移动法。

（5）其他理疗方法　可采用合适剂量的毫米波、红外线、蜡疗等方法进行患区直接法治疗。

（二）关节松动术

1. 治疗作用　通过对关节的摆动、滚动、推动、旋转、分离和牵拉等，起到缓解疼痛、促进关节液流动、松解组织粘连和增加本体反馈的作用。在急性期，因疼痛剧烈，应多用Ⅰ级手法，即在肩关节活动的起始端小范围地松动。在缓解期，因肩关节活动受限，应多用Ⅱ、Ⅲ级手法。对于合并肩关节半脱位或重度骨质疏松的患者应慎用或禁用。

2. 治疗方法

（1）附属运动　包括长轴牵引、向头侧滑动、向足侧滑动、前后向滑动、侧方滑动、旋转肩胛骨等。

（2）生理运动　包括前屈、后伸、外展、水平内收摆动、旋转摆动等。

（三）运动疗法

1. 治疗作用　通过运动改善患肩的灵活性、柔韧性、肌力、稳定性和技巧性。

2. 治疗方法

（1）钟摆运动　患者体前屈站位，患肢完全放松，利用上肢的重力模拟钟摆在无痛范围内前后或左右摆动。若患者可耐受，可在手中增持重物。

（2）肱骨下压运动　患者坐位，上肢放松，指导其练习上臂垂直向足侧的活动，可在肘部加轻阻力，作为本体感觉的刺激。

（3）自我牵伸训练　可选用各种体位，达到受限肩关节被牵张的效果，以不引起损伤但达到塑性延长为目标。牵伸方向多为屈曲、外展和外旋。

（4）助力运动　健侧上肢通过体操棒或滑轮等器械带动患侧肩关节进行屈曲外展、内收、内旋、外旋等活动。

（5）肌力训练　包括肩胛稳定肌肌力训练、肩外旋肌肌力训练、其他力弱肌肌力训练。方法从等长收缩训练开始，逐渐进展至等张抗阻训练，有条件时可进行等速运动训练。

（6）静态稳定性训练　以上肢闭链运动为主，逐渐增加负荷的力度和角度，从立撑位进展至手膝位，从稳定支撑面进展至不稳定支撑面。

（7）动态稳定性训练　以上肢开链运动为主，逐渐增加运动的速度和持续时间。

（8）技巧性训练　离心运动和向心运动交替，加速运动和减速运动交替。以实用性运动为主，如接球传球训练、各种体位推起训练等。

（9）有氧训练　可应用上肢功率自行车、常规功率自行车和跑台等设备。

（四）支具

在患者疼痛剧烈的急性期，可用吊带将肩关节保护于休息位，即肩关节屈30°、外展60°，肘关节屈曲90°，有利于肩关节的组织修复与炎症消退。

（五）药物治疗

1. 口服药物：非甾体消炎药为最常用的药物，选择性 COX-2 抑制剂和对乙酰氨基酚也是有效的药物，还可应用缓解肌肉痉挛的药物和中药治疗。

2. 外用药物可选用各种局部止痛的擦剂或膏贴。

3. 药物注射疗法：常用糖皮质激素和止痛药物，可选取痛点局部注射、关节腔内注射等方法。

四、中医康复方法

1. 推拿疗法　常用手法有推、揉、提、捏、拿、弹拨、抖、搓、扳、点按等。

（1）在早期宜采用轻手法，可用提捏拿肩周肌肉，点揉肩周围穴位等方法，目的是改善患肢血液、淋巴液循环，消除水肿，缓解疼痛，保持肩关节活动功能。待疼痛减轻可增加主动运动。

（2）在粘连期或中末期，可采用稍重的推拿手法，主要目的是缓解疼痛、松解粘连、增加关节活动度。

患者取坐位或卧位，术者用提捏拿揉等手法放松三角肌、胸肌、冈上肌、冈下肌、斜方肌、大小圆肌等肩周肌肉，用拇、食、中指三指对握三角肌束，垂直于肌纤维走行方向拨动 5～6 次，再拨动痛点附近的冈上肌、胸肌各 5～6 次，然后按摩肩前、肩后、肩外侧，点揉肩髃、肩髎、肩贞、肩井、秉风、天宗、臂臑、曲池、手三里、合谷等穴位；继之术者一手握住肩部，另一手握患者手腕部，做牵拉、抖动、旋转活动；最后帮助患者做外展、上举、内收、前屈、后伸、内旋、外旋等动作。施以上述手法时会引起不同程度疼痛，要注意力度以患者能耐受为宜。每日或隔日治疗 1 次，10 次为 1 个疗程。

2. 针灸疗法　常用毫针刺法，取穴为肩髃、肩髎、肩井、肩贞、肩外俞、巨骨、天宗、曲池、阿是穴、条口透承山等，采用平补平泻或泻法，可结合灸法或用温针灸，每日 1 次，10 次为 1 个疗程。

3. 中药疗法

（1）中药外用　可外贴关节止痛膏、宝珍膏、伤湿止痛膏等，亦可选用海桐皮汤热敷熏洗。

（2）中药内服　①风寒湿阻证：治以祛风散寒，宣痹通络，方用蠲痹汤加桑枝、海桐皮等。②脉络瘀滞证：治以活血化瘀，通络止痛，方用身痛逐瘀汤加减。③气血亏虚：治以益气养血，舒筋通络，方用黄芪桂枝五物汤加鸡血藤、当归等。

4. 传统运动疗法　根据个人情况选择练习五禽戏、八段锦、太极拳等保健功法以改善关节活动度，增加肌肉力量。

肩关节周围炎是自限性疾病，一般病程较长但预后良好。处理不当会加重病变，延长病期，遗留永久性功能障碍。经非手术治疗无效者可选用手术治疗。

第十节 颈椎病的康复

颈椎病是由于颈椎间盘退行性改变、膨出、突出，颈椎骨质增生，韧带增厚、变性、钙化等原因，刺激或压迫其周围的神经、血管、脊髓、肌肉等组织所引起的系列临床表现。

颈椎病是常见病、多发病，患病率报道不一，可高达 20% 以上。高发年龄为 30 ～ 50 岁。随年龄增加患病率增大，男女患病率无显著差别。近年由于生活方式的改变，颈椎病的发病年龄越来越低，患病率逐渐上升。

一、概述

本病多属中医"痹证""项筋急""眩晕"等范畴。中医学认为，本病的发生主要是由于颈部伤筋后复感风寒湿邪，从而导致痹证。肝肾不足，筋骨痿软是内因，颈部外伤、劳损及外感风寒湿邪等是外因。病机主要是风寒湿邪侵袭，气血不畅，气滞血瘀，痰湿互阻，或气血亏虚，气虚寒凝，肝肾虚损，肝阳上亢。中医康复主要以针灸、推拿、中药和传统运动疗法等为手段，以减轻临床症状，延缓病情进展，预防疾病复发，促进患者的整体康复。

西医学认为，颈椎病是由于颈椎间盘退行性变及由此继发的颈椎组织病理变化累及神经根、脊髓、椎动脉、交感神经等组织结构而引起的一系列临床症状和体征。随着人们生活工作方式的改变，患病率不断上升，发病年龄逐渐年轻化。临床常分为颈型（软组织型）颈椎病、神经根型颈椎病、脊髓型颈椎病、椎动脉型颈椎病、交感型颈椎病及混合型颈椎病。本病的主要临床症状有头、颈、肩、臂、手及前胸等部位的疼痛，并可有进行性肢体感觉及运动功能障碍，重者可致肢体软弱无力，甚至大小便失禁、瘫痪，累及椎动脉及交感神经可出现头晕、心慌等相应的临床表现。

二、康复评定

（一）身体功能评定

1. 疼痛评定 常用疼痛评定方法有视觉模拟评分法（VAS）、数字疼痛评分法、麦吉尔（McGill）疼痛调查表等。

2. 颈椎活动度评定 颈椎的屈伸活动度寰枕关节占 50%，旋转活动度寰枢关节占 50%。

（1）屈曲颈椎 主动屈曲时应尽可能使下颌触到前胸部，下颌与前胸间有两指宽的距离属正常范围，如大于两指宽则为颈椎屈曲活动受限。

（2）伸展颈椎 主动伸展时应尽可能舒适地向上看，正常应该可以舒适地看到天花板，面部与天花板近于平行，注意保持身体直立，避免腰背部伸展的代偿动作。

（3）侧屈颈椎 主动侧屈时尽可能使耳朵向肩部靠，正常侧屈活动范围约 45°。

（4）旋转颈椎 主动旋转时尽可能舒适地向一侧转头，然后再向另一侧转头，正常旋转活动范围约 70°。

3. 肌力评定

（1）徒手肌力评定法 对易受累的上肢肌肉进行肌力评定，并与健侧对照。主要评定的肌肉：冈上肌（冈上神经 C3），主要作用为外展、外旋肩关节；三角肌（腋神经 C5～C6），主要作用为屈曲、外展、后伸、外旋、内旋肩关节；胸大肌（胸内、外神经 C5～TI），主要作用为内收、屈曲、内旋肩关节；肱二头肌（肌皮神经 C5～C6），主要作用为屈曲肘关节、前臂旋后；肱三头肌（桡神经 C5～C6），主要作用为伸展肘关节；伸腕肌（桡神经 C6～C7），主要作用为伸展腕关节；骨间肌（尺神经 C8～T1），主要作用为内收、外展手指。

（2）握力计测定 进行握力测定，上肢在体侧下垂，用力握 2～3 次，取最大值。反映屈指肌力，正常值约为体重的 50%。

（二）专项评定

1. 颈部功能不良指数 颈部功能不良指数（neck disability index，NDI）是对颈椎病患者功能水平的评测，内容包含 10 个项目，其中 4 项是主观症状，6 项是日常生活活动。具体评测项目为疼痛程度、自理情况、提重物、阅读、头痛、注意力、工作、驾车、睡眠和娱乐，每个项目评分为 0～5 分六个等级，总分 0～50 分，分数越高，功能越差。具体分数与功能的相关性如下。

0～4 分——无功能丧失。

5～14 分——轻度功能丧失。

15～24 分——中度功能丧失。

25～34 分——严重功能丧失。

>34 分——功能完全丧失。

NDI 有良好的重测信度，与 VAS 疼痛评分和 McGill 疼痛调查表有高度相关性。

2. 日本骨科学会（JOA）评定法 该评定法针对脊髓型颈椎病，共 17 分，分数越低表示功能越差，可用于评定手术治疗前后功能的变化，也可用于评定康复治疗效果。具体评分为以下几部分。

（1）上肢运动功能（最高得分4分）

0分　不能持筷或勺进餐。

1分　能持勺，但不能持筷。

2分　能持筷，但很费力。

3分　能持筷，但笨拙。

4分　正常。

（2）下肢运动功能（最高得分4分）

0分　不能行走。

1分　走平地需用拐杖。

2分　仅上下楼梯时需扶拐杖。

3分　行走或上下楼梯不需拐杖，但缓慢。

4分　正常。

（3）感觉：上肢、下肢与躯干分别评分（最高得分6分）

0分　有明显感觉障碍。

1分　轻度感觉障碍。

2分　正常。

（4）膀胱功能（最高得分3分）

0分　尿潴留。

1分　严重排尿障碍，包括膀胱排空不充分、排尿费力及淋沥不尽。

2分　轻度排尿障碍，包括尿频及排尿踌躇。

3分　正常。

（三）中医辨证

1.风寒袭络证　上肢窜痛麻木，以痛为主，颈项部僵硬，活动不利，疼痛，惧怕风寒，舌淡苔薄白，脉弦紧。此型多见于急性发作期。

2.气滞血瘀证　颈肩部、上肢疼痛，痛处固定，可伴有麻木，舌质暗，脉弦或弦涩或弦紧。

3.痰湿互阻证　颈肩臂痛，上肢麻木，头重头晕，四肢倦怠，乏力，呕恶痰涎，纳差，舌苔腻或厚腻，脉弦滑或濡。

4.气虚寒凝证　上肢麻木疼痛，以麻木为主，怕冷，四肢欠温，疲乏无力，舌体胖大苔白，脉弦细或弦细无力。

5.肝阳上亢证　上肢麻木，头痛眩晕，耳鸣，眼干目涩，失眠多梦，夜寐不安，舌红少津，苔少，脉弦细。

6. 气血亏虚证 上肢麻木，头晕目眩，耳鸣，心悸气短，四肢乏力，肌肤蠕动，舌质淡苔薄，脉细无力。

三、现代康复方法

（一）卧床休息

卧床休息适用于症状严重的患者，通过卧床可减轻颈椎负荷，放松局部肌肉，减少由于头部重量和肌肉痉挛对颈椎间盘的压力，有利于局部充血水肿的消退，有利于症状的减轻或消除。睡枕应软硬大小适中。仰卧位时，通常枕高 10～15cm 为宜，置于颈后；侧卧位时，枕高应与肩宽一致，力求在卧位保持颈椎的生理曲度，使颈部和肩胛带的肌肉放松，缓解肌肉痉挛。

（二）物理因子治疗

1. 治疗作用 物理因子治疗可改善颈部组织的血液循环，消除炎症、水肿，镇痛，减轻粘连，解除痉挛，调节自主神经功能，促进神经肌肉功能恢复。

2. 治疗方法

（1）高频电疗 常用超短波、短波、微波等。急性期剂量宜小，多采用无热量；慢性期剂量可增加，多用微热量。

（2）低频和（或）中频电疗 常用低频、低频调制中频、等幅中频、干扰电等。选取可达到止痛、调节交感神经、促进血液循环、松解粘连、增强肌力等作用的参数，强度多在感觉阈上。

（3）直流电离子导入 可选用 B 族维生素药物、碘离子、中药等，根据药物极性连接同极性电极作为作用极，利用同级相斥的原理将药物导入体内。

（4）磁疗 将环状或板状磁极置于颈部和患肢，多采用低于 50mT 磁场强度。

（5）其他物理因子治疗 石蜡疗法、红外线疗法、湿热敷疗法、超声波疗法等可用于颈椎病的对因对症治疗。

（三）颈椎牵引

1. 治疗作用 通过颈椎牵引调整和恢复椎管内外平衡，消除刺激症状，恢复颈椎正常功能。

（1）牵引力可使头颈部肌肉放松，缓解肌肉痉挛。

（2）牵引力可使椎间隙增大，缓解椎间盘组织向周缘的压力。

（3）牵引力可使椎间孔增大，缓解走行于其间的神经根和血管的受刺激和受压迫程度，松解神经根袖和关节囊之间的粘连。

（4）牵引力调整关节突关节，使嵌顿的关节松开，改善颈椎曲度。

（5）牵引力可使扭曲的椎动脉伸展，改善脑血液循环。

（6）牵引力可使颈椎管纵径延长，缓解脊髓扭曲。

2. 治疗方法

（1）固定方法　采用枕颌牵引法，患者坐位或卧位，松开衣领，全身放松。操作者将牵引带长带托于下颌，短带托于枕部，调整牵引带松紧并固定。

（2）参数选择

①牵引方式：可用连续牵引法和间断牵引法。

②牵引角度：牵引角度范围在颈椎屈曲0°～30°之间，角度越大，牵引力的作用节段越低。脊髓型颈椎病和颈椎曲度异常时，建议用0°牵引。根据累及节段选择牵引角度可参考以下标准：C1～C4节段选择0°，C5～C6节段选择15°，C6～C7节段选择20°，C7～T1节段选择25°。

③牵引重量：从小重量开始，参考值为4～6kg，逐渐可增加至10～15kg，牵引最大重量与患者体质、颈部肌肉状况有关，需个体化调整。

④牵引时间：通常每次15～30分钟，每天1次，20～30次为1个疗程。

（四）手法治疗

1. 治疗作用　以颈椎局部解剖和生物力学为基础，针对个体化病变特点应用中医或西医手法，可改善局部血液循环，减轻疼痛、麻木，缓解肌肉紧张与痉挛，松解软组织，加大椎间隙与椎间孔，整复滑膜嵌顿及小关节半脱位，改善关节活动度等。手法治疗颈椎病对技术要求较高，不同类型的颈椎病手法差异较大，需经专业的技术培训。

2. 治疗方法

（1）推拿　可在颈、肩及背部适当施用揉、拿、捏、推、旋转复位等手法。对神经根型颈椎病，实施手法的部位还应包括患侧上肢；对椎动脉型和交感型颈椎病，实施手法的部位应包括头部。常取的腧穴有风池、太阳、印堂、肩井、内关、合谷等。

（2）关节松动术　对颈椎的棘突、横突或关节突关节实施手法。进行特异部位的分离滑动、旋转等关节活动，从而改善颈椎活动度，缓解疼痛。

（五）运动疗法

1. 牵伸运动　通过颈部各个方向最大活动范围终点的牵伸练习，恢复及增加关节活动范围，牵拉短缩的肌肉，增加颈椎活动的柔韧性。

2. 增强肌力训练　通过颈背部的肌肉锻炼增强颈背部肌肉力量以保持颈椎的稳定性。包括重点针对颈深屈肌肌群的等长训练和针对肩与上肢肌群的动态训练。

3. 协调性训练　通过针对颈部本体感觉的协调性训练，增强颈椎的静态稳定性和动态稳定性，缓解颈部症状，预防复发。

4.有氧运动 通过心肺运动，提高颈部局部血液循环，改善症状，预防复发。

（六）矫形支具疗法

应用颈围或颈托固定和保护颈椎，矫正颈椎的异常生物力线，防止颈椎过伸、过屈或过度旋转，减轻局部疼痛等症状，避免脊髓和周围神经的进一步损伤，减轻局部水肿，促进损伤组织修复。适用于颈椎病临床症状明显时，以及外伤后急性期和乘坐高速交通工具时。

（七）药物

1.口服药物 以非甾体消炎药为常用药物，一般用药时间不超过2周。还可应用扩张血管药物、解痉类药物、营养神经药物或中药等。

2.外用药物 可选用各种局部止痛擦剂或膏贴。

3.药物注射疗法 常用糖皮质激素和止痛药物，可选取痛点局部注射、星状神经节阻滞、硬膜外注射等方法。

颈椎病患者多数预后良好，当患者出现以下情况时，需考虑手术治疗：①临床症状明显影响日常生活，反复发作且非手术治疗无效。②出现明显脊髓受压的临床表现并进行性加重。③出现上肢肌肉萎缩，肌力下降并进行性加重。④出现反复颈性晕厥猝倒。⑤由于骨质增生压迫喉返神经出现吞咽困难。⑥各种原因突发肢体瘫痪等。

四、中医康复方法

1.推拿疗法 推拿可以促进局部血液循环、缓解颈肩肌群的紧张和痉挛、镇静止痛，并能理筋整复、松解软组织粘连、恢复颈椎活动。

（1）舒筋 患者取俯卧位，术者用双手掌根部沿斜方肌、背阔肌、骶棘肌纤维方向，分别向项外侧沟及背部推揉分舒，再用搽法进行放松舒筋。手法力度适中，反复8～10次。

（2）提拿 患者取俯卧位或坐位，术者用双手或单手提拿颈后、颈两侧及肩部的肌肉，反复3～5次。

（3）揉捏 患者取坐位，术者立于患者身后，用双手拇指或小鱼际置于颈后两侧，着力均匀，上下来回揉捏10～20次。

（4）点穴拨筋 患者取卧位，术者用拇指或中指或小鱼际点按揉肩井、天宗、阿是穴、臑会、曲池、手三里、阳溪等穴位，以有酸胀感为宜。然后拨腋下臂丛神经、桡神经和尺神经，以麻窜至手指端为宜。在背部拨两侧骶棘肌，与肌肉垂直方向从外向内拨3～5次。

（5）端提运摇　患者取坐位或仰卧位，术者在患者身后或坐于患者头前，双手置于枕后、颌下部，缓慢向上提颈或牵伸，并慢慢做颈项部的旋转、屈伸和侧屈动作，使头部向左右两侧旋转角度为30°～40°，重复8～10次。此法慎用于脊髓型、椎动脉型颈椎病。

（6）拍打叩击　患者取坐位或俯卧位，术者握拳或用空心掌拍打、叩击项背部和肩胛部，力度适中，以患者舒适为宜，反复3～5次。

（7）旋转复位　患者取坐位或卧位，术者立于患者身后或坐于患者头前进行操作，该法难度较大，必须经过专业培训才能进行。适用于颈椎小关节紊乱、颈椎半脱位、部分颈椎间盘突出等，一般禁用于脊髓型、椎动脉型颈椎病。

2. 针灸疗法　针灸具有疏通经络、调畅气血、镇静止痛的作用，临床应用可根据颈椎病不同类型选择穴位。常用毫针刺法，每日针刺1次，留针20～30分钟，每5～10分钟行针一次。使用电针治疗时，可选用疏密波或断续波。

（1）毫针刺法　常选择后溪、绝骨、颈夹脊穴、风池、风府、天柱、大椎、肩井、天宗、合谷等穴位。

（2）艾灸疗法、拔罐疗法、刮痧疗法　可选择大椎、肩井、天宗、气海、关元等穴艾灸，在大椎、肩井、天宗等穴及颈肩部肌肉拔罐、刮痧。这些方法均可选用于各型颈椎病，温阳益气，疏经通络，散寒祛瘀。

3. 中药疗法

（1）风寒袭络证　治以祛风散寒、通络止痛，方用桂枝附子汤加葛根、鸡血藤、木瓜等。

（2）气滞血瘀证　治以行气活血、通络止痛，方用活血止痛汤加减。

（3）痰湿互阻证　治以化痰利湿、通络止痛，方用温胆汤加片姜黄、木通、桑枝等。

（4）气虚寒凝证　治以温阳益气、通络止痛，方用黄芪桂枝五物汤加细辛、附子等。

（5）肝阳上亢证　治以平肝潜阳、通络止痛，方用天麻钩藤饮加络石藤、路路通等。

（6）气血亏虚证　治以益气养血、通络止痛，方用归脾汤加熟地黄、木瓜、威灵仙等。

4. 传统运动疗法　可选择练习太极拳、八段锦、易筋经、五禽戏等功法。通过躯体活动促进气血的运行，调畅气机，舒筋通络，灵活关节。运动量可根据个人具体情况而定，一般每次练习20～30分钟，每日1～2次。

第十一节　腰椎间盘突出症的康复

腰椎间盘突出症（lumbar disc herniation，LDH）主要是指腰椎，尤其是 L4～L5、L5～S1、L3～L4 的椎间盘纤维环破裂、髓核突出压迫和刺激相应水平的一侧或双侧神经根所引起的一系列症状和体征。在腰椎间盘突出症的患者中，L4～L5、L5～S1 椎间盘突出占 90% 以上，多发于 20～50 岁，随年龄增大，L3～L4、L2～L3 椎间盘发生突出的危险性增加。诱发因素有椎间盘退行性变、职业、吸烟、心理因素、医源性损伤、体育活动及寒冷、肥胖等。

一、概述

本病多发生于腰椎前屈位运动、扭伤之后，也可以没有明显的诱因，而有较长时间的慢性腰痛病史。症状为腰部反复疼痛，休息减轻，行走活动时疼痛加重。疼痛逐渐向下肢前外侧或后外侧放射，伴有麻木，程度轻重不等，严重者不能久坐久立，翻身转侧困难，咳嗽、喷嚏或大便用力时疼痛加重。患肢感觉发凉怕冷，足趾末梢皮温降低，有时出现蚁行感、烧灼感等异常感觉。腰部各方向活动均受限，尤以后伸和前屈为甚。可出现脊柱侧弯，腰曲变直甚至反张。中央型髓核突出，使马尾神经受压可出现鞍区疼痛、麻痹，严重者可出现排便及排尿障碍。

查体在 L4～L5 或 L5～S1 间隙、棘突旁有明显压痛、叩击痛，并引起下肢放射痛。长期受累的肌肉可有不同程度的肌肉萎缩，肌力下降。受累皮肤区感觉异常，早期多表现为皮肤过敏，渐而出现麻木、感觉减退。跟、膝腱反射异常，直腿抬高及加强试验阳性、屈颈试验阳性。CT 检查对椎间盘突出的诊断准确性较高，可以清楚地显示间盘突出的部位和形态。MRI 检查可获得腰椎的三维影像，能获得较 CT 更清晰、全面的影像。

中医学认为本病的发生多由内因、外因所致，内因多责之于素体禀赋虚弱，加之劳累太过，或年老体弱，致肾气虚损，肾精亏耗，肝血不足，筋骨无以濡养而发为腰痛。外因多责之于损伤、劳损及寒冷刺激，跌仆闪挫，强力负重，或体位不正，腰部用力不当，或反复多次的腰部慢性劳损，损伤筋骨及经脉气血，气血阻滞不通，瘀血内停于腰部而致发病。或因久居湿冷之地，或冒雨涉水，或汗出当风而致风寒湿邪侵入，经脉闭阻，气血运行不畅，使腰部肌肉、筋骨发生酸痛、麻木、重着、活动不利而引发腰痛。中医康复适于腰痛向下肢放射，迁延不愈，时重时轻，行走、坐、卧均有一定的行动障碍者；或椎间盘突出经手术或麻醉牵引后腰部仍有疼痛感或功能障碍者。主要以针灸、推拿、中药、传统功法、运动疗法、饮食及物理疗法等手段，共奏疏通气血、舒筋活络之功，以促进患者腰部乃至整体康复。

二、康复评定

（一）康复医学评定方法

1. JOA 下腰痛评价表 根据患者最近一天的自觉症状、体征、日常生活动作及膀胱功能，主要包括腰痛、下肢痛及麻木、步行能力、直腿抬高试验、肌力等情况，选择相应的分值，所有项目分值累加后进行评价。

2. 改良中文版 Oswestry 腰痛评估表 根据患者最近一天的情况，包括疼痛的程度、日常活动自理能力、提物、行走、坐、站立、睡眠、性生活、社会活动、旅行（郊游）10 个项目。在每个项目下选择一个最符合或最接近的答案，所有项目分值累加后进行评价。

3. 疼痛视觉模拟标尺评估（VAS） 疼痛测定应用美国国家卫生研究院临床研究中心应用的疼痛测定方法。即用 0 ~ 10 的一条直线，分成 10 等份，标明数码，让患者根据自己的痛觉来判定并画在数字上，治疗前及治疗后均应患者画明疼痛所在的位置，最后由医师判定疼痛的程度并进行评分。

4. 腰椎活动角度测量（ROM） 腰椎活动角度测量包括屈伸角度测量和侧屈角度测量。受检者站位，双眼平视，双下肢垂直，充分放松腰背部肌肉，戴上腰椎活动角度测量仪，按前屈、后伸和左右侧屈进行测量。

（二）中医辨证

临床上根据其具体症状可辨证分为气滞血瘀、风寒湿痹阻、肾阳虚衰、肝肾阴虚等证。

1. 气滞血瘀证 多数可有明显外伤病史，如跌、仆、闪、挫伤等，发病较急，多见于青壮年。损伤后经脉破损，气血瘀阻经络，运行不畅，不通则痛。腰腿疼痛剧烈，痛有定处，拒按，腰部板硬，俯仰活动受限，两手叉腰，步履艰难，舌质紫黯，边有瘀斑，苔薄白或薄黄，脉涩或弦数。

2. 风寒湿痹阻证 曾感受风、寒、湿之邪，腰腿部冷痛重着，痛有定处，遇寒痛增，得热则减，或痹痛重着，阴雨天加重，麻木不仁，或痛处游走不定，恶风，并有转侧不利，行动困难，日轻夜重，小便利，大便溏，舌质淡红或黯淡或胖，苔薄白或白腻，脉弦紧、弦缓或沉紧。

3. 肾阳虚衰证 腰腿痛缠绵日久，反复发作，腰腿发凉，喜暖怕冷，喜按喜揉，遇劳加重，少气懒言，面白自汗，口淡不渴，小便频数，男子阳痿，女子月经后延量少，舌质淡胖嫩，苔白滑，脉沉弦无力。

4. 肝肾阴虚证 腰腿酸痛绵绵，乏力，不耐劳，劳则加重，卧则减轻，形体瘦削，心烦失眠，口干，手足心热，面色潮红，小便黄赤，舌红少津，脉弦细数。

三、现代康复方法

（一）卧床休息

大多数患者具有腰痛、腿痛的症状，特别是轻中度腰椎间盘突出的患者，卧床休息可使疼痛症状明显缓解或逐步消失。腰椎间盘的压力在坐位时最高，站位居中，平卧位最低。在卧位状态下可去除体重对腰椎间盘的压力。制动可减轻肌肉收缩力与椎间诸韧带紧张力对椎间盘的挤压，使椎间盘处于休息状态，有利于椎间盘的营养供应，使损伤的纤维环得以修复，突出的髓核回纳；有利于椎间盘周围静脉回流，消除水肿，加速炎症消退；避免走路或运动时腰骶神经在椎管内反复移动对神经根的刺激。由此可见，卧床休息是非手术疗法的基础。

观察表明，卧床 4 天后突出的椎间盘可获得稳定状态，与卧床 7 天的效果没有明显差异。长期卧床可造成肌肉失用性萎缩、心血管疾病和骨质疏松等，因此，绝对卧床的时间最好不超过 1 周。限制性的功能活动应在症状略减轻后即开始进行。功能活动有助于防止肌肉萎缩，使肌强度和耐力增加，并有助于纠正小关节紊乱，减少结缔组织粘连，恢复关节的活动度。床铺以足够宽大的硬床上铺褥垫为宜，患者平卧后可使脊柱得到充分放松。过软的床垫不适于腰背痛患者使用，因其使脊柱处于侧弯状态得不到休息。软硬合适的床铺不仅对腰背痛患者是必要的，对所有人都是有益的。

患者卧床休息一段时间后，随着症状改善，应尽可能下床做简单的日常生活活动。下床活动时应小心，避免损伤。下地时用手臂支撑帮助起身，尽量避免弯腰，并戴腰围保护。日常活动量要循序渐进地增加，在不加重腰腿痛症状的情况下，逐渐恢复至正常活动量。

（二）腰椎牵引

牵引的应用原则：①急性期腰痛和患侧下肢疼痛剧烈的患者一般不急于行牵引治疗，可卧床休息，用非甾体消炎药减轻疼痛，用甘露醇、利尿剂及地塞米松减轻神经根水肿，待疼痛减轻后再行牵引治疗。②对于侧隐窝狭窄明显，下肢直腿抬高度数小于 30°的患者，可试行慢速牵引，牵引重量从体重的 10% 逐渐增加，根据患者的反应调整。慢速牵引 1～2 次，若患者出现腰痛和患侧下肢疼痛减轻，可行快速牵引。③慢速牵引 5 ～ 7 次或快速牵引 2 次，疼痛症状无缓解者，建议改用其他方法治疗。

1. 慢速牵引　慢速牵引包括很多方法，如骨盆牵引（pelvic traction）、双下肢皮牵引、自体牵引等。这些牵引的共同特点是作用时间长，而施加的重量小。关于牵引的重量报道不一。有报道，要使腰椎间隙增宽，牵引重量不应低于体重的 25%。目前临床牵引重量多用体重的 50% ～ 70%。每次牵引时间 20 ～ 40 分钟。

2. 快速牵引　该类牵引的特点是定牵引距离而不定牵引重量，即牵引时设定牵引距离，而牵引重量根据腰部肌肉抵抗力的大小而改变。牵引时间为 1 ～ 3 秒，每遍重复 2 ～ 3 次，多数牵引 1 遍即可，若需再次牵引，一般间隔 5 ～ 7 天。

（三）物理因子治疗

1. 作用　物理因子治疗的作用有镇痛、消炎、促进组织再生、兴奋神经肌肉和松解粘连等，在腰椎间盘突出症的非手术治疗中是不可缺少的治疗手段。临床应用证明，物理因子治疗对减轻因神经根受压而引起的疼痛，改善患部微循环，消除神经根水肿，减轻因神经刺激而引起的痉挛，促进腰部及患肢功能的恢复起着非常重要的作用。

2. 方法

（1）直流电药物离子导入疗法　电流强度以衬垫单位面积毫安数计算，一般成人治疗剂量 0.05 ～ 0.1mA/cm^2，通电时电极下可有轻度针刺感或蚁行感。每次治疗 20 分钟，每天 1 次，7 ～ 10 次为 1 个疗程。草乌总碱离子导入镇痛作用明显，药液放在正极上导入，镇痛作用持续 3 ～ 4.5 小时。普鲁卡因导入治疗的方法同草乌总碱离子导入。

（2）电脑中频　将 2 个电极并置于疼痛部位，电流强度以患者能耐受为度，一般为 0.1 ～ 0.3mA/cm^2，每次治疗 20 分钟，每天 1 次，7 ～ 10 次为 1 个疗程。

（3）超短波　板状电极（14cm×20cm）腰腹对置，对伴有坐骨神经痛的患者采用腰 – 患肢小腿并置，治疗间隙 2 ～ 3cm。急性期治疗剂量常采用无热量或微热量，时间从 5 ～ 6 分钟开始，可增加到 10 ～ 15 分钟，每天 1 次。慢性期治疗剂量常采用微热量或温热量，时间 15 ～ 20 分钟，每天 1 次，7 ～ 15 次为 1 个疗程。

（4）红外线　直接照射腰部，以痛区为中心，辐射器垂直于照射野上方，距离为 30 ～ 60cm，以患者有舒适的温热感为宜。每次照射 20 ～ 30 分钟，每天 1 次，7 ～ 15 次为 1 个疗程。

（5）石蜡　将液体蜡倒入盘中，厚度 2 ～ 3cm，待冷却后取出置于腰部，上敷以塑料布，周围以浴巾包裹，后用棉垫或毛毯对局部进行保温。治疗时间 30 ～ 40 分钟，7 ～ 15 次为 1 个疗程。

（四）经皮阻滞疗法

经皮肤将药物注射到疼痛部位，阻断疼痛传导，以减轻或消除疼痛的方法称为经皮阻滞疗法（percutaneous block therapy）。腰椎间盘突出症常用骶裂孔注射阻滞疗法。骶裂孔注射是将药液经骶裂孔注射至硬膜外腔，药液在椎管内上行至患部神经根处发挥治疗作用。所用药液包括 B 族维生素、利多卡因、地塞米松和生理盐水等，注射用量为 30～50mL，3～5 天为 1 个疗程，共注射 3 次。

（五）西方手法治疗

西方手法治疗是国外物理治疗师治疗下背痛的常用方法，以 Maitland 的脊柱关节松动术和 Mckenzie 脊柱力学治疗法最为常用。Maitland 松动术的主要手法有脊柱中央后前按压、脊柱中央后前按压并右侧屈、横向推压棘突、腰椎旋转、纵向运动、腰椎屈曲、直腿抬高和腰椎牵伸等。Mckenzie 在脊柱力学诊断治疗中将脊柱疾患分为姿势综合征（posture syndrome）、功能不良综合征（dysfunction syndrome）和间盘移位综合（derangement syndrome）。治疗原则：①姿势综合征需矫正姿势。②功能不良综合征出现力学变形时需用屈曲或伸展原则。③椎间盘后方移位时，若伸展可使疼痛向心化或减轻，则用伸展原则；椎间盘前方移位时，若屈曲使疼痛向心化或减轻，则用屈曲原则；神经根粘连时用屈曲原则。

（六）康复训练

腰椎间盘突出症患者应积极配合运动疗法，以提高腰背肌肉张力，改变和纠正异常力线，增加韧带弹性，活动椎间关节，维持脊柱的正常形态。

1. 早期练习方法　腰背肌练习：①五点支撑法：仰卧位，用头、双肘及双足跟着床，使臀部离床，腹部前凸如拱桥，稍倾放下，重复进行。②三点支撑法：待腰背稍有力量后，在前法的基础上改用三点支撑法。仰卧位，双手抱头，用头和双足跟支撑身体，抬起臀部。③飞燕式：俯卧位，双手后伸置臀部，以腹部为支撑点，胸部和双下肢同时抬起离床，如飞燕，然后放松。

2. 恢复期练习方法

①体前屈练习：身体直立，双腿分开，两足同肩宽。以髋关节为轴，上身尽量前倾，双手可扶在腰两侧，也可自然下垂，使手向地面接近。做 1～2 分钟后还原，重复 3～5 次。

②体后伸练习：身体直立，双腿分开，两足同肩宽。双手托扶于臀部或腰间，上体尽量伸展后倾，并可轻轻震颤，以加大伸展程度。维持 1～2 分钟后还原，重复 3～5 次。

③体侧弯练习：身体直立，双腿分开，两足同肩宽，双手叉腰。上身以腰为轴，先向左侧弯曲，还原中立再向右侧弯曲，重复进行并可逐步增大练习幅度。重

复 6～8 次。

④弓步行走：右脚向前迈一大步，膝关节屈曲，角度大于 90°，左腿在后绷直，此动作近似武术中的右弓步。然后迈左腿呈左弓步，左右腿交替向前行走，上身直立，挺胸抬头，自然摆臀。每次练习 5～10 分钟，每天 2 次。

⑤后伸腿练习：双手扶住床头或桌边，挺胸抬头，双腿伸直，交替后伸摆动，要求摆动幅度逐渐增大。每次练习 3～5 分钟，每天 1～2 次。

⑥提髋练习：身体仰卧，放松。左髋及下肢尽量向身体下方送出，同时右髋右腿尽量向上牵引，使髋关节做大幅度的上下扭动。左右交替，重复 1～8 次。

⑦蹬足练习：仰卧位，右髋、右膝关节屈曲，膝关节尽量接近胸部，足背勾紧。然后足跟用力向斜上方蹬出，蹬出后将大腿和小腿肌肉收缩紧张一下，约 5 秒左右，最后放下还原。左右腿交替进行，每侧下肢做 20～30 次。

⑧伸腰练习：身体直立，双腿分开，两足同肩宽。双手上举或扶腰，同时身体做后伸动作，逐渐增加幅度，并使活动主要在腰部而不是髋骶部。还原休息后再做，重复 8～10 次。

⑨悬腰练习：两手悬扶在门框或横杠上，高度以足尖刚能触地为宜，身体呈半悬垂状。然后身体用力使臀部左右绕环，交替进行。疲劳时可稍做休息，重复进行 3～5 次。

四、中医康复方法

本病的康复治疗当着重于疏通气血，舒筋活络。在具体方法上，主要运用针灸、推拿疗法，并结合中药、饮食等疗法，同时可通过多种传统体育运动来帮助恢复和巩固康复治疗的效果。

（一）针灸疗法

针灸疗法不能从根本上解除椎间盘突出、神经根受压的基本病理改变，但其具有通筋、活络、止痛及扶正祛邪的作用，对于缓解症状有较好的效果，可以作为一种重要的辅助疗法。

1.毫针刺法　选穴时不仅要注意臀、下肢、足部的有关经脉，而且在腰背部选取有关经脉和脏腑腧穴。主穴取肾俞、委中、气海俞、夹脊（L3～L5）、次髎、秩边、环跳。风湿型腰痛配阴陵泉、地机、阿是穴；风寒型腰痛配腰阳关、委阳、阿是穴；血瘀型腰痛配肝俞、血海、大椎、支沟、阳陵泉；肾阳虚型腰痛配太溪、命门；肾阴虚型腰痛配太溪、志室、承山。急性期用泻法，慢性期用平补平泻法，或加用灸法。

2.耳针疗法　取穴以肾、腰椎、皮质下、坐骨、臀为主，疼痛较剧时用强刺激，留针 1 小时，腰痛较缓时，可用皮内针埋针或用王不留行籽穴位贴压。

3. 拔罐疗法 该疗法有疏通气血、消散瘀滞、温通经络、祛湿祛风、散寒活血、舒筋止痛等作用。

（1）留罐法 在治疗部位上留置一定时间，一般留罐 10 ～ 15 分钟，大而吸力强的火罐 5 ～ 10 分钟，小而吸力弱的时间宜长些。

（2）闪罐法 火罐吸住后，立即拔下，反复多次，以皮肤潮红为度。

（3）走罐法 在治疗部位和火罐口的边缘薄薄地涂一层凡士林等油类或水，火罐吸住皮肤后，一手扶罐底，一手扶罐体，在皮肤上、下、左、右慢慢移动，到皮肤潮红或出现瘀血时止。

（4）针罐法 即扎上针后再拔罐，以增强疗效。

（二）推拿疗法

腰椎间盘突出症的推拿治疗有舒筋通络、活血化瘀、松解粘连、理筋整复的作用。常规手法首先运用摩揉法、滚法及推按法等在脊柱两侧膀胱经及臀部和下肢后外侧施术，使经络通畅，肌肉松弛，再行牵引按压法、斜扳法等用以调理关节，回纳突出的椎间盘，最后可行牵抖法和揉摇法捋顺放松腰及下肢肌肉。针对腰背部及下肢部位，选用肾俞、大肠俞、八髎、环跳、承扶、殷门、风市、委中、血海等穴。同时根据不同突出阶段所导致的下肢受损神经功能分布区（痛区、感觉异常区、肌营养障碍区、肌力减退区）进行定位治疗。腋下型腰椎间盘突出症禁用拔伸法，可采用健侧斜扳牵引法。

1. 解除臀部肌肉痉挛 患者俯卧，术者立于患者一侧。术者在患者患侧腰臀及下肢用轻柔的滚、按等手法治疗，以加快患部气血循环，缓解肌肉紧张痉挛状态。

2. 拉宽椎间隙，降低盘内压力 患者仰卧，术者用手法或机械进行骨盆牵引，使椎间隙增宽，降低盘内压力，甚至出现负压，使突出物还纳，同时可扩大椎间孔，减轻突出物对神经根的压迫。

3. 增加椎间盘外压力 患者俯卧，术者用双手有节奏地按压腰部，使腰部振动。然后在固定患部的情况下，用双下肢后伸扳法，使腰部过伸。本法可促使突出物还纳和改变突出物与神经根的位置。

4. 调整后关节，松解粘连 用腰部斜扳和旋转复位手法，以调整后关节紊乱，从而相对扩大椎间孔。斜扳或旋转复位时，由于腰椎及其椎间盘产生旋转扭力，从而改变了突出物与神经根的位置。反复多次进行，可逐渐松解突出物与神经根的粘连。再在仰卧位，用强制直腿抬高以牵拉坐骨神经与腘绳肌，可起到松解粘连的作用。

5. 促使损伤的神经根恢复功能 沿受损伤神经根及其分布区域用滚、按、点、揉、拿等法，促使气血循行加强，从而使萎缩的肌肉和受损神经根逐渐恢复正常功能。

（三）中药疗法

1. 中药内服

（1）气滞血瘀证　治以行气活血，通络止痛。方选复元活血汤加减，药用大黄（后下）、桃仁、当归、红花、穿山甲、柴胡、天花粉、甘草等。

（2）风寒湿痹阻证　治以祛风除湿，蠲痹止痛。方选独活寄生汤加减，药用独活、桑寄生、杜仲、牛膝、党参、当归、熟地黄、白芍、川芎、桂枝、茯苓、细辛、防风、秦艽、蜈蚣、乌梢蛇等。

（3）肾阳虚衰证　治以温补肾阳，温阳通痹。方选温肾壮阳方加减，药用熟附子、骨碎补、巴戟天、仙茅、杜仲、黄芪、白术、乌梢蛇、血竭、桂枝等。

（4）肝肾阴虚证　治以滋阴补肾，强筋壮骨。方选养阴通络方加减，药用熟地黄、何首乌、女贞子、白芍、牡丹皮、知母、木瓜、牛膝、蜂房、乌梢蛇、全蝎、五灵脂、地骨皮等。

2. 中药外用　局部使用中草药，如熏洗、热熨等，可以起到活血祛瘀、疏通经络及热疗作用，以促进局部血液循环和组织水肿充血的消退。

（1）熏洗方　大黄 30g，桂枝 30g，生草乌 30g，生川乌 30g，当归尾 30g，鸡骨草 30g，两面针 30g。用水 3000mL 煎煮沸 15 分钟，熏洗腰部，洗完后保留药水药渣，可反复煲煮使用，每日熏洗 3～4 次，每剂可用 1～2 天。

（2）热熨方　吴茱萸 60g，白芥子 60g，莱菔子 60g，菟丝子 60g，生盐 1000g。用上药混合置锅内炒热，至生盐变黄色为止，用布包热熨患部，施治时应注意热度，避免烫伤，若过热可裹上数层布垫，反复使用，每日 3～4 次。

（四）传统运动疗法

1. 气功　除可练一般的强壮功、松静功、内养功外，还可选练以下放松功。

（1）先取仰卧式　仰卧于硬板床上，双手重叠，掌心向下，置于上腹部；双下肢伸直，两足跟相距一拳，全身放松。呼吸采用鼻吸口呼。以第 5 腰椎棘突定点，吸气时意念脊柱向上伸引，呼气时意念臀部及下肢下沉，反复 49 次。

（2）继练健侧卧式　继仰卧式后向健侧翻身，健侧之手扶头代枕，下肢微屈。患侧之手捂住同侧秩边穴，下肢屈曲。足弓置于对侧小腿中部，膝部轻贴床面。全身放松，轻闭双唇，以鼻自然呼吸，首先意念健侧坐骨神经通路（即臀部、大腿后侧、足外侧），使健侧坐骨神经部位的通畅舒适感印入脑海，共 49 息。然后将这种通畅舒适感输入患侧坐骨神经通路，意念中，在上手掌捂住之秩边穴还产生一股暖流（如意念中不能产生，则可用手掌摩擦即可产生）通行于坐骨神经通路，如此共

49 息。

（3）再练仰卧蹬脚式　按前式，缓慢转身，重新改为仰卧位，双手重叠，枕于头下，双下肢同时屈膝上收，然后悬空蹬足，最初 7 次为宜，以后蹬次逐渐递增，但不可操之过急。

2. 太极拳、八段锦　这些均可使腰腿的筋骨得到缓和而充分的活动。可练太极拳、八段锦，也可着重练腰背功，如按摩腰眼、风摆荷叶、转腰推碑、掌插华山、双手攀足、白马分鬃、凤凰顺翅等。还可坚持每天做广播操及散步、慢跑，均有助于本病的康复。

（五）运动疗法

1. 背伸锻炼　患者俯卧，双下肢伸直，两手放在身体两侧，双腿固定，抬头时上身躯体向后背伸，每日 3 组，每组做 20 ～ 50 次。经过一段时间的锻炼，适应后，改为抬头后伸及双下肢直腿后伸，同时腰部尽量背伸，每日 5 ～ 10 组，每组 50 ～ 100 次，以锻炼腰背部肌肉力量，对腰痛后遗症的防治起着重要作用，最好在发病早期就开始锻炼。

2. 拱桥　患者取卧位，以双手叉腰作为支撑点，两腿半屈膝成 90°，脚掌放在床上，以头后部及双肘支持上半身，双脚支持下半身，成半拱桥形，当挺起躯干架桥时，膝部稍向两旁分开，速度由慢而快，每日 3 ～ 5 组，每组 10 ～ 20 次，身体适应后可加至每日 10 ～ 20 组，每组 20 ～ 50 次，以锻炼腰、背、腹部肌肉力量，解除劳损，治疗损伤所致的腰背痛。

3. 直腿抬高法　患者取仰卧位，双下肢自然伸直，两手自然放置身体两侧。伤肢做直腿抬高动作，开始时抬高 45°，以后锻炼至 90°时，在踝部系沙袋增加重量进行直腿抬高，重 1.5kg，渐增至 5kg，以增加下肢肌肉力量，缓解肌肉萎缩。

4. 晃腰　患者取站立位，两足分开比肩稍宽，双手叉腰，使躯干先向左右侧屈 5 ～ 10 次，然后做小幅度的弯腰及背伸动作，每次 5 ～ 10 次，然后腰部自左向前、右、后回旋，两腿伸直，膝部微屈，两手托护腰部，力度柔和，回旋的幅度要逐渐加大，再自右向前、左、后回旋，以解除因腰部疾患所致的腰部功能活动受限。

5. 双手攀足　患者取站立位，两足分开比肩宽，双上肢上举，两手掌心向上，腰逐渐屈曲，掌心向下按地，双腿要保持伸直，适应后，在此基础上向前弯腰，双手攀双足踝 3 ～ 5 组，每次 10 ～ 20 次，逐日加大锻炼量，以增强腰、腹部肌肉力量，能防治腰部酸痛及腰部前屈功能障碍。

第十二节 关节炎的康复

一、概述

（一）定义

关节炎是指关节的炎性和破坏性病理改变，它的主要病理改变发生于所有关节结构，如骨膜、软骨、肌腱、关节囊、骨和周围肌肉等，包括骨性关节炎和全身性风湿性疾病引起的类风湿关节炎、强直性脊柱炎、系统性红斑狼疮、皮肌炎等。本节主要阐述骨性关节炎的康复。

骨性关节炎是一种慢性退行性疾病，又称退行性关节病，是指由多种因素引起的关节软骨纤维化、皲裂、溃疡、脱失而导致的关节病。其发生与年龄、肥胖、炎症、创伤及遗传因素等有关。临床上可分为原发性和继发性骨性关节炎。其病理特点为关节软骨变性破坏、软骨下硬化或囊性改变、关节边缘骨质增生、滑膜增生、关节囊挛缩、韧带松弛或挛缩、肌肉萎缩无力等。常发生于活动过多的关节和负重的关节，好发于手的远端指间关节、颈椎、腰椎的小关节、髋膝关节、足的跖趾关节。临床上以关节疼痛、肿胀、活动受限为主要特征。

原发性骨性关节炎的发生，是随着人的年龄增长，关节软骨变得脆弱，软骨因承受不均匀的压力而出现破坏，加上关节过多的活动，易发生骨性关节炎，下肢的髋、膝关节和脊柱的腰椎多见。继发性骨性关节炎，可因创伤、畸形等疾病造成软骨磨损，日久致本病。其病理表现为软骨下骨裸露，呈硬化骨，关节周边可形成骨赘，关节囊产生纤维变性和增厚，限制了关节的活动，最终呈纤维性强直。

骨性关节炎属中医"骨痹"的范畴，肝主筋，肾主骨，诸筋者，皆属于节，筋能约束骨节。由于中年以后肝肾亏损，肝虚则血不养筋，筋不能维持关节之张弛，关节失去滑利；肾虚而髓减，使筋骨均失所养，致生本病。由于关节扭伤、挫伤、撞伤等，或长时间承受超负荷的慢性劳损，日积月累，气血凝滞、筋骨受损、营卫失调、筋骨失养，致生本病。

骨性关节炎是一种退行性疾病，起病缓慢，病程长。通过有效的康复治疗，能够阻止或延缓病情的发展，减轻疼痛，改善关节活动功能，防治残疾。若不做积极的康复治疗则可发展至关节畸形、强直，活动功能受限，关节疼痛，活动和行走困难，严重影响患者的生活质量。

（二）分型分期

1. 原发性 原发性骨性关节炎较常见的是老年性骨性关节炎，病因并不十分明确。随着年龄增加，结缔组织发生退变，蛋白多糖逐渐丢失，关节软骨抗磨损作用下降，应力承受不均匀，逐渐出现了老年性骨性关节炎。

2. 继发性 继发于创伤、感染、过度使用等因素的骨性关节炎为继发性骨性关节炎。如关节骨折可导致创伤性骨性关节炎，肥胖可引起关节软骨的额外负荷等。

（三）临床特征

1. 症状 疼痛是骨性关节炎最主要的症状之一，初期为间歇性酸痛，休息后可缓解，严重时出现持续性疼痛，甚至关节内刺痛，休息不能缓解。

2. 体征

（1）局部压痛、肿胀 关节周围局部肿胀、膨大，关节线及关节周围有明显压痛点。

（2）僵硬 僵硬是骨性关节炎很明显的特点，表现为晨起僵硬，简称晨僵。晨僵时间不超过30分钟，与类风湿关节炎有区别，轻微活动后晨僵可出现缓解。

（3）关节变形 严重关节炎且病程较长，由于长时间活动受限、关节挛缩、关节周围肌肉萎缩导致关节变形。

（4）关节内响声 由于关节软骨破坏，关节面粗糙甚至破裂、增生的骨赘在关节内形成游离体，以及关节周围肌力下降、韧带松弛，故活动时可听见关节内弹响声。

（5）关节活动受限 疾病晚期，关节严重受损，出现活动功能受限，甚至残疾。

3. 辅助检查

（1）X线检查 X线检查是诊断骨性关节炎病程的主要手段。X线早期可无变化；中后期主要表现为关节间隙狭窄或不对称、软骨下骨硬化、边缘骨赘形成、关节变形等。Kellgren等将关节炎分为4级（表5-12-1）。

表5-12-1 关节炎分级

级别	标准
0级	正常
1级	可以有关节腔隙狭窄，似有骨赘
2级	有骨赘，关节间隙可疑狭窄或无
3级	有中等骨赘形成、关节间隙狭窄、关节面硬化及关节似有变形
4级	有大量骨赘形成、明显关节腔隙狭窄、关节面严重硬化及变形

（2）磁共振检查　磁共振检查常用于检查关节软骨、滑膜、半月板及关节周围韧带、软组织等。

4. 功能障碍

（1）结构与功能异常　结构异常主要表现为关节间隙变窄、软骨下骨硬化和（或）囊性变、关节边缘增生和骨赘的形成、关节变形或关节腔积液或关节内游离液体。

功能异常主要表现为感觉功能、运动功能及平衡功能异常，部分患者由于长期疼痛可出现心理改变。

（2）日常生活活动能力受限　感觉功能、运动功能及平衡功能受限是引起日常生活活动能力受限的主要原因，主要表现为站、行、走、上下楼梯、家务劳动及个人护理等活动受限。

（3）社会参与受限　疼痛及感觉功能、运动功能、平衡功能受限是引起社会参与受限的主要原因，主要表现为对工作、社会交往、休闲娱乐及社会环境适应性的受限。

（四）康复治疗适应证及禁忌证

1. 适应证　适用于四肢、颈椎、腰椎等部位骨性关节炎。

2. 禁忌证　急性炎症，体温高于38℃，身体虚弱难以承受康复训练，静脉血栓患者运动中有血栓脱落风险，剧烈疼痛运动后加重且休息不能缓解者禁用。

二、康复评定

评定必须针对关节的生物力学及其功能障碍出现对邻近关节的影响和这些障碍对患者的独立性和生活质量的影响程度进行评估。

1. 疾病严重程度分级　依照国际医学科学组织委员会（CIOMS）对该病的评定标准，根据 X 线结果，可将骨性关节炎的严重程度分为 0～4 级（表 5-12-2）。

表 5-12-2　骨性关节炎的严重程度分级

分级	远端指间关节	近端指间关节	膝关节	髋关节
0 级	正常	正常	正常	正常
1 级	1 个小骨赘	1 个小骨赘，可有囊肿	可疑关节间隙变窄，似有骨赘	股骨头周围可有骨赘，内侧关节间隙可变窄
2 级	2 个关节确切小骨赘，轻度软骨下硬化，疑似囊肿	2 个关节确切小骨赘，可有 1 个关节间隙变窄	确切骨赘，可有关节间隙变窄	确切骨赘，轻度硬化，下方关节间隙变窄

分级	远端指间关节	近端指间关节	膝关节	髋关节
3级	中度骨赘，骨端轻度畸形，关节腔隙变窄	多关节中度骨赘，骨端轻度畸形	中度多发骨赘，骨端硬化、畸形，关节间隙变窄	轻度骨赘，骨端硬化、畸形、囊肿，关节间隙变窄
4级	大骨赘，骨端畸形，关节腔隙消失，有囊肿	大骨赘，骨端畸形，关节间隙明显变窄，软骨下硬化	大骨赘，骨端畸形，关节间隙变窄，关节面严重硬化	大骨赘，骨端畸形，关节间隙明显变窄，骨端硬化，有囊肿

2. 疼痛的评定 由于骨性关节炎临床表现主要为退行性变，疼痛通常呈局限性。疼痛为早期症状，通常晨起关节僵硬不灵活，持续时间短于15～30分钟，后随着活动而改善，但活动较多后又会加重。韧带进行性松弛，关节不稳定性增加，此时有更明显的局部疼痛。下肢骨关节病变可出现跛行。当病情继续发展、关节活动减弱时，在活动中有响声或摩擦感，并有压痛。常见有慢性滑膜炎和增生。

晚期体征：触诊有压痛，被动活动时疼痛，因肌痉挛与挛缩又加重疼痛。骨赘或游离体导致关节活动机械性阻滞。畸形和不全脱位是软骨体积缩小、软骨下骨萎缩或骨赘、肌萎缩及假性囊肿等多种病变造成的结果。影像学检查常表现为症状和X线所见不符，有25%～30%的患者往往无症状，不少患者症状的严重程度也与X线片所见不一致。

3. 关节活动范围（ROM）评定 通过ROM测定，可确定关节活动受限程度，分析障碍原因，以便提供合适的治疗方法及疗效评定。

4. 肌力评定 详见本书第三章。

5. 步行能力评定（表5-12-3）

表5-12-3 步行能力评定

评级	特征	评级标准
0级	无功能	患者不能行走，完全依靠轮椅，或需2人协助才能行走
Ⅰ级	需大量持续性帮助	使用双拐，或需1人持续搀扶才能行走及保持平衡
Ⅱ级	需少量帮助	能行走，使用KAFO、AFO、单拐、手杖，或需1人在旁边给予间断的身体接触帮助才能保持平衡和安全
Ⅲ级	需监护或语言指导	能行走，但不正常，不够安全，需1人在旁监护或语言指导
Ⅳ级	平地上独立行走	在平地上能独立行走，但在斜面、楼梯、地面不平处行走仍有困难，需他人帮助或监护
Ⅴ级	完全独立行走	在任何地方都能独立行走

6. 日常生活活动能力的评定　详见本书第三章。

7. 社会参与能力评定　骨性关节炎导致关节结构异常、功能障碍及活动受限，可影响患者工作、社会交往及休闲娱乐，降低患者生存质量。因此根据患者的情况对其进行社会参与能力评定，如职业评定、生存质量评定等。

8. 中医证候评定　需对患者所属中医证候进行评定，可分为肝肾亏虚证、寒湿痹阻证、湿热阻络证、痰瘀互结证、气血两虚证。

三、现代康复方法

（一）休息疗法

在骨性关节炎的发作期应予以休息，这样可以减轻关节活动时，骨赘对关节软骨面及关节囊等软组织的刺激，减轻疼痛，消除炎症。在缓解期也必须适当休息，要在病情允许的范围内工作和生活，不可使受累的关节负担过重，尤其是负重的关节，应尽量减少超负荷工作和过长时间的行走。若关节严重肿胀、疼痛、活动后症状加重，不能行走者，必要时可做关节外固定2周，待症状缓解后再去除外固定，再做功能锻炼。

（二）物理疗法

1. 热疗　热疗主要包括水浴、热敷、温泉浴等，有利于骨性关节炎患者缓解疼痛。通常关节温度低于体温，在主动运动中皮肤和关节温度可增至34～37.5℃。湿敷3分钟可提高软组织温度3℃，其深度为1cm，短时间浅表热可使炎症的膝关节温度降低1℃。但若用微波则膝关节温度上升约4.4℃，短波上升约5.4℃，超声波温度升高最明显。

2. 冷疗　冷疗可降低皮肤和肌肉温度，因而冷疗可抑制滑膜中胶原酶活性。冷疗既可以缓解疼痛，又可以减轻肌肉痉挛，降低肌梭活性，从而提高痛阈。

3. 超声疗法　低强度脉冲超声可能通过改善局部应力微环境来促进间充质细胞增殖，使其定向分化为成纤维细胞、软骨母细胞和软骨细胞，并可刺激蛋白、蛋白多糖的合成及胶原的分泌来促进软骨损伤后的修复。

4. 电刺激疗法　电刺激效应可能与电场直接作用于软骨细胞，促进RNA代谢活跃，从而使软骨细胞增殖有关。低频或中频电疗具有促进局部血液循环的作用；高频电疗具有镇痛、消炎、缓解肌肉痉挛和改善血液循环的作用。

5. 离子导入疗法　直流电陈醋离子导入是将陈醋电极接阴极，另一极接阳极，对置或并置于病变关节（脊柱部用并置法），电流量15～30mA，每日1次，每次15～30分钟，15～20次为1个疗程。

直流电碘离子导入疗法和直流电陈醋离子导入疗法相同，亦有用大面积氯离子导入法，即用 600cm² 的条件电极浸入 3% 的氯化钠溶液，置于脊柱部，接直流电阴极，100cm² 的电极放在两小腿接阳极。亦可放在其他部位，阴极放在病变处，其余同上。

6. 醋疗和泥疗法　醋疗有盘法和醋垫包敷法，手足部可用浸法，每次 20 ～ 30 分钟，每日 1 次。

泥疗法每次局部泥敷 3 ～ 4 个部位，泥温 45 ～ 48℃，每次 20 分钟，每日 1 次，15 ～ 20 次为 1 个疗程。

7. 矿水浴疗法　可用全身矿水浴、盐水浴、淡水浴，温度 39 ～ 40℃，每日 1 次，20 次为 1 个疗程。

8. 中药穴位电离子导入疗法　可在经络穴位上进行直流电药物导入。可根据病变关节，循经取穴，也可取阿是穴，在穴位上放置浸药的衬垫，亦可在穴位封闭后行离子导入，衬垫为圆形，直径为 1 ～ 1.5cm，每次取穴不超过 4 ～ 6 个，对称取穴，电量和通电时间与一般方法相同。药物可用中药复方，亦可选用单味中药，煎成水剂使用。

（三）牵引疗法

增生性骨性关节炎的发作期，关节周围肌肉、关节囊和韧带可发生痉挛性收缩，而引起关节内压力升高，关节软骨面受刺激而出现疼痛，适当地行皮牵引有利于缓解痉挛，减轻疼痛。此外，骨性关节炎患者，使用拐杖、手杖、轮椅及合适的矫形支具，以减轻关节负荷，减少过度的活动，有效地预防和延缓关节变性。

（四）训练

关节炎常导致关节及其周围结构生物力学的完整性减低，可引起关节活动减少、肌肉萎缩无力、关节液渗出、疼痛、不稳、无效能量的步态模式，并改变关节负荷反应。适当的训练可增加肌力与有氧代谢能力，并减轻疼痛，训练之后可使残疾减轻。

关节训练计划应包括以下几个方面内容：①增加维持关节活动度。②肌肉的再教育与强化。③增加静力性与动力性耐力。④减少肿胀关节数量。⑤增加骨密度。⑥增强患者的全面功能与健康。⑦增加有氧代谢能力。

训练应个体化，训练处方应是渐进性的，开始应用适当的方式减轻受累关节的疼痛，通过肌肉再教育来增高肌张力，例如：提高患者以同步方式完全放松与收缩肌肉的能力；如关节状况允许，采用增强耐力与肌力的等长训练计划；允许进行娱乐活动性训练。

主动运动采用以下 3 种肌肉收缩。

1. 等长或静力性收缩　适合急性关节炎患者。

2. 等张或动力性收缩 适合无急性炎症的患者或关节的生物力学紊乱的患者，因为它使关节在整个活动范围内均承受应力。

3. 等速收缩 膝关节炎急性阶段之后可使用，以重建萎缩的股四头肌。

（五）关节内注射疗法

由于骨性关节炎的病变主要在关节软骨的损伤，可采用透明质酸钠做关节腔注射治疗，每次注射 2mL 的透明质酸钠，如施沛特，每周 1 次，连续 5 次为 1 个疗程。润滑关节、营养软骨、修复损伤之软骨、防止骨性关节炎的进一步发展。常用于膝、髋等大关节。对于骨性关节炎并发滑膜炎，出现关节明显肿胀、皮温增高、疼痛剧烈、活动受限者，可适当应用激素做关节内注射，能迅速消除炎症，减轻症状。如得宝松 50mg，关节内注射，一般 1～2 次，不能长期使用，对关节软骨有损害。

（六）康复辅具

辅助装置或适应性支具是康复工程学中重要的治疗手段，对于骨性关节炎患者，当使用辅助装置或适应性工具，可以保护受累关节并且节约能量。支具常用于炎症性关节或不稳定关节，有利于消肿止痛，保护关节功能。手夹板适用于手、腕、肘等上肢骨性关节炎患者，踝、膝等支具适用于下肢骨性关节炎患者，脊柱支具适用于躯干部位骨性关节炎患者。根据患者所伴发的内翻或外翻畸形状况，采用相应的矫形支具或矫形鞋，可改变负重力线、平衡各关节面的负荷。采用手杖、拐杖、助行器可减少受累关节的负重；在有明显小关节畸形影响手指活动时，采用万能手套等可以把工具或用具套在手套上，完成生活动作，而减少手指活动以减轻症状。此外，还可以调节桌椅、便厕等常用生活物品的高度，以有利于患者用最小的关节负荷来完成活动。

（七）教育

1. 关节保护技术 骨性关节炎的主要问题是进行性关节功能和结构的损害，为此在特定活动时减小关节负荷是康复治疗的核心，包括在同一体位下避免长时间负荷；维持良好姿势，以减轻对某一关节的负荷；活动时不应加重或诱发疼痛；疼痛严重时需避免关节负荷；急性疼痛时不应过度活动；引用合适的辅助装置和夹板分解负荷；简化日常生活活动的操作程序，尽量减少关节负荷。

2. 能量节约技术 能量节约技术是指应用合适的支具和辅助装置，以最大限度地发挥其生物学功能，减小体力负荷，如用推车代替徒手来搬运杂物等；选用合适的生活辅助用具和衣着；改造家庭环境，简化日常生活活动；在日常生活活动中采取多次休息的方式，避免活动的关节和肌肉持续负担过重；尽量不在对抗重力的情况下进行活动。

四、中医康复方法

（一）中药疗法

中药水煎热敷熏洗疗法，对于骨性关节炎有明显的消肿、止痛、缓解关节痉挛的作用，同时可以改善关节局部循环，增加关节活动范围，常用洗方（艾叶、牛膝、乳香、没药、姜黄、威灵仙、透骨草、红花、莪术、海桐皮、骨碎补、鹿衔草），水煎取汁，温热时外洗关节，而后伸屈活动关节，做功能锻炼。每次20～30分钟，每日2次，15次为1个疗程。

若疼痛剧烈可加细辛、延胡索、制川乌、制草乌；若肿胀明显，且皮温增高者，加茯苓皮、车前子、黄柏、薏苡仁；若病程迁延日久，反复发作，遇阴雨天加重者，加徐长卿、海桐皮、秦艽；若关节僵硬，活动不利者，可加雷公藤、伸筋草、透骨草、威灵仙、络石藤。

对于关节炎性反应较重，局部肿胀，皮温增高，影响伸屈活动者，可服用消炎镇痛药物，以消除炎症反应。

（二）针灸疗法

1.取穴原则 关节局部取穴法，以痛为腧取穴法；辨证远道取穴法，标本辨证取穴法；特定穴配穴法。

2.治疗手法 行平补平泻手法，针刺股四头肌肌群穴位时，要求针尖顺着肌肉方向斜刺。留针20分钟。

3.常用穴位 腰椎关节：肾俞、气海、大肠俞、关元俞、委中、昆仑。

腰骶关节：关元俞、小肠俞、膀胱俞、腰阳关、委中、昆仑。

髋关节：环跳、居髎、阳陵泉、绝骨。

膝关节：膝眼、足三里、阳陵泉、血海。

（三）推拿疗法

对于增生性骨性关节炎使用推拿疗法一般视为禁忌，不主张用强手法刺激，尤其不提倡活动关节的手法。但是对关节炎发作期和缓解期均可使用较轻的手法以缓解关节周围肌肉、韧带及关节囊的痉挛，改善关节周围的血液循环，减轻关节疼痛。可应用抚摩法、揉法、点穴法等手法治疗，避免强手法刺激。

1.抚摩法 具有消瘀退肿、镇静止痛、缓解肌肉痉挛的功能，适用于全身各部。

2.揉法 具有活血化瘀、消肿止痛、温经通络、缓解痉挛、松解粘连、软化瘢痕的作用。

3.点穴法 点穴按摩与针刺疗法有类似的作用。通过点穴按摩可以疏通经络、调和气血和增进脏腑功能，适用于后期，脏腑气血功能失调而采取的主要治疗手法之一。

（四）传统体育疗法

应鼓励患者在避免过度负重的情况下，进行适度的关节活动，建立和维持受累关节周围肌群的最大肌力，有效地保持关节的活动度，这是保存关节正常功能的保证，过度地强调关节静止，容易使关节失用性萎缩和僵直而失去功能。因此上臂肩背功和下肢的腿功以及传统太极拳适用于骨性关节炎患者。

（五）小针刀疗法

小针刀疗法是在中医针灸理论和西医学理论的基础上，根据生物力学的观点，用于治疗因关节炎、慢性软组织损伤等原因所引起疼痛性疾病的一种方法。具有见效快、方法简单、经济实用等特点。不仅具有西医学微创技术的特点，同时也是与中医治疗技术即中医针刺疗法的完美结合。对于关节周围局限性疼痛，或关节僵硬，影响活动者，经上述康复治疗效果不显著者，可考虑采用小针刀疗法。行关节局部粘连的松解，恢复关节的活动度，同时达到镇痛的目的。

附：类风湿关节炎的康复

一、概述

（一）定义

类风湿关节炎是一种以关节滑膜炎为特征的慢性全身性自身免疫性疾病。主要侵犯外周关节，滑膜病理为滑膜增生、炎症细胞浸润、血管翳形成、侵蚀性软骨及骨组织损伤，导致关节结构破坏、畸形和功能丧失，其他系统如肺、心、神经、血液、眼等器官和组织亦可受累。

（二）临床表现

1. 关节表现　对称性、多关节炎症，近端指间关节、掌指关节、腕关节、足跖趾关节最常见，其次为肘、肩、踝、膝、颈、颞颌及髋关节。起病初期，是单一关节或呈游走性多关节疼痛。当活动减少时水肿液蓄积在炎症部位，导致晨起后僵硬和疼痛，称为晨僵。关节炎反复发作或迁延不愈导致关节肌肉萎缩和关节畸形。

2. 关节外表现　病情严重时关节症状突出，并产生其他脏器受累。15% ～ 25%的患者伴有类风湿皮下结节；肺部可出现间质性肺改变；心脏可伴有心包炎、心肌炎、心内膜炎等；神经系统损害可出现周围神经纤维病变、脊髓病变等；眼部损害可表现为干燥性角膜炎、巩膜炎、巩膜外层炎等。

二、康复评定

（一）疾病活动性评定（表5-12-4）

表5-12-4　类风湿关节炎活动性标准

检查项目	轻度活动	中度活动	明显活动
晨僵时间（小时）	0	1.5	＞5
关节疼痛数	＜2	12	＞34
关节肿胀数	0	7	＞23
握力			
男［kPa（mmHg）］	＞33.33（250）	18.66（140）	＜7.33（55）
女［kPa（mmHg）］	＞23.99（180）	13.33（100）	＜5.99（45）
16.5m步行秒数（秒）	＜9	13	＞27
血沉率（魏氏法）（mm/h）	＜11	41	＞92

（二）疾病稳定期评定

参考美国风湿学会所制定的疾病稳定期标准。

1. 晨僵持续时间不超过15分钟。

2. 无疲劳感。

3. 关节无疼痛。

4. 关节无压痛或无运动痛。

5. 关节软组织或剑桥膜不肿胀。

6. 血沉：女性不超过30mm/h，男性不超过20mm/h，持续2个月或以上具有上述5项或更多者为稳定期。

（三）关节活动度评定

详见本书第三章。

（四）肌力评定

详见本书第三章。

（五）疼痛评定

详见本书第三章。

（六）整体功能评定

表 5-12-5　美国风湿学会（ACR）修订标准（1991 年）

分级	标准
Ⅰ级	完成日常一般活动（自身照顾、职业工作、业余活动）
Ⅱ	完成日常一般自身照顾和职业工作，但业余活动受限制
Ⅲ	完成日常一般自身照顾，职业工作和业余活动均受限制
Ⅳ级	一般自身照顾、职业工作和业余活动均受限制

三、康复治疗

（一）运动疗法

1. 维持关节功能训练　对受累关节在可承受疼痛范围内进行主动活动练习，每天 3 ～ 4 次，每次活动不同的关节，尽可能进行全关节范围内的活动。对手腕病变者，应特别防止做强有力的抓握和提捏，这些可加重畸形的形成。如受累关节无法达到充分活动，则可进行被动活动，应以患者仅感到稍有疼痛为限。

2. 增强肌力训练　对肌肉萎缩，肌力明显下降的患者，通过抗阻训练，使肌肉产生较大强度收缩，重复一定次数或保持一定时间，使肌肉产生适度疲劳，达到肌纤维增粗、肌力增强的目的。

（二）物理因子疗法

1. 紫外线疗法　用红斑量照射，能加强分解组胺的能力，促进抗风湿药物在治疗部位集中，防止局部炎症扩散。

2. 热疗法　作用于神经终末和肌梭，有镇静、止痛作用，可促进血液循环，改善骨和软骨营养，如超短波、微波、蜡疗、红外线灯。

3. 冷疗法　降低关节腔的温度，有镇痛、抗炎和消肿的作用，加快局部新陈代谢及增加胶原纤维弹性，有利于肌肉的屈伸功能。

4. 低、中频疗法　经皮神经电刺激、干扰电疗法、间动电疗法等可以产生内啡肽，起到镇痛作用。

5. 超声波疗法　增强组织胶体的分散性，改善骨、软骨的营养状态。

（三）作业疗法

目的在于训练患者在病残范围内发挥出最好的功能。患者日常生活活动能力训练以进食、穿脱衣物、梳洗、如厕、沐浴、行走等动作为前提，必要时借助自助器具来适应生活。

（四）中医康复方法

主要有中药疗法、针灸疗法、推拿疗法等。

第十三节　冠心病的康复

冠心病的康复是综合性心血管病管理的医疗模式，不是单纯的运动治疗，而是包括运动治疗在内的心理–生物–社会综合医疗保健。涵盖发病前的预防和发病后的康复，是心血管病全程管理中的重要组成部分。

一、概述

（一）定义

冠状动脉粥样硬化性心脏病（coronary atherosclerotic heart disease）是指冠状动脉粥样硬化，致使血管狭窄乃至闭塞，导致心肌缺血、缺氧而引起的心脏病，它和冠状动脉功能改变（例如痉挛）一起，统称为冠状动脉性心脏病，简称冠心病（coronary heart disease，CHD），亦称缺血性心脏病。

1. 诊断

（1）心绞痛　以发生于胸部、下颌部、肩部、背部或手臂的不适感为特征的临床综合征，常发生于冠心病患者，但亦可发生于瓣膜性心脏病、肥厚型心肌病和控制不良的高血压病患者。心绞痛分为稳定型心绞痛（劳力性心绞痛）和不稳定型心绞痛。后者分为以下亚型：①静息心绞痛：心绞痛在休息时发作，新近一周每次疼痛发作持续时间大于 20 分钟。②新近发作性心绞痛：最近两个月内首次出现心绞痛，严重度 >CCSC Ⅲ级。③恶化性心绞痛：较原心绞痛发作次数频繁，持续时间延长，或发作阈值降低，如在首发症状后两个月内心绞痛的严重程度至少增加了一个 CCSC 等级。

（2）加拿大心血管病学会心绞痛分级（Canadian cardiovascular society classification，CCSC）

①Ⅰ级：一般日常活动例如走路、登楼不引起心绞痛，心绞痛发生在剧烈、速度快或长时间的体力活动或运动时。

②Ⅱ级：日常活动轻度受限。心绞痛发生在快步行走、登楼、餐后行走、冷空气中行走、逆风行走或情绪波动后活动。

③Ⅲ级：日常活动明显受限，心绞痛发生在平路一般速度行走时。

④Ⅳ级：轻微活动即可诱发心绞痛，患者不能做任何体力活动，但休息时无心绞痛发作。

（3）急性心肌梗死　指长时间心肌缺血导致心肌组织出现不可逆的组织坏死。

2. 主要功能障碍

（1）循环功能障碍　冠心病患者心血管系统的适应性下降，循环功能障碍。

（2）呼吸功能障碍　长期的心血管功能障碍可导致肺循环功能障碍，肺血管和肺泡气体交换效率降低，吸氧能力下降，诱发或加重缺氧症状。

（3）全身运动耐力减退　机体吸氧能力减退和肌肉萎缩，限制全身运动耐力。

（4）代谢功能障碍　脂代谢和糖代谢障碍，表现为血清总胆固醇和甘油三酯增高、高密度脂蛋白降低。脂肪和能量物质摄入过多而缺乏运动是基本原因。缺乏运动还可导致胰岛素抵抗，除了引起糖代谢障碍外，还可促使形成高胰岛素血症和高脂血症。

（5）行为障碍　冠心病患者往往伴有不良生活习惯、心理障碍等，这也是影响患者日常生活和治疗的重要因素。

3. 康复的意义　冠心病的康复指用积极主动的身体心理行为和社会活动训练，帮助患者缓解症状，改善心血管功能，在生理、心理、社会、职业和娱乐等方面达到理想状态，提高生活质量。同时强调积极的二级预防，包括干预冠心病危险因素、阻止或延缓疾病的发展过程、减轻残疾和减少再次发作的风险。冠心病的康复治疗会增加患者周围人群对冠心病风险因素的认识，从而有利于为患病人群改变不良生活方式，达到预防疾病的目的，所以冠心病的康复可扩展到未患病人群。

4. 康复的疗效　有效的康复治疗可降低死亡率，积极参加康复锻炼者比未行康复锻炼者的死亡率低 20% ～ 30%，同时致死性心肌梗死的发生率也显著降低。

（二）康复治疗分期

想据冠心病病理和康复治疗的特征，国际上将康复治疗分为三期。

1. Ⅰ期　指急性心肌梗死或急性冠脉综合征住院期的康复。发达国家此期为 3 ～ 7 天。

2. Ⅱ期　指从患者出院开始，至病情稳定性完全建立为止。时间为 5 ～ 6 周。由于急性阶段缩短，Ⅱ期的时间也趋向于逐渐缩短。

3. Ⅲ期　指病情处于较长期的稳定状态，或Ⅱ期过程结束。包括陈旧性心肌梗死、稳定型心绞痛及隐性冠心病患者。康复治疗的时间一般为 2 ～ 3 个月，自我锻炼应持续终生。也有人将终生维持的锻炼列为第Ⅳ期。

（三）适应证和禁忌证

1.适应证

（1）Ⅰ期　患者生命体征平稳，无明显心绞痛，安静心率＜110次/分，无心衰、严重心律失常和心源性休克，血压基本正常，体温正常。

（2）Ⅱ期　与Ⅰ期相似，患者病情稳定，运动能力达到3MET以上，家庭活动时无显著症状和体征。

（3）Ⅲ期　临床病情稳定，包括陈旧性心肌梗死、稳定型心绞痛、隐性冠心病、冠状动脉分流术后，以及腔内成型术后、心脏移植术后、安装起搏器后的患者。曾经被列为禁忌证的一些情况如病情稳定的心功能减退、室壁瘤等现正在被逐步列入适应证的范畴。

2.禁忌证　凡是康复训练过程中可能诱发临床病情恶化的情况均为禁忌证，包括原发病临床病情不稳定或合并新的临床病症等。稳定与不稳定是相对概念，与康复医疗人员的技术水平、训练监护条件、治疗理念都有关系。此外不理解或不合作者不宜进行康复治疗。

（四）病因病机

中医学认为，本病属"胸痹""心悸""怔忡""真心痛"等范畴，主要是因年老脏衰、饮食不当、情志失调、劳逸失度及外邪内侵等引起脏腑功能紊乱，气血阴阳失调所引起的多种病理产物如痰饮、水饮、瘀血、浊毒等闭阻心脉，血行不畅，胸阳不通而引发此病。其基本病机为心脉闭阻，病机特点为正虚邪实。其虚者，为气、血、阴、阳的不足；其实者，为痰饮、水饮、瘀血、浊毒。

二、康复评定

（一）运动负荷试验

这是患者进行运动康复前重要的检测指标，用于诊断、预后判断、日常生活指导和运动处方制订以及疗效评定。常用的运动负荷试验方法有心电图运动负荷试验和心肺运动负荷试验，后者方法更准确，但设备昂贵且对操作的要求较高。两种测试方法均有一定风险，须严格掌握适应证和禁忌证以及终止试验的指征，保证测试安全性。运动负荷试验的绝对禁忌证：①急性心肌梗死（2天内）。②不稳定型心绞痛。③未控制的心律失常，且引发症状或血流动力学障碍。④心力衰竭失代偿期。⑤三度房室传导阻滞。⑥急性非心源性疾病，如感染、肾衰竭、甲状腺功能亢进。⑦运动系统功能障碍，影响测试进行。⑧患者不能配合。相对禁忌证：①左主干狭窄或类似情况。②重度狭窄性瓣膜病。③电解质异常。④心动过速或过缓。⑤心房颤动且心室率未控制。⑥未控制的高血压［收缩压＞160mmHg和（或）舒张压＞100mmHg］。运动负荷试验终止指征：①达到目标心率。②出现典型心绞痛。③出现明显症状和体征：呼吸困难、面色苍白、发绀、头晕、眼花、步态不稳、运动失调、缺血性跛行。④随运动而增加的下肢不适感或疼痛。⑤出现 ST 段水平型或下斜型下降 ≥ 0.15mV 或损伤型 ST 段抬高 ≥ 2.0mV。⑥出现恶性或严重心律失常，如室性心动过速、心室颤动、R-on-T 室性早搏、室上性心动过速、频发多源性室性早搏、心房颤动等。⑦运动中收缩压不升或降低 > 10mmHg。血压过高，收缩压 > 220mmHg。⑧运动引起室内传导阻滞。⑨患者要求结束运动。

（二）超声心动图运动试验

超声心动图可以直接反映心肌活动的情况，从而揭示心肌收缩和舒张功能，还可以反映心脏内血流变化情况，所以有利于提供运动心电图所不能显示的重要信息。运动超声心动图比安静时检查更加有利于揭示潜在的异常，从而提高试验的敏感性。检查一般采用卧位踏车的方式，以保持在运动时超声探头可以稳定地固定在胸壁，减少检测干扰。较少采用坐位踏车或活动平板方式。

（三）行为类型评定

Friedman 和 Rosenman（1974）提出行为类型。

1. A 类型 工作主动、有进取心和雄心、有强烈的时间紧迫感（同一时间总是想做两件以上的事），但是往往缺乏耐心、易激惹、情绪易波动。此行为类型的应激反应较强烈，因此需要将应激处理作为康复的基本内容。

2. B 类型 平易近人、耐心、充分利用业余时间放松自己、不受时间驱使、无过度的竞争性。

三、现代康复疗法

（一）Ⅰ期康复

1. 治疗目标 为住院期冠心病患者提供康复和预防服务。缩短住院时间，促进日常生活及运动能力的恢复，增加患者自信心，减少心理痛苦，减少再住院；避免卧床带来的不利影响（如运动耐量减退、低血容量、血栓栓塞性并发症），提醒戒烟并为Ⅱ期康复提供全面完整的病情信息和准备。

2. 治疗方案

（1）患者早期病情评估 进一步明确冠心病的诊断，了解患者目前症状及药物治疗情况、明确冠心病的危险因素，制订干预计划。

（2）患者教育 院内康复期的患者最容易接受健康教育，因此是最佳的患者教育时期。为患者分析发病诱因，从而避免再次发病。让患者了解冠心病相关知识，避免不必要的紧张和焦虑，控制冠心病危险因素，提高患者依从性。同时对患者家属的教育也同样重要。一旦患者身体状况稳定，有足够的精力和思维敏捷度，并且知晓自己的心脏问题即可开始患者教育。本期宣传教育重点是生存教育和戒烟。

3. 运动康复及日常生活指导　目的是帮助患者恢复体力及日常生活能力，出院时达到生活基本自理。早期运动康复计划因人而异，病情重、预后差的患者运动康复的进展宜缓慢，反之，可适度加快进程。一般来说，患者一旦脱离急性危险期，病情处于稳定状态，运动康复即可开始。参考标准：①过去 8 小时内无新发或再发胸痛。②心肌损伤标志物水平（肌酸激酶和肌钙蛋白）没有进一步升高。③无明显心力衰竭失代偿征兆（静息时呼吸困难伴湿啰音）。④过去 8 小时内无新发严重心律失常或心电图改变。通常康复干预于入院 24 小时内开始，如果病情不稳定，应延迟至 3 ～ 7 日以后酌情进行。运动康复应循序渐进，从被动运动开始，逐步过渡到坐位，坐位双脚悬吊在床边，床旁站立，床旁行走，病室内步行以及上 1 层楼梯或固定踏车训练。这个时期患者运动康复和恢复日常活动的指导必须在心电和血压监护下进行，运动量控制在较静息心率增加 20 次 / 分左右，同时患者感觉不大费力（Borg 评分 < 12 分）。如果运动或日常活动后心率增加大于 20 次 / 分，患者感觉费力，宜减少运动量或日常活动。另外需指出，患者术后需进行呼吸训练，用力咳嗽、促进排痰、预防肺部感染。应在术前教会患者呼吸训练方法。避免患者术后因伤口疼痛影响运动训练效果。为防止用力咳嗽时手术伤口震裂，可让患者手持定制的小枕头，保护伤口。

4. 出院计划　给予出院后的日常生活及运动康复指导，告诉患者出院后应该和不应该做什么；评估出院前功能状态，如病情允许，建议出院前行运动负荷试验或 6 分钟步行试验，客观评估患者运动能力，为指导日常生活或进一步运动康复计划提供客观依据；并告知患者复诊时间，重点推荐患者参加院外早期心脏康复计划（Ⅱ期康复）。

（二）Ⅱ期康复

1. 康复目标　逐步恢复一般日常生活活动能力，包括轻度家务劳动、娱乐活动等，提高生活质量。对体力活动没有更高要求的患者可停留在此期。此期在患者家庭完成。

2. 治疗方案　一般在出院后 1 ～ 6 个月进行。与Ⅰ期康复不同，除了患者评估、患者教育、日常活动指导、心理支持外，这期康复计划增加了每周 3 ～ 5 次心电和血压监护下的中等强度运动，包括有氧运动、抗阻运动及柔韧性训练等。每次持续30 ～ 90 分钟，共 3 个月左右。推荐运动康复次数为 36 次，不低于 25 次。因目前我国冠心病患者住院时间控制在平均 7 日，因此Ⅰ期康复时间有限，Ⅱ期康复为冠心病康复的核心阶段，既是Ⅰ期康复的延续，也是Ⅲ期康复的基础。

（1）患者评估 综合患者既往史、本次发病情况，冠心病的危险因素、平常的生活方式和运动习惯以及常规辅助检查，如心肌损伤标志物、超声心动图（判断有无心脏扩大、左心室射血分数）、运动负荷试验以及心理评估等对患者进行评定及危险分层。

（2）纠正不良的生活方式 改变不良的生活方式并对患者和家属进行健康教育，包括饮食和营养指导，改变不良生活习惯（戒烟、限酒），如控制体质量和睡眠管理。

（3）冠心病的常规运动康复程序 根据患者的评估及危险分层，给予有指导的运动。其中运动处方的制订是关键。每位冠心病患者的运动康复方案须根据患者实际情况制订，即个体化原则，但应遵循普遍性的指导原则。此期内的常规运动康复程序按以下步骤完成：①准备活动，即热身运动 5～10 分钟，放松和伸展肌肉、提高关节活动度和心血管的适应性、预防运动诱发的心脏不良事件及预防运动性损伤。②训练阶段 30～90 分钟，包含有氧运动、抗阻运动、柔韧性训练。有氧运动是基础，抗阻运动和柔韧性运动是补充。③放松运动 5～10 分钟，有利于血液缓慢回到心脏，避免心脏负荷突然增加诱发心脏事件。

3. 日常生活和工作能力的指导 指导患者尽早恢复日常活动，是心脏康复的主要任务之一。应根据运动负荷试验测得患者最大活动能力（以最大代谢当量 MET_{max} 表示），将目标活动时的 MET 值与 MET_{max} 比较，评估活动的安全性，同时指导患者回归工作。

（三）Ⅲ期康复

1. 康复目标 巩固Ⅱ期康复成果，控制危险因素，改善或提高体力活动能力和心血管功能，恢复发病前的生活和工作。此期可以在康复中心完成，也可以在社区进行。

2. 治疗方案 此阶段患者可安全完成 7～8METs 的活动强度，包括等张和节律性的有氧运动，主要是应用大肌群活动，例如行走、慢跑、骑自行车、游泳等。有些患者可用跳绳代替行走或跑步。但骨质疏松患者应禁用。肌力和循环练习由于危险性低而被推为首选，但无论哪种类型的运动练习，运动处方中应注意运动强度的确定（包括最大心率百分比和最大代谢当量的百分比）。

需要注意的是要因人而异地制订康复方案，循序渐进地遵循学习适应和训练适应机制。学习适应指掌握某一运动技能时由不熟悉至熟悉的过程，是一个由兴奋、扩散、泛化至抑制、集中、分化的过程，是任何技能的学习和掌握都必须经历的规律。训练适应是指人体运动效应提高由小到大，由不明显到明显，由低级到高级的积累发展过程。并且要持之以恒，训练效应是量变到质变的过程，训练效果的维持同样需要长期锻炼。

另外还需配合临床药物康复治疗，从而达到完全康复的目的。

四、中医康复方法

中医康复学以阴阳五行、脏腑经络、病因病机、气血津液学说等为基础，以中医学整体观念和辨证论治为指导，在强调整体康复的同时，主张辨证康复，形神统一，构建出中药、针灸、按摩、熏洗、气功、导引、食疗等行之有效的康复方法。中、西医心脏康复具有共性、个性和较强的互补性。中医辨证分型、中医体质测评是心脏康复评估的重要补充内容。心脏康复运动模式应动静结合、形神共养。中医传统运动形式多样（如气功、五禽戏、太极拳和八段锦等），通过精神意识驾驭形体运动，动作和缓，运动调形，形神和谐，可弥补依从性和趣味性方面的局限。辨证施膳是中医康复的特色和优势，针对患者的不同证型提供更加具体的饮食指导，变药为食，以食代疗，药借食味，食助药效，发挥协同作用。精神调理吸收了儒家、佛教和道教的精神修养法（如气功、瑜伽、禅宗及静坐等多种修炼方法）。充分发挥中医康复学的优势，对于心血管病患者生理、心理及社会功能的恢复有重要意义。

（一）中药疗法

1.胸阳不振，心脉闭阻证　　方药：栝楼薤白桂枝汤加减。

2.脾虚痰聚，阻遏心脉证　　方药：导痰汤加减。

3.气滞血瘀，心脉受阻证　　方药：丹参饮加减。

4.肝肾阴虚，心血瘀阻证　　方药：六味地黄丸加减。

5.气血不足，阴阳两虚证　　方药：炙甘草汤加减。

6.心肾阳虚，心阳欲绝证　　方药：四逆汤合生脉散加减。

（二）针灸疗法

1.体针　　以心俞、厥阴俞为主穴，配内关、膻中、通里、间使、足三里等穴。心阴虚者可加三阴交、神门、太溪；心阳虚者，可加关元、气海；阴阳两虚者，可加三阴交、关元；痰瘀痹阻者，可加丰隆、肺俞、血海；气滞血瘀者，可加郄门、少海等。每日或隔日1次，10～20次为1个疗程。

2.耳针　　取心、脾、交感为主穴，配合失眠、皮质下、肾、肝、枕等穴，王不留行籽各穴位选择贴压。一般每次选穴不超过5个，每天各穴轻轻按揉1～2分钟，每日3次，10～20天为1个疗程。

（三）推拿疗法

一指禅推法、按揉法或擦法、摩法。以一指禅推法或指按揉法在穴位处操作，每穴约3分钟，按揉同时，嘱患者配合深呼吸，横擦前胸部或背部，以透热为度。推荐部位和穴位：胸部、背部；心俞、膈俞、厥阴俞、内关、间使、三阴交、心前区阿是穴。

（四）熏洗疗法

中药熏蒸仪（治疗胸痹应用中药局部熏蒸仪）。通过数字智能化控制恒温，将辨证配制的中药药液加温为中药蒸汽，利用中药蒸汽中产生的药物离子，对皮肤或患部进行直接熏蒸及局部熏洗。中药配方：①血瘀偏寒证：桂枝6g，川芎6g，羌活6g，冰片1g。②血瘀偏热证：葛根6g，郁金6g，薄荷6g，徐长卿6g。③血瘀痰湿证：瓜蒌6g，厚朴6g，乳香6g，没药6g。④水湿泛滥证：茯苓6g，槟榔6g，泽泻6g，桂枝6g。

（五）气功导引

导引技术是以少林内功、易筋经、五禽戏、八段锦、太极拳、六字诀等传统功法为主要手段指导患者进行主动训练的推拿医疗技术，以指导患者进行功法训练为主，也可以在功法训练的同时进行手法治疗。

（六）其他疗法

直流电药物离子导入、多功能艾灸仪、冠心病超声治疗仪、体外反搏等有助于冠心病患者的康复。

第十四节　高血压病的康复

高血压病，全称原发性高血压，是指因动脉血管硬化以及血管运动中枢调节异常所致的动脉血压持续性增高的一种常见疾病，常伴有其他危险因素、靶器官损害或临床疾患。继发于其他疾病的血压升高不包括在内。

一、概述

我国高血压的标准：在未服用降血压药的情况下，收缩压（SBP）≥ 18.6kPa（140mmHg）和/或舒张压（DBP）≥ 12.0kPa（90mmHg），但不可根据某一次血压检查即确认高血压病。初次检查的高血压至少要得到相隔1周至数周后的第二次测定的证实，除非收缩压＞23.9kPa（180mmHg），舒张压＞14.6kPa（110mmHg）。并且患者既往有高血压史，目前正在使用降压药物，血压虽然低于140/90mmHg，仍应诊断为高血压。

流行病学调查显示，2002 年我国高血压病患者数量已达 1.6 亿，每年增加 300 多万人；2013 年数据显示，我国高血压患病率高达 38%，即全国有 3.3 亿成年人为高血压病患者。另外，本病发病率随年龄增高而有明显增加，而且还是脑卒中和冠心病的常见发病基础。70% 的脑卒中患者曾有高血压病病史，而高血压病患者的冠心病心绞痛和急性心肌梗死发病率也较正常血压者高 3～5 倍。在临床众多需要康复治疗的患者中，伴有高血压的患者占有相当高的比例。

高血压病的发病机制复杂，现代研究尚未有明确的解释。但可以肯定，外界不良刺激所引起的长时间、强烈及反复的精神紧张、焦虑和烦躁等情绪波动，会导致和／或加重高血压。同时，吸烟、酗酒等不良生活习惯以及有家族史、糖尿病、冠心病、肾病的患者，也是高血压的高发人群，应每半年定期筛查和监控血压。另外，高钠、低钾膳食，超重和肥胖是我国人群重要的高血压危险因素。随着老年期的到来，身体器官功能均有减退，并可能合并有多种器官疾病。在老年期如发生高血压并发症，其后果比较严重，康复能力也低于年轻患者。

中医没有"高血压"病名。根据其临床表现，高血压病归属于中医"眩晕""头痛""肝风""中风"等范畴。其病位主要在肝、肾，并涉及心、脾。病因常见有年老体虚、劳倦久病、情志失调、饮食偏嗜等。其病机主要为长久的不良情志刺激，扰乱人体气机，进而使脏腑阴阳失调，气血运行逆乱，血随气逆，上扰清窍，故见头痛、眩晕甚至突然昏仆等症。病为本虚标实，临床多见肝肾阴亏、肝阳上亢的下虚上实证，并可兼夹风、火、痰、瘀等。

二、康复评定

（一）血压评定

血压监测是高血压患者最日常的评定内容，包括诊室血压、家庭血压及动态血压等。诊室血压是我国目前临床诊断高血压、进行血压水平分级以及观察降压疗效的常用方法；有条件者应进行诊室外血压测量，用于鉴别诊断白大衣性高血压及隐匿性高血压，评估降压治疗的疗效，辅助难治性高血压的诊治；家庭血压监测还可辅助调整治疗方案，基于互联网的远程实时血压监测是血压管理的新模式。动态血压监测可评估 24 小时血压昼夜节律，直立性低血压、餐后低血压活动中血压的变化等。精神高度焦虑的患者，不建议频繁自测血压。血压分级的量表（表 5-14-1）及不同血压测量方法对应的高血压诊断标准（表 5-14-2）见下。

表 5-14-1 血压的分类评定

分类	收缩压 kPa（mmHg）	舒张压 kPa（mmHg）
正常	＜ 16.0（120）	＜ 10.6（80）
正常高值	16.0 ～ 18.5（120 ～ 139）	10.6 ～ 11.8（80 ～ 89）
高血压		
1 级（轻度）	18.6 ～ 21.2（140 ～ 159）	12.0 ～ 13.2（90 ～ 99）
2 级（中度）	21.3 ～ 23.8（160 ～ 179）	13.3 ～ 14.5（100 ～ 109）
3 级（重度）	≥ 23.9（180）	≥ 14.6（110）
单纯收缩期高血压	≥ 18.6（140）	＜ 12.0（90）

表 5-14-2 不同血压测量方法对应的高血压诊断标准

血压测量方法	诊断标准
诊室血压	SBP/DBP ≥ 140/90mmHg
动态血压	24 小时平均 SBP/DBP ≥ 130/80mmHg
	白天平均 SBP/DBP ≥ 135/85mmHg
	夜间平均 SBP/DBP ≥ 120/70mmHg
家庭血压	SBP/DBP ≥ 135/85mmHg

（二）高血压患者心血管危险分层评价

高血压患者中不同的饮食、生活习惯及基础血压的情况，也是影响高血压患者心血管危险分层的重要因素（表 5-14-3）。

表 5-14-3 高血压患者心血管危险分层表

危险因素	SBP130 ～ 139 mmHg 和（或） DBP85 ～ 89 mmHg	SBP140 ～ 159 mmHg 和（或） DBP90 ～ 99 mmHg	SBP160 ～ 179 mmHg 和（或） DBP100 ～ 109 mmHg	SBP ≥ 180 mmHg 和（或） DBP ≥ 110 mmHg
无		低危	中危	高危
1 ～ 2 个其他危险因素	低危	中危	中 / 高危	很高危
≥ 3 个其他危险因素	低危 / 中危	中 / 高危	高危	高危

危险因素	SBP130～139 mmHg 和（或） DBP85～89 mmHg	SBP140～159 mmHg 和（或） DBP90～99 mmHg	SBP160～179 mmHg 和（或） DBP100～109 mmHg	SBP≥180 mmHg 和（或） DBP≥110 mmHg
靶器官损害，或 CKD3 期，无并发症的糖尿病	中高危	高危	高危	很高危
临床并发症，或 CKD≥4 期，有并发症的糖尿病	高/很高危	很高危	很高危	很高危

（三）临床评定

高血压病临床评定的重点是饮食中钠的摄入多少、有无大量饮酒、过度的热量摄入和活动是否少。与高血压评定有关的体检包括颈部、腹部、肢端的血管检查，心脏、甲状腺、肾脏、神经科检查。在干预前还要常规进行一些实验室检查，包括血、小便、大便的常规化验和心电图检查。这是因为高血压病患者的治疗和预后不仅决定于血压水平，还决定于①心血管病其他危险因素存在的情况。②靶器官损害。③并发症（如糖尿病，心、脑、肾血管病）。④患者的个人及医疗情况（即心血管危险水平分层）。

三、现代康复方法

（一）治疗目标和原则

1. 根本目标和治疗原则　高血压治疗的根本目标是降低发生心、脑、肾及血管并发症和死亡的总危险。降压治疗的获益主要来自血压降低本身，所以降压达标仍是第一步。

在改善生活方式的基础上，应根据高血压患者的总体风险水平决定给予降压药物，同时干预可纠正的危险因素、靶器官损害和并存的临床疾病。在条件允许的情况下，应采取强化降压的治疗策略，以取得最大的心血管获益。

2. 降压目标

（1）一般高血压患者　一般高血压患者应降至＜140/90mmHg（Ⅰ，A）；能耐受和部分高危及以上的患者可进一步降低至＜130/80mmHg（Ⅰ，A）。可以理解为双目标、分阶段、两步走。

（2）老年高血压　65～79 岁的老年人，首先应降至＜150/90mmHg，如能耐受，可进一步降至＜ 140/90mmHg（Ⅱa，B）；≥ 80 岁的老年人应降至＜ 150/90mmHg（Ⅱa，B）。

（3）特殊患者　妊娠高血压患者＜ 150/100mmHg（Ⅱb，C）；脑血管病患者：病情稳定的脑卒中患者为＜ 140/90mmHg（Ⅱa，B），急性缺血性卒中并准备溶栓者＜ 180/110mmHg；冠心病患者＜ 140/90mmHg（Ⅰ，A），如果能耐受可降至＜ 130/80mmHg（Ⅱa，B），应注意 DBP 不宜降得过低（Ⅱb，C）；一般糖尿病患者的血压目标＜ 130/80mmHg（Ⅱa，B），老年和冠心病患者＜ 140/90mmHg；慢性肾脏病患者：无蛋白尿＜ 140/90mmHg（Ⅰ，A），有蛋白尿＜ 130/80mmHg（Ⅱa，B）；心力衰竭患者＜ 140/90mmHg（Ⅰ，C）。

有下列情况者可考虑康复治疗：①血压波动幅度较大，受精神因素影响明显。②血压已下降或恢复正常，然眩晕、头痛情况较明显或加重。③轻度高血压病，不用降压药者。

3. 起始治疗时机　对于不同阶段的高血压患者，他们起始治疗以及所达目标的方法、手段各有不同（表 5-14-4）。

表 5-14-4　起始治疗时机

	血压（mmHg）			
	正常高值血压 收缩压 130 ～ 139 或舒张压 85 ～ 89	1 级高血压 收缩压 140 ～ 159 或舒 张压 90 ～ 99	2 级高血压 收缩压 160 ～ 179 或舒张压 100 ～ 109	3 级高血压 收缩压 ≥ 180 或舒张压 ≥ 110
无其他危险因素	不干预血压	改变生活习惯几个月 然后给予降压药物，目标血压＜ 140/90	改变生活习惯几周 然后给予降压药物，目标血压＜ 140/90	改变生活习惯立刻给予降压药物，目标血压＜ 140/90
1 ～ 2 个危险因素	改变生活习惯不干预血压	改变生活习惯几周 然后给予降压药物，目标血压＜ 140/90	改变生活习惯几周 然后给予降压药物，目标血压＜ 140/90	改变生活习惯立刻给予降压药物，目标血压＜ 140/90
≥ 3 个危险因素	改变生活习惯不干预血压	改变生活习惯几周 然后给予降压药物，目标血压＜ 140/90	改变生活习惯给予降压药物，目标血压＜ 140/90	改变生活习惯立刻给予降压药物，目标血压＜ 140/90

	血压（mmHg）			
	正常高值血压 收缩压 130～139 或舒张压 85～89	1级高血压 收缩压 140～159或舒 张压90～99	2级高血压 收缩压160～179 或舒张压100～109	3级高血压 收缩压≥180 或舒张压≥110
器官损伤，慢性肾病3期或糖尿病	改变生活习惯不干预血压	改变生活习惯给予降压药物，目标血压<140/90	改变生活习惯给予降压药物，目标血压<140/90	改变生活习惯立刻给予降压药物，目标血压<140/90
无症状心血管疾病，慢性肾病≥4期或者糖尿病合并器官损伤或多个危险因素	改变生活习惯不干预血压	改变生活习惯给予降压药物，目标血压<140/90	改变生活习惯立刻给予降压药物，目标血压<140/90	改变生活习惯立刻给予降压药物，目标血压<140/90

4. 康复目标 高血压患者康复的目标：①有效地协助降低血压、减少药物使用量及对靶器官的损害。②干预高血压危险因素，最大限度地降低心血管发病和死亡的总危险。③提高体力活动能力和生活质量。

（二）心理疗法

高血压病患者多有精神紧张、焦虑不安、担忧感伤等心理问题，应在诚恳解释本病特点、发展、预后及防治方法的同时，向患者说明只要及时防治，采用适当的康复方法，治愈或好转都是有希望的。针对具体情况，可采用解释、安慰、鼓励、保证等方法，以减轻乃至消除精神紧张、异常情志反应和致病性情志因素。

（三）运动疗法

运动对于高血压的治疗作用已经被医学界所瞩目，其应用于高血压治疗时强调中小强度、较长时间、大肌群的动力性运动（中～低强度有氧锻炼），以及各类放松性活动；同时运动时不宜超过靶心率。

1. 有氧运动 常用方式为步行、踏车、游泳、慢节奏交谊舞等。强度一般为50%～70%的最大心率，或40%～60%最大吸氧量，停止活动后心率应在3～5分钟内恢复正常。步行速度一般为50～80m/min，不超过110m/min，每次锻炼30～40分钟，其间可穿插休息或医疗体操。50岁以上者活动时的心率一般不超过120次/分。

2. 循环抗阻运动 采用相当于40%最大一次收缩力作为运动强度，做大肌群的抗阻收缩，每节在 10 ～ 30 秒内重复 8 ～ 15 次收缩，各节运动间休息 15 ～ 30 秒，10 ～ 15 节为一循环，每次训练 1 ～ 2 个循环，每周 3 ～ 5 次，8 ～ 12 周为 1 个疗程。逐步适应后可按每周 5% 的增量逐渐增加运动量。

（四）生物反馈

采用生物反馈疗法对高血压病有着良好的疗效。可使用连续显示数值的电子血压仪、皮肤温度计、肌电图仪，指导患者从仪器的读数或其他视听信号中，判断降压效果。训练患者默念一些令人精神安定、情绪平稳的短语，练习肌肉放松和舒缓而平静呼吸方法。结合仪器提供的体内信息，随时调整练习方法。经过反复有目的地自我身心训练后，不用仪器也能保持血压的自我控制。同时，还可结合暗示、色彩等疗法，以提高康复效果。

（五）作业疗法

鼓励患者多参加有利于调养情志的娱乐活动，如园艺、钓鱼、书画、弹琴赏乐等，以移情易性，保持心情舒畅，精神愉快，消除影响血压波动的有关因素。实验表明，认真欣赏一首旋律优雅，曲调柔和的小提琴协奏曲，可控血压下降 1.33 ～ 2.66kPa（10 ～ 20mmHg）。同时，娱乐活动和体育锻炼可保持乐观态度，避免情绪激动。如养花、工艺品制作等，均可改善心血管功能，从而使血压平稳。

（六）饮食疗法

1. 控制膳食总热量：体重与血压呈正相关，故膳食总热量摄取以维持正常体重为宜。临床实践证明，肥胖或超重者至少有 60% 发生高血压，因此，超过正常体重的高血压患者要酌情减少每天摄入的总热量。对 > 40 岁的高血压患者即使无肥胖和血脂异常，也要避免进食过多动物性脂肪和高胆固醇食物。为了防止摄入过多热量，脂肪的摄入量应控制在总热量的 25% 以下，胆固醇限制在 300mg/d 以下。膳食中脂肪应以植物油为主，与动物油之比以 3：1 为适宜。然而，也不必过分拘泥而长期素食，以防顾此失彼，造成营养不良或降低人体抵抗力而罹患其他疾病。饮食需定时定量，不过饥过饱，不暴饮暴食。研究表明，常食薏苡仁、马齿苋、芹菜、冬瓜、西瓜等以及常饮茶有利于高血压病的康复。另外，黄豆、绿豆、海参及某些鱼类食物的蛋白质对高血压及脑卒中患者能起到补充代谢消耗，增加机体抵抗力等预防保护作用。要鼓励患者戒烟限酒，饮酒以葡萄酒、黄酒、啤酒为宜，白酒则应避免。同时，应忌浓茶和咖啡。一般来讲，红茶含咖啡因较绿茶为多，故患者应喝清淡的绿茶。

2. 钠摄入量高与高血压病有明显相关，因此日常宜低盐饮食，尤其应重视低盐低糖饮食，WHO 认为对高血压患者应限盐在每日 1.5 ～ 3.0g，食盐摄入量轻度高血压患者每日应少于 5g，中度高血压患者每日应少于 3g。在限盐同时，适当增加钾的摄入（如蔬菜与水果）。另外，日常饮食中应保证足够钾、钙和镁摄入。低钾也是高血压发病的危险因素之一，钾与高血压之间呈明显的负相关，高钾饮食可以降低血压。低钙与高血压发病亦有关，低钙摄入可增加高钠摄入对血压的影响。日常生活中多食绿色蔬菜、新鲜水果可以较多地补充维生素和膳食纤维，明显降低冠心病发病的风险。

（七）沐浴疗法

根据具体情况，可酌情使用日光浴、空气浴、森林浴等。有条件者可选择下列沐浴方法。

1.氢泉浴　水温 34～37℃，每日 1 次，每次 10～20 分钟，15～20 次为 1 个疗程。视病情轻重及体质情况可适当缩短或延长时间。

2.二氧化碳泉浴　康复初期水温可控制在 35～36℃，后期水温可降至 32～33℃，每日 1 次，每次 8～12 分钟，15～20 次为 1 个疗程。

3.松脂浴　按 0.5～1g/L 的比例加入松脂粉，水温保持在 35～36℃，令患者坐浸浴缸内，水面平齐胸部，每日 1 次。

四、中医康复方法

高血压病中医特色康复治疗包括针灸、推拿、气功、敷贴法、药枕、药浴等治疗方法，作为辅助治疗，适用于 1～2 级高血压病患者。临床研究显示，应用中医特色治疗，不仅能够为治疗高血压病提供更多的治疗途径，而且可以避免或减少口服药对身体可能造成的不良反应。针对本病阴阳失调，本虚标实，本虚为主的主要病理，康复当以调和阴阳、扶助正气为原则，采用综合方法，以达到身心康复的目的。

（一）中药疗法

1.辨证选方

（1）阴虚阳亢者治以滋阴潜阳，方用镇肝熄风汤加减。

（2）肝肾阴虚者治以滋补肝肾，方用杞菊地黄汤加减。

（3）阴阳两虚者治以调补阴阳，方用二仙汤加减。

2.单方验方

（1）荠菜花 15g，墨旱莲 12g，水煎服。

（2）向日葵盘 30g，玉米须 15g，水煎服。

（3）莴苣子 25g，粉碎后水煎，煮至 30mL，加适量糖，分 2 次服用。

（4）建瓴汤：牛膝、山药各 30g，代赭石 24g，生地黄、生龙骨、生牡蛎各 18g，白芍、柏子仁各 12g，水煎服，功效育阴潜阳。

（5）钩藤散：生石膏 15g，麦冬、钩藤、菊花各 9g，防风、陈皮、半夏、茯神各 6g，人参、生姜、甘草各 3g，水煎服，功效凉肝息风。

（6）当归龙荟丸：当归、山栀子各 9g，龙胆草、黄连、黄芩、黄柏各 6g，芦荟、大黄、木香各 3g，麝香 0.15g，水煎服，功效清肝泻火。

（7）降压汤：车前子 45g，夏枯草、石决明、刺蒺藜、丹参各 30g，水煎服，功效平肝潜阳。

另外，可据病情选用牛黄降压丸、牛黄清心丸、降压避风片、知柏地黄丸、杞菊地黄丸、天王补心丹等中成药。某些中草药如罗布麻叶、决明子、臭梧桐、青木香、杜仲、野菊花、地龙、钩藤、天麻、桑寄生、牡丹皮、葛根、淫羊藿等，均有一定降压作用。

3. 食疗方

（1）炖海参　水发海参 30g，加水适量，文火炖烂，加入适量冰糖融化，即可食用。

（2）炖木耳　白木耳或黑木耳 10g，水发后洗净，加水适量，文火炖烂，加适量冰糖，晚上服。

（3）老醋花生　红皮花生米 250g，加老陈醋适量，浸泡 5 ~ 7 天，每日 3 次，每次适量。

（4）菊花醪　甘菊花 10g，糯米酒适量，放入锅内煮沸，顿服，每日 2 次。

（5）天麻炖鸡蛋　天麻 9g，先煎 1 小时，去渣后，加鸡蛋 2 枚炖，内服。

（6）芝麻胡桃汤　黑芝麻、胡桃肉、枸杞子各 20g，水煎，每日 1 次，渣汤同服。

此外，海蜇荸荠汤、凉拌芹菜、蜂乳等亦可选用。

4. 外治方

（1）吴茱萸末适量，醋调贴脚心涌泉穴处，每日更换 1 次。

（2）独活 18g，磁石、石决明、党参、黄芪、当归、桑枝、枳壳、乌药、蔓荆子、白蒺藜、白芍、炒杜仲、牛膝各 6g。水煎取汁，泡脚 1 小时，每日 1 次。

（3）野菊花、淡竹叶、冬桑叶、生石膏、白芍、川芎、磁石、蔓荆子、蚕沙，制成药枕。亦可用绿豆壳作枕。

（二）针灸疗法

针灸对于高血压的治疗效果已经得到了临床和实验研究的证实。针灸治疗不仅可以明显减轻患者头晕、头痛等不适症状，而且可以调节和改善患者血脂、体重、内分泌紊乱，影响血管内皮细胞的分泌功能，调节体内内皮源性收缩因子与舒张因子间的平衡，从而降低血压并减少高血压病的并发症。

1. 体针　以风池、百会、曲池、内关、合谷、足三里、阳陵泉、三阴交为基础穴，肝阳偏亢者可加行间、侠溪、太冲；肝肾阴亏者可加肝俞、肾俞；痰盛者可加丰隆、中脘、解溪。每日或隔日1次，7次为1个疗程。

2. 耳针　取皮质下、降压沟、脑干、内分泌、交感、神门、心、肝、眼等，每日或隔日1次，每次选1～2穴，留针30分钟。亦可用埋针法，或用王不留行籽外贴。

3. 皮肤针　部位以后颈部及腰骶部的脊椎两侧为主，结合乳突区和前臂掌面正中线，轻刺激，先从腰骶部脊椎两侧自上而下，先内后外，再刺后颈部、乳突区及前臂掌面正中线。每日或隔日1次，每次15分钟。

4. 穴位注射　取足三里、内关，或三阴交、合谷，或太冲、曲池。三组穴位交替使用，每穴注射0.25%盐酸普鲁卡因1mL，每日1次，或取瘈脉穴，每穴注射维生素B$_{12}$1mL，每日1次，7次为1个疗程。

5. 穴位埋线　取心俞、血压点（第六颈椎棘突旁开3寸）；或曲池、足三里。以0～1号羊肠线按穴位埋线操作方法埋入，每次埋一组穴位，两组交替使用，15～20天埋线1次。

6. 拔罐　取膀胱经背部第一侧线腧穴和肩髃、曲池、手三里、委中、承筋、足三里、丰隆、风池等穴。每次取10穴左右，拔罐时间10～15分钟。

（三）推拿疗法

治疗原则：平肝潜阳、滋阴补肾、宁心降压。

一般以自我推拿为主，常用方法如揉攒竹、擦鼻、鸣天鼓、手梳头、揉太阳、抹额、按揉脑后、搓手浴面、揉腰眼、擦涌泉等，并辅以拳掌拍打。

常用取穴：风池、大椎、百会、太阳、攒竹、曲池、神门、内关、外关、三阴交、太冲、涌泉等穴。

操作手法：点法、按法、分法、揉法、拿法、推法、摩法、擦法、叩法、击法。

1. 按摩百会、太阳、风池、内关、三阴交等穴　用手掌或拇指、示指指腹紧贴上述穴位呈顺时针旋转，左右至少各30次，每日1～2次。

2. 按摩涌泉穴　涌泉穴是足少阴肾经的井穴，五行属木，有健肾、理气、益智等作用，点按涌泉穴可补肾滋阴，培补下元，补肝肾之阴，潜降肝阳以辅助降压。

手法：患者取坐位于床，用两手拇指指腹自涌泉穴推至足跟，反复30～40次，至脚心发热为止，每日1～2次。

3. 足底全息穴按摩　取第2掌骨尺侧生物全息穴的肾穴、肝穴为主穴。肝阳上亢者，重按肝穴；肾阴不足、阴阳两虚、风痰痹阻者，均以一指禅推揉肾穴。酌加降压穴、心区、心悸点，柔缓按摩2分钟。

（四）传统体育疗法

传统体育疗法是高血压病康复的有效手段，既可起到一定的降压效果，又能调整机体对运动的反应性，从而促使患者康复。

1. 太极拳　以动作柔和，姿势放松，动中有静为特点的太极拳对高血压病较为合适。体质较好者可打全套24式简化太极拳，体力较差者可打半套，或选练若干招式，如选练野马分鬃、揽雀尾、云手和收势，每节重复10次左右。

2. 气功　气功的调心、调息和调神可起到辅助降压的效果，能稳定血压、稳定心率及呼吸频率，调节神经系统。一般以静功为主，辅以动功。初始阶段可取卧式、坐式，然后过渡到立式、行式，每次30分钟，每日1～2次。意念部位以下半身为主，一般患者意守丹田，阴虚阳亢者可加守涌泉、大敦，阴阳两虚者加守命门。

此外，还可结合步行和慢跑等。步行可选择在清晨，肢体需放松，速度要适中。慢跑则在步行基础上过渡，最初可与步行交替，然后逐渐加大运动量，延长距离并增加速度。

在锻炼时应注意：①无论何种运动，头的位置不应低于心脏水平，以免加重头部症状。②不宜选择竞赛项目，以免情绪激动。③不宜做负重活动，以免因屏气而引起反射性血压升高。

（五）其他传统康复法

1. 足浴

（1）盐水足浴　用40～42℃淡盐水浸泡双足涌泉穴，临睡觉前浸泡15～20分钟，每日1次。

（2）中药足浴　药物组成：吴茱萸30g，刺蒺藜30g，天麻20g，夏枯草、茺蔚子各15g。

方法：水煎后去渣取汁200mL，以1：10比例兑入温水中，温度适宜，浸泡双足至丰隆穴，每日早晚各1次，每次30分钟，连续1～2周。

2. 灸涌泉穴　用艾条或隔药物（生姜或附片）灸，每日1次，至涌泉穴有热感上行为度。

第十五节　慢性阻塞性肺疾病的康复

慢性阻塞性肺疾病（chronic obstructive pulmonary disease，COPD）是一种以持

续不完全可逆气道气流受限为特征的呼吸道疾病，并且肺功能呈进行性下降，同时可伴有骨骼肌功能异常及精神抑郁等一系列临床表现。其中运动耐力明显受限是影响患者生存质量的重要因素。中医学中 COPD 属于"肺胀"范畴，是指多种慢性肺系疾患反复发作，迁延不愈，肺、脾、肾三脏俱损，从而导致肺管不利，肺气壅滞，气道不畅，胸膺胀满不能敛降。临床可见喘息气促、咳嗽、咳痰、胸部膨满、憋闷如塞或唇甲发绀、心悸浮肿等症。

一、概述

对于 COPD 的确切病因，目前为止仍未完全明确，但认为与肺部对有害颗粒物或有害气体异常炎症反应有关。如认为可能与吸烟、职业性粉尘和化学物质、空气污染、感染、蛋白酶－抗蛋白酶失衡、营养、气温的突变等有关。中医学认为肺胀由多种慢性肺系疾患反复发作，迁延不愈而成。起病多因久病肺虚，痰瘀停滞，复感外邪，致使呼吸功能错乱，肺气壅滞，气道不畅，胸膺胀满不能敛降而发。肺胀总属本虚标实，病在肺、脾、肾三脏俱损。其虚者多为气虚、气阴两虚，后期可累及于阳而见阴阳两虚；其实者多为痰浊、瘀血。

流行病学研究显示，我国 COPD 患病率占 40 岁以上人群患病率的 8.2%，据"全球疾病负担研究项目"预估，到 2020 年，COPD 将成为全球致死疾病的第三位。COPD 的预后与患者的病情密切相关，并受体质、环境等因素影响。对于合并糖尿病、冠心病、慢性呼吸衰竭等多种慢性疾病的患者，其预后不佳。临床上根据 COPD 表现病程分为急性加重期和稳定期。治疗上，对于处于急性加重期的 COPD 患者，应及时、积极地对症、对因治疗，控制症状和病情，使其尽快转入稳定期，再通过非药物管理策略来减轻患者的呼吸困难症状、改善运动耐力和提高生活质量。

二、康复评定

（一）肺功能评定

肺功能检查是 COPD 疾病诊断的金标准，有助于早期诊断 COPD，但需综合分析。

肺通气功能测定有助于进一步了解患者的基础肺功能情况，并区别通气功能障碍的类型及损失严重程度，为治疗和预后提供依据。临床常用的主要有 FEV_1、FVC、FEV_1/FVC、深吸气量、血气分析等。其中第一秒末所呼出的气体量占用力肺活量的百分比（$FEV_1\%$）称为第一秒用力呼气率，检测结果稳定、重复性好、应用广泛，是反映肺通气功能的重要指标之一。阻塞性疾病 $FEV_1\%$ 减少（低于 70%，老年人低于60%）常见于肺气肿、支气管哮喘。根据FEV_1/FVC（第一秒用力呼气容积占肺活量百分比）、$FEV_1\%$预计值（第一秒用力呼气容积占预计值百分比）可对COPD的严重程度分级（表5-15-1）。而深吸气量改善0.3L与患者呼吸困难的改善及活动耐力提高显著相关。通过监测血气可判断有无高碳酸血症的出现，以便及时处理。

表5-15-1　慢性阻塞性肺疾病的严重程度分级

级别		分级标准
0级	高危	有罹患COPD的危险因素 肺功能在正常范围 有慢性咳嗽、咳痰症状
Ⅰ级	轻度	$FEV_1/FVC < 70\%$ $FEV_1\%$预计值≥80%预计值 有或无慢性咳嗽、咳痰症状
Ⅱ级	中度	$FEV_1/FVC < 70\%$ 30%预计值≤$FEV_1\%$预计值<80%预计值 （ⅡA级：50%预计值≤$FEV_1\%$预计值<80%预计值 ⅡB级：30%预计值≤$FEV_1\%$预计值<50%预计值） 有或无慢性咳嗽、咳痰、呼吸困难症状
Ⅲ级	重度	$FEV_1/FVC < 70\%$ $FEV_1\%$预计值<30%预计值或$FEV_1\%$预计值<50%预计值 伴呼吸衰竭或右心衰竭的临床征象

（二）呼吸系统症状评定

呼吸系统的症状是严重影响COPD患者生活质量及患者就诊的最主要主诉症状，因素，COPD患者进行康复治疗前，有必要进行详细的呼吸系统症状评定。

1. COPD患者的功能性呼吸困难分级　临床常用改良英国医学研究委员会的呼吸困难量表（mMRC）来评价。

0级：除非剧烈活动，无明显呼吸困难。

1级：当快走或上缓坡时有气短。

2级：由于呼吸困难比同龄人步行得慢，或者以自己的速度在平地上行走时需要停下来呼吸。

3级：在平地上步行100m或数分钟后需要停下来呼吸。

4级：明显的呼吸困难、不能离开住所或穿脱衣服时出现气短。

2. 改良Borg气短指数量表　改良Borg气短指数量表（表5-15-2）临床用来指导患者自我评价慢性肺系疾病患者呼吸气短严重程度的自评量表，常和6分钟步行试验结合使用。

表 5-15-2 改良 Borg 气短指数量表

气短指数	患者气短程度	
0	完全没有气短	
0.5	非常、非常轻微（刚发觉）	
1	非常轻微	
2	轻微	
3	中度	运动训练区域
4	有点严重	
5	严重	
6	严重程度介于 5 和 7 之间	
7	非常严重	
8	严重程度介于 7 和 9 之间	
9	非常、非常严重（几乎最大极限）	
10	最大极限	

患者指导说明：这是一个询问您气短程度的测量表。0 分代表呼吸时完全没有气短（呼吸困难）的感觉。随着分数增加，气短（呼吸困难）程度上升。10 分代表呼吸时气短程度达至最大极限。那么，现在您觉得呼吸有多困难？

3. 6 分钟步行试验（6MWT） 这是临床心功能评价的常用方法，也是用于评价 COPD 患者运动能力较为常用的一个指标。即观测患者在 6 分钟内以最快速度平地行走的距离。健康成年男性与女性分别约为 576m 和 494m，而 COPD 患者平均为 371m（119 ～ 705m）。COPD 患者运动能力下降或合并其他疾病时，6MWT 值降低。

（三）生活质量评价

COPD 患者主观呼吸困难与生活质量下降、致残及日常活动受限均有显著相关性，因此评价 COPD 患者生活质量也是重要的评定内容。用于 COPD 患者生活质量评价的量表很多，最常用的是圣·乔治呼吸问卷（SGRQ）。圣·乔治呼吸问卷主要用于评价慢性气流受限疾病对生活质量的影响程度，问卷设计包括症状、活动能力以及疾病对日常生活的影响三大部分，含 54 个项目，对 COPD 患者的生活质量进行综合评价，以 0 ～ 100 分来表示，得分越高表明疾病对生活质量的影响程度越大。问卷形式由患者本人自我评定完成，该问卷在慢性阻塞性肺疾病患者中使用较多，它能可靠、有效地反映哮喘患者的生活质量、症状持续时间、肺功能以及过去加重的历史。大量研究显示，SGRQ3 个部分分值和总分分值与 $FEV_1\%$ 预计值间均存在相关性，呈明确负相关，说明采用 SGRQ 评价 COPD 患者疾病的严重性是平行的，有很好的一致性，特别适合没有配置肺功能仪的基层医院和 COPD 患者居家自我评测。

另外，还有该团队于 2009 年研制的慢性阻塞性肺疾病测试（CAT），这是一种简易的 COPD 患者生活质量测试问卷，该问卷设计 8 个问题，从呼吸困难症状到日常生活表现等各项给予 0 ～ 5 分的评价，总评分为 0 ～ 40 分，根据总分将 COPD 患者的生活质量影响程度分为四个等级：0 ～ 10 分的 COPD 患者为生活质量"轻度影响"；11 ～ 20 分为 COPD 生活质量"中度影响"；21 ～ 30 分为 COPD 生活质量"严重影响"；31 ～ 40 分为 COPD 生活质量"非常严重影响"（表 5-15-3）。

表 5-15-3　慢性阻塞性肺疾病评估测试（CAT）

我从不咳嗽	○ 0	○ 1	○ 2	○ 3	○ 4	○ 5	我一直咳嗽
我一点痰也没有	○ 0	○ 1	○ 2	○ 3	○ 4	○ 5	我有很多很多痰
我一点也没有胸闷的感觉	○ 0	○ 1	○ 2	○ 3	○ 4	○ 5	我有很重的胸闷的感觉
当我爬坡或爬一层楼时，我并不感到喘不过气来	○ 0	○ 1	○ 2	○ 3	○ 4	○ 5	当我爬坡或爬一层楼时，我感觉非常喘不过气来
我在家里的任何劳动都不受慢性阻塞性肺疾病的影响	○ 0	○ 1	○ 2	○ 3	○ 4	○ 5	我在家里的任何活动都很受慢性阻塞性肺疾病的影响
每当我外出时就外出	○ 0	○ 1	○ 2	○ 3	○ 4	○ 5	因为我有慢性阻塞性肺疾病，所以我从来没有外出过
我睡眠非常好	○ 0	○ 1	○ 2	○ 3	○ 4	○ 5	因为我有慢性阻塞性肺疾病，我的睡眠非常不好
我精力旺盛	○ 0	○ 1	○ 2	○ 3	○ 4	○ 5	我一点精力都没有

（四）心理状态评价

由于 COPD 的慢性病程特点，患者可因生活质量的明显下降而对疾病的治疗失去信心，进而出现焦虑、抑郁、紧张等心理疾病。焦虑自评量表（SAS）和抑郁自评量表（SDS）可对患者的心理状态进行评价，简便易行。

三、现代康复方法

肺康复（pulmonary rehabilitation，PR）已成为 COPD 患者治疗中不可缺少的部分。就是为慢性阻塞性肺疾病患者提供良好、综合性的呼吸治疗。肺康复不仅是治疗，也是积极主动的预防。运动训练是肺康复的核心，一般情况，在医护人员监护指导下进行，尤其是下肢运动训练作为对慢性阻塞性肺疾病患者的主要干预措施之一。肺康复治疗是稳定期 COPD 管理的重要环节。其中包括运动训练、呼吸肌训练、氧疗（OT）、营养治疗、改善外周肌肉收缩力（如膈肌起搏治疗）以及社会心理支持等。

肺康复的治疗目标如下：①缓解或控制呼吸系统的急性症状及并发症。②消除疾病遗留的功能障碍和心理影响，开展积极的呼吸和运动训练，发掘呼吸功能的潜力。③教育患者如何争取日常生活中的最大活动量，提高其对运动及活动的耐力，增加日常生活自理能力，减少对住院的需要。

肺康复治疗的原则：①肺康复治疗的原则是必须根据患者的具体情况个体化治疗。②充分考虑患者的肺疾病类型、严重程度、其他伴随疾病、社会背景、家庭背景、职业和教育水平。

（一）急性加重期

1. 戒烟　吸烟是 COPD 的诱发因素之一，烟龄越长，吸烟量越大，COPD 的患病率越高。戒烟是预防 COPD 最简单可行的重要措施，对患者的康复有重要意义。

2. 吸氧　COPD 患者长期严重缺氧，引起全身各脏器的功能障碍，如脑、心肝、肾等功能的损害。缺氧愈重，肺心病发生就愈早。长期缺氧也会影响身体免疫防御功能，容易发生反复的呼吸道感染，因此需要积极干预和控制。当突然发生严重缺氧时，应采用鼻导管或面罩吸氧，一般吸氧浓度为 28%～30%，避免吸氧浓度过高而引起二氧化碳潴留。长时间高浓度吸氧（大于 50%）易引起氧中毒，要尽量避免高浓度吸氧。

3. 营养支持　COPD 常合并营养不良，进而导致呼吸肌力量下降，免疫力降低。COPD 患者每日所需总热量 =40× 标准体重（身高 –105）×4.18。营养素比例为蛋白质、脂肪、糖的比例为 1：1：3，给予高蛋白、高脂、低碳水化合物、高维生素饮食。蛋白给予优质蛋白，脂肪为不饱和脂肪酸，少食多餐以满足机体的能耗。同时注意水分的补充，每日 1500～2000mL，补充张口呼吸丧失的水分，以防痰液黏稠，进而加重肺部感染。

4. 气道湿化与有效排痰　首先鼓励和辅助患者少量多次饮水，房间内用加湿器湿化，保持房间湿度为 70% 左右。加强翻身、拍背，必要时每小时翻身、拍背一次。病情允许时，多取坐位或侧卧位。病情稳定时多取前倾坐位，特别是合并肺源性心脏病右心功能不全的患者，胸前可放软枕支撑头部和上肢。病情稳定，呼吸困难较轻的患者，可取高枕右侧卧位，床头摇高 30°侧卧。同时配合轻叩排痰手法或振动手法。振动、叩击可使附着在支气管上的痰液松动，顺位流入大支气管，提高排痰的效果。具体手法是双手虚掌，循着从肺底由外向内、由下向上的方向快速轻拍，以患者能承受为宜，反复进行 5～10 分钟，然后嘱患者深吸气后用力咳嗽将痰排出。同时配合体位调整，使肺泡内或细支气管内的痰液脱落流入气管咳出。注意：切忌用力过猛，防止造成肋骨骨折、肺泡破裂等意外情况发生。

5. 有效的咳嗽技术 咳嗽是机体一种反射性防御动作，能防止异物通过上呼吸道进入气管及肺。在康复科和呼吸科及心胸外科，正确的咳嗽也是帮助肺部疾患，特别是心胸外科术后患者尽快康复的有效方法。因此，对于 COPD 患者，帮助他们学会正确有效的咳嗽，是肺康复的重要一环。

方法：患者取坐或立位，上身躯略前倾。缓慢深呼气，屏气几秒钟，然后张口连咳 3 声，咳嗽时收缩腹肌，腹壁内缩，或同时用自己的手按压腹部，增加腹内压，帮助咳嗽。完成一次咳嗽动作后停止咳嗽，缩唇将余气尽量呼出。以上系列动作重复 2～3 次。

6. 呼吸训练 呼吸训练目的：改善通气，减轻患者气促感；增加咳嗽机制效益，提高患者依从性；改善胸廓活动度，建立有效呼吸模式。

（1）缩唇呼吸 缩唇呼吸可提高呼气时气道内压，防止小气道过早闭合。缩唇呼吸可缓解呼吸困难。

方法：患者坐位或站位，全身放松，患者换气后，先轻闭口唇，用鼻孔深吸气，宜慢，深吸气后稍屏气，呼气时口唇张开缩小，呈吹口哨状，徐徐将肺内气体轻轻吹出，每次呼气持续 4～6 秒，休息片刻后再用鼻子轻轻吸气。

患者可根据自己的感觉来调节缩唇程度和呼吸深浅，并使呼气时间略长于吸气时间，一般呼气时间为吸气时间的 2 倍。每天练习数次，每次 5 分钟左右或适当延长。

（2）腹式呼吸 腹式呼吸即以膈肌收缩为主的呼吸方式，是人体有效的呼吸方式，膈肌上下起伏 1cm，就可以产生 350mL 的肺通气量。因此训练腹式呼吸可有效提高肺通气能力，扩大肺活量，改善肺功能，同时减少胸腹部感染，尤其是肺炎。通过膈肌的升降增加潮气量，减少呼吸频率，降低气促感。另外，腹式呼吸可以改善腹部器官的功能，增加腹内压，增加胃肠蠕动，增强我们的脾胃功能，改善腹腔脏器功能。

平卧位法：先让腹部肌肉放松，右手轻放腹部，吸气时使腹部隆起，同时右手随腹壁隆起而轻轻上抬；呼气时则相反，右手轻压腹壁，如此做深而慢的呼吸动作，有助于增加通气量。频率保持在 14 ～ 16 次 / 分，每次练习 1 ～ 3 分钟。

坐位法：可坐在高度适当的椅子上，身体前倾，双膝、双足微分开站稳，身体略前倾，双臂自然下垂。

在进行腹式呼吸训练时应注意以下情况：①开始时呼吸不易过深。②当患者掌握上述技巧后，行站位、坐位及行走下的膈肌呼吸，应注意呼气和吸气的节律比例，行走时按照 1 ∶ 3 比例即一步一吸气，三步一呼气。爬坡时是吸气止步，呼吸迈步。

（二）稳定期

1. 戒烟 同急性加重期。

2. 健康宣教 健康宣教对稳定期患者或轻度的患者，效益最佳。解释 COPD 的病因病机和治疗方案，帮助患者树立战胜疾病的信心，理解 COPD 非药物康复的重要性和必要性，提高患者主动参与，以增强自身抵抗力。

3. 家庭氧疗（LTOT） 如前所述，长期缺氧会影响身体免疫防御功能，容易发生反复的呼吸道感染，因此在恢复期也要及时纠正低氧状态。长期家庭氧疗的目标：①纠正低氧血症。②降低肺动脉压和延缓肺心病进展。③延长生存时间。④提高生活质量。

长期家庭氧疗的指征：患者经过戒烟、药物及其他治疗稳定后，在休息状态下仍存在动脉低氧血症，即呼吸室内空气时，其动脉血氧分压小于或等于 55mmHg，伴有以下情况也应该吸氧，如继发性红细胞增多症、肺动脉高压、右心衰。

日常采用鼻导管或面罩吸氧，一般氧流量为 1.0 ～ 2.0L/min，吸氧时间一般每日不低于 15 小时，连续数月或数年，氧气加温加湿，减少气流的刺激，有效防止气管黏膜干燥不适，以提高患者的耐受性。

家庭氧疗时需注意以下问题：开始吸氧时应由医生根据病情确定吸入氧流量，争取用最少流量的氧气达到最大的效果。通常先从 1 ～ 3L/min 的低流量起，调节氧流量，睡眠时可适当增大流量。每天氧疗必须达 8 ～ 16 小时。保持氧气的湿化及湿化瓶清洁。

4. 营养支持 同急性加重期。

5. 气道湿化与有效排痰 同急性加重期。

6. 肌肉放松训练 COPD 患者常伴胸大肌、胸锁乳突肌、肋间内外肌紧张，肌肉的紧张反过来导致肌肉耗氧量增加，使患者运动能力进一步下降，因此对于重度的 COPD 我们建议行肌肉的放松治疗。

（1）主要放松肌 股四头肌、胸大肌、胸锁乳突肌、肋间内外肌肉。

（2）采用放松方法 推拿、按摩、冥想。

（3）放松效果评价 患者放松后心率较放松前降低 10～20 次，血氧饱和度提高到 95% 以上。

7. 运动疗法 常见方式有快走、慢跑、上下楼梯，有条件者可在运动平板上或功率自行车上进行力量训练，强度应该循序渐进、由低向高，一般为最大耗氧量的 60%。病情较重者多建议采取上肢运动训练，如上肢伸展运动等。

（1）有氧训练 运动强度：轻中度患者按照平板测试中最大强度的 60% 逐步过渡到 80%。较重患者按照患者可耐受最大运动量行有氧训练。

运动频率：40 分钟 / 次。一周三次。

运动方式：根据患者个人喜好采用跑步机或踏车进行有氧训练。

注意运动中监测患者的血氧、血压、心率和心电图的变化。

（2）抗阻训练 COPD 患者普遍存在骨骼肌萎缩，骨骼肌萎缩以下肢为主，上肢肌肉力量相对得以保存，因此训练的重点是下肢。

方法：目标肌群以下肢的肌肉功能训练为主，涉及全身大肌肉群。

强度：采用 1RM 值法，由 50%1RM 逐渐过渡到 80%1RM。

频率：一周 2～3 次，每次 5～8 组，每组重复 8～10 次。直至患者可以连续完成 15 次当前负荷量的时候，再增加 10%1RM。直至 80%1RM 值并维持。

中期评估与转归：10 次后，重新评估患者，包括临床评估和运动能力评估、生活治疗评估、心理评估。轻中度患者治疗好转后可转为家庭模式回家康复治疗，重度患者及效果欠佳的患者修改方案后继续门诊康复治疗。

（3）呼吸肌锻炼 呼吸肌疲劳常导致 COPD 患者呼吸节律异常，加重病情，降低生活质量。首先采用缩唇呼吸和腹式呼吸相结合，即吸气时尽量鼓腹，呼气时缩唇并尽力内收腹肌，迫使横膈上抬，以能轻轻吹动面前 20～30cm 的白纸为适度。其次可配合扩胸、弯腰、下蹲等上、下肢运动，以进一步改善肺功能和增强体力。开始时每次时间达 5～10 分钟，每天 3～4 次，以不感到疲劳为宜。为保持锻炼的效果，应鼓励患者长期坚持。

四、中医康复方法

（一）急性加重期

1. 中药疗法 寒饮阻肺者，可温肺散寒，化饮涤痰。方用小青龙汤加减，药用麻黄、桂枝、干姜、细辛、半夏、甘草、五味子、白芍，水煎服，日一剂。痰热郁肺者，可宣肺泄热，降逆平喘。方用越婢加半夏汤加减，药用麻黄、石膏（先煎）、生姜、半夏、甘草、大枣，水煎服，日一剂。痰瘀阻肺者可祛瘀涤痰，泻肺平喘。方用葶苈大枣泻肺汤合桂枝茯苓丸加减，药用葶苈子、大枣、桂枝、茯苓、牡丹皮、桃仁、赤芍，水煎服，日一剂。痰扰神明者可涤痰、开窍、息风，药用涤痰汤合安宫牛黄丸或至宝丹加减，涤痰汤药物组成为半夏、茯苓、橘红、胆南星、竹茹、枳实、甘草、菖蒲、人参，水煎服，日一剂。

2. 针灸疗法 寒饮阻肺或痰瘀阻肺者可先针刺双侧肺俞、心俞、膈俞、璇玑、膻中，年老体虚者加肾俞，得气后出针，然后将白芥子30g、地龙30g、细辛30g、延胡索20g、甘遂20g、冰片10g、樟脑10g、麝香1g、附子60g共研细末，以姜汁调成糊状，再将2g药糊用橡皮膏贴于上穴，24小时后取下，痛甚或病甚者可提前取下，每年入伏开始治疗，每伏一贴。痰热郁肺或痰扰神明者可先针刺双侧肺俞、心俞、膈俞、璇玑、膻中，年老体虚者加肾俞，得气后出针，然后将白芥子30g、地龙30g、细辛30g、延胡索20g、甘遂20g、冰片10g、樟脑10g、麝香1g、天竺黄60g共研细末，以姜汁调成糊状，再将2g药糊用橡皮膏贴于上穴，24小时后取下，痛甚或病甚者可提前取下，每年入伏开始治疗，每伏一贴。

（二）稳定期

1. 中药疗法 肺肾气虚者，可补肺纳肾，降气平喘。方用补虚汤合参蛤散加减，药用人参、黄芪、茯苓、甘草、蛤蚧、五味子、干姜、半夏、厚朴、陈皮，水煎服，日一剂。阳虚水泛者，可温阳化饮利水。方用真武汤合五苓散加减，药用附子、桂枝、茯苓、白术、猪苓、泽泻、生姜、白芍，水煎服，日一剂。

2. 针灸疗法 ①激光针穴位照射。可取穴天突、膻中、定喘、合谷、太渊，每次选2～3个穴位，每穴照5～8分钟，每日一次，5～10次为1个疗程。②穴位埋线。可取穴定喘、天突、胸腔区；膻中、肺俞；中府、心俞、璇玑，选穴后做好标记，以穴位下0.6寸处作为埋线进针点，在进针点处常规消毒，再将羊肠线埋于皮下。③三伏天隔姜灸。可选取大椎、肺俞、风门、定喘等穴位，于三伏天隔姜灸。

第十六节 脑性瘫痪的康复

脑性瘫痪（cerebral palsy，CP）是一组持续存在的中枢性运动和姿势发育障碍、活动受限综合征。这种综合征是由于发育中的胎儿或婴幼儿脑部非进行性脑损伤所致。主要表现为中枢性运动障碍和姿势异常，可伴有感觉、知觉、认知障碍，癫痫，行为异常，言语障碍，视觉及听觉障碍等。

一、概述

中医没有脑性瘫痪这一病名，根据临床症状应属中医"五迟""五软""五硬"范畴。临床均以运动功能障碍为主要症状，"五迟"是以立、行、发、齿、语的发育迟于正常儿为特征；"五软"是以头颈、口、手、足和肌肉软弱无力为特征；"五硬"是指小儿头项硬、口硬、手硬、足硬和肌肉硬，是新生儿常见的疾患之一。

中医学认为本病发病病因有先后天之分。先天因素：父精不足、母血气虚，导致胎儿禀赋不足，精血亏损，不能充养髓脑；或其母孕中受惊吓或抑郁悲伤，扰动胎气，以致胎育不良。后天因素：小儿初生，脏腑精气怯弱，护理不当，致生大病，损伤脑髓；另外，还有各种原因引起的产时脑部损伤。总之，患儿由于禀赋不足、胎育不良等各种内外因素，导致脑部受损，累及四肢百骸、五官九窍，以及产生脑性瘫痪的种种证候。

（一）临床分型

1. 按运动障碍类型及瘫痪部位分为五型

（1）痉挛型四肢瘫　以锥体系受损为主，包括皮质运动区损伤。牵张反射亢进是本型的特征。四肢肌张力增高，上肢背伸、内收、内旋，拇指内收，躯干前屈，下肢内收、内旋、交叉，膝关节屈曲，剪刀步，尖足，足内外翻，拱背坐，腱反射亢进，踝阵挛，折刀征和锥体束征等。

（2）痉挛型双瘫　症状同痉挛型四肢瘫，主要表现为双下肢痉挛及功能障碍重于双上肢。

（3）痉挛型偏瘫　症状同痉挛型四肢瘫，表现在一侧肢体。

（4）不随意运动型　以锥体外系受损为主，主要包括舞蹈性手足徐动和肌张力障碍。该型最明显的特征是非对称性姿势，头部和四肢出现不随意运动，即进行某种动作时常夹杂许多多余动作，四肢、头部不停地晃动，难以自我控制。该型肌张力可高可低，可随年龄改变。腱反射正常，锥体外系征 TLR（＋）、ATNR（＋）。静止时肌张力低下，随意运动时增强，对刺激敏感，表情奇特，挤眉弄眼，颈部不稳定，构音与发音障碍，流涎，摄食困难，婴儿期多表现为肌张力低下。

（5）共济失调型　以小脑受损为主，可存在锥体系、锥体外系损伤。主要特点是由于运动感觉和平衡感觉障碍造成不协调运动。为获得平衡，两脚左右分离较远，步态蹒跚，方向性差。运动笨拙、不协调，可有意向性震颤及眼球震颤、平衡障碍、站立时重心在足跟部、基底宽、醉汉步态、身体僵硬。肌张力可偏低、运动速度慢、头部活动少、分离动作差。闭目难立征（＋）、指鼻试验（＋）、腱反射正常。

2. 根据肢体障碍情况分型

（1）单瘫 单个肢体受累，较少见。

（2）偏瘫 一侧肢体受累，上肢障碍常重于下肢。

（3）三肢瘫 三个肢体受累。

（4）四肢瘫 两侧肢体及躯干均受累，四肢障碍程度相似。

（5）截瘫 仅累及双下肢。

（6）双瘫 累及四肢，双下肢障碍较重，双上肢及躯干较轻。

（7）双重偏瘫 累及四肢，上肢障碍较重。

临床以四肢瘫和双瘫为多见。

3. 根据病情严重程度分型

（1）轻度 会爬，能扶行，但姿势异常，不会拇食指捏，会其他指捏，智商高于70，生活基本自理。

（2）中度 会坐，姿势异常，不会爬，不会扶站，能大把抓，不会其他指捏，智商在50和70之间，生活部分自理。

（3）重度 不会坐，不会爬，无主动抓握动作，智商低于50，生活完全依赖。

（二）主要功能障碍

1. 运动发育落后 小儿运动发育的规律可归纳为"二抬、四翻、六坐、七滚、八爬、周走"，这是大脑运动皮质功能发育逐渐成熟的表现，而脑性瘫痪患儿不能依从此规律，运动发育较正常儿童明显滞后。

2. 反射及运动反应异常 表现为原始反射持续存在，病理性反射出现，复杂的运动反应迟缓或缺失。

3. 肌张力异常 表现为肌张力亢进、肌强直、肌张力低下及肌张力不协调。

脑性瘫痪常伴有其他功能的障碍，如智力低下、癫痫、视力异常如斜视、视野缺损、眼球震颤、听力减退、语言障碍、认知和行为异常等。

（三）临床分级

目前多采用粗大运动功能分级系统（gross motor function classification system, GMFCS）。GMFCS是根据脑性瘫痪儿童运动功能受限随年龄变化的规律所设计的一套分级系统，完整的GMFCS分级系统将脑性瘫痪患儿分为5个年龄组（0～2岁；2～4岁；4～6岁；6～12岁；12～18岁），每个年龄组根据患儿运动功能从高至低分为5个级别（Ⅰ级、Ⅱ级、Ⅲ级、Ⅳ级、Ⅴ级）。此外，欧洲小儿脑瘫监测组织（surveillance of cerebral palsy in Europe，SCPE）树状分型法（决策树）现在也被广泛采用。

二、康复评定

（一）运动功能评定

1. 神经肌肉骨骼和运动有关功能的评定

（1）关节活动度评定　关节活动范围的测量用量角器进行。测量患儿的主动关节活动范围和被动关节活动范围。

（2）关节稳定功能评定　根据患儿情况，选择应用关节稳定性评定、髋关节脱位评定及髋关节脱位预测进行评定。

2. 肌肉功能评定

（1）肌力评定　因为肌张力变化的影响，智力低下以及年龄小不能配合等因素的影响，故脑性瘫痪患儿的肌力评定一般较困难。能够配合的患儿常用徒手肌力检查法。

（2）肌张力评定

①硬度：肌张力增高时肌肉硬度增加，被动活动时有发硬的感觉。肌张力低下时触之肌肉松软，被动活动时无抵抗的感觉。

②伸展性检查：通过测量内收肌角、腘窝角、足背屈角的角度以及跟耳试验、围巾征等判断肌张力情况。肌张力升高时关节伸屈受限，肌张力低下时关节伸屈过度。

③被动性检查：包括关节活动阻力检查和摆动度检查。固定肢体近端，使远端关节及肢体摆动，观察摆动幅度，肌张力增高时摆动度小，肌张力低下时无抵抗，摆动度大。

3. 痉挛程度评定　痉挛评定量表即改良 Ashworth 量表（MAS）简单、易用，是目前临床上应用最广泛的肌痉挛评定方法之一，用于评定屈腕肌、屈肘肌和股四头肌具有良好的评定者间和评定者内信度、具有较高的临床应用价值。综合痉挛量表（CSS）由加拿大学者 Levin 和 Hui-chan 提出。根据检查跟腱反射、踝跖屈肌群张力和踝阵挛的情况判定痉挛程度，三项分别按规定记分，总分按如下标准判定痉挛的有无和痉挛程度。判断标准：< 7 分无痉挛；7 ～ 9 分（不含 7 分）轻度痉挛；10 ～ 12 分中度痉挛；13 ～ 16 分重度痉挛。

4. 原始反射与自动反应评定

（1）原始反射　包括紧张性迷路反射、非对称性紧张性颈反射、对称性紧张性颈反射、拥抱反射、交叉伸展反射、觅食反射、躯干侧弯反射、握持反射、咬合反射等评定。

（2）自动反应　包括翻正反应、平衡反应、保护性伸展反应等评定。

5. 平衡与协调能力评定　根据患儿需求，选择应用以下方法：①静态平衡和动态平衡评定。②简易评定法；FuglMeyer 平衡功能评定。③ Carr–Shepherd 平衡评定。④ Semans 平衡障碍分级。⑤人体平衡测试仪评定。

（二）功能独立性评定

可采用小儿功能独立性评定量表 Wee FIM，综合评定日常生活活动及社会功能，对今后医疗康复过程中的功能测量和评估具有重要意义。

（三）智力评定

1. 智商测试　智力评定应用的智力量表分为筛查和诊断两种。最常用的筛查检测手段是丹佛发育筛选测验（DDST），适用于 0 ～ 6 岁儿童；此外，还有图片词汇测验（PPVT）、绘人测验等。诊断性测验包括韦氏儿童智力量表和中国 – 韦氏幼儿智力量表（WISC）、格赛尔（Gesell）量表、斯坦福 – 比奈尔智力量表、贝利婴幼儿发展量表（BSID）等。

2. 社会适应行为测试　我国一般采用湖南医科大学附属二院的"适应行为量表"和"婴儿 – 初中学生社会生活能力测试表"。

（四）言语功能评定

言语障碍是脑性瘫痪常见合并症之一，不利于患儿的交流、交往和社会心理发展。脑性瘫痪患儿言语障碍的评定包括语言发育评定和构音能力评定两个方面。可应用汉语版《S–S 语言发育迟缓评定法评定语言发育》，应用《构音障碍评定法》对脑性瘫痪儿童的构音障碍进行评定，汉语沟通发展量表可应用于对小年龄脑性瘫痪儿童进行语言功能评定。

三、现代康复方法

脑性瘫痪的康复目标是利用各种康复手段和教育方法，在现有的身体条件下，促进患儿正常运动、姿势发育和心理健康发育，控制畸形发育，最大限度地提高日常生活活动能力和社会适应能力。

1. 运动治疗　脑性瘫痪治疗的常用运动疗法有 Bobath 法、Vojta 法、Rood 法、PNF 法等，临床上以 Bobath 法最为常用，结合其他方法治疗患儿。

（1）Bobath 法　Bobath 的观点是通过对外周的良性刺激，抑制异常的病理反射和病理运动模式引出并促进正常的反射和建立正常的运动模式，在训练中按照个体发育的正常顺序进行训练，促进正常运动功能的恢复。痉挛性脑性瘫痪的治疗原则是缓解肌肉紧张和僵硬、避免痉挛姿势的运动、预防畸形；不随意运动型脑性瘫痪的治疗原则是促进姿势的控制、提高对称性活动能力、提高分离运动、提高选择性运动能力；共济失调型脑性瘫痪的治疗原则是提高肌张力、提高平衡能力和辨距能力。

①姿势和体位的控制：对伸肌张力高的患儿采用屈曲抱姿，对屈肌张力高的患儿采用伸展抱姿，抱下肢内收肌张力高的患儿，注意保持下肢的外展。②头部控制训练：主要让患儿保持头部控制在中线位，然后做前屈、后伸、旋转等动作。如：痉挛型患儿仰卧位，用双手托住患儿头部的两侧，拉伸颈部，并在上抬患儿头部的同时，用前臂将患儿的肩膀向下压，从而顺利地抬起患儿头部；不随意运动型患儿仰卧位，将患儿的手臂拉直并向内旋转，然后稍往下压，慢慢将患儿拉坐起来，使患儿的头部保持抬高向前。③翻身训练：一种方法是让患儿头转向一侧，双上肢上举过头，以肩部旋转带动躯干、骨盆和下肢。治疗师可用双手握住患儿一侧肩部，使肩部做旋转运动，带动躯干、骨盆以及下肢。另一种方法是患儿仰卧位，治疗师用双手分别握住患儿双足踝，做左右交叉转动身体，带动髋部，使骨盆旋转，并以骨盆旋转带动躯干旋转，最后带动肩部，使患儿翻身。④坐位训练：包括坐姿的训练；利用翻正反射进行头部、躯干、骨盆的控制与强化训练；上肢的保护性伸展反应的诱发与强化训练；坐位平衡训练、躯干的旋转训练；坐位到站起训练。⑤爬行训练：应该先从膝手跪位训练开始，当患儿能达到膝手跪位后，开始练习爬行动作，治疗师用手固定骨盆，然后轻轻将骨盆左右交替上抬，帮助其爬行。患儿刚开始手脚同侧向前伸，逐渐变成左手右脚及右手左脚的交替爬行。⑥跪立训练：在维持跪立位姿势中，髋部控制是关键，治疗师可用双手辅助患儿两侧髋部，或一手托住臀部，另一手抵住胸部，使患儿髋部充分伸展；也可根据患儿上肢功能，在跪立时上肢提供适当支持。⑦站立训练：站立是行走的基础，包括站立姿势和站立平衡的训练。开始训练时，可让患儿靠墙站或利用站立架、平行杠进行站立训练。站立平衡训练可站在平衡板上左右前后摆动进行训练。⑧行走训练：患儿步行训练时，治疗师站在患儿后面，让其背部紧靠自己身体，双手抓握患儿上臂近腋窝处，治疗师用自己的腿慢慢迈步，推动患儿的腿迈步。对于下肢功能稍好的患儿也可利用助行器、矫正鞋、拐杖、平行杠等进行步行训练，以后逐渐减少扶持和帮助，过渡到独立步行。

（2）Vojta 法　Vojta 法是通过对身体一定部位的压迫刺激，诱导出全身性的反射性运动的一种方法，其目的是诱导出正常姿势及运动以控制异常运动。被压迫的身体一定部位称为诱发带，Vojta 法通过反射性腹爬和反射性翻身两种手段诱发患儿的运动能力、用身体各部位支持身体的能力、抬起身体的能力及移动能力，同时促进患儿肌肉收缩方向的转换等，进而改善患儿的异常姿势、运动模式，促进正常的姿势。

2. 作业治疗　脑性瘫痪患儿作业治疗的主要内容是日常生活能力训练及手的精

细功能训练。

（1）日常生活活动能力训练

①进食训练：训练患儿自己进食时，要注意摆正喂食的姿势，控制患儿的下颌，主要训练上肢的主动伸展，眼手协调，抓握与放开，手口协调，咀嚼与吞咽等动作的完成。除进食训练外还要有饮水训练。

②穿、脱衣训练：包括穿脱上衣、裤子、鞋袜。首先让患儿理解身体的各部位、衣服的结构、身体在空间中的位置以及穿衣的顺序。如穿衣时先穿患侧，再穿健侧；脱衣时先脱健侧，再脱患侧。穿脱裤子要训练基本的体位转换，如从侧卧→仰卧，从坐→站。

③大小便训练：首先要让患儿养成定时大小便的习惯，学会控制大小便，然后训练向下蹲坐→坐在便盆上→站起这一过程。大小便训练也是综合动作的训练，其中涉及坐位平衡、站立平衡、体位转换及穿脱裤子等。

④洗浴训练：训练患儿坐位平衡，上肢运动，手眼协调，对头和躯干的控制等。帮助患儿保持身体平衡或将其置于有利于控制头和躯干的体位是解决患儿独立洗澡的关键所在。可在浴室安装各种扶手，使用防滑垫等。

⑤梳理训练：包括洗手、洗脸、刷牙、梳头等训练。

（2）手的技巧训练　包括对称地用手训练，如拍手、揉捏橡皮泥等；手的抓放动作训练，如抓放小的物件到一个容器中；手的精细动作训练，如搭积木、拼图、插棍、插针、涂彩、描画等；双手协调性活动训练，如球类、叠纸等。

3. 物理因子治疗

（1）功能性电刺激疗法　可以调节肌肉组织的生物化学特性，改善和增加局部血液循环，促进肌肉功能，协调肌群运动。每天1次，每次30分钟，10～15次为1个疗程。

（2）生物反馈疗法　目前已被广泛应用于各种类型脑性瘫痪患儿的康复治疗，可增强肌力，降低肌张力，增强肌肉的协调性，加强感觉反馈，促进脑功能重组，辅助肢体功能恢复。

（3）经颅磁刺激技术　通过影响一系列大脑神经电活动和代谢活动增强神经可塑性，改善局部血液循环，降低肢体肌张力，缓解痉挛。

（4）水疗　通过水的温度刺激、机械刺激和化学刺激，有利于脑性瘫痪患儿全身或局部肌肉张力的降低，提高运动能力。

（5）蜡疗　可以应用于脑性瘫痪的康复治疗，尤其对于痉挛性脑性瘫痪更有效。

4. 言语治疗　脑性瘫痪患儿常见的语言障碍类型为构音障碍和言语发育迟缓。

构音障碍由发音器官运动失调引起，需进行呼吸训练，改善下颌、上唇及舌肌、软腭等运动控制，进行构音训练。言语发育迟缓的患儿，要根据患儿年龄等具体情况制订训练计划，通过使用语言符号、练习发音，使其理解语言的概念和含义，逐步训练其语言交往能力。

5. 支具或矫形器的应用　在物理治疗和作业治疗中常配合使用支具或矫形器，其应用目的是限制关节异常活动，帮助负重，提高稳定性，协助控制肌痉挛，预防和矫正畸形，保持良好肢位，辅助改善坐、站、行走及日常生活活动功能等目的。矫形器的应用关键在于根据患儿的个体情况选择最佳佩戴时期和类型，因此应由康复医师、治疗师和矫形师等治疗小组成员共同协商决定。

6. 药物治疗　常用的药物有脑神经营养药、肌肉松弛剂等。药物治疗只有在必要时才使用，它不能替代功能性训练。对于全身多处痉挛的患儿，可采用口服抗痉挛药，近年来，巴氯芬通过植入泵进行鞘内给药被证明对肌张力广泛升高并干扰了功能的患者非常有效，且副作用小，比口服巴氯芬更加安全高效。局部痉挛肌内注射肉毒素 A，可以有效降低痉挛，防止畸形。

7. 手术治疗　主要用于痉挛型脑性瘫痪患儿，目的是改善肌张力和矫正畸形。对于下肢肌肉广泛痉挛且肌力低下不显著、无挛缩、肌张力降低后功能可以改善的患儿，可采用选择性脊神经后根切断术。如果已出现固定畸形，且上述方法无效，则可采用肌肉或骨关节矫形手术。下肢矫形术应在步态成熟后进行，在手术实施的前后，应有规范的康复治疗方案与之相配，严格选择手术适应证，术后尽量缩短固定时间，尽早活动，必要时佩戴支具，维持疗效。

8. 心理行为治疗　脑性瘫痪患儿常见的心理行为问题有自闭、多动、过度依赖、胆小、情绪不稳等症状。健康的家庭环境，增加与同龄儿交往，帮助树立信心，促进躯体功能、认知智力、言语表达等方面的恢复，使患儿从身体、心理、智力全面发展，以及尽早进行心理行为干预是防治的关键。

9. 引导式教育　这是 1945 年由匈牙利 Peto 教授创立的一种综合治疗体系，是由受过医学、教育、物理疗法、言语疗法及心理学训练的引导员组织并向脑性瘫痪儿童提供的一种教育。Peto 强调引导式教育是以促进学习而不是提供治疗为宗旨，它不是一种康复治疗技术，而是一个全面的体系，其目的是使残疾儿童得到综合全面的发展。引导式教育主要通过脑性瘫痪儿童的主动参与学习及训练，去克服脑部功能失调而引起的运动及姿势异常，在特别的环境及训练用具支持下，重复学习做每一项功能活动的步骤，以期达到不需别人帮助，自己能独立生活学习。引导式教育更多的是针对患儿的整体功能，而不是只关心某一局部问题。多采用小组的形式，采取有节律、有韵律、活动目的强的训练手法或指令，应用特殊的训练用具，如条床、梯背椅等，使患儿在愉快的训练环境中，积极主动地学会功能性技巧性活动，逐步达到生活活动能力的提高和自理。

四、中医康复方法

（一）中药疗法

1. 中药内治法

（1）阴急阳缓（肝肾阴虚型，相当于痉挛型）

①治则：补益肝肾。

②方药：六味地黄丸加减。

（2）阳急阴缓（阴虚风动型，相当于不随意运动型）

①治则：养阴息风。

②方药：大定风珠加减。

（3）阴阳俱虚（脾肾两虚型，相当于肌张力低下型）

①治则：健脾补肾。

②方药：补中益气汤合六味地黄丸加减。

2. 中药外治法
药浴能够显著缓解神经系统紧张度，改善气血流动，提高脑性瘫痪患儿的身心状态。应用疏经通络、活血化瘀、芳香开窍类中药组成，如羌活、独活、杜仲、黄芪、当归、续断、赤芍、川木瓜、防风、桂枝、黄芪、五加皮、丹参、防风、艾叶、鸡血藤、伸筋草、透骨草；诸药洗浴共奏疏通经络、活血化瘀、祛风散寒、通行气血、缓解痉挛、增强体质、调整阴阳、协调脏腑、濡养全身等功效，能有效地改善代谢循环，消除痉挛紧张，改善身体发育，促进康复。

（二）针灸疗法

1. 针刺法
针灸疗法以疏通经络、醒脑养神为主。颈腰软弱无力者根据部位选督脉穴位与华佗夹脊穴。①体针：上肢瘫选穴臂臑、曲池、极泉、外关、手三里，下肢瘫选穴环跳、阳陵泉、足三里、三阴交、解溪等。针法：平补平泻手法，小于3岁及体弱儿不留针。3岁以上患儿留针30分钟。疗程：每周针刺2次，每针灸6次，休息日15天，针灸18次为1个疗程。轻、中度脑性瘫痪患儿需针刺治疗1～2个疗程，重度脑性瘫痪患儿需治疗2～3个疗程。②头针疗法：组方1：神庭穴沿皮直刺向百会，从百会刺向脑户，国际标准化头针的运动区（双侧）、足运感区（双）、平衡区（双侧），此八针为小儿脑性瘫痪的主要常规头针选穴。智力障碍配四神聪，语言障碍配国际标准化头针的语言1、2、3区。针法：快速进针，每次留针4小时，留针期间，快速捻转（200转／分）3次。疗程：隔日针1次，每针10次休息15～20天，针刺30次为1个疗程。组方2：头针四项是四神针、智三针、颞三针、脑三针。四神针：位于百会穴左右前后各旁开 1.5 寸；智三针：神庭穴和左右本神穴；脑三针：即脑户和脑空穴；颞三针：耳尖直上 2 寸为第 1 针，其前后各 1 寸为第 2、第 3 针。

2. 耳针疗法

①选穴：皮质下、心、肾、交感、神门、枕。

②操作：毫针刺。每次 3 ～ 5 穴，每天 1 次，每次留针 20 ～ 30 分钟；也可用王不留行籽行耳穴贴压。

3. 穴位注射

①药物：脑活素、脑多肽、胞磷胆碱、维生素 B_{12}、维丁胶性钙、胎盘组织注射液、复方丹参注射液、麝香注射液等。

②方法：每天一次，每种药连续 20 天，轮回使用。有癫痫发作患者，禁用脑活素、脑多肽。穴位注射的选穴是曲池、足三里、背俞穴。

4. 灸法 以艾灸之温通，能行气活血、沟通阴阳，促进脑髓之健康发育。临床选穴是以强壮保健穴为主，如足三里、身柱、气海、肾俞、三阴交等，以通为补，以通为用。另应分清病情的轻重缓急，标本虚实分而治之。例如：阴急阳缓，取阳经穴为主，补阳经为主；阳急阴缓，取阴经穴为主，补阴经为主；阴阳俱虚，则阴阳双补，重点在阳经。

（三）推拿疗法

较常用的手法是揉、拿、捏、拍、叩、振。具体操作手法如下：①面颈项部，循六阳经走向，施一指禅推、揉、叩、振，按揉百会、睛明、地仓等穴。②颈项部，施推、拿、揉、捏各法，按揉风池、大椎穴。③四肢部，循手足之三阳三阴经走向做一指禅推揉法，点按阳明经各穴，弹拨肌腱，拔伸牵引各关节，最后施搓、抖各法。④腰背部，循督脉施擦、叩、振法；点按命门、肾俞各穴，斜扳腰胯。⑤按督脉和两旁的膀胱经循行所过，由下而上，施行捏脊法。每天 1 ～ 2 次，3 个月为 1 个疗程。其中捏脊法可以每晚睡前由家人施行，做完后睡觉则效果更佳。

（四）饮食康复法

以多食母乳为好，同时应增加乳母营养，乳母食物宜多样化。若无母乳，用牛乳、羊乳代替之，同时增添各种水果汁、鸡蛋、绿叶菜汁、豆浆、猪骨汤等，以合理营养。选用山药粥、薏苡仁粥、枸杞粥、海参粥、燕窝粥、人参粥等，均要遵循辨证施食的原则。如脾肾气虚者，宜用山药粥、牛肉汁炖粥等，以培补脾肾、滋养气血。

第十七节 糖尿病的康复

一、概述

糖尿病是由于胰岛素缺乏和（或）胰岛素生物作用障碍导致的一组以长期高血糖为主要特征的代谢综合征。长期高血糖可引起多系统损害，如眼、肾、神经、血管等慢性进行性病变，严重时可出现急性代谢紊乱，如糖尿病酮症酸中毒、高渗性昏迷等。

糖尿病属于中医"消渴"范畴，其主要病机是禀赋不足、阴津亏损、燥热偏盛，以多饮、多食、多尿、乏力、消瘦或尿有甜味为主要临床表现。多因素体阴虚、五脏虚弱、饮食不节、形体肥胖、精神刺激、情志失调、外感六淫、毒邪侵害、久服丹药、化燥伤津、长期饮酒、房劳过度等多种因素造成脏腑功能失常和阴阳失调。其病机关键在阴津亏损，燥热偏盛，又以阴虚为本，燥热为标，两者互为因果，且多与血瘀密切相关。

糖尿病一般分为 1 型糖尿病和 2 型糖尿病。1 型糖尿病胰岛素绝对不足，与先天因素有很大关系，需长年注射外源性胰岛素方可维持生命，目前尚不能从根本上达到治愈，故称为终身依赖性疾病。不过，糖尿病 90% 以上是 2 型糖尿病，与遗传虽有一定关系，但后天因素的影响至关重要，只要及早发现、积极合理的治疗，完全可以将病情控制住，达到减少并发症的发生和发展的目的，并能维持正常的工作和生活。但伴有大血管病变（脑卒中、冠心病、动脉硬化等）、微血管病变（如视网膜病、肾病）以及外周神经病变，常常可导致患者残疾和死亡。

二、康复评定

1. 临床疗效评定　见表 5-17-1。

表 5-17-1　糖尿病控制目标

	理想控制	一般控制	控制不良
血糖 [mmol/L（mg/dL）]			
FPG	4.4 ～ 6.1	≤ 7.0	> 7.0
2hPG	4.4 ～ 8.0	≤ 10.0	> 10.0

	理想控制	一般控制	控制不良
HbAlc（%）	< 6.2	6.2～8.0	> 8.0
总胆固醇（mmol/L）	< 4.5	4.5～6.0	> 6.0
LDL-C（mmol/L）	< 2.5	2.5～4.4	> 4.5
HDL-C（mmol/L）	> 1.1	1.1～0.9	< 0.9
甘油三酯（mmol/L）	< 1.5	1.6～2.2	> 2.2
BMI（kg/m^2）			
男	< 25	< 27	≥ 27
女	< 24	< 26	≥ 26
血压（mmHg）	< 130/80	130/80～160/95	> 160/95

2. 日常生活能力的评定　Barthel 指数内容包括进食、洗澡、修饰、穿衣、大便控制、小便控制、床椅转移、平地行走、上下楼梯等 10 项内容，根据是否需要帮助及帮助程度的多少将其分为 15、10、5、0 共四个等级。各项评分相加。完全正常为 100 分，表示患者基本的日常生活活动能力良好，不需要他人的帮助。0 分表示患者没有独立能力，其基本日常生活均需要他人帮助完成。

3. 参与能力的评定　见表 5-17-2。

表 5-17-2　参与能力问卷（问患者家属）

	正常或从未做过，但能做（0分）	困难，但可单独完成或从未做过（1分）	需要帮助（2分）	完全依赖他人（3分）
1. 每月平衡收支的能力，算账的能力				
2. 患者的工作能力				
3. 能否到商店买衣服、杂货和家庭用品				
4. 有无爱好？会不会下棋和打扑克				
5. 会不会做简单的事，如点炉子、泡茶等				
6. 会不会准备饭菜				

	正常或从未做过，但能做（0分）	困难，但可单独完成或从未做过（1分）	需要帮助（2分）	完全依赖他人（3分）
7. 能否了解最近发生的事件（时事）				
8. 能否参加讨论和了解电视、书和杂志的内容				
9. 能否记住约会时间、家庭节目和吃药				
10. 能否拜访邻居、自己乘公共汽车				

注：≤5分为正常；>5分表示该患者在家庭和社区中不可能独立。

三、现代康复方法

（一）健康教育

糖尿病教育包括了知、信、行三方面，知是掌握糖尿病知识，提高对疾病的认识；信是增强信心，通过科学合理的治疗，糖尿病是可以控制的；行则是通过认知行为治疗，将健康的生活方式落实到患者的日常生活活动中去。糖尿病康复教育的内容包括疾病知识、饮食指导、运动指导、药物指导、胰岛素使用方法、血糖的自我监测、糖尿病日记、并发症的预防、应急情况的处理等。针对如何防止糖尿病患者的病情加重，提出了三级预防。一级预防：糖尿病的易感人群为预防对象，以宣传教育为主要措施，使易感人群及早改变生活方式，降体重、降血压、降血脂有助于减少糖尿病的发生。二级预防：及早发现无症状的糖尿病及糖耐量减低者，并给予干预治疗，如拜糖平或二甲双胍，以降低糖尿病发病率和减少并发症的发生。在社区开展人群筛查，建立防治网。三级预防：加强对糖尿病的治疗，要使其血糖、血脂、血压、体重达标，以减少其慢性和急性并发症的发生。

（二）心理指导

由于糖尿病难以根治，患者易产生消极悲观的情绪，通过心理健康指导引导患者树立正确的疾病观，以乐观开朗的精神，积极的态度对待疾病。

（三）饮食疗法

饮食治疗是糖尿病重要的基础治疗，应严格遵守和长期执行。做到个体化，达到膳食平衡。原则是合理控制热能，维持标准体重。患者每日所需的饮食数量、质量、餐次应根据其病情、年龄、体形、生活习惯及家庭经济状况而定。进餐必须定时、定量，不可随意加减，特别是参加宴会或宴请时更应引起注意。指导患者改变不良的饮食习惯，如喜食甜食及高脂、高钠饮食；提倡食用绿叶蔬菜、豆类、块根类食物、粗谷物、含糖成分低的水果等。

1型糖尿病患者应食高蛋白、高维生素饮食，每日主食250～300g，副食采用瘦肉、鱼类、豆类和新鲜蔬菜，特别要多吃苦瓜，因苦瓜有类似胰岛素的生物活性。因需配合胰岛素治疗，应注意饮食与注射胰岛素、口服降糖药之间的密切关系，以免发生低血糖。必要时，可增加少量煮熟的黄豆、花生米等，也可增加餐次，以补充患者的机体消耗。

2型糖尿病，尤其是肥胖患者要限制热量摄入，建议低糖、低脂肪、高维生素、正常蛋白质饮食，每日主食200～250g，副食则少食用动物性食品。实践证明，动物脂肪将加重糖尿病患者的血管病变。宜多吃粗纤维蔬菜，如芹菜、大白菜等。烹调口味以清淡为好，同时注意食物的合理搭配和三餐的合理分配，每日三餐可分配为1/5、2/5、2/5 或 1/3、1/3、1/3。由于煎炸及坚果类食品脂肪含量高，应尽量不吃。当患者感到饥饿难受时，可在三餐间加煮菜充饥。

（四）运动疗法

糖尿病运动疗法主要适用于轻度和中度的2型糖尿病患者，肥胖型2型糖尿病患者最佳。

运动疗法的禁忌证：①合并各种急性感染。②伴有心功能衰竭、心律失常，活动后加重。③严重糖尿病肾病。④糖尿病足。⑤严重的眼底疾病。⑥新近发生的血栓。⑦血糖未得到很好的控制（血糖16.8mmol/L）。⑧有明显的酮症酸中毒等。可进行运动锻炼的患者，每周至少锻炼5～6次，每次约半小时，锻炼时合适的心率每分钟约为170减去年龄的余数，锻炼后应有舒畅的感觉。

1.登楼梯法 包括走楼梯、跑楼梯、跳台阶三种形式，可根据患者的体力选择。开始选择走楼梯，能在1分钟内走完5～6梯段或能连续进行6～7分钟，即可进行跑楼梯，每次运动以中强度进行，以不感明显劳累为度。

2.跑步健身法 健身跑应该严格掌握运动量。决定运动量的因素有距离速度、间歇时间、每天练习次数、每周练习天数等。开始练习跑步的体弱者可以进行短距离慢跑，从50m开始，逐渐增至100m、150m、200m。速度一般为100m/30s～100m/40s。

（1）慢速长跑 这是一种典型的健身跑，距离从1000m开始。适应后，每周或每2周增加1000m，一般可增至3000～6000m，速度可掌握在6～8分钟跑

1000m。

（2）跑行锻炼　跑30秒，步行60秒，以减轻心脏负担，这样反复跑行20～30次，总时间30～45分钟。这种跑行锻炼适用于心肺功能较差者。

3. 散步

（1）普通散步法　用慢速（60～70步/分）或中速（80～90步/分）散步，每次30～60分钟，可用于一般保健。

（2）快速步行法　每小时步行5000～7000米，每次锻炼30～60分钟，用于普通中老年人增强心力和减轻体重，最高心率应控制在120次/分以下。

（3）摆臂散步法　步行时两臂用力向前后摆动，可增进肩部和胸廓的活动。

（4）摩腹散步法　一边散步，一边按摩腹部。

4. 其他运动项目　骑自行车、游泳、跳舞、练太极拳、练八段锦、打网球、打门球、郊游等。

（五）药物疗法

临床上常用的降血糖药主要包括以下两类。

1. 口服降糖药　磺脲类，如氯磺丙脲、格列本脲、格列吡嗪、格列齐特；双胍类，如苯乙双胍、二甲双胍等。口服降血糖药作用较慢，仅适用于中、轻度患者。

2. 胰岛素　标准体重以上的2型糖尿病患者首先采取饮食控制，如控制不良者加用双胍类降糖药，仍控制不良者再加用磺脲类降糖药，如仍控制不良且有并发症者行联合胰岛素治疗。标准体重以下的2型糖尿病患者，首先采取运动疗法，如控制不良加用磺脲类降糖药，仍控制不良加用双胍类降糖药，如仍控制不良且出现并发症者，应实施联合胰岛素治疗。

胰岛素联合口服抗糖尿病药用药原则：继续口服抗糖尿病药；晚上10点，皮下注射一次中/长效胰岛素，0.5小时后配餐1次；初始胰岛素剂量0.1～0.2U/kg，老年患者略减量；至少3～7天后方可调整剂量，每次增、减2～4U。

四、中医康复方法

（一）中药疗法

1. 肺热津伤　症见：烦渴多饮，口干舌燥，尿频量多，舌质红少津，苔薄黄，脉洪数。

（1）方药　消渴方化裁。天花粉、黄连、生地黄、藕汁、葛根、麦冬。

（2）加减　肺胃热盛者加石膏、知母；热伤肺阴者加沙参、玉竹。

2. 胃热炽盛　症见：多食易饥，口渴尿多，形体消瘦，大便干结，舌苔黄干，脉滑数。

（1）方药　玉女煎化裁。石膏、知母、黄连、熟地黄、藕汁、麦冬、栀子、牛膝。

（2）加减　火旺伤阴者加石斛、玉竹；肠燥伤津者加玄参、大黄、芒硝。

3. 气阴两虚　症见：乏力、气短、自汗，动则加重，口干舌燥，多饮多尿，五心烦热，大便秘结，腰膝酸软，舌淡或红暗、边有齿痕，舌苔薄白少津或少苔，脉细弱。

（1）方药　六味地黄丸化裁。山药、山茱萸、熟地黄、泽泻、茯苓、牡丹皮。

（2）加减　腰膝酸软者加桑寄生、杜仲；精关不固者加芡实、金樱子；肢体麻木者加白芍、天麻；视力模糊者加桑椹、菊花。

4. 阴阳两虚　症见：乏力自汗，形寒肢冷，腰膝酸软，耳轮焦干，多饮多尿，混浊如膏，或浮肿少尿，或五更泻，阳痿早泄，舌淡苔白，脉沉细无力。

（1）方药　金匮肾气丸化裁。山药、山茱萸、熟地黄、泽泻、茯苓、牡丹皮、附子、肉桂。

（2）加减　腰膝酸软者加桑寄生、杜仲；精关不固者加芡实、金樱子；尿多混浊如膏加益智仁、桑螵蛸、覆盆子；阳痿加巴戟天、淫羊藿、肉苁蓉；血脉瘀阻者加丹参、当归等。

（二）针灸疗法

1. 头针　取穴为头针感觉区上 1/5，中 2/5；患者采取坐位或卧位；每日 1 次，10 次为 1 个疗程。每个疗程后休息两天再进行下一个疗程。

2. 电针　①中脘、天枢、足三里、太冲；②脾俞、胃俞、胃管下俞。两组穴位交替使用。每日 1 次，5 次为 1 个疗程。每个疗程后休息两天再进行下一个疗程。共治疗 3 个疗程。

3. 耳针　取穴：根据耳穴国际标准化方案选取胰、胆、内分泌及压痛点为主穴，余穴辨证加减。每日 1 次，每次 30 分钟，10 天为 1 个疗程。

4. 体针与灸法　可选三阴交、足三里、阳池、外关、太冲、太溪、复溜、胰俞、脾俞、胃俞、肝俞、肾俞等穴，采用针法或灸法，每日或隔日 1 次，以 1 个月为 1 个疗程。

（三）拔罐疗法

可选背部肺俞、脾俞、肾俞或腹部中脘、天枢、水道等穴位，涂上润滑剂，采用火罐法吸拔留罐或走罐 5～10 分钟，每日或隔日 1 次，以 1 个月为 1 个疗程。

（四）按摩疗法

1. 可选腰背、腹部、上肢、下肢等部位，左右手交替或两手重叠进行，使用适宜力量，先顺时针按摩 50 圈，再逆时针按摩 50 圈，每日或隔日 1 次，以 1 个月为

1 个疗程。

2. 足部反射区按摩。足部反射区取穴：肾、肾上腺、输尿管、膀胱、甲状腺、胰腺、胃淋巴腺。每次按摩 40 分钟，每周治疗 3 次。原饮食量，药物不变。12 次为 1 个疗程。

（五）全息疗法

在第二掌骨侧用按摩法，同时下肢在同侧股骨内侧找出相关穴位压痛点，用拇指尖以压痛点为圆心，做小环绕运动或揉动，揉压力量以穴位深处组织有酸麻肿胀感觉为度。

第十八节　单纯性肥胖的康复

一、概述

单纯性肥胖是指形体发胖，超过标准体重 20% 以上，且无明显内分泌代谢病病因者。体重指数（BMI）是国际通用的计算人体肥胖程度的一个公式。体重指数的计算公式 = 体重（kg）/ 身高（m）的平方。一般 BMI 在 $18.5 \sim 23.9 kg/m^2$ 之间属于正常，$24 \sim 27.9 kg/m^2$ 属于体重超重，$28 kg/m^2$ 以上属于肥胖，BMI 在 $30 kg/m^2$ 以上属于高度肥胖。这是中国肥胖专家组制定的体重标准。

轻度肥胖者可无自觉症状，重度肥胖者常有头痛头晕、动作迟缓、疲倦乏力、多汗气短、不耐高温、腰背及下肢疼痛、腹胀便秘，甚至情绪压抑、性功能减退等症。

由于老年人活动较少，热量容易相对过剩，再加之代谢降低，所以单纯性肥胖的发生率较年轻人为高。肥胖对人体的健康影响较大，特别是重度肥胖，因大量脂肪聚积，增加机体的额外负担。当脂肪沉积于实质性脏器时，对身体的危害会更大，可引起动脉粥样硬化、脂肪肝等。另外，还可导致诸如高血压病、高脂血症、冠心病和糖尿病等多种并发症。

中医学认为，单纯性肥胖的发生，一般多因嗜食肥甘，痰湿内蕴，脾运失健所致。或因异禀，自幼肥胖，食欲亢奋，在其家族成员中大致相同。此外，久卧、久坐、多逸少劳亦是致肥的原因之一。其病机则归结为脏腑气虚，多痰多湿，即所谓"肥人多痰""胖人多湿"。痰湿蕴结日久又会寒化热化，还可见损伤阳气、灼耗阴液之机转。病久不复，则易并发消渴、中风、胸痹、痿厥诸疾。总之，单纯性肥胖乃本虚标实之证，即以肝脾肾之虚为本，湿痰水瘀之实为标。

二、康复评定

（一）肥胖评定

1. 脂肪含量（F） 按脂肪百分率计算，男性＞25%，女性＞30%为肥胖。较为简便的方法是皮肤褶皱厚度测量法。测量部位为三角肌外及肩胛角下皮脂厚度。成人两处相加，男性＞4cm，女性＞5cm即可评定为肥胖。

2. 体重指数（BMI） BMI=体重（kg）/[身高（m）]^2，国内参考标准24～27.9kg/m^{2}为超重，＞28kg/m^{2}为肥胖。

3. 脂肪分布标准

（1）腰围和臀围比（WHR） WHR＞0.9（男），＞0.8（女）则为中心型肥胖，糖尿病、高脂血症、高血压病和冠心病的发病率较高。

（2）腹腔内脂肪和皮下脂肪面积比（V/S） 通过腹腔CT横断扫描计算。V/S＞0.4为内脏脂肪型肥胖；V/S＜0.4为皮下脂肪型肥胖。

单纯性肥胖的评定应具备以下依据：①病史、体检和实验室检查可除外症状性肥胖（继发性肥胖）。②实测体重超过标准体重的20%以上，脂肪百分率超过30%，体重指数超过26kg/m^{2}以上者，3项均符合者或其中有2项符合者即可确诊。③为估计肥胖病预后，应同时测腰髋周径比值。

（二）疗效评定

临床可参考表5-18-1。

表5-18-1 单纯性肥胖疗效评定

疗效	临床症状	体重下降	F（%）	体重指数（kg/m^2）
临床痊愈	消失或基本消失	＞60%	男性接近26 女性接近30	接近26～27
显效	大部分消失或基本消失	30%～70%	下降≥5	下降≥4
有效	明显减轻	25%～30%	下降3～5	下降2～4
无效	无明显改善	未达到25%	下降未达到3	下降未达到2

注：体重下降以疗程结束时体重下降数值占实际体重与标准体重之差的百分值为准。

三、现代康复方法

康复计划重在运动与饮食疗法为主。通过运动锻炼加速能量消耗，维持能量负平衡状态；通过饮食控制减少能量摄取；通过行为疗法纠正不良饮食和生活习惯，以巩固和维持所获得的减肥效果，防止反弹。

（一）运动疗法

根据患者的肥胖程度、体力和心血管系统情况，可分强弱两组进行运动锻炼。轻中度肥胖，体力较好，无心血管器质性病变者，可参加强组锻炼；重度肥胖，体力较差，或合并冠心病或高血压者，宜参加弱组锻炼。

1. 耐力运动 长期低强度体力活动如步行、慢跑、骑自行车等是肥胖者首选的运动疗法。强组可采取快速步行、爬坡步行或者慢跑，由 5km/h 逐渐延至 7km/h 左右；弱组一般采取步行，距离逐渐延长，每日数公里，并可分多次完成。此外，有条件者亦可选择游泳、划船等。

2. 力量运动 适宜强组的有仰卧位腹肌运动，如双直腿上抬运动、直腿上下打水式运动、仰卧起坐等；有仰卧位的腰背肌和臀肌运动，如双直腿后上抬运动、上身和腿同时向后抬起的"船形"运动等；有不同重量的哑铃操等。弱组可选择和缓的医疗体操和广播体操等，并配合呼吸运动。

3. 球类运动 这类运动把耐力和力量运动结合起来，运动量比较大，如乒乓球、羽毛球、网球、排球、篮球等。强组可参加不太剧烈的友谊比赛。弱组只能采取非竞技形式的球类运动。

4. 局部运动 主要通过腹部运动以减少腹部脂肪。方法：两脚与肩等宽，两膝微屈，全身放松，舌抵上腭，两眼微闭，排除杂念，用鼻吸气要缓、匀、细、长，意念随吸气贯入丹田，腹部同时尽量向外凸起，停顿 1 秒，然后用口把气呼出，同时腹部尽量向内凹陷。以上称为加强自然腹式呼吸法，重复 36 次。然后再用逆腹式呼吸法，即吸气时尽量使腹部向内凹陷，不能再凹时，呼气时尽量向外凸起，重复 36 次。收功之后，双拳击打腹部 100 次。早晚各 1 次，每次 30 分钟。

（二）饮食疗法

1. 控制饮食摄入 对轻度肥胖者不必严格限食，应控制餐外进食，并减少脂肪和糖类的摄取。对体重超过正常 20% 者，则应增加限食力度，每餐只吃七分饱，保持就餐前短暂的饥饿感。食物宜清淡，远肥甘。不吃零食，不加夜宵。但又不宜过分控制，导致营养不良，四肢乏力，活动减少，体重非但未减，反有所增。所以，肥胖者应在医生指导下，采取有计划的、逐步控制食量的方法。

2. 选择食物种类 以蔬菜瓜果为主，米饭面食为辅。蔬菜类，夏秋两季多吃南瓜、冬瓜、茄子、四季豆、豆芽、大蒜、蘑菇、西红柿、韭菜、小白菜等；冬春两季多吃白萝卜、胡萝卜、青菜、莴笋、菠菜、芹菜、花菜、白菜等。四季均可兼食海带、海藻、木耳、猴头菇、海蜇、豆腐等。果品类，如山楂、苹果、香蕉、梨、杏、柑、木瓜、菠萝。少吃或不吃牛乳、羊肉、鹅肉、猪蹄以及动物内脏。同时，应适当补充富含蛋白质的食物，如猪瘦肉、鸡蛋、鱼类、黄豆以及豆制品等。按标准体重计算，蛋白质摄入量不得少于 1g/kg/d。脂肪应选用含不饱和脂肪酸高的素油，如豆油、玉米油、芝麻油、花生油、米糠油和菜籽油等；并忌动物脂肪。饮食中适量增加植物粗纤维，如麦麸、果胶、麦糟、甜菜屑等，可降低血脂及减少糖的吸收，通利大便，减少钠及水的滞留。

3.其他 应坚持限制食盐摄入，以减少心脏负担。这对合并有冠心病、高血压者尤为重要。饥饿严重时可实施少量多餐，如每日 5～6 餐，其间多喝白水或茶水。同时，要彻底改掉不良饮食习惯。如暴饮暴食，餐后复进他食，迷恋干鲜果品，嗜酒喜甘，睡前含食糖果糕点以及饭后立即入睡等。

（三）沐浴疗法

1.热水浴 水温不低于 42℃，减肥效果明显，但应严格遵守注意事项和把握禁忌证。每日 1 次，每次 15 分钟，15 次为 1 个疗程。

2.海水浴 通过调节代谢，消耗机体热量，以达到减肥的目的，适于体质较好者。初始时间宜短，然后逐渐增加，一般每次不超过 1 小时，20 次为 1 个疗程。

3.矿泉浴

（1）氡泉浴 水温以 34～37℃为宜，每次 15 分钟，每日 1 次，20 次为 1 个疗程。为了使氡与皮肤加强接触，可嘱患者用手划动池水，但划水不宜剧烈，以免氡气逸散。同时可适量饮用氡泉，因其可通过对内分泌特别是垂体产生作用而减肥。

（2）氯化钠泉浴 可增进新陈代谢，增加尿量及尿素和碳酸的排泄，而且强氯化钠泉尚有调节自主神经及内分泌的作用，故对减肥有较好效果。

四、中医康复方法

（一）中药疗法

1.辨证选方

（1）寒湿困脾 症见：形体肥胖，面色淡白，或灰暗，畏寒肢冷，腹痛喜温喜按，腹泻，小便清长，大便稀，舌苔白，舌体胖大边有齿痕，脉沉缓。治以温中化湿，方选胃苓汤加山楂、茶树根、莱菔子。

（2）湿热阻滞 症见：形体肥胖，面色如常，口干口苦，素喜凉食，胸痞，尿黄而短，大便黏滞不爽，舌质红，舌苔黄腻，脉濡数。治以清化湿热，方选甘露消毒丹合五苓散加减。

（3）**脾胃气虚**　症见：形体肥胖，面色淡白，动则气短乏力，好卧厌动，易于疲劳，头晕，饭后腹胀，小便清，大便溏泻，舌质淡或胖，苔薄白，脉濡缓。治以健脾益气，兼化寒湿，方选参苓白术散或香砂六君子汤加减。

（4）**肝肾阴虚**　症见：形体肥胖，面颊绯红，健忘，耳鸣，失眠多梦，腰膝酸痛，小便数，大便干，男子遗精早泄，女子月经量少；舌红少苔，脉细数。治以益阴潜阳，兼化痰热，方选杞菊地黄丸合黄连温胆汤加减。

2. 单方验方

（1）荷叶薏苡仁汤：荷叶 30g，茯苓 15g，猪苓 12g，白术、泽泻各 10g，煎汤服。适用于寒湿及湿热证者。

（2）减肥茶：乌龙茶 15g，荷叶、杭菊花各 10g，决明子 6g，制为袋泡茶，代茶饮，适用于肝阳偏亢者。黄芪 60g，茯苓 20g，煎水代茶，适用于脾胃气虚湿困者。

（3）黑牵牛子、白牵牛子各 10～30g，山楂、制首乌各 20g，决明子、泽泻、白术各 10g，煎服，适用于阴虚阳亢夹水湿者。

（4）三花减肥方：玫瑰花、茉莉花各 0.3g，代代花 0.5g，全瓜蒌、佛耳草、玉竹各 12g，荷叶 10g，郁李仁、火麻仁各 5g，川芎 1.5g，参三七、通草各 1g，浓煎喷洒在荷叶上，焙干泡茶，每日 2 包，3 个月为 1 个疗程，适用于痰湿内困、气血不畅者。

（二）针灸疗法

1. 体针

（1）选刺曲池、合谷、血海、三阴交、天枢、水道、期门、上风市、环中、肾俞等穴。艾灸可取百会。留针 30 分钟，隔日 1 次，15 次为 1 个疗程。肥胖嗜食甘肥，食欲亢进者可重按或针刺足三里、内庭，不留针。

（2）刺风市 0.5～0.8 寸，刺阴市 1.0～1.5 寸，平补平泻，可治肥胖见腿脚乏力者。

2. 耳针

（1）以饥点为主穴，另外从三阴交、内分泌、交感、口、食管、胃、贲门、肺、脾、肾门、零点等穴中，选取 1～3 对穴。采用埋皮内针或压丸法，7 日更换 1 次，连续 1～3 个月。食欲亢进者可在贲门、食管、胃、内分泌、脾、神门等点埋针，饥饿时按压之。

（2）在口、食管、十二指肠、胃 4 穴中任选 1 穴，消毒局麻后植入不锈钢"U"形针或小银环，连用 3 天抗生素，待局部疼痛或其他反应消失后，于进食前用手指按压之。7 日换 1 次，连续 1 ～ 3 个月。

（3）在口、零点（在耳轮角切迹处，相当于膈区的部位）处埋皮内针，7 日换 1 次，进食前按压 2 ～ 3 分钟。

（4）取两耳胃穴，用生理盐水、维生素 B_{12} 或维生素 B_1 注射液穴位注射，每穴 0.5mL。第 1 周隔日 1 次，第 2 周注射 1 次，第 3 周起植入 "U" 形针。

3. 芒针 选 28 号、长 33 ～ 67cm 的芒针，针刺肩髃透曲池、梁丘透髀关、梁门透归来，捻转幅度在 180° ～ 360° 之间，留针 30 分钟，每日 1 次，6 次为 1 个疗程。

4. 皮肤针 自剑突下 2 寸起，沿胁肋下分别向两侧肝脾区用皮肤针叩刺至腹股沟止，然后再由巨阙沿任脉叩打至中极止，并可同时加叩两侧三阴交、足三里、内关以及大椎等穴。每日 1 次，10 次为 1 个疗程。

（三）推拿疗法

腰、腹、臀部特别肥胖者，可在每晚就寝前平卧床上进行自我按摩，通常采用推、揉、按、拍等手法。

（四）传统体育疗法

研究表明，传统体育可增进脏腑和经络的气化功能，加速水谷和津液的代谢，在减肥、预防并发症及恢复工作能力等方面有良好的作用。一般在晨起后，先行走或慢跑，然后选练五禽戏、六字诀、八段锦或太极拳。运动量要逐渐加大，以微汗出、不太累为度。此外，运动后食欲可能增加，此刻要坚持饮食康复的原则。

关于减肥速度，不要急于求成。一般认为，急速减肥会给身体带来过重负担，降低患者生活质量，既难以坚持又容易反弹。合理的减肥应控制在每月 1 ～ 2kg 为宜。

第十九节　骨质疏松症的康复

骨质疏松症（osteoporosis，OP）是一种以骨量减少，骨的微观结构退化为特征，致使骨的脆性增加，易于骨折的一种全身性骨骼疾病。临床以老年人最为常见，发病率女性多于男性，女性多见于绝经期后，男性在 55 岁后。据流行病学研究报告，随年龄增长，骨质疏松症发病率递增。OP 一般可分为三大类，第一类为原发性，又可分为 Ⅰ 型和 Ⅱ 型。Ⅰ 型 OP 主要是指绝经后 OP，大多由于进入老年后卵巢功能衰减，雌激素水平下降所致。Ⅱ型 OP 亦称为老年型 OP，多见于 60 岁以上老年人。第二类为继发性 OP，常见于某些疾病或药物导致骨代谢异常引发 OP。第三类为特发性骨质疏松症。

一、概述

中医无"骨质疏松症"这一明确的病名，但在历代中医文献对骨病的记载中，"骨痿""骨枯""骨极"的描述与西医学之骨质疏松症及病因病机极其相似，其主要病因是肾阳亏虚、肾阴不足，其次是脾气亏虚、瘀血阻络。肾为先天之本，主藏精，主骨生髓，骨的生长、发育、强劲、衰弱与肾精盛衰关系密切，肾精充足则髓生化有源，骨骼得到滋养强健有力，否则肾精亏虚则骨髓生化乏源，骨骼失养，骨矿物质含量下降，易发生骨质疏松症。气血不和，停滞成瘀，阻于脉络，骨失所养，亦可导致骨痿的发生。若脾胃功能衰惫，气化失司，血不化精，则骨骼因精微不能灌溉，血虚不能营养，气虚不能充达，无以生髓养骨，而致骨痿。临床上患者往往表现为全身骨节疼痛，腰膝酸软，头晕神疲体倦，四肢乏力，食少纳差，腹胀便溏，少气懒言，脘腹不适，或四肢关节变形，活动不利，日轻夜重，面色晦滞，口干，舌红少苔或舌淡苔白，脉细或沉细无力。治以补肾壮骨为主，健脾益气活血通络为辅。

西医学认为绝经后骨质疏松症主要是由于妇女体内雌激素水平的急剧下降所引起骨吸收增加、骨量减少、骨转换加速发生骨量丢失。老年性骨质疏松症主要是由于增龄导致的成骨能力的显著降低所促成的。

二、康复评定

骨质疏松症的康复治疗，取决于对骨质丢失程度的准确判断，骨质衰弱程度和跌倒倾向的确定。世界卫生组织在 1994 年发表了骨质分类标准：正常、骨量减少、骨质疏松、严重骨质疏松。目前尚缺乏中国人规范的量化指标，在临床分级上以双能 X 线吸收仪（DEXA）测值峰值骨量（M±SD）为正常参考值。

1. 临床分级　规定：>M–1SD 正常；M–1SD ～ M–2.5SD 为骨量减少；< M–2.5SD 以上为骨质疏松；< M–3SD 以上无骨折，或< M–2.5SD 以上并伴有一处或多处骨折，为严重骨质疏松。

2. 原发性骨质疏松症患者生活质量量表　该量表包含 75 个条目，其中疾病维度 20 条目，生理维度 17 条目，社会维度 17 条目，心理维度 13 条目，满意度维度 8 条目，覆盖了与生活质量有关的 5 个维度（疾病、生理、社会、心理、满意度）和 10 个方面。

3. 骨质疏松症患者中医评价量表　该量表对骨质疏松症患者常见中医证型，包括痰浊证、肾虚证、脾虚证、血瘀证，进行综合评价，采用五等级选项记分，按患者症状体征的程度深浅，分 1～5 个等级，分别取 1～5 分，依照受试者的主观感受或体验进行自评。量表总分越高表示患者病情越重、生活质量越差。量表得分分为四个等级：34～68 为较好，69～102 为中等，103～136 为较差，137～170 为差。

三、现代康复方法

（一）运动疗法

1. 运动方式

（1）有氧训练　包括走路、奔跑、有氧操、跳舞、骑车、球类运动、体操等。该项运动能产生多方面的张力作用于整个骨结构，因而能最有效地增加骨强度。更有学者认为这些运动对任何年龄组来说均比力量、耐力或非负重训练更有效。对于老年人来说，急走、上下楼梯、跳舞、跳老年健身操等运动更为合适。

（2）力量训练　举重在各种类型的运动当中，是最具保护意义的。负重和抗阻训练可以帮助骨重建，是治疗和预防骨质疏松症的重要措施之一。

（3）抗阻训练　这是运动处方的一个组成部分。抗阻训练应包括全身主要的肌群，这样才能作用到四肢。整个运动应该缓慢且受控，所加的负荷应在重复运动10～15 次之后让患者感到肌肉疲劳为宜，并且以后应逐渐增加。

复合的运动方式比单一的运动方式干预骨质疏松症的效果要好，最好是力量性项目与耐力性项目结合进行，比如在慢跑的基础上，加上综合健身器的练习。

2. 运动强度　运动强度为中等的练习对于防治骨质疏松症，减少骨折的危险性效果最好。通常若采用力量性项目的练习，运动强度控制在能重复 1 次的负荷的60%～80%，每组 10～15 次，重复一二组；若为耐力性项目的练习，则运动强度为本人最大心率的 60%～85%，且每次的运动时间应持续 40～60 分钟。

3. 运动频率　由于骨的重建周期要经历静止、激活、转换和最后成形四个过程，这个过程是缓慢的，1 个重建周期要持续 4～6 个月，因此，要保持骨密度和增加骨量，运动就必须坚持不懈、持之以恒，长年进行下去，通常每周参加运动锻炼的次数为 3～5 次。

4. 运动注意事项　中老年人伴随心脑血管系统疾病者非常多，运动前应行常规检查，运动项目尽量避免倒立性、屏气性、爆发力等动作，以免意外事故发生。那些不习惯运动的老年患者，应该避免跑步，以免发生跌倒和对脊柱、负重骨骼的损伤。患骨质疏松症的老年患者还应该避免在划船训练器上锻炼，因为最大限度地向前弯腰可能引起后背的扭伤和脊柱的压缩性骨折。具体情况需要根据个体差异而定，循序渐进，总体以次日不感觉疲劳为宜。鼓励持之以恒。

（二）药物疗法

骨质疏松症发病缓慢，个体差异较大，抗骨质疏松治疗以"钙＋活性维生素D"为基础治疗，有证据表明许多药物可以预防或降低骨质疏松症患者骨折的发生，常用的药物治疗方法有以下几种。

1. 抗骨吸收药　如雌激素、孕激素、双膦酸盐类、钙制剂、维生素D、降钙素等。

2. 促骨形成药　如氟化物、雄激素、前列腺素、骨生长因子、依普黄酮等。

（三）物理疗法

电疗、热疗具有改善局部血液循环、消炎止痛、促进神经功能恢复、增强局部应力负荷、促进钙磷沉聚、促进骨折愈合等功效，对骨质疏松症引起的麻木、疼痛、骨折等症均有一定的疗效。常用的方法：超短波、微波、电脑中频、温热式低周波、红外线、磁疗、超声波以及电刺激疗法等。

研究表明，全身低频脉冲弱磁场治疗，可缓解疼痛，增加骨量。利用紫外线的光生物作用，还可进行日光浴、人工紫外线等治疗，以增加内源性维生素D的生成，从而促进钙的吸收和骨的形成，有利于防治骨质疏松症。

四、中医康复方法

本病患者多年老体虚，故康复医疗需较长时间，康复医疗当侧重于扶正补虚，具体可采用传统体育、药物、针灸、推拿以及饮食等康复法。

（一）中药疗法

1. 肾阴不足　滋阴壮骨，益肾填精。方选左归丸或滋阴大补丸加减，熟地黄、山药、山茱萸、枸杞子、鹿角胶、龟甲、菟丝子、牛膝、知母、黄柏等。

2. 肾阳虚损　宜温肾助阳补虚。方选右归丸加减，熟地黄、制附子、肉桂、山药、菟丝子、鹿角胶、枸杞子、杜仲炭、山茱萸、当归等。

3. 肾精不足　宜滋肾填精补血。方选河车大造丸加减，紫河车、熟地黄、杜仲、天冬、麦冬、龟甲、黄柏、牛膝等。

4. 脾气虚衰　宜健脾益气，温阳补肾。方选参苓白术散加减，莲子肉、薏苡仁、砂仁、桔梗、白扁豆、茯苓、人参、甘草、白术、山药、陈皮等。

5. 气滞血瘀　宜行气活血化瘀。方用身痛逐瘀汤加减，秦艽、白芍、桃仁、红花、甘草、羌活、没药、香附、五灵脂、牛膝、地龙、当归等。

（二）针灸疗法

1.取穴　肾俞、命门、关元、气海、太溪。

2.加减　偏阴虚者，加照海、三阴交、肝俞，以补养阴血；偏阳虚者，加腰阳关、神阙、脾俞、膏肓俞，刺灸并用以扶助肾中真阳；气血两虚，加脾俞、胃俞、章门、中脘；气血瘀滞取血海、膈俞、三阴交；腰背酸痛明显者，再取夹脊、身柱、委中、阿是穴等，疏通局部筋脉之气血；两膝酸软者，则配以犊鼻、梁丘、阳陵泉。

3.操作　除活血化瘀用泻法外，针刺手法均施以补法，温补肾阳可加灸。每日或隔日1次，每次施治留针15～20分钟，10次为1个疗程，2个疗程之间休息3～7天。

（三）推拿疗法

推拿手法治疗，操作部位以足太阳膀胱经及足阳明胃经为主，手法包括㨰法、按揉法和拿法等操作组合。

1.俯卧位，医者掌心对患者命门穴，双手叠掌按揉腰部2分钟，㨰法施术于腰背部两侧膀胱经（大杼→会阳，附分→秩边）各5次，按揉脾俞、胃俞、肾俞约5分钟。

2.俯卧位，㨰法施术于双下肢膀胱经（会阳→承山）各3次，拿下肢各3次，约3分钟。

3.俯卧位，双手掌擦膈俞、肾俞、八髎，以热透腹胸部，约3分钟。

4.仰卧位，按揉合谷、曲池、手三里，拿双上肢各3次，约2分钟。

5.仰卧位，㨰法施术于双下肢足阳明胃经各5次，按揉足三里、伏兔、太溪，拿下肢各3次，约5分钟。

手法必须轻柔、缓和持久，切忌用力过猛，手法治疗每次约20分钟，10次为1个疗程，2个疗程之间休息3～7天。

（四）传统功法训练

由于骨质疏松症的严重后果是摔跤导致的骨折，因此，对患者平衡功能的训练是防治本病的关键。同时，骨折好发部位如髋部、脊柱、前臂远端等处的肌力训练也非常重要。此外，患者心肺功能和有氧能力的提高也有助于延缓骨量和骨质量的衰减。从中国传统功法中选择有针对性的训练动作防治本病将是中医康复学研究的重点。

针对不同患者，应该从运动的方式、强度、时间、频率及运动的疗程等方面综合考虑，制订适合的运动处方，常用的传统功法有以下几种。

1.易筋经　易筋经中，"易"为改变、变换、增强之意，"筋"指经络、筋骨、肌肉等软组织，"经"则指方法，其名称即为改变和增强经络、筋骨、肌肉等软组织的训练方法。它是以"静力性"下肢裆势练习为主，结合上肢动作的一种练功方法，锻炼时强调下实上虚，着重于强身壮力，特别适宜于改善体质，增强体力，具有强筋、坚骨、丰肌之功效，久练可使筋骨强健、脏腑坚固。

2. 太极拳　太极拳是中国拳术的一种，为"练身""练意""练气"三结合的整体运动。其重点是以意念引导动作，意动身随，动作柔中有刚，拳姿优美。它既要练筋、骨、皮，又要练精、气、神，做到内外兼修，形神合一，达到人体的平衡发育，和谐成长。练太极拳，如能持之以恒，坚持不懈，会收到多种功效。患者可以从练单个动作开始，如揽雀尾、单鞭、云手等，逐步过渡到练全套，可因人因病情不同灵活掌握下肢裆势的高低及训练次数。已有研究证实每周 5 次，坚持 1 年的太极拳训练可以提高绝经后骨质疏松症患者的骨量。

3. 五禽戏　五禽戏是由东汉名医华佗根据导引、吐纳之术，仿效虎之威猛、鹿之安详、熊之沉着、猿之灵巧、鸟之轻捷的动作特点，并结合人体脏腑、经络和气血功能所创编的一套强身健体、防病治病、延年益寿的自我锻炼功法。

五禽戏整套功法简便易学，练习时应把握正确的动作要领，力求表现出五禽之神韵。根据体质可练整套，亦可选练某一式，运动量以身体微微出汗为宜。

五、康复预防

（一）健康教育

骨质疏松症是影响老年人健康的社会问题，需制订和采取相应的预防措施，应加强宣传教育，尤其对老年妇女更应给予重点照顾。应及早认识或消除诱发骨质疏松的危险因素，如绝经过早、活动过少、吸烟、酗酒、长期过低钙饮食、高盐饮食等，使他们定期检查，尽早发现骨量减少和骨质疏松，以便早期防治。针对患者的不同病情，提供科学有效的指导，学会自我保护，减少骨折的发生率。

（二）注意饮食营养

1. 摄入足量的钙　建议钙的供给量为 1000 ～ 1500mg/d。含钙较多的食物有牛奶，蛋类，骨头汤，谷类，豆制品，黄、绿、红色蔬菜，水果，鱼虾等；水产品如紫菜、海带等的钙磷比例比较合理，（1：1）～（1：2），使人体对钙的吸收率较高；睡前补充钙，如喝一杯牛乳，效果较好。

2. 注意影响钙吸收的食物　增加钙吸收的食物，如动物肝脏、鱼肉及蛋黄中含有维生素 D，牛乳含有乳糖，有利钙的吸收，应积极摄取。适量摄食蛋白质及柠檬、醋等酸味食物也可改善钙吸收效率。有些物质会与食物中的钙结合，如草酸（菠菜中较多），若与牛乳一起食用则会影响牛乳中的钙质吸收，故不宜一起食用；

纤维会与钙结合成复合物，降低肠道对钙的吸收，因此在食用高纤维食物如芹菜时，应同时多增加钙的补充。还要注意食品中的磷含量及盐分不可过高，以免增加尿中钙的流失量。另外，要少盐、少喝酒、少喝咖啡及大量茶。

3. 注意烹调方法　菠菜、苋菜等蔬菜，含有较多的草酸，影响钙的吸收。如果将这些菜在沸水中焯一下，滤去水再烹调，可减少部分草酸。再则谷类中含植酸酶，可分解植酸盐释放出游离钙和磷，增加利用率。将大米加适量的水浸泡后再洗，或将面粉、玉米粉、豆粉发酵，均可使植酸水解，使游离钙增加。注意烹制食物时要加点醋，醋与食物中的钙能产生化学反应，生成的钙既溶于水，又容易被人体吸收。

4. 供给充足的蛋白质　蛋白质是组成骨基质的原料，可增加钙的吸收和储存，对防止和延缓骨质疏松有利。如乳制品、骨头、蛋类等食物，都含有弹性蛋白和胶原蛋白。

（三）保持良好的生活习惯

坚持体育锻炼，增加户外活动和日照，鼓励经常步行，注意运动安全；戒烟和避免过量饮酒。

（四）预防跌倒

预防跌倒是减少骨质疏松症患者遭受骨折的重要干预措施。预防跌倒的措施可以分为两类：针对个体内在因素的干预措施和针对生活环境等外部因素的干预措施。

1. 个体干预措施　采用老年人跌倒风险评估工具和老年人平衡能力测试表帮助老年人评估自己跌倒的风险。鼓励老年人参加体育锻炼，如练太极拳、散步等。社区卫生服务机构医生应关注老年人的合理用药，向患者讲述药物的副作用。

2. 家庭的干预措施　可用居家危险因素评估工具进行家庭环境评估。促进家庭成员合理安排居室环境。促进家庭成员关注老年人个人生活，包括衣物鞋子、老年人护理、起居活动等。促进家庭成员关注老年人，为老年人选配必要的辅助工具。

3. 社区的干预措施　社区相关组织将预防老年跌倒列入工作计划，由专人负责。定期开展健康教育，提高公众对跌倒的预防意识，提高对于跌倒危险因素的认知，了解其严重后果和预防措施，包括对看护者和家属的健康教育。社区街道、居委会和社区卫生服务机构应该对老年人进行跌倒风险评估，掌握有跌倒风险的老年人的基本信息，定期开展老年人居家环境入户评估及干预。组织老年人开展丰富多彩的文体活动。定期访问独居老年人。

第二十节 慢性疼痛的康复

一、概述

（一）慢性疼痛的定义

1990 年 Bonic 提出的慢性疼痛定义："疼痛持续 1 个月超过急性病一般的进程；或者通过损伤愈合所需的正常时间；或与引起持续疼痛的慢性病理过程有关；或者经数月或数年的间隔时间又疼痛复发。"这些都可以认为是慢性疼痛。从生理学角度方面，疼痛包括痛觉和疼痛反应两方面的内容，痛觉是躯体某一部分厌恶和不愉快的感觉，主要发生在大脑皮层；疼痛反应可能发生在中枢神经系统的各级水平，主要表现为血压升高、心率增快、呼吸频率改变、瞳孔扩大、出汗、恐惧、痛苦表情等。从心理学角度方面，它常带有情绪和经验成分，可能会受到焦虑、压抑及其他精神因素的高度影响。

（二）疼痛的分类

中医学对疼痛性质的形容，用词尤其贴切、生动。诸如"疼痛如被杖""痛无定处""麻痛""烦痛""刺痛""热痛""冷痛""胀痛""闷痛""沉重痛""绞痛""隐痛""拒按痛""暴痛""坠痛""跳痛"等。中医对于疼痛病因病机的认识"痛证病机五论"，即"不通则痛论""不荣则痛论""不通不荣相关论""诸痛属心论""久痛入络论"五论。而国际上较常用的分类方法是以疼痛的生理而分为以下几种。

1. 刺痛 又称第一痛、锐痛或快痛，其痛刺激冲动是经外周神经中的 Aδ 纤维传入中枢的。痛觉主观体验的特点是定位明确，痛觉迅速形成，除去刺激后即刻消失。常引发受刺激的肢体保护性回缩反射，情绪反应不明显。

2. 灼痛 又称第二痛、慢痛或钝痛，多因化学物质刺激痛觉感受器而引起，一般认为此类性质的痛觉信号是经外周神经中的 C 类纤维传入的。其主观体验的特点是定位不明确，往往难以忍受。痛觉的形成缓慢，常常在受刺激后 $0.5 \sim 1.0$ 秒后才出现，而除去刺激后，还要持续几秒钟才能消失。此种疼痛可以反射性引起同一脊髓节段所支配的骨骼肌紧张性强直，多伴有自主神经症状及强烈的情绪色彩。

3. 酸痛 又称第三痛，痛觉导入冲动经外周神经中的 Aδ 和 C 类纤维传入。此类痛觉是由内脏和躯体深部组织受到伤害性刺激后所产生的，其主观体验的特点是痛觉难以描述，感觉定位差，很难确定痛源部位。

4. 放射痛　放射痛是指患者除感觉患病部位的局部疼痛外，尚可出现远离病变部位体表或深部组织的疼痛，多是由于周围神经根的病变，表现为疼痛沿着受累神经行走，向其远端支配的区域传导。在临床上有很多疾病都是以放射痛为首发症状或主要症状，如腰椎间盘突出症。

5. 牵涉痛　牵涉痛是指某些内脏疼痛往往会引起远隔的体表部位感觉疼痛或痛觉过敏的现象。是由于不同来源的伤害感受器传入神经汇聚到相同的投射神经元或中枢。如阑尾炎时，可引起脐周围或上腹部疼痛。心肌缺血或梗死，在心前区、左肩和左上臂尺侧发生疼痛。胆囊病变时，可在右肩区出现疼痛。

二、康复评定

对身体评估主要是通过体检验证从病史中得到的可疑症状，提出初步的诊断评价量表。

（一）一般检查

1. 了解病史，询问患者疼痛的诱因、部位、与体位变化有无关系、既往治疗情况、外伤史、手术史、职业情况，重点应了解疼痛加重及缓解因素，疼痛的性质及程度。

2. 查体，具体内容可根据患者病史确定，主要检查神经、肌肉及关节功能，以明确导致疼痛的病理所在。

3. 其他检查：包括 X 线、CT、MRI 等影像学检查；类风湿因子、抗核抗体、血沉等实验学检查；肌电图等电生理检查。

（二）疼痛强度的评定

1. 视觉模拟量表（visual analogue scale，VAS）　这是一种简单有效的测量疼痛强度的方法，已广泛用于临床和研究中。应用 VAS 患者可以恰当地表达对疼痛强度的感受，增加了灵敏度。VAS 方法一般用于 8 岁以上，能正确表达自己感受和身体状况的患者。

具体方法：在一张白纸上画一条 10cm 的粗直线，两端分别是"无痛"（0）和"极痛"（100）。患者根据自己感受疼痛的程度，在直线的某一点表达出来，然后使用直尺测量从"无痛"起点到患者确定点的直线距离，用测到的数字表达疼痛的强度（图 5-20-1）。一般重复两次，取平均值。

0		100
无痛		极痛

图 5-20-1　VAS 法

VAS 也可以用疼痛测量尺，正面无刻度，左端有"无痛"，右端有"极痛"的标志，背面有 0 ～ 10 的数字刻度。患者可以从正面移动标尺上的游标自己确定疼痛的程度，医生即可在背面看到具体数字。若在线上的两端分别标上"疼痛无缓解"和"疼痛完全缓解"，即称为疼痛缓解的视觉模拟评分法。

2. 口述分级评分法（verbal rating scale，VRS）　VRS 又称言语评定量表，是由一系列用于描述疼痛的形容词组成，这些形容词以疼痛从最轻到最强的顺序排列。一般为 5 级评分法，用"无痛""轻度痛""中度痛""重度痛""极重度痛"表示。

3. 数字分级评分法（numerical rating scale，NRS）　NRS 是以 0 ～ 10 共 11 个点来描述疼痛的强度，其中，0 表示无痛，10 表示剧痛，被测者根据个人疼痛的感受在其中的一个数字上做记号。NRS 比 VAS 更直观，但患者容易受到数字和描述字的干扰，降低了灵敏性和准确性（图 5-20-2）。

0	1	2	3	4	5	6	7	8	9	10
无痛					中痛					最痛

图 5-20-2　NRS 法

（三）疼痛性质的评定

1. 疼痛简明记录量表（brief pain inventory，BPI）　BPI 是由威斯康星大学神经科疼痛小组研制，是将感觉、情感和评价三个因素分别量化的疼痛评定量表。此表包括了有关疼痛原因、疼痛性质、对生活的影响、疼痛部位等描述词，并采用NRS（0 ～ 10 级）描述疼痛程度，从多方面对疼痛进行评价。BPI 是一种快速多维的测痛与评价方法（表 5-20-1）。

表 5-20-1　疼痛简明记录量表

一、在一生中，我们大多数人都曾体验过轻微头痛或扭伤和牙痛，今天您是否有疼痛？
1. 是　　　2. 否
二、请您用阴影在下图中标出您的疼痛部位，并在最疼痛的部位打 X。

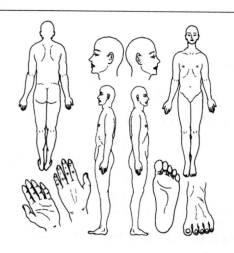

三、请您圈出一个数字，以表示您在 24 小时内疼痛最重的程度。

0　1　2　3　4　5　6　7　8　9　10

不痛　　　　　　　　　　　　　您能想象的最痛

四、请您圈出一个数字，以表示您在 24 小时内疼痛最轻的程度。

0　1　2　3　4　5　6　7　8　9　10

不痛　　　　　　　　　　　　　您能想象的最痛

五、请您圈出一个数字，以表示您在 24 小时内疼痛的平均程度。

0　1　2　3　4　5　6　7　8　9　10

不痛　　　　　　　　　　　　　您能想象的最痛

六、请您圈出一个数字，以表示您现在疼痛的程度。

0　1　2　3　4　5　6　7　8　9　10

不痛　　　　　　　　　　　　　您能想象的最痛

七、目前您正在接受什么药物和疗法治疗疼痛？

八、请圈出一个百分数，以表示 24 小时内镇痛治疗后疼痛缓解了多少？

0%　10%　20%　30%　40%　50%　60%　70%　80%　90%　100%

无　　　　　　　　　　缓解　　　　　　　　　　　　完全缓解

九、请圈出一个数字，表示您上周受疼痛影响的程度。

A. 日常活动

0　1　2　3　4　5　6　7　8　9　10

无影响　　　　　　　　　　　完全影响

B. 情绪

0　1　2　3　4　5　6　7　8　9　10

无影响　　　　　　　　　　　完全影响

C. 行走能力

0　1　2　3　4　5　6　7　8　9　10

无影响　　　　　　　　　　　完全影响

D. 日常工作

0　1　2　3　4　5　6　7　8　9　10

无影响　　　　　　　　　　　　　　完全影响

E. 与他人的关系

　0　1　2　3　4　5　6　7　8　9　10

无影响　　　　　　　　　　　　　　完全影响

F. 睡眠

　0　1　2　3　4　5　6　7　8　9　10

无影响　　　　　　　　　　　　　　完全影响

G. 生活乐趣

　0　1　2　3　4　5　6　7　8　9　10

无影响　　　　　　　　　　　　　　完全影响

2. 简式 McGill 疼痛问卷　Melzack 提出了内容简捷、费时较少的简化的 McGill 疼痛问卷（short-form of McGill pain questionnaire, SF-MPQ）。SF-MPQ（表 5-20-2）由 11 个感觉类和 4 个情感类描述词以及现时疼痛强度（present pain intensity, PPI）和 VAS 组成，每个描述词以 0 ～ 3 分进行强度分级。SF-MPQ 对各种疼痛治疗产生的临床变化敏感，对癌痛引起的慢性疼痛也同样有效。根据患者的自我感受，SF-MPQ 可得出疼痛的感觉类分、情感类分、疼痛总分、选词数、VAS 分以及 PPI 分，从而对疼痛进行量化评定，评定结果与 MPQ 具有很高的相关性。

表 5-20-2　简式的 McGill 疼痛问卷表

疼痛描述词	无疼痛	轻度痛	中度痛	重度痛
跳动的	0）＿＿	1）＿＿	2）＿＿	3）＿＿
射穿的	0）＿＿	1）＿＿	2）＿＿	3）＿＿
刺穿的	0）＿＿	1）＿＿	2）＿＿	3）＿＿
锐利的	0）＿＿	1）＿＿	2）＿＿	3）＿＿
痉挛的	0）＿＿	1）＿＿	2）＿＿	3）＿＿
剧痛的	0）＿＿	1）＿＿	2）＿＿	3）＿＿
烧灼的	0）＿＿	1）＿＿	2）＿＿	3）＿＿
隐痛的	0）＿＿	1）＿＿	2）＿＿	3）＿＿
沉痛的	0）＿＿	1）＿＿	2）＿＿	3）＿＿
触痛的	0）＿＿	1）＿＿	2）＿＿	3）＿＿
分裂痛的	0）＿＿	1）＿＿	2）＿＿	3）＿＿
疲劳力尽感	0）＿＿	1）＿＿	2）＿＿	3）＿＿
不适感	0）＿＿	1）＿＿	2）＿＿	3）＿＿
恐惧感	0）＿＿	1）＿＿	2）＿＿	3）＿＿
受折磨感	0）＿＿	1）＿＿	2）＿＿	3）＿＿
VAS	无痛		最痛	
PPI	0无痛，1轻微的，2不适的，3痛苦的，4可怕的，5剧痛			

3. 其他疼痛评定方法

（1）压力测痛法　主要用于痛阈及耐痛阈的评定，特别适用于骨骼肌肉系统疼痛的评定。

将压力测痛计放在患者手指关节等处逐渐施加压力，同时听取患者反应，然后记录诱发疼痛所需要的压力强度（单位：N 或 kg/cm²），此值为痛阈。继续施加压力至不可耐受时，记录最高疼痛耐受限度的压力强度（单位：N 或 kg/cm²），此值为耐痛阈。存在末梢神经炎的糖尿病患者、凝血系统疾病和易发生出血倾向的患者禁用。

（2）疼痛与功能障碍的评定　疼痛与功能障碍密切相关，尤其在慢性疼痛领域，如慢性腰痛，可采用专门的、针对性强的 Qswestry 腰痛功能障碍指数进行评定。

（3）疼痛行为评定　通过观察患者疼痛时的行为，如坐、立、行、卧中一系列明显的、出现与疼痛直接相关的行为，如表情痛苦、支撑动作、保护性动作等，以获取与功能直接相关的失能的量化数据。

三、现代康复方法

（一）运动疗法

1. 手法治疗　根据引起疼痛的具体情况，使用相应的治疗技术对软组织、关节及肌肉行手法治疗，减轻患者疼痛。包括推动、牵拉和旋转。这种被动活动具有一定的节律性，且患者可以对其进行控制或因疼痛产生抵抗。目前临床应用的麦肯基疗法，是一种已被多国医学实践证明非常有效的治疗颈腰痛的当前最新非手术疗法，其特点是安全、见效快、疗程短、预防复发。

2. 局部运动疗法　有肌力、耐力、关节松动等疗法，主要保持和促进肌力恢复，改善运动功能，缓解疼痛。

3. 整体运动疗法　主动整体锻炼是慢性疼痛康复治疗的基本方式，最好选择集体运动的方法（如徒步、瑜伽、健身操、街舞、羽毛球、游泳、医疗体操和太极拳等），一起活动或锻炼便于交流和分享运动训练的经验，可以相互影响，容易坚持。

（二）物理因子疗法

1. 电刺激疗法

（1）经皮神经电刺激（TENS）　这是通过皮肤将特定的低频脉冲电流输入人体以治疗疼痛的电疗方法。在止痛方面收到较好的效果，因而在临床上（尤其在美国）得到了广泛的应用。TENS 疗法与传统的神经刺激疗法的区别在于：传统的电刺激，主要是刺激运动纤维；而 TENS 则是刺激感觉纤维。适应证包括术后伤口痛、神经痛、扭挫伤、肌痛、关节痛、头痛、截肢后残端痛、幻肢痛、癌痛等。禁忌证包括置有心脏起搏器、颈动脉窦部位、孕妇下腹部与腰部、局部感觉缺失和对电过敏患者。

（2）经皮脊髓电刺激疗法　将电极安放在相应脊髓的外部进行刺激，使用高频率、短时间的电流刺激，使上行神经传导路径达到饱和，难以感觉疼痛。用此短时间刺激可以产生较长时间的止痛效应。

（3）脊髓刺激　用导管针经皮穿刺或椎板切除术时在相应脊髓节段的硬膜外间隙安置电极，导线引出体外。硬膜外弱电流可以兴奋后索粗神经纤维，抑制痛觉传入而止痛。对血管性疼痛尤为有效。

（4）深度脑刺激　通过神经外科手术，将电极置入脑部，电刺激垂体，可治疗一些顽固性疼痛。

2. 热疗　热疗可扩张血管，加快血液循环，促进炎症吸收；提高痛阈，使肌梭兴奋性下降，放松肌肉，减少肌肉痉挛。常用电热毯、电光浴等。对软组织、关节及脊柱相关疼痛具有很好的治疗作用，还可缓解胃肠道和泌尿道平滑肌痉挛。

3. 冷疗　可以减少出血、渗出，减少疼痛介质的释放，缓解痉挛以及降低痛阈。用时要注意预防冻伤、冷变态反应（表现为面部充血、全身瘙痒、血压下降、心率加快等），冷疗忌用于雷诺病、外周血管病变和结缔组织疾病。

4. 光疗　包括红外线、紫外线照射，激光等治疗方法。

（1）红外线　利用它改善血液循环、促进炎症消散、可降低神经系统兴奋性、治疗慢性疾患引起的痉挛、治疗软组织疼痛及促进神经功能恢复。

（2）紫外线　红斑量紫外线照射具有显著的镇痛作用，无论对感染性炎症痛、非感染性炎症痛、风湿性疼痛及神经痛均有良好镇痛效果。

（3）激光疗法　这是以激光作为能量载体，利用激光对组织的生物学效应进行治疗。多年来，激光技术已成为临床治疗的有效手段。

5. 超声波疗法　通过产生热缓解疼痛。超声波还有微细按摩作用，能增加局部组织血液循环和改善细胞缺血缺氧状态，使坚硬的结缔组织延长、变软，使粘连组织松解，从而使疼痛减轻。

（三）药物疗法

阿片类镇痛药：吗啡、哌替啶和可待因。

非阿片类镇痛药：非甾体消炎药、N-甲基-D-门冬氨酸（NMDA）受体拮抗药等。

四、中医康复方法

（一）针灸疗法

操作时一般对行痹、痛痹、着痹可针灸并用，热痹只针不灸。

（1）普通针刺　一般根据病变部位局部取穴。肩部：肩髃、肩髎、臑俞；肘部：曲池、尺泽、少海；腕部：阳池、外关、阳溪；髋部：环跳、居髎、秩边；股部：伏兔、承扶、风市；膝部：膝眼、阳陵泉、膝阳关；踝部：申脉、照海、昆仑等。另外行痹加膈俞、血海；痛痹加肾俞、关元；着痹加阴陵泉、足三里；热痹加大椎、曲池；各部位均可选用阿是穴。

（2）其他针刺方法　皮肤麻木不仁者可用皮肤针叩刺，使出血少许并拔罐治疗；针刀与密集型银质针疗法对慢性软组织损伤相关疼痛疗效确切，另外还有穴位注射、电针、腕踝针、火针、耳针、穴位贴敷等均可应用。

（二）中药治疗

中医学认为风、寒，湿三气杂至，合而为痹。其病机关键在于经脉闭阻，气血不通。治疗时以祛邪通络为基本原则，依邪气的偏盛辨证论治。其中行痹：以防风汤祛风通络，散寒除湿；痛痹：以乌头汤散寒通络，祛风除湿；着痹：以薏苡仁汤除湿通络，祛风散寒；风湿热痹以白虎加桂枝汤合宣痹汤清热通络，祛风除湿；痰瘀痹阻者以双合汤化痰行瘀，蠲痹通络；肝肾两虚者以补血荣筋丸培补肝肾，舒筋止痛；阳虚畏寒肢冷，加附子、干姜；肝肾阴亏，低热心烦，或午后潮热，加龟甲、熟地黄；另可辨证选取青风藤、鸡血藤、乳香、没药、巴戟天、牛膝、当归等中药外敷患处或熏洗治疗。

（三）推拿疗法

以病变局部治疗为主，促进局部血液循环，清除肿胀，缓解疼痛，促进肢体、关节功能的恢复。手法可选用点，按、揉、拿、弹拨等，若合并关节活动障碍，可配合各关节的被动活动，应注意活动幅度不宜过大、手法轻柔，以患者能耐受为度。

（四）传统功法

八段锦、太极拳、五禽戏等传统功法能够改善肢体乃至全身的血液循环，畅通气血运行，调节脏腑功能，达到缓解疼痛的目的。